核医学病例图谱
——肿瘤分册

Atlas of Nuclear Medicine in Oncology:
Case Review

主　编　付占立　何作祥

副主编　霍　力　方　纬　梁英魁　杨吉刚

北京大学医学出版社

HEYIXUE BINGLI TUPU——ZHONGLIU FENCE

图书在版编目（CIP）数据

核医学病例图谱 . 肿瘤分册 / 付占立，何作祥主编 . —北京：北京大学医学出版社，2022.7（2023.12 重印）
ISBN 978-7-5659-2627-3

Ⅰ.①核…　Ⅱ.①付…②何…　Ⅲ.①核医学 – 病案 – 分析 – 图谱 ②肿瘤 – 核医学 – 病案 – 汇编
Ⅳ.① R81-64

中国版本图书馆 CIP 数据核字（2022）第 061219 号

核医学病例图谱——肿瘤分册

主　　编：付占立　何作祥
出版发行：北京大学医学出版社
地　　址：（100191）北京市海淀区学院路 38 号　北京大学医学部院内
电　　话：发行部 010-82802230；图书邮购 010-82802495
网　　址：http://www.pumpress.com.cn
E - m a i l：booksale@bjmu.edu.cn
印　　刷：北京信彩瑞禾印刷厂
经　　销：新华书店
责任编辑：高　瑾　责任校对：靳新强　责任印制：李　啸
开　　本：889 mm×1194 mm　1/16　印张：25.25　字数：803 千字
版　　次：2022 年 7 月第 1 版　2023 年 12 月第 2 次印刷
书　　号：ISBN 978-7-5659-2627-3
定　　价：215.00 元

编委名单

主　编　付占立　何作祥

副主编　霍　力　方　纬　梁英魁　杨吉刚

编　委　陈雪祺　崔永刚　邸丽娟　范　岩　付占立　康　磊　廖栩鹤　刘　萌　孙宏伟　佟正灏
　　　　吴彩霞　殷　雷　张建华　张旭初　北京大学第一医院核医学科
　　　　崔瑞雪　丁　洁　胡桂兰　霍　力　刘轶敏　罗亚平　潘青青　朱文佳　中国医学科学院北京
　　　　协和医院核医学科
　　　　边艳珠　胡玉敬　田丛娜　魏　强　张晶洁　张新超　河北省人民医院核医学科
　　　　李　眉　李　萌　罗　莎　罗诗雨　王　爽　张　娟　首都医科大学附属同仁医院核医学科
　　　　李小东　申　强　宋娟娟　袁婷婷　赵　靖　北京大学国际医院核医学科
　　　　郭　娜　宋　乐　张卫方　赵梅莘　北京大学第三医院核医学科
　　　　安彩霞　王玉华　张万春　山西白求恩医院核医学科
　　　　陈珍英　林　蓉　缪蔚冰　福建医科大学附属第一医院核医学科
　　　　丁香香　李　囡　杨　志　北京大学肿瘤医院核医学科
　　　　董　颖　农　琳　熊　焰　北京大学第一医院病理科
　　　　段　影　高　欣　颜　兵　上海全景医学影像诊断中心
　　　　赫杨杨　刘晟楠　王　峰　石家庄市人民医院核医学科
　　　　黄　勇　魏龙晓　袁梦晖　空军军医大学第二附属医院核医学科
　　　　鲁　霞　王　巍　杨吉刚　首都医科大学附属友谊医院核医学科
　　　　王红艳　彰　金　周　通　北京中医药大学东直门医院核医学科
　　　　方　纬　李　薇　中国医学科学院阜外医院核医学科
　　　　侯　鹏　王欣璐　广州医科大学附属第一医院核医学科
　　　　刘晓飞　周晓红　中国人民解放军总医院第八医学中心核医学科
　　　　路　凯　孙云川　河北省沧州中西医结合医院核医学科
　　　　骆柘璜　徐　荣　江西省人民医院核医学科
　　　　王　鹤　许玉峰　北京大学第一医院医学影像科
　　　　艾　林　首都医科大学附属天坛医院核医学科
　　　　陈国钱　温州医科大学附属第一医院神经科
　　　　陈月洁　鞍钢总医院核医学科
　　　　邓燕云　柳州市工人医院核医学科
　　　　丁重阳　江苏省人民医院核医学科
　　　　董爱生　海军军医大学第一附属医院核医学科
　　　　董有文　济宁医学院附属医院核医学科
　　　　富丽萍　中日友好医院核医学科
　　　　高明达　佳木斯市肿瘤医院核医学科
　　　　郭蔚君　深圳市龙华区人民医院核医学科

郝　攀　首都医科大学附属北京潞河医院核医学科
何　勇　武汉大学中南医院核医学科
何作祥　北京清华长庚医院核医学科
胡　娜　贵州医科大学附属医院影像科
蒋　冲　南京鼓楼医院核医学科
焦　建　首都医科大学附属北京安贞医院核医学科
解　朋　河北医科大学第三医院核医学科
雷　霄　北京丰台右安门医院核医学科
李　飞　安徽医科大学第二附属医院核医学科
李文婵　北京医院核医学科
李晓东　河北大学附属医院核医学科
李雪娜　中国医科大学附属第一医院核医学科
梁英魁　中国人民解放军总医院第六医学中心核医学科
刘　欣　粤北人民医院核医学科
刘　瑶　浙江大学医学院附属邵逸夫医院核医学科
马　超　厦门大学附属中山医院核医学科
孟亮廷　盘锦市中心医院核医学科
欧晋平　北京大学第一医院血液科
秦露平　中山大学附属第三医院核医学科
邱大胜　湖北省肿瘤医院 PETCT 中心
任方远　海军军医大学第一附属医院核医学科
沈智辉　中国人民解放军总医院第一医学中心核医学科
寿　毅　上海美中嘉和医学影像中心
孙　龙　厦门大学附属第一院核医学科
孙贞魁　上海交通大学附属第六人民医院核医学科
唐明灯　福建省肿瘤医院核医学科
田金玲　宜昌市中心人民医院核医学科
汪　旸　北京大学第一医院皮肤科
王庆胜　中国人民解放军第 305 医院核医学科
辛　军　中国医科大学附属盛京医院核医学科
杨贵生　揭阳市人民医院核医学科
张国建　内蒙古医科大学附属医院核医学科
张晶晶　郑州大学第一附属医院核医学科
张雯杰　中国医学科学院肿瘤医院核医学科
张祥松　中山大学附属第一医院核医学科
张晓明　唐山市工人医院核医学科
赵　娟　北京大学第一医院风湿免疫科
周建明　江苏大学附属医院核医学科
周文兰　南方医科大学南方医院 PET 中心

前　　言

　　以 SPECT 病例为主体的《核医学病例图谱》已经出版发行 6 年，在业界取得了良好的口碑。近年来随着 PET/CT 在国内的推广与普及，帮助青年核医学医师尽快完成在该领域的临床经验积累与知识储备，开阔视野，拓宽诊断思路，使核医学诊断报告能为临床提供更多有价值的诊疗信息，已成为当务之急，也是广大青年核医学从业人员的迫切希望。为适应上述需求，《核医学病例图谱——肿瘤分册》经过 6 年的病例积累与 2 年的整理与编纂，终于与读者见面了！

　　本书以 ^{18}F-FDG PET/CT 影像为主体，同时兼顾了其他正电子显像剂在相关领域的应用，如 ^{13}N-NH$_3$ 在脑胶质细胞瘤与脑膜瘤中的应用（第一章第一、二节）、^{11}C- 胆碱在甲状旁腺腺瘤中的应用（第一章第六节）、^{68}Ga-pentixafor 在肾上腺醛固酮腺瘤中的应用（第三章第五节）、^{68}Ga- 生长抑素类似物在胃肠胰神经内分泌肿瘤中的应用（第三章第六节）、^{68}Ga-PSMA 在前列腺癌中的应用（第五章第一节）、^{11}C- 乙酸与 ^{68}Ga-pentixafor 在多发性骨髓瘤中的应用（第十章第三节）、^{68}Ga-exendin-4 在胰岛素瘤中的应用（第十一章第三节）等。全书共十一章。第一至十章分别根据肿瘤的部位、系统及起源等归纳为"颅内及头颈部肿瘤""胸部肿瘤""腹部肿瘤""妇科肿瘤""男性生殖系统肿瘤""软组织肿瘤""骨肿瘤""间皮瘤、黑色素瘤及心血管肉瘤""皮肤肿瘤"及"淋巴造血系统增生与肿瘤性疾病"，为保证知识的系统性和完整性，对某些淋巴造血系统增生及肿瘤样病变也在相关章节一并叙述；第十一章为"副肿瘤综合征"，从概论、副肿瘤神经综合征、副肿瘤内分泌综合征、副肿瘤血液综合征及副肿瘤皮肤肌肉综合征等几方面进行介绍。

　　本书仍然采用《核医学病例图谱》的体例，每个病例由简要病史、相关检查、影像所见（PET/CT 为主）、病理结果、临床诊断、讨论、参考文献构成。病例文字部分力求简洁，主要通过图像来"说话"。每个入选病例都有完整的临床及影像学资料，诊断明确，并具有一定的临床和（或）影像"特点"；通过具体而鲜活的临床真实病例，让读者直观感受到 PET/CT 的影像特征、优势与临床价值。本书还凸显临床资料及其他影像学检查对 PET/CT 诊断的重要性，当 PET/CT 缺乏特征性表现或存在"异病同像"时，临床及其他影像学资料可能会给 PET/CT 影像诊断指明方向。此外，本书采用最新的临床疾病（或病理）分类与研究进展，并对某些专业性较强的领域，特聘请了相关专业的临床或病理专家作为本书编委参与书稿的最后修订与审核。由于篇幅限制，本书在讨论中未过多涉及鉴别诊断，但编者有意将同类或相似疾病尽可能放在同一章节，以便于读者对相关疾病的诊断与鉴别进行体会与总结。

　　本书编委以北京地区中青年核医学医师为主体，并得到国内其他地区广大同仁的鼎力支持，共有 131 位编委参与了本书的编写。本书将与"云上中核医生系列读片会"栏目（投稿邮箱：yunshangzhongheys@163.com）相呼应，被录用进行线上交流或投稿的优秀病例，可有机会收录到本书后续再版的相关章节，病例提供人则相应成为该书编委。所谓"众人拾柴火焰高"，希望在大家的广泛参与和支持下，本系列丛书能够保持长久的青春与活力！

　　受个人水平限制，本书可能存在缺陷与不足，还请广大读者批评指正！

付占立　何作祥

2022 年 3 月

缩略语表

PET/CT	正电子发射断层成像 / 计算机断层成像
MIP	最大密度投影
T1WI	T1 加权像
T2WI	T2 加权像
DWI	弥散加权成像
ADC	表观扩散系数
SUV_{max}	最大标准摄取值
^{18}F-FDG	^{18}F- 氟代脱氧葡萄糖
^{13}N-NH$_3$	^{13}N- 氨
^{68}Ga-DOTANOC	^{68}Ga-1,4,7,10- 四氮杂环十二烷 -1,4,7,10- 四乙酸 -1- 萘丙氨酸 3- 奥曲肽
^{68}Ga-PSMA-617	^{68}Ga- 前列腺特异性膜抗原 -617
^{99m}Tc-MIBI	^{99m}Tc- 甲氧基异丁基异腈
^{99m}Tc-MDP	^{99m}Tc- 亚甲基二膦酸盐

目　录

第一章 颅内及头颈部肿瘤

第一节 脑胶质细胞瘤

一、多形性胶质母细胞瘤

【简要病史】 男，54岁，右侧肢体麻木半年余。

【影像所见】 头颅 MRI（图 1-1-1A ～ C）示左侧岛叶占位伴周围水肿，病灶结节状强化。头颅 PET/CT（图 1-1-1D、E）示左侧岛叶稍高密度结节，

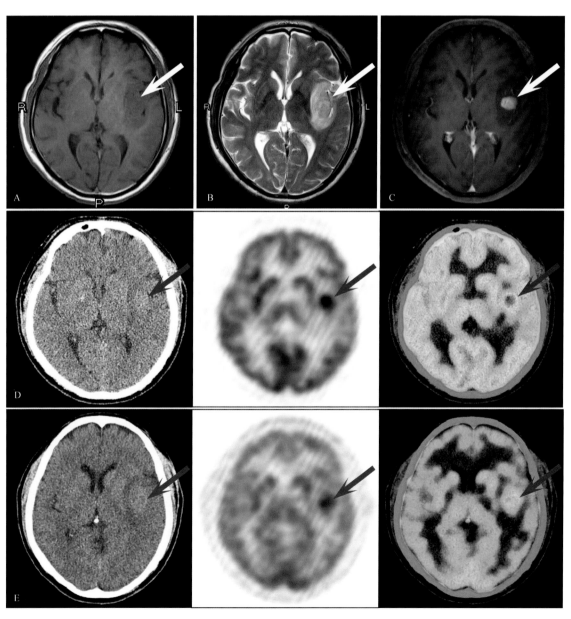

图 1-1-1　头颅 MRI（A，T1WI；B，T2WI；C，增强）示左侧岛叶占位伴周围水肿（箭号），T1WI 呈低信号，T2WI 呈高信号，增强扫描呈结节状强化。头颅 PET/CT（D，^{18}F-FDG；E，^{13}N-NH$_3$）示左侧岛叶稍高密度结节，^{18}F-FDG 及 ^{13}N-NH$_3$ 摄取均增高

　¹⁸F-FDG 及 ¹³N-NH₃ 摄取均增高，符合高级别胶质瘤代谢特点。

【病理结果】 多形性胶质母细胞瘤，世界卫生组织（WHO）分级Ⅳ级。

二、少突胶质细胞瘤

【简要病史】 女，54岁，突发晕厥、意识障碍10余天；MRI示右额叶占位。

【影像所见】 头颅PET/CT（图1-1-2）示右侧额叶肿物伴多发钙化，局部 ¹⁸F-FDG 摄取减低，¹³N-NH₃ 呈等或稍高摄取，符合低级别胶质细胞瘤代谢特点。

【病理结果】 少突胶质细胞瘤，WHO分级Ⅱ级。

【本节讨论】 脑胶质细胞瘤（glioma），又称脑胶质瘤，起源于神经胶质细胞，是最常见的原发性脑肿瘤，占原发性恶性脑肿瘤的50%，包括星形细胞瘤、少突胶质细胞瘤、混合性胶质瘤、室管膜瘤等，其中以星形细胞瘤最常见[1]。脑胶质瘤可发生于任何年龄及脑内任何部位，一般成人多见于大脑半球，而儿童多见于小脑半球。组织病理学上，脑胶质瘤分级为Ⅰ～Ⅳ级，Ⅰ级为良性，Ⅱ级为交界性肿瘤，Ⅲ～Ⅳ级为恶性。脑胶质瘤所导致的症状主要取决于其占位效应以及所影响的脑区功能，前者包括头痛、恶心及呕吐、癫痫、视物模糊等，后者则依肿瘤生长位置不同而异。

CT和MRI可对脑胶质瘤进行初步影像学诊断，但对于部分血脑屏障破坏轻、强化不明显的脑胶质瘤则诊断困难[2]，且难以准确评估肿瘤的分级和范围。PET/CT可同时反映病灶的形态结构变化及功能代谢特点，对脑胶质瘤的鉴别诊断及分级具有重要作用，且在鉴别肿瘤复发与放射性坏死、为肿瘤放疗提供精确靶区、疗效评估及复发监测等方面具有其独特的作用[3-4]。¹⁸F-FDG 可用于脑胶质瘤的诊断及分级，通常肿瘤的级别越高，¹⁸F-FDG 摄取程度也越强[5]；但 ¹⁸F-FDG PET对脑胶质瘤的诊断缺乏特异性，某些非肿瘤性病变（如颅内感染）也可以有较高的显像剂摄取。¹³N-NH₃ 通过谷氨酰胺合成酶催化氨生成谷氨酰胺而滞留于肿瘤细胞内，已被证实对脑胶质瘤的诊断及鉴别诊断具有重要的应用价值，尤其是在鉴别肿瘤与非肿瘤方面[6-8]（图1-1-3）。

（张祥松）

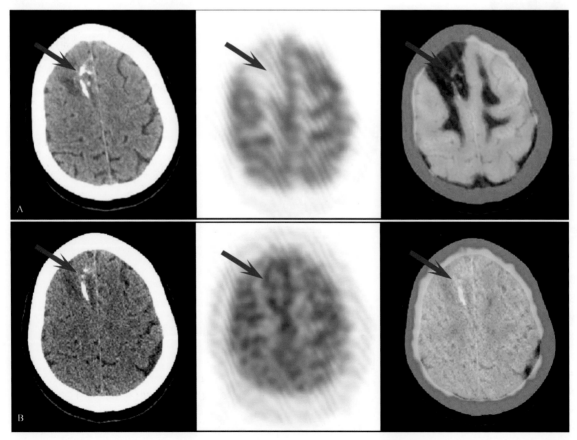

图 1-1-2 头颅PET/CT（**A**，¹⁸F-FDG；**B**，¹³N-NH₃）示右侧额叶（大脑纵裂旁）混杂密度肿物，局部 ¹⁸F-FDG 摄取减低，¹³N-NH₃ 呈等或稍高摄取

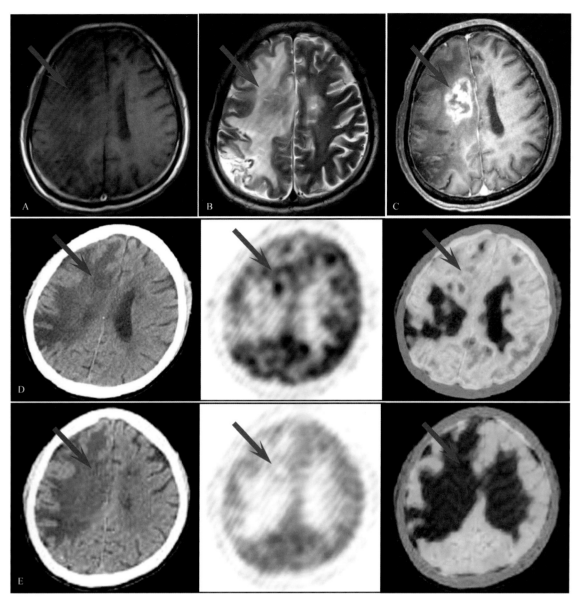

图 1-1-3　男，61 岁，突发左侧肢体无力 2 天。头颅 MRI（**A**,T1WI；**B**,T2WI；**C**，增强）示右侧额叶占位伴周围广泛水肿，增强扫描呈花边状明显强化。头颅 PET/CT（**D**，^{18}F-FDG；**E**，^{13}N-NH$_3$）示 ^{18}F-FDG 摄取增高，^{13}N-NH$_3$ 摄取无明显增高。活检病理示感染性病变，抗感染治疗后复查增强 MRI 示右侧额叶病灶明显缩小

参考文献

［1］Ohgaki H. Epidemiology of brain tumors. Methods Mol Biol，2009，472：323-342.

［2］Scott JN，Brasher PM，Sevick RJ，et al. How often are nonenhancing supratentorial gliomas malignant？ A population study. Neurology，2002，59（6）：947-949.

［3］Schaller B. Usefulness of positron emission tomography in diagnosis and treatment follow-up of brain tumors. Neurobiol Dis，2004，15（3）：437-448.

［4］Singhal T. Positron emission tomography applications in clinical neurology. Semin Neurol，2012，32（4）：421-431.

［5］Di Chiro G，DeLaPaz RL，Brooks RA，et al. Glucose utilization of cerebral gliomas measured by［^{18}F］ fluorodeoxyglucose and positron emission tomography. Neurology，1982，32（12）：1323-1329.

［6］Shi X，Yi C，Wang X，et al. ^{13}N-ammonia combined with ^{18}F-FDG could discriminate between necrotic high-grade gliomas and brain abscess. Clin Nucl Med，2015，40（3）：195-199.

［7］Khangembam B C，Sharma P，Karunanithi S，et al. ^{13}N-Ammonia PET/CT for detection of recurrent glioma：a prospective comparison with contrast-enhanced MRI. Nucl Med Commun，2013，34（11）：1046-1054.

［8］Shi X，Zhang X，Yi C，et al. The combination of ^{13}N-ammonia and ^{18}F-FDG in predicting primary central nervous system lymphomas in immunocompetent patients. Clin Nucl Med，2013，38（2）：98-102.

第二节　脑膜瘤

【简要病史】　女，62岁，视力下降1年；头颅CT示左侧鞍旁及颞叶区占位性病变。

【影像所见】　头颅PET/CT（图1-2-1）示左侧鞍旁稍高密度肿物，^{18}F-FDG摄取明显低于脑实质，^{13}N-NH$_3$摄取显著增高。

【病理结果】　脑膜瘤I级，合体细胞型。

【讨论】　脑膜瘤（meningioma）在颅内肿瘤的发病率仅次于脑胶质瘤，居第二位，约占15%～20%，男/女比1:2，好发年龄40～60岁。脑膜瘤起源于脑膜及脑膜间隙的衍生物，大部分来自蛛网膜帽状细胞，可发生在任何含有蛛网膜成分的部位。2007年WHO中枢系统肿瘤分类将脑膜瘤分为3级15个亚型：I级（良性）包括上皮型（合体细胞型）、纤维型、过渡型、砂粒体型、血管瘤型、微囊型、分泌型、富于淋巴细胞-浆细胞型、化生型；II级（低度恶性）包括透明细胞型、脊索瘤样型、非典型性；III级（恶性）包括乳头状型、横纹肌样型、间变型。约80%的脑膜瘤为良性（I级），生长缓慢，15%～20%的脑膜瘤具有侵袭性（II级），恶性脑膜瘤（III级）仅占1%～3%[1]。手术切除是脑膜瘤的首选治疗方法，术前影像学定位、定性诊断对脑膜瘤手术方案的选择及预后判断极其重要。

目前CT和MRI是脑膜瘤诊断的首选方法，但对于不典型或位于特殊部位的脑膜瘤常规影像不易与其他肿瘤鉴别，且在判断病理级别中存在局限性[2]。PET/CT在脑膜瘤鉴别诊断、鉴别肿瘤复发与放射性坏死、为肿瘤放疗提供精确靶区、疗效监测及预后评估等方面发挥着越来越重要的作用，特别是目前多种非糖类显像剂（如氨基酸类、受体类

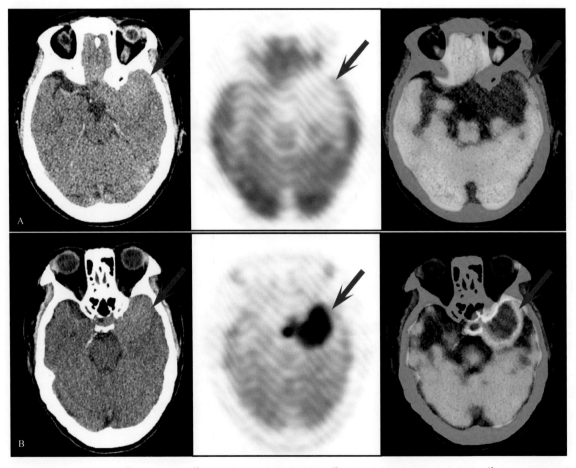

图1-2-1　头颅PET/CT（**A**，^{18}F-FDG；**B**，^{13}N-NH$_3$）示左侧鞍旁肿物，^{18}F-FDG摄取明显低于脑实质，^{13}N-NH$_3$摄取显著增高

等）的应用，使 PET/CT 在脑膜瘤中的应用价值更大。[18]F-FDG 的摄取与肿瘤的分级及侵袭性密切相关，高级别脑膜瘤[18]F-FDG 摄取明显高于低级别脑膜瘤[3]，可作为判断脑膜瘤侵袭性及预测复发的一个指标。[13]N-NH$_3$ 通过谷氨酰胺合成酶催化氨生成谷氨酰胺而滞留于肿瘤细胞内，其在脑膜瘤中摄取显著增高，增高程度与局部脑血流量、血脑屏障通透性及细胞内谷氨酰胺合成酶的表达量有关[4-7]。相对于[18]F-FDG PET/CT，[13]N-NH$_3$ 脑膜瘤影像与周围正常脑组织有良好的对比度，可更好地显示脑膜瘤的范围，对肿瘤检测的灵敏度也更高[4]。[13]N-NH$_3$ 用于脑膜瘤组织学分级的可行性尚无定论。

（张祥松）

参考文献

［1］Villa C，Miquel C，Mosses D，et al. The 2016 World Health Organization classification of tumours of the central nervous system. Presse Med，2018，47（11-12 Pt 2）：e187-e200.

［2］Santelli L，Ramondo G，Della Puppa A，et al. Diffusion-weighted imaging does not predict histological grading in meningiomas. Acta Neurochir（Wien），2010，152（8）：1315-1319；discussion 1319.

［3］Lee JW，Kang KW，Park SH，et al. ^{18}F-FDG PET in the assessment of tumor grade and prediction of tumor recurrence in intracranial meningioma. Eur J Nucl Med Mol Imaging，2009，36（10）：1574-1582.

［4］Xiangsong Z，Xingchong S，Chang Y，et al. ^{13}N-NH$_3$ versus ^{18}F-FDG in detection of intracranial meningioma：initial report. Clin Nucl Med，2011，36（11）：1003-1006.

［5］Sørensen M，Munk OL，Keiding S. Backflux of ammonia from brain to blood in human subjects with and without hepatic encephalopathy. Metab Brain Dis，2009，24（1）：237-242.

［6］Cooper AJ，McDonald JM，Gelbard AS，et al. The metabolic fate of ^{13}N labeled ammonia in rat brain. J Biol Chem，1979，254（12）：4982-4992.

［7］Belden CJ，Valdes PA，Ran C，et al. Genetics of glioblastoma：a window into its imaging and histopathologic variability. Radiographics，2011，31（6）：1717-1740.

第三节 髓母细胞瘤

一、经典型髓母细胞瘤

【简要病史】 男，38 岁，间断头痛、头晕 1 月余。

【影像所见】 头颅 CT（图 1-3-1A、B）及 MRI（图 1-3-1C ～ F）示小脑蚓部占位，轻度强化。头颅[18]F-FDG PET/CT（图 1-3-2）示肿物代谢轻度增高。

【病理结果】 经典型髓母细胞瘤，WHO 分级 IV 级。

二、促纤维增生/结节型髓母细胞瘤

【简要病史】 男，17 岁，间断头痛伴复视 1 年余，加重 2 个月。

【影像所见】 头颅 MRI（图 1-3-3）示右后颅窝小脑及窦汇区多发占位伴强化。头颅[18]F-FDG PET/CT（图 1-3-4）示上述病变代谢增高。

【病理结果】 促纤维增生/结节型髓母细胞瘤，WHO 分级 IV 级。

三、髓母细胞瘤术后全身多发转移

【简要病史】 女，11 岁，（第四脑室）髓母细胞瘤术后及全脑、全脊髓放疗后 10 个月，全身骨痛 2 个月。10 月前因反复喷射性呕吐伴头痛，头颅 CT 及 MRI 发现小脑蚓部占位（图 1-3-5）。

【相关检查】 血红蛋白（Hb）9 g/L。腹部超声示肝弥漫性病变、肝脏增大，脾大，腹腔积液，胆囊壁增厚。

【影像所见】 全身骨显像（图 1-3-6）示全身骨骼多发异常放射性浓聚灶。[18]F-FDG PET/CT 显像（图 1-3-7）示全身骨骼多发骨质硬化、骨膜毛糙伴周围软组织密度影，代谢明显增高；肝、脾大，代谢增高。

【临床诊断】 （第四脑室）髓母细胞瘤术后，全身多发骨转移，肝、脾大（髓外造血可能性大）。

【本节讨论】 髓母细胞瘤（medulloblastoma，MB）是儿童常见的中枢神经系统恶性肿瘤，约占儿童脑肿瘤的 20%[1]，好发于小脑蚓部及第四脑室，

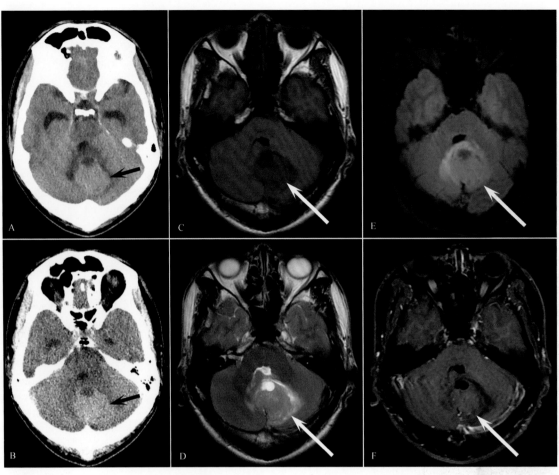

图 1-3-1 头颅 CT（**A**，平扫；**B**，增强）示小脑蚓部占位（箭号），压迫第四脑室，肿物轻度强化；头颅 MRI（**C**，T1WI；D，T2WI；E，DWI；F，增强）示小脑蚓部 T1WI 低信号、T2WI 高信号肿物，DWI 呈不均匀高信号，增强扫描可见轻度强化（箭号）

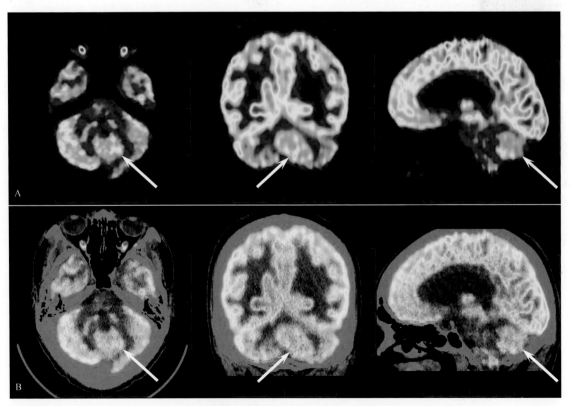

图 1-3-2 头颅 ^{18}F-FDG PET/CT。PET（**A**）及 PET/CT 融合（**B**）图像（自左向右：横断层、冠状断层、矢状断层）示小脑蚓部肿物代谢轻度增高（箭号）

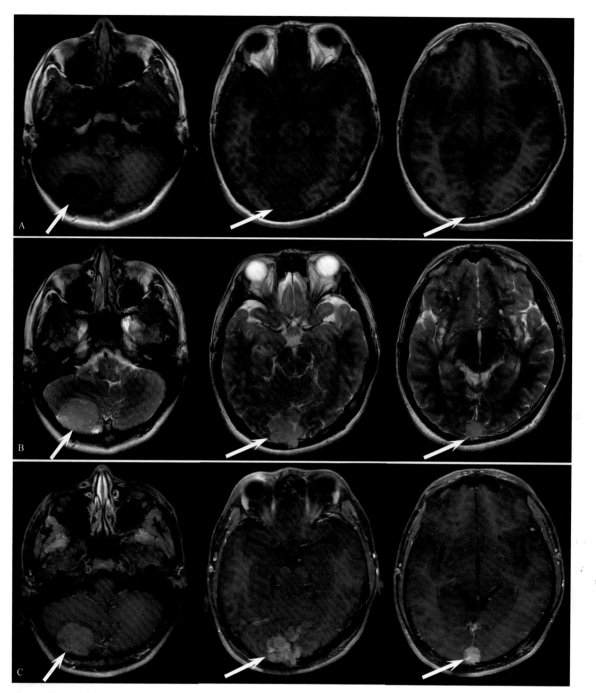

图 1-3-3 头颅 MRI（**A**，T1WI；**B**，T2WI；**C**，增强）示右后颅窝小脑及窦汇区多发占位，病变呈 T1WI 低信号、T2WI 高信号，增强扫描可见明显强化（箭号）

高发年龄段为 3 ~ 7 岁。成人 MB 发病率低，约占成人脑肿瘤的 0.4% ~ 1%[2]，好发年龄为 20 ~ 40 岁，约 50% 发生于小脑半球或脑桥，男性多于女性[3-5]。在大龄儿童和成人，性别可能影响预后，女性患者的中位生存期为 152 个月，而男性仅为 90 个月[6]。

MB 多发生于后颅窝第四脑室水平，主要临床表现为梗阻性脑积水或小脑功能障碍，如头痛、恶心、呕吐、下肢无力和步态不稳等；脑积水严重时可引起脑疝；少数患者可伴发癫痫。在婴儿中可出现脑神经麻痹及明显的大头畸形。从临床出现症状到诊断的平均时间为 2 ~ 6 个月[7-8]。

MB 易发生中枢神经系统的播散转移，并且是少数具有硬膜外转移潜能的中枢神经系统肿瘤[9]。MB 主要沿蛛网膜下腔或脑室在中枢神经系统内种植转移，多发生于脑表面或马尾；颅外转移少见，发生率约 7% ~ 10%，最常见为（骨）骨髓转移，其次为淋巴结、肺、肝或其他器官转移[10]。

2016 年 WHO 中枢神经系统肿瘤分类将 MB

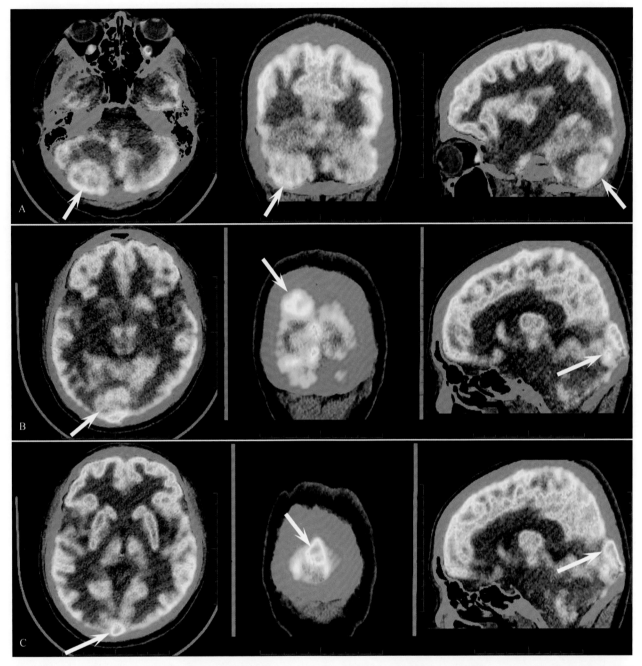

图 1-3-4 头颅 ^{18}F-FDG PET/CT。PET/CT 融合图像（自左向右：横断层、冠状断层、矢状断层）示右侧小脑（**A**）及窦汇区（**B**、**C**）多发代谢增高灶（箭号）

分成 4 种组织学类型，即经典型、促纤维增生 / 结节型、大细胞 / 间变型、MB 伴广泛结节型[11]。一般大细胞 / 间变型预后最差，经典型次之，而促纤维增生 / 结节型预后最好[12]。近期基因组学研究发现，MB 是一大类分子特征迥异的脑肿瘤，对其分子特征进行聚类分析后，可以分为以下 4 个分子亚型：WNT 型、SHH 型、Group 3 型和 Group 4 型。WNT 型 MB 约占 10%，是最少见的分子亚型，病变易出血，但很少转移和浸润脑干，预后最好。SHH 型 MB 约占 30%，多发于小脑半球（其余 3 型均好发于脑中线附近），转移发生率小于 25%，预后中等。Group 3 型 MB 约占 25%，40% ～ 45% 的患者在就诊时已经有转移，预后最差。Group 4 型 MB 约占 35%，是最常见的分子亚型，预后中等[13]。成人以 SHH 多见，5 年生存率为 60% ～ 80%[14]。

MB 在 CT 上多呈稍高密度或等密度实性肿块，境界清楚，多数较均质，肿瘤突入或充满第四脑室较常见。MRI 平扫 T1WI 多呈稍低或等信号，少数可呈高低混杂信号，T2WI 呈稍高或高信号；由于

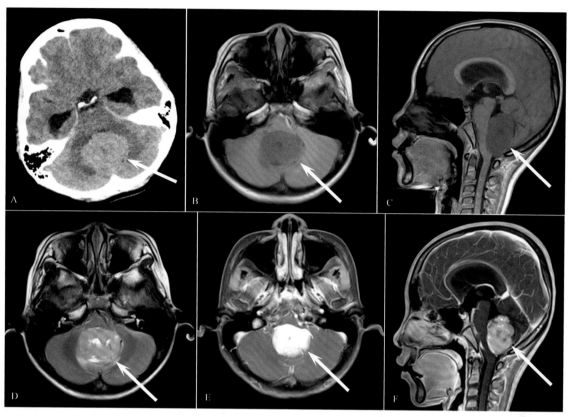

图 1-3-5　（术前）头颅 CT（**A**）示小脑蚓部占位（箭号）。（术前）头颅 MRI（**B～F**）示 T1WI（**B**，横断层；**C**，矢状断层）肿物呈低信号，T2WI（**D**）呈不均匀高信号，增强扫描（**E**，横断层；**F**，矢状断层）呈不均匀明显强化（箭号）

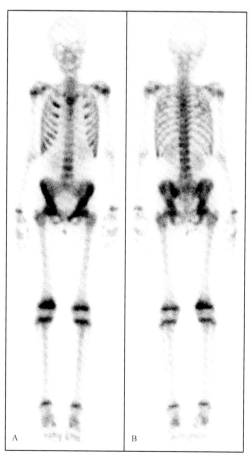

图 1-3-6　全身骨显像（**A**，前位；**B**，后位）示肋骨、脊柱、骨盆多发异常放射性浓聚灶

MB 肿瘤细胞排列紧密，细胞间隙小，水分子扩散受限，肿瘤实质部分在 DWI 上多呈高信号，ADC 图像上呈低信号。儿童 MB 因血供丰富，不易形成囊变或坏死，增强扫描明显强化；成人 MB 多伴坏死和囊性变，强化方式多样，可表现为无强化、片絮状轻度强化或明显强化。MRI 较 CT 在评估肿瘤原发灶异质性及软脑膜播散等方面更具优势[15]；此外，增强 MRI 比脑脊液分析探测脊髓转移播散更加敏感[16]。如临床可疑有硬膜外转移，如骨髓（血细胞计数异常）、淋巴结（可触及的硬淋巴结）或骨（疼痛或实性肿块），还应进行全身 ^{18}F-FDG PET/CT 或骨显像，以及相应部位的组织学检查[9]。

MB 在 ^{18}F-FDG PET/CT 一般呈高代谢，[18]F-FDG 的摄取程度与预后和脑脊膜播散相关，原发肿瘤代谢越高，越易发生脑脊膜播散，预后越差[17-18]。椎管内 ^{18}F-FDG 摄取增高多提示有脑脊膜播散；对于可疑脑脊膜播散的患者，应常规使用 ^{18}F-FDG PET/CT 评估椎管，以便及时给予相应治疗[19]。

（王爽　李飞　艾林　付占立）

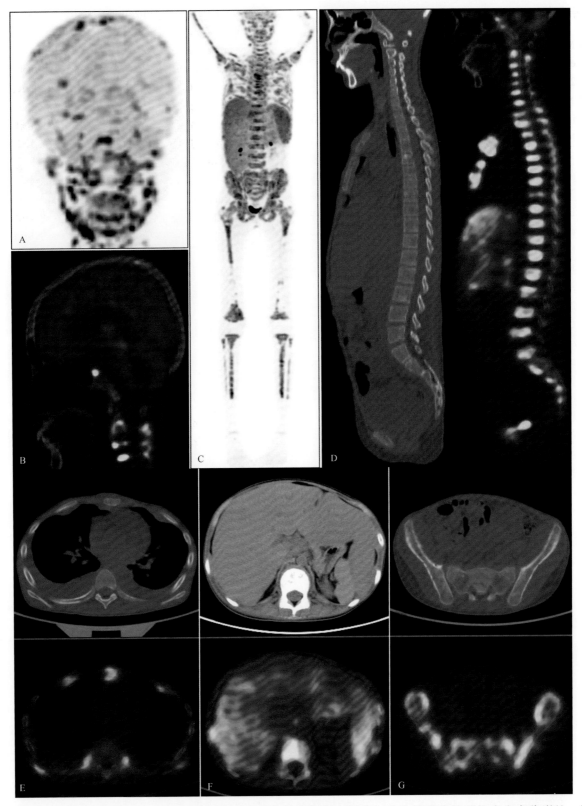

图 1-3-7 头颅 ^{18}F-FDG PET/CT（**A**，MIP；**B**，PET/CT 矢状断层融合图像）示头颅诸骨及颈椎多发高代谢灶。躯干 ^{18}F-FDG PET/CT，MIP（**C**）示全身骨骼多发、弥漫性代谢增高，肝脾肿大，代谢增高；矢状断层 CT 及 PET/CT 融合图像（**D**）示脊柱椎体弥漫性骨质硬化、代谢增高，胸骨代谢增高伴软组织密度影；横断层图像（**E ~ F**）示多发肋骨代谢增高，部分伴周围软组织密度影，骨膜毛糙（**E**，**F**）；肝、脾肿大，代谢增高（**F**）；骶骨及双侧髂骨骨质密度弥漫性增高，双侧髂骨翼骨膜毛糙伴周围软组织密度影，代谢明显增高（**G**）

参考文献

［1］ McKean-Cowdin R，Razavi P，Barrington-Trimis J，et al. Trends in childhood brain tumor incidence，1973-2009. J Neurooncol，2013，115（2）：153-160.

［2］ Maleci A，Cervoni L，Delfini R. Medulloblastoma in children and in adults：a comparative study. Acta Neurochir（Wien），1992，119（1-4）：62-67.

［3］ 刘怀贵，李威 . 成人不典型表现髓母细胞瘤1例及文献复习 . 国际医学放射学杂志，2015，38（3）：261-265.

［4］ Liang B，Feng E，Wang Q，et al. Medulloblastoma in an elderly patient：A case report and literature review. Mol Clin Oncol，2016，5（3）：312-314.

［5］ Majd N，Penas-Prado M. Updates on Management of Adult Medulloblastoma. Curr Treat Options Oncol，2019，20（8）：64.

［6］ Curran EK，Sainani KL，Le GM，et al. Gender affects survival for medulloblastoma only in older children and adults：a study from the Surveillance Epidemiology and End Results Registry. Pediatr Blood Cancer，2009，52（1）：60-64.

［7］ Dörner L，Fritsch MJ，Stark AM，et al. Posterior fossa tumors in children：how long does it take to establish the diagnosis？ Childs Nerv Syst，2007，23（8）：887-890.

［8］ Molineus A，Boxberger N，Redlich A，et al. Time to diagnosis of brain tumors in children：a single-centre experience. Pediatr Int，2013，55（3）：305-309.

［9］ Kline CN，Packer RJ，Hwang EI，et al. Case-based review：pediatric medulloblastoma. Neurooncol Pract，2017，4（3）：138-150.

［10］ Kochbati L，Bouaouina N，Hentati D，et al. Medulloblastoma with extracentral nervous system metastases：clinical presentation and risk factors. Cancer Radiother，2006，10（3）：107-111.

［11］ Louis DN，Perry A，Reifenberger G，et al. The 2016 World Health Organization Classification of Tumors of the Central Nervous System：a summary. Acta Neuropathol，2016，131（6）：803-820.

［12］ Archer TC，Mahoney EL，Pomeroy SL. Medulloblastoma：Molecular Classification-Based Personal Therapeutics. Neurotherapeutics，2017，14（2）：265-273.

［13］ 李秋、王晓江、朱剑栋，等 . 儿童髓母细胞瘤分子分型与治疗进展 . 分子诊断与治疗杂志，2020，12（4）：542-546.

［14］ Skowron P，Ramaswamy V，Taylor MD. Genetic and molecular alterations across medulloblastoma subgroups. J Mol Med（Berl），2015，93（10）：1075-1084.

［15］ Koeller KK，Rushing EJ. From the archives of the AFIP：medulloblastoma：a comprehensive review with radiologic-pathologic correlation. Radiographics，2003，23（6）：1613-1637.

［16］ Meyers SP，Wildenhain SL，Chang JK，et al. Postoperative evaluation for disseminated medulloblastoma involving the spine：contrast-enhanced MR findings，CSF cytologic analysis，timing of disease occurrence，and patient outcomes. AJNR Am J Neuroradiol，2000，21（9）：1757-1765.

［17］ Gururangan S，Hwang E，Herndon JE 2nd，et al.［18F］fluorodeoxyglucose-positron emission tomography in patients with medulloblastoma. Neurosurgery，2004，55（6）：1280-1288.

［18］ Tripathi M，Jain N，Jaimini A，et al. Demonstration of diffuse leptomeningeal metastasis in a treated case of medulloblastoma with F-18 FDG PET/CT. Clin Nucl Med，2009，34（8）：530-532.

［19］ Papasozomenos H，Guha-Thakurta N，Mayer RR，et al. Association between ^{18}F-FDG PET/CT and MRI appearance of spinal leptomeningeal disease before and after treatment at a tertiary referral center. J Solid Tumors，2016，6（1）：1-8.

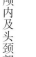

第四节　嗅神经母细胞瘤

病例1

【简要病史】　女，58岁，右侧鼻塞1年，伴出血1周。

【影像所见】　副鼻窦MRI（图1-4-1）示右筛窦及鼻腔内占位，增强扫描后病灶明显强化；病变向上突向前颅窝，邻近脑膜可见强化。^{18}F-FDG PET/CT（图1-4-2）示右筛窦及鼻腔内软组织密度肿物，代谢轻度增高，病变向上累及筛窦顶壁骨质。

【病理结果】　（鼻顶、颅底肿物）小圆细胞恶性肿瘤；免疫组化（IHC）：神经元特异性烯醇化酶（NSE）（＋），嗜铬素A（CgA）（＋），突触素（Syn）（＋），S-100蛋白（S-100）（支持细胞＋），P53（部分＋），细胞增殖核抗原Ki-67（Ki-67）10%，广谱细胞角蛋白（CKpan），波形蛋白（Vimentin）、

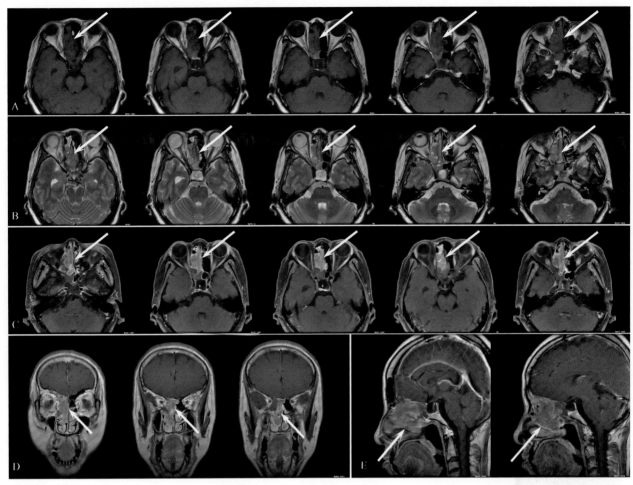

图 1-4-1 副鼻窦 MRI（横断层：**A**，TIWI；**B**，T2WI；**C**，增强；冠状断层：**D**，增强；矢状断层：**E**，增强）示右筛窦及鼻腔内见 TIWI 等信号、T2WI 高信号影填充（占位），其内信号不均，可见多发分隔，增强扫描后病变不均匀明显强化（箭号）；病变向上突向前颅窝，邻近脑膜可见强化

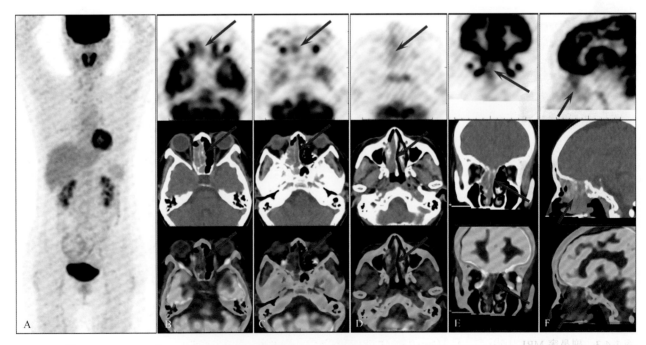

图 1-4-2 ^{18}F-FDG PET/CT（**A**，MIP；**B ～ D**，横断层；**E**，冠状断层；**F**，矢状断层）示右筛窦及鼻腔内软组织密度肿物（箭号），代谢轻度增高（SUV_{max} 3.6）；筛窦顶壁（前颅窝底壁）部分骨质破坏，局部骨质不连续（**E**，**F**）

CD34、CD99、结蛋白（Desmin）、肌动蛋白（Actin）、细胞角蛋白（CK）8/18（CK8/18）、白细胞共同抗原（LCA）、P63、上皮细胞膜抗原（EMA）均（-）；结合IHC，符合嗅神经母细胞瘤（G2）。

■ **病例 2**

【简要病史】　男，26岁，头痛1个月，左眼视力下降2周。

【影像所见】　副鼻窦MRI（图1-4-3）示左鼻腔及双筛窦内占位，增强扫描后病变不均匀明显强化；病变后方T1WI、T2WI稍高信号影，增强未见明显强化。^{18}F-FDG PET/CT（图1-4-4）示鼻腔及双侧筛窦内软组织密度肿物，累及颅底，部分突入颅内，代谢不均匀增高；左颈部多发淋巴结肿大，代谢增高。

【手术病理结果】　行"导航下前颅底恶性肿瘤切除术"，术中见肿瘤起源于鼻中隔及蝶嵴处，向周围生长累及左侧鼻腔、双侧筛窦及蝶窦，见鞍底及视交叉骨质部分破坏；蝶窦内见大量潴留的黏性分泌物，双侧蝶窦外侧壁及斜坡凹陷骨质部分压迫吸收。（鼻腔肿物）病理：小圆细胞恶性肿瘤；IHC：Vimentin（+），Syn（+），P16（+），Ki-67 90%，S-100、CKpan、人黑色素瘤抗体45（HMB45）、Desmin、P53、性别决定区Y盒（SOX）10（SOX10）、CD99均（-）；结合IHC，符合嗅神经母细胞瘤（G4）。左颈部淋巴结可见肿瘤转移。

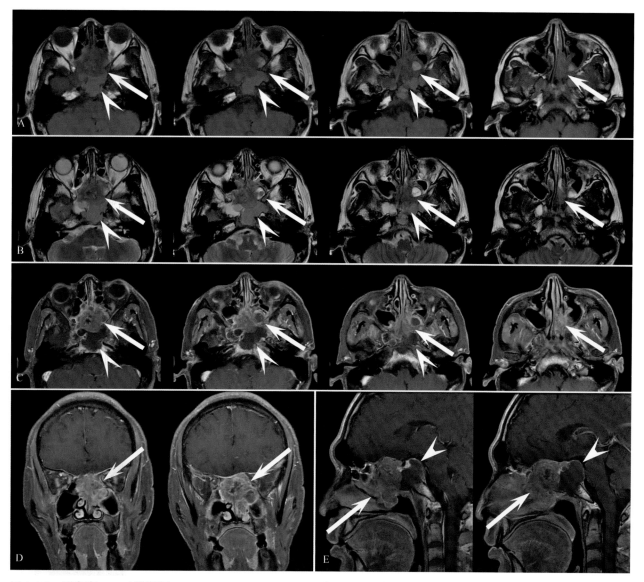

图1-4-3　副鼻窦MRI（横断层：**A**，T1WI；**B**，T2WI；**C**，增强；冠状断层：**D**，增强；矢状断层：**E**，增强）示左鼻腔及双筛窦内T1WI等信号、T2WI稍高信号影填充（占位），其内信号不均，可见多发分隔，增强扫描后病变不均匀明显强化（箭号）；病变后方（双侧蝶窦及斜坡）见T1WI、T2WI稍高信号影，增强未见明显强化（**A~C**、**E**，箭头）

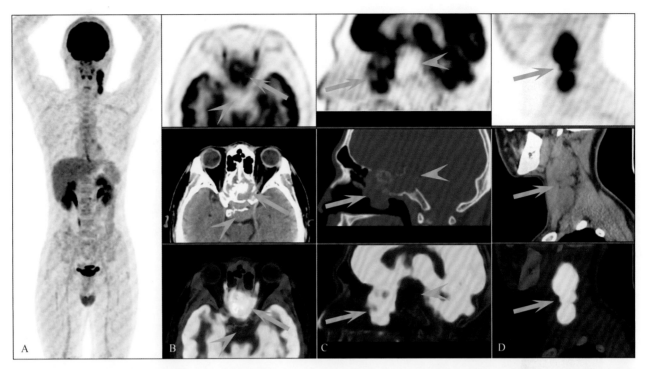

图 1-4-4 ^{18}F-FDG PET/CT（**A**，MIP；**B**，头部横断层；**C**，头部矢状断层；**D**，颈部矢状断层）示鼻腔及双侧筛窦内软组织密度肿物（**B**、**C**，箭号），代谢不均匀增高（SUV$_{max}$ 9.4）；病变后方软组织密度影（突入中颅窝），呈代谢减低区，斜坡凹陷骨质部分压迫吸收（**B**、**C**，箭头）；左颈部多发淋巴结肿大（**D**，箭号），代谢增高（SUV$_{max}$10.5）

━━ 病例 3

【简要病史】 女，44岁，左侧鼻塞伴嗅觉丧失1月余。

【影像所见】 副鼻窦 MRI（图 1-4-5）示左筛窦及鼻腔内团块状软组织密度肿物，增强扫描可见强化。^{18}F-FDG PET/CT（图 1-4-6）示左筛窦及鼻腔内软组织密度占位，代谢显著增高；左颈部、纵隔、右肺门及右肺内多发淋巴结肿大，代谢增高；双肺及肝多发代谢增高灶。

【病理结果及临床诊断】（左鼻腔）活检病理：嗅神经母细胞瘤（G3）；IHC：CKpan（＋），CK7（＋），Vimentin（＋），CD56（＋），NSE（＋），CgA（＋），Syn（＋），Ki-67 50%，CK5/6、整合酶相互作用分子 1（INI1）、Desmin、S-100、P53、CD34、CD99 均（－）。临床诊断：左侧筛窦及鼻腔嗅神经母细胞瘤，伴多发淋巴结、双肺及肝转移。

【讨论】 嗅神经母细胞瘤（olfactory neuroblastoma，ONB）起源于嗅区黏膜神经上皮细胞，为外周来源的神经外胚层肿瘤，约占鼻腔/鼻窦肿瘤的3%～5%，好发于嗅黏膜分布的鼻腔顶部及筛板区，呈侵袭性生长，血供丰富，易侵犯邻近组织和器官，中晚期可发生淋巴结和血行转移。

ONB 发病无明显性别差异，可发生于任何年龄，其中11～20岁、51～60岁为两个发病高峰期；常见的临床症状包括鼻塞、鼻衄、嗅觉减退和头痛，较难与鼻窦炎等疾病鉴别[1-3]。由于本病的罕见性及临床症状的非特异性，易发生误诊。影像学检查是重要的辅助诊断方法，但其确切诊断主要依赖于组织病理学检查。手术联合术后放疗是最主要的治疗手段，也可在此基础上增加化疗[1]。

ONB 在 CT 上多表现为跨颅内外生长，形态不规则，呈软组织密度，边界尚清，其内常见坏死、囊变，部分病变内可见钙化；CT 骨窗可以清晰显示骨质破坏情况，表现为骨质变薄、局部不连续[2-3]。该肿瘤 MRI 信号与脑灰质比较，T1WI 多表现为等或稍低信号，T2WI 为等或稍高信号；肿瘤较小时信号尚均匀，肿瘤较大时，由于瘤内囊变、坏死可致信号不均匀。CT、MRI 增强后肿瘤呈均匀或不均匀明显强化[2-3]。在 ^{18}F-FDG PET/CT 上，ONB 原发病灶的代谢差异较大[4]，代谢增高程度与肿瘤分级之间尚未发现有明确相关性[5]；^{18}F-FDG PET/CT 对于 ONB 的分期与再分期可作为传统影像学（CT、MRI）的有益补充，可发现被传统影像学漏诊的淋巴结及远处转移；此外，^{18}F-FDG PET/CT 还有利于 ONB 局部复发与治疗后改变的鉴别诊断[4]。

（张娟 付占立）

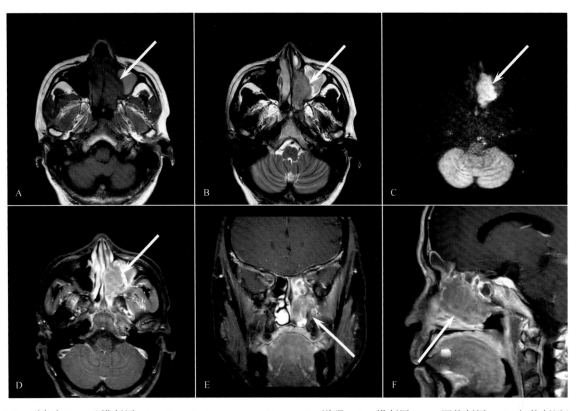

图 1-4-5　副鼻窦 MRI（横断层：**A**，T1WI；**B**，T2WI；**C**，DWI；增强：**D**，横断层；**E**，冠状断层；**F**，矢状断层）示左筛窦及鼻腔内团块状肿物，呈 T1WI、T2WI 等信号，DWI 呈高信号，增强扫描可见强化；病变局部突入左侧上颌窦内，向后延伸至后鼻孔区，与鼻中隔及左侧中、下鼻甲分界不清

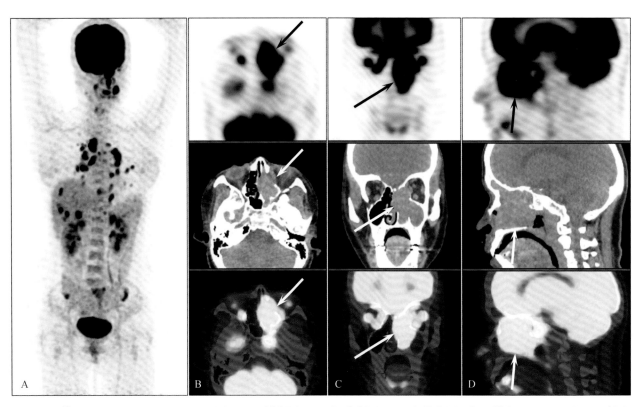

图 1-4-6　^{18}F-FDG PET/CT（**A**，MIP；头颅：**B**，横断层；**C**，冠状断层；**D**，矢状断层；躯干横断层：**E** ~ **F**）示左筛窦及鼻腔内软组织密度占位，累及周围结构，代谢显著增高（SUV_{max} 14.9）（**B** ~ **D**，箭号）；左颈部（**E**）、纵隔（**F**）、右肺门及右肺内（**G**）多发淋巴结肿大，代谢增高（黑白箭号）；双肺多发结节灶，代谢增高（**G**，红箭号）；肝多发代谢增高灶（**H**，箭号）

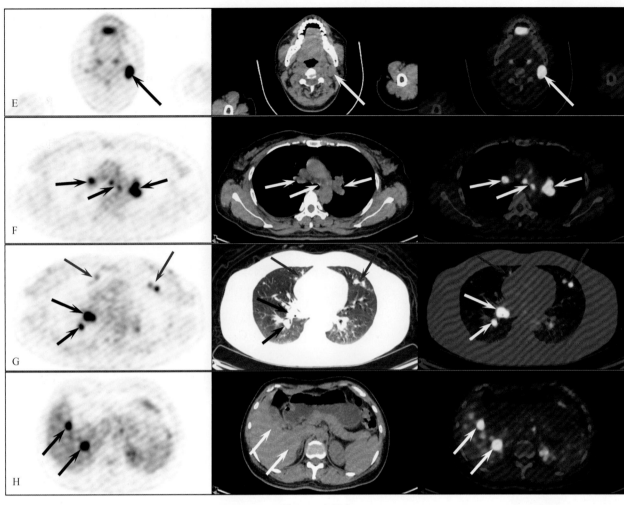

图 1-4-6（续）

参考文献

[1] Song X，Wang J，Wang S，et al. Prognostic factors and outcomes of multimodality treatment in olfactory neuroblastoma. Oral Oncol, 2020, 103: 104618.

[2] Caldwell NJ, Sato TS. Ectopic primary olfactory neuroblastoma of the nasopharynx: A case report and review of the literature. Radiol Case Rep, 2019, 14（8）: 997-1002.

[3] 孙姗姗，汪剑，尹伟，等. 嗅神经母细胞瘤的 CT 和 MRI 影像表现. 实用癌症杂志, 2020, 35（3）: 517-519.

[4] Broski SM，Hunt CH，Johnson GB，et al. The added value of ^{18}F-FDG PET/CT for evaluation of patients with esthesioneuroblastoma. J Nucl Med, 2012, 53（8）: 1200-1206.

[5] Elkhatib AH，Soldatova L，Carrau RL，et al. Role of ^{18}F-FDG PET/CT differentiating olfactory neuroblastoma from sinonasal undifferentiated carcinoma. Laryngoscope, 2017, 127（2）: 321-324.

第五节　甲状腺髓样癌

▰▰▰ 病例 1

【简要病史】 男，77 岁，体检发现血清肿瘤标志物升高 2 周。

【相关检查】 血清癌胚抗原（CEA）889.80 ng/ml（参考值＜ 5.0 ng/ml），胃泌素释放肽前体（ProGRP）2140.45 pg/ml（参考值＜ 50.0 pg/ml），甲胎蛋白（AFP）、糖类抗原 19-9（CA19-9）、糖类抗原 24-2（CA24-2）、糖类抗原 72-4（CA72-4）、鳞状细胞癌相关抗原

（SCC）、细胞角蛋白19片段（CYFRA21-1）、神经元特异性烯醇化酶（NSE）、组织多肽抗原（TPA）、前列腺特异抗原（PSA）均在正常范围。

【影像所见】 ^{18}F-FDG PET/CT（图1-5-1）示右叶甲状腺肿物，代谢不均匀增高。

【病理结果】 （右叶）甲状腺结节状肿物，大小6.5 cm×5.2 cm×4.3 cm，肿瘤细胞呈实性巢团状排列（器官样及副节瘤样结构），细胞相对一致，形态尚温和，胞质嗜酸或透明，核圆形，偶见核分裂象，间质见较多均质粉染样物沉积；IHC：甲状腺转录因子1（TTF-1）（+），降钙素（Calcitonin）（+++），甲状腺球蛋白（TG）（-），Syn（+++），CgA（++），S-100（+++），CK19（+），Ki-67 5%；刚果红染色：阴性；BRAF基因体细胞突变实时荧光定量聚合酶链式反应（PCR）检测：未检测到BRAF基因V600E突变。综上，考虑为（右叶）甲状腺髓样癌。

病例2

【简要病史】 女，49岁，喘憋4月余。25年前体检发现右甲状腺结节，23年前于外院行右甲状腺+右侧颈部淋巴结清扫术，术后病理示"甲状腺髓样癌"，术后放疗1月余，服用左甲状腺素钠（优甲乐），定期复查甲状腺超声及甲状腺功能，未见明显异常。

【相关检查】 血清CEA 40.09 ng/ml（参考值＜5.0 ng/ml），ProGRP＞5000.00 pg/ml（参考值＜50.0 pg/ml），降钙素＞2000.00 pg/ml（参考值＜6.4 pg/ml），AFP、CA19-9、糖类抗原15-3（CA15-3）、糖类抗原125（CA125）、SCC、CYFRA21-1、NSE、CA72-4、CA24-2、人绒毛膜促性腺激素（HCG）、人附睾蛋白4（HE4）均正常。肺功能示弥散功能轻度减退；胸部CT示纵隔淋巴结肿大，骨质多发异常密度灶。

【影像所见】 ^{18}F-FDG PET/CT（图1-5-2）示纵隔3A区肿大淋巴结，代谢增高；脊柱多发成骨性骨破坏，代谢未见增高。

【病理结果】 行支气管超声引导针吸活检术（EBUS-TBNA）。（纵隔3A区淋巴结针吸）病理：凝血中散在或巢团排列中度异型细胞，上皮样或梭形；IHC：CKpan（+++），Vimentin（++），TTF-1（+++），TG（-），CK7（++），Syn（+++），Calcitonin（+++）；综上并结合病史，考虑为甲状腺髓样癌转移。

【讨论】 甲状腺髓样癌（medullary thyroid carcinoma，MTC）是一种少见的甲状腺恶性肿瘤，占所有甲状腺恶性肿瘤的1%～2%[1]。MTC起源于甲状腺滤泡旁细胞（C细胞），属于神经内分泌肿瘤，具有合成与分泌降钙素及降钙素基因相关肽的功能[1]。根据遗传学特征，MTC可分为散发性

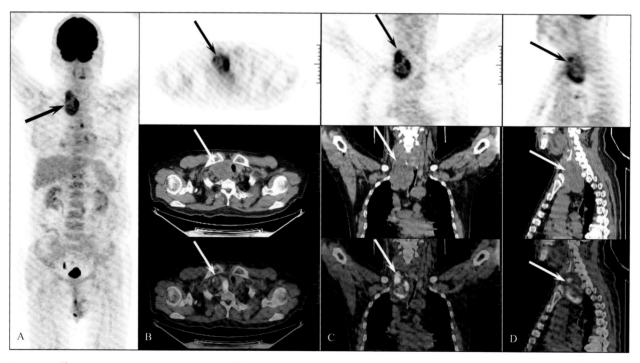

图1-5-1 ^{18}F-FDG PET/CT（**A**，MIP；**B**，横断层；**C**，冠状断层；**D**，矢状断层）示右叶甲状腺肿物，代谢不均匀增高（SUV$_{max}$ 8.1）（箭号）

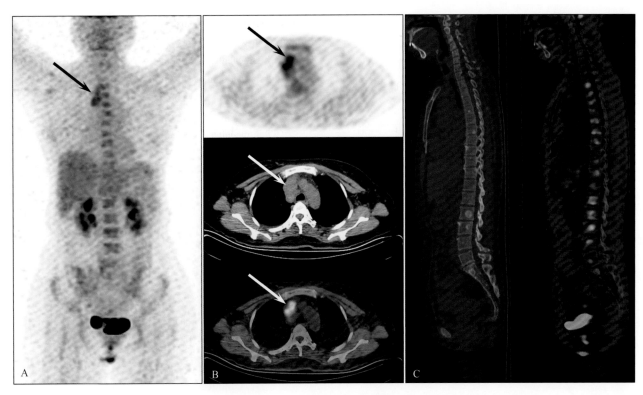

图 1-5-2 ^{18}F-FDG PET/CT（**A**，MIP；**B**，横断层；**C**，矢状断层）示纵隔 3A 区肿大淋巴结，代谢增高（SUV$_{max}$ 5.0）（箭号）；脊柱多发成骨性骨破坏，代谢未见增高（**C**）

（约 75%）和遗传性（约 25%）。与常见的甲状腺乳头状癌相比，MTC 恶性程度通常较高，早期易发生颈部淋巴结转移，且术后易复发，预后较差。远处转移是 MTC 死亡的主要原因，发生远处转移者 5 年生存率约为 25%[2]。MTC 的手术方式及淋巴结清扫范围与甲状腺乳头状癌不同，前者一般要求甲状腺全切及颈部淋巴结扩大清扫，因此提高术前诊断准确率非常重要。

血清肿瘤标志物以及影像学检查对于 MTC 及其术后残留、复发及转移的诊断与鉴别尤为重要。美国甲状腺协会（ATA）MTC 管理指南推荐术后常规监测降钙素和 CEA[3]。降钙素是 MTC 敏感而特异的肿瘤标志物，对于 MTC 的早期诊断、术后复发与转移监测及预后判断具有重要意义。血清 CEA 虽然不是 MTC 特异性肿瘤标志物，但约有 70% 患者血清 CEA 与降钙素同步升高[4]。

ATA 推荐的 MTC 影像学检查包括颈部超声、颈及胸部 CT、肝脏增强 CT 或增强 MRI、全身骨显像、脊柱和骨盆 MRI[3]。超声是评价颈部肿物和甲状腺结节位置和特征的最常用和首选的检查方法；MTC 超声表现有一定特征性，如边界清晰、形态规整，纵横比 ≤ 1，粗大钙化较多见等，但其特异性均不高，诊断准确率较低。CT、MRI 能较

好地显示淋巴结、骨骼和肝脏的转移病灶，并有助于疾病分期和疗效评估。全身骨显像可用于早期发现 MTC 的骨转移病灶。

^{18}F-FDG PET/CT 可用于 MTC 术后血清降钙素水平升高的患者，其对于肿瘤复发和残存病灶的显示敏感性为 44.1% ～ 86.7%[5]。MTC 具有神经内分泌肿瘤的特性，生物学行为多样，可表现为从惰性、缓慢生长到高侵袭性生长等多种形式，肿瘤代谢活性（SUV）也相应差异较大[6]，通常 MTC 代谢活性（SUV）越高，其侵袭性越强，预后越差[1]。除 ^{18}F-FDG 外，^{18}F- 二羟基苯丙氨酸（^{18}F-FDOPA）以及 ^{68}Ga 或 ^{18}F 标记的生长抑素类似物（somatostatin analogues，SSA）（如 ^{68}Ga-DOTATATE、^{68}Ga-DOTATOC、^{68}Ga-DOTANOC、^{18}F-OC）等正电子显像剂亦可用于 MTC 复发或转移的检查。研究显示，^{18}F-FDOPA PET/CT 比 ^{18}F-FDG 及 ^{68}Ga-DOTANOC 具有更高的敏感性和特异性[7]。当血清降钙素超过 150 pg/ml（参考值 0 ～ 100 pg/ml）或降钙素倍增时间缩短（< 24 个月）时，建议行 PET/CT 成像[1]，^{18}F-FDOPA PET/CT 为首选的检查方法，在 ^{18}F-FDOPA PET/CT 阴性或不可行的情况下，应进行 ^{18}F-FDG PET/CT 检查，特别是如果降钙素和 CEA 水平迅速上

升（倍增时间＜1年）或预期病变具有侵袭性行为（CEA升高水平远远超过降钙素升高水平）[1]。68Ga-SSA PET/CT可用于常规影像学、18F-FDOPA或18F-FDG PET/CT结果不确定的病例，亦可用于评估患者接受肽受体放射性核素治疗（peptide receptor radionuclide therapy，PRRT）的可行性[1]。

（罗诗雨　付占立）

参考文献

[1] Giovanella L，Treglia G，Iakovou I，et al. EANM practice guideline for PET/CT imaging in medullary thyroid carcinoma. Eur J Nucl Med Mol Imaging，2020，47（1）：61-77.

[2] De Luca S，Fonti R，Camera L，et al. Multimodal imaging with 18F-FDG-PET/CT and 111In-Octreotide SPECT in patients with metastatic medullary thyroid carcinoma. Ann Nucl Med，2016，30（3）：234-241.

[3] Rodríguez-Bel L，Sabaté-Llobera A，Rossi-Seoane S，et al. Diagnostic Accuracy of 18F-FDG PET/CT in Patients With Biochemical Evidence of Recurrent，Residual，or Metastatic Medullary Thyroid Carcinoma. Clin Nucl Med，2019，44（3）：194-200.

[4] Houvras Y. Completing the Arc：targeted inhibition of RET in medullary thyroid cancer. J Clin Oncol，2012，30（2）：200-202.

[5] Skoura E. Depicting Medullary Thyroid Cancer Recurrence：The Past and the Future of Nuclear Medicine Imaging. Int J Endocrinol Metab，2013，11（4）：e8156.

[6] Roy M，Chen H，Sippel RS. Current understanding and management of medullary thyroid cancer. Oncologist，2013，18（10）：1093-1100.

[7] Treglia G，Castaldi P，Villani MF，et al. Comparison of 18F-DOPA，18F-FDG and 68Ga-somatostatin analogue PET/CT in patients with recurrent medullary thyroid carcinoma. Eur J Nucl Med Mol Imaging，2012，39（4）：569-580.

第六节　甲状旁腺腺瘤

【简要病史】　男，45岁，体检发现甲状腺左叶背侧结节半年；近10年多次体检发现泌尿系结石。

【相关检查】　血清甲状旁腺素（PTH）104.7 pg/ml（12～68 pg/ml），钙2.56 mmol/L（2.13～2.70 mmol/L），磷0.91 mmol/L（0.81～1.45 mmol/L），尿素氮及肌酐正常。B超：甲状腺左叶中上部背侧见低回声结节，大小0.9 cm×0.8 cm×0.8 cm。

【影像所见】　99mTc-MIBI甲状旁腺双时相显像（图1-6-1A）未见明显异常；11C-胆碱（11C-choline）PET/CT（图1-6-1B）示甲状腺左叶中上部后方功能亢进的甲状旁腺组织。

【病理结果】　（左上）甲状旁腺腺瘤。

【讨论】　甲状旁腺功能亢进症（甲旁亢）根据病因不同可分为原发性、继发性和三发性。原发性甲旁亢（primary hyperparathyroidism，PHPT）是一种较常见的内分泌疾病，是由于甲状旁腺腺瘤、甲状旁腺增生及甲状旁腺癌病灶分泌PTH增多所致。继发性甲旁亢和三发性甲旁亢是随原发疾病的进展，最终导致功能亢进的甲状旁腺组织形成。手术切除功能亢进的甲状旁腺组织是治疗PHPT的主要手段，术前定位是临床医生最为关注的问题，目前最主要的定位方法是甲状旁腺B超和99mTc-MIBI甲状旁腺双时相显像[1-3]。文献报道99mTc-MIBI甲状旁腺双时相显像的敏感性差异较大（53%～92%）；当99mTc-MIBI显像阴性，或B超与99mTc-MIBI显像术前定位诊断结果不一致时，患者很难实施手术。

胆碱参与细胞卵磷脂合成，进而参与细胞膜合成，由于肿瘤细胞增生活跃，使其胆碱利用率增高；11C-胆碱在生长缓慢的良性、潜在恶性及低度恶性肿瘤中可呈中度摄取，目前11C-胆碱PET/CT常被用于前列腺癌、脑胶质瘤及分化好的肝细胞肝癌的诊断。增生的甲状旁腺组织，其细胞增殖和卵磷脂合成增多，胆碱摄取也随之增多；有文献报道用18F-胆碱PET/CT指导原发甲旁亢的定位诊断[4]。11C-胆碱PET/CT亦可用于甲状旁腺功能亢进症的定位诊断，初步研究发现其敏感性高于B超和99mTc-MIBI甲状旁腺双时相显像，但因该检查费用较高，所以可在99mTc-MIBI甲状旁腺双时相显像阴性，或者B超和99mTc-MIBI甲状旁腺双时相显像定位诊断结果不一致时，进一步应用11C-胆碱PET/CT行辅助术前定位，可提高病灶检出率和定位准确性。

（霍力　刘轶敏）

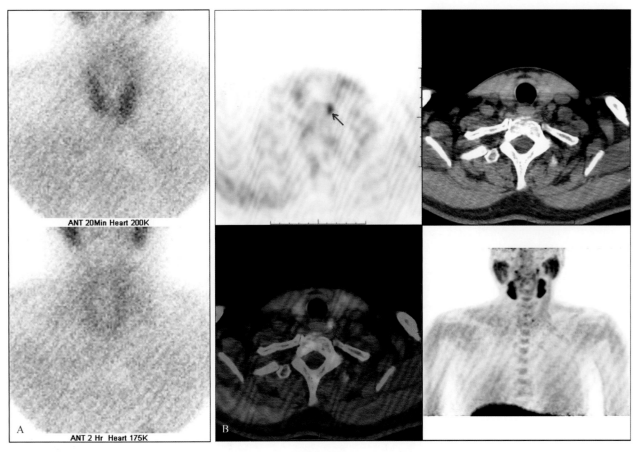

图 1-6-1 ^{99m}Tc-MIBI 甲状旁腺双时相显像（**A**），20 min 早期显像及 2 h 延迟显像，颈部及上胸部均未见异常放射性浓聚；^{11}C- 胆碱 PET/CT（**B**）示甲状腺左叶中上部后方异常放射性浓聚灶

参考文献

［1］周前，徐竞英，刘世贞. ^{99m}Tc-MIBI 显像定位诊断功能亢进性异位甲状旁腺. 中华核医学杂志, 2003, 23（1）: 24-26.

［2］Lo CY, Lang BH, Chan WF, et al. A prospective evaluation of preoperative localization by technetium-99m sestamibi scintigraphy and ultrasonography in primary hyperparathyroidism. Am J Surg, 2007, 193（2）: 155-159.

［3］Sukan A, Reyhan M, Aydin M, et al. Preoperative evaluation of hyperparathyroidism: the role of dual-phase parathyroid scintigraphy and ultrasound imaging. Ann Nucl Med, 2008, 22（2）: 123-131.

［4］Quak E, Blanchard D, Houdu B, et al. F18-choline PET/CT guided surgery in primary hyperparathyroidism when ultrasound and MIBI SPECT/CT are negative or inconclusive: the APACH1 study. Eur J Nucl Med Mol Imaging, 2018, 45（4）: 658-666.

第二章　胸部肿瘤

第一节　肺黏液腺癌

病例 1

【简要病史】 男，59岁，胸闷半年，发现右肺结节半个月。

【影像所见】 胸部CT（图2-1-1）示右肺上叶尖段不规则软组织密度结节，伴周围长毛刺；右肺下叶基底段薄壁囊性病变。^{18}F-FDG PET/CT（图2-1-2）示右肺上叶尖段软组织密度结节，代谢增高；右肺下叶基底段薄壁囊性病变，代谢未见增高。

【手术病理结果】（右肺下叶）黏液腺癌，未累及脏层胸膜；IHC：TTF-1（＋），CK7（＋），天冬氨酸蛋白酶A（Napsin A）（散在＋），绒毛蛋白（Villin）（部分＋），癌胚抗原（CEA）（散在＋），表皮生长因子受体（EGFR）（＋），Ki-67 5%，

P40、Syn、间变性淋巴瘤激酶（ALK）、尾型同源框转录因子2（CDX2）、CK20均（－）。（右肺上叶）送检肺组织呈炎性改变，间质纤维组织增生伴弥漫炎细胞浸润，散在钙化，局部肺泡上皮轻度增生，肺泡腔内组织细胞聚集。

病例 2

【简要病史】 女，81岁，咳嗽、咳痰3月余；胸片示"右肺下叶阴影"，CT示"右下肺渗出病变"；头孢地尼治疗7天无好转。

【相关检查】 血清CEA 5.95 ng/ml（参考值＜5.0 ng/ml），CA19-9 51.78 U/ml（参考值＜37.0 U/ml），CYFRA21-1 7.38 ng/ml（参考值＜3.3 ng/ml），CA72-4 22.37 U/ml（参考值＜6.9 U/ml），TPA 164.00 U/L（参考值＜120.0 U/ml），ProGRP

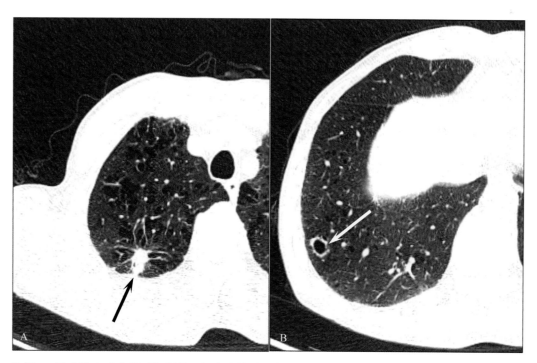

图 2-1-1　胸部CT示右肺上叶尖段不规则软组织密度结节，伴周围长毛刺（A，箭号）；右肺下叶基底段薄壁囊性病变（B，箭号）

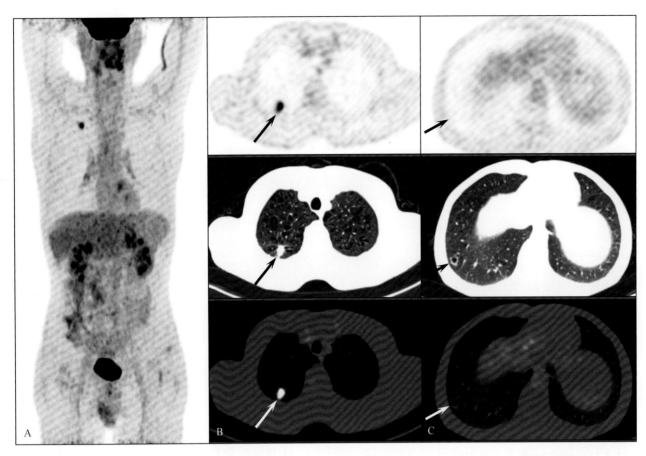

图 2-1-2 ¹⁸F-FDG PET/CT（**A**，MIP；**B**、**C**，横断层）示右肺上叶尖段软组织密度结节，代谢增高（**B**，箭号）；右肺下叶基底段薄壁囊性病变，代谢未见增高（**C**，箭号）

58.31 pg/ml（参考值＜50.0 pg/ml），CA24-2 45.05 U/ml（参考值＜20.0 U/ml）。

【影像所见】 胸部 CT 平扫（图 2-1-3）及增强（图 2-1-4）示右肺下叶实变灶，轻度强化。¹⁸F-FDG PET/CT（图 2-1-5）示右肺下叶实变灶，代谢不均匀增高。

【病理结果】 （右肺下叶）穿刺活检：肺泡上皮增生，部分被高柱状黏液型柱状上皮替代（贴壁型生长方式），并可见间质浸润；IHC：Napsin A（＋），Ki-67 2%，TTF-1、P40、CK5/6 均（－）；结合临床及影像学，肺非小细胞癌，呈浸润性腺癌，考虑为浸润性黏液腺癌。

病例 3

【简要病史】 女，54 岁，2018 年 8 月体检发现双肺多发微小结节；2019 年 8 月复查示结节增多、增大；2019 年 9 月出现咳嗽、咳痰。

【相关检查】 （2018-9）血清 CA24-2 99.10 U/ml（参考值＜20.0 U/ml），CA19-9 95.53 U/ml（参考值＜37.0 U/ml）。

【影像所见】 （2020-1-13）胸部 CT（图 2-1-6）示双肺多发软组织密度结节，大部分伴周围磨玻璃样晕。（2020-1-13）¹⁸F-FDG PET/CT（图 2-1-7）示双肺多发病变，部分代谢轻度增高；右锁骨上区小淋巴结，代谢轻度增高。

【随访及病理结果】 5 个月后（2020-6-19）复查胸部 CT（图 2-1-8）示双肺病灶较前明显增多、增大。（2020-6-23）（右肺下叶背段）穿刺活检：黏液腺癌。

病例 4

【简要病史】 女，62 岁，咳嗽 1 个月。

【相关检查】 血清 CYFRA21-1 5.7 ng/ml（参考值＜3.3 ng/ml），TPA 150.1 U/ml（参考值＜120.0 U/ml），ProGRP 91.86 pg/ml（参考值＜50.0 pg/ml）。

【影像所见】 胸部 CT（图 2-1-9）示双肺多发结节状、片状磨玻璃密度及软组织密度灶。¹⁸F-FDG PET/CT（图 2-1-10）示双肺多发病变，代谢轻度增高。

【病理结果】 肺穿刺活检：（左肺上叶尖后段）黏液腺癌；IHC：CK7（＋＋＋），EGFR（＋＋），

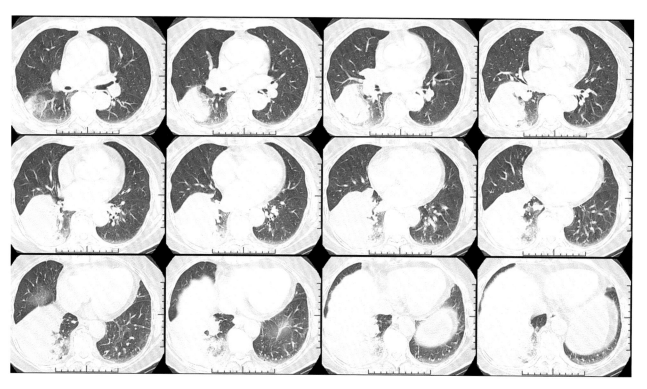

图 2-1-3　胸部 CT 示右肺下叶大片实变灶

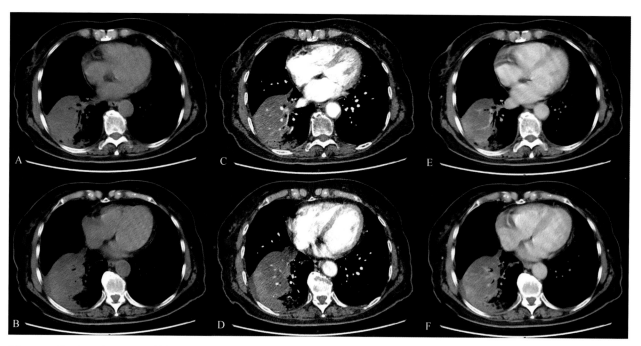

图 2-1-4　胸部 CT（A、B，平扫；C、D，动脉期；E、F，延迟期）示右肺下叶大片实变灶，范围约 5.5 cm×8.2 cm×7.1 cm，密度不均匀，内见支气管气象，增强扫描轻度强化（平扫、动脉期、延迟期 CT 值约为 37 Hu、51 Hu、56 Hu）；内可见更低密度区，增强扫描无强化（CT 值约 10 Hu）；右肺下叶体积缩小，斜裂向后移位

受体酪氨酸激酶 c-MET（MET）（膜＋＋＋），CDX2（＋），CK、TTF-1、人类表皮生长因子受体 2（HER2）、人 c-ros 原癌基因 1 酪氨酸激酶（ROS1）均（－）。

【讨论】　原发肺浸润性黏液腺癌（primary lung invasive mucinous adenocarcinoma，PIMA）是浸润性肺腺癌的罕见组织学亚型[1]，仅占其 2%～5%[2]，多见于老年人，男女发病率无差别。PIMA 起源于柱状及杯状上皮细胞，镜下可见肿瘤细胞内有大量黏液，细胞核被挤压至基底部，IHC

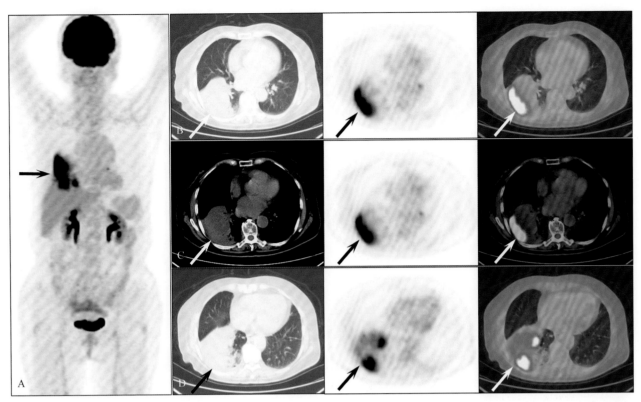

图 2-1-5 ¹⁸F-FDG PET/CT（**A**，MIP；**B ~ D**，横断层）示右肺下叶实变灶（箭号），代谢不均匀增高（SUV$_{max}$ 9.6）

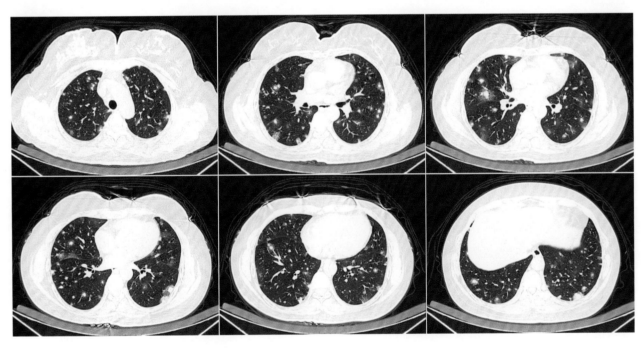

图 2-1-6 胸部 CT（2020-1-13）示双肺多发软组织密度结节，大部分伴周围磨玻璃样晕

多表达 CK7、CK20、肝细胞核因子 4α（HNF4α），而较少表达 TTF-1、Napsin A[3]；此外，肿瘤细胞还可产生大量细胞外黏液，常常在肺泡腔内堆积形成黏液湖，仅有少量肿瘤细胞漂浮在黏液湖内。PIMA 好发于双肺下叶，通常分化程度较高，临床症状出现较晚。PIMA 影像学表现多样，根据病灶形态可分为结节肿块型和肺炎型[4]。结节肿块型除有分叶、毛刺、胸膜牵拉等常见周围型肺腺癌的影像学特征外，还有卫星灶、晕征、多发囊泡等相对特异性的征象。卫星灶是由于肿瘤细胞沿肺泡蔓延所致，晕征则是少量含有黏液的肿瘤细胞渗入肺泡腔所形成的边缘模糊的磨玻璃环[5]。随着黏液

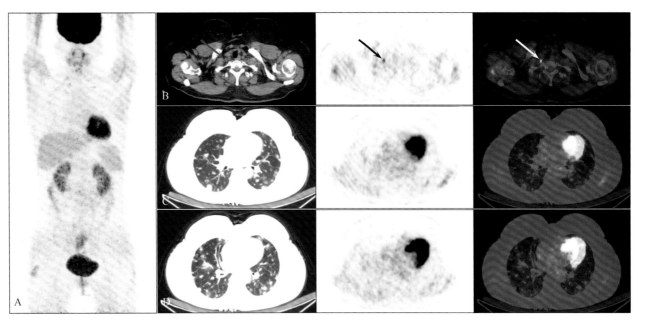

图 2-1-7　^{18}F-FDG PET/CT（2020-1-13）（**A**，MIP；**B ～ D** 横断层）示右锁骨上区代谢轻度增高小淋巴结（**B**，箭号，SUV$_{max}$4.0）；双肺多发结节状磨玻璃密度及软组织密度灶，部分代谢轻度增高（**C**、**D**，SUV$_{max}$2.0）

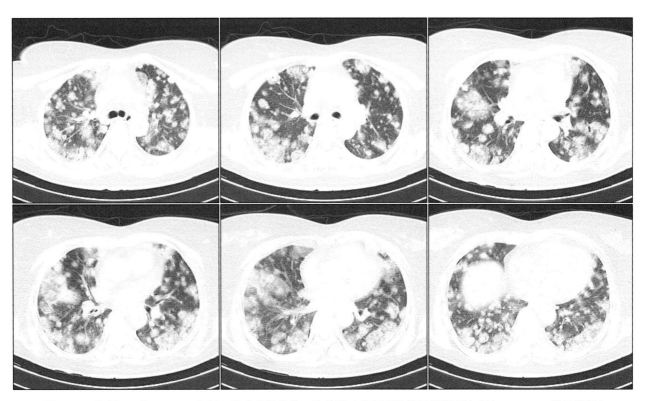

图 2-1-8　胸部 CT（2020-6-20）示双肺多发结节状、片状磨玻璃密度及软组织密度灶（较 2020-1-13 明显进展）

增多并逐渐填满肺泡腔，肿瘤细胞及黏液沿肺泡孔、气道蔓延扩散，最终形成肺炎型病灶[6]。肺炎型病灶主要表现为沿胸膜下蔓延的大量斑片及实变影，边缘多模糊不清。另外，PIMA 还可形成空泡、空洞。黏液阻塞肺泡腔或细支气管，形成类似活瓣样的结构，导致肺泡腔过度充气，从而形成空泡；肿瘤实变区的黏液或坏死组织经气道排出则形

成空洞。肺炎型 PIMA 较结节肿块型更易发生胸腔积液和转移，预后较差[2]。PIMA 实性肿瘤细胞成分呈轻–中度强化，黏液成分无强化[7-8]。^{18}F-FDG PET/CT 代谢水平取决于肿瘤细胞和细胞外黏液的比例，肿瘤细胞多而黏液量少，PET/CT 表现为高代谢，反之则为低或等代谢。肿瘤细胞少的 PIMA 在 ^{18}F-FDG PET/CT 易出现假阴性，但延迟显像代

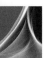

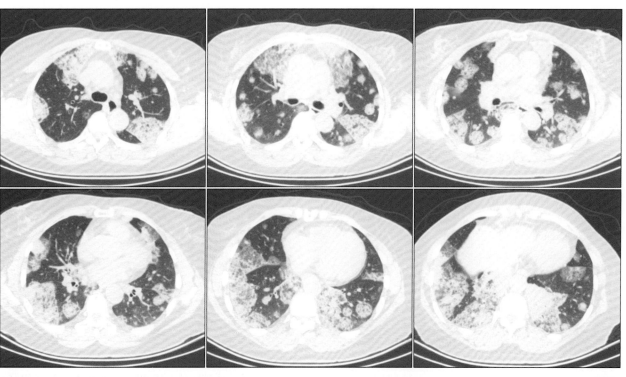

图 2-1-9 胸部 CT 示双肺多发结节状、片状磨玻璃密度及软组织密度灶，边界清楚，其内小叶间隔及小叶内间隔呈网格状增厚

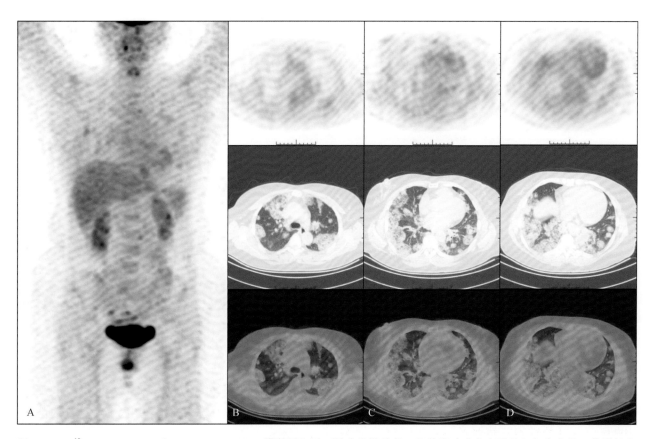

图 2-1-10 ^{18}F-FDG PET/CT（**A**，MIP；**B ～ D**，横断层）示双肺多发结节状、片状磨玻璃密度及软组织密度灶，代谢轻度增高，SUV_{max} 3.7

谢多较早期增高，而有利于 PIMA 的诊断[9]。此外，当肺内结节直径＜ 3 cm，CT 有明显的恶性征象，而 ^{18}F-FDG PET SUV$_{max}$ ＜ 3.5，即出现形态-代谢分离征（morphologic-metabolic dissociation sign，M-M 分离征）时，有助于 PIMA 的诊断[10]。

（胡玉敬　孙宏伟　孙云川　路凯　雷霄

李晓东　熊焰　付占立）

参考文献

[1] Liu Y, Zhang H, Mei J, et al. Primary mucinous adenocarcinoma of the lung: A case report and review of the literature. Oncology Lett, 2017, 14（3）: 3701-3704.

[2] Nie K, Nie W, Zhang YX, et al. Comparing clinicopathological features and prognosis of primary pulmonary invasive mucinous adenocarcinoma based on computed tomography findings. Cancer imaging, 2019, 19（1）: 47.

[3] Travis WD, Brambilla E, Nicholson AG, et al. The 2015 World Health Organization Classification of Lung Tumors: Impact of Genetic, Clinical and Radiologic Advances Since the 2004 Classification. J Thorac Oncol, 2015, 10（9）: 1243-1260.

[4] Koo H, Kim M, Koo J, et al. Computerized margin and texture analyses for differentiating bacterial pneumonia and invasive mucinous adenocarcinoma presenting as consolidation. PloS ONE, 2017, 12（5）: e0177379.

[5] Sawada E, Nambu A, Motosugi U, et al. Localized mucinous bronchioloalveolar carcinoma of the lung: thin-section computed tomography and fluorodeoxyglucose positron emission tomography findings. Jan J radiol, 2010, 28（4）: 251-258.

[6] Oda S, Awai K, Liu D, et al. Ground-glass opacities on thin-section helical CT: differentiation between bronchioloalveolar carcinoma and atypical adenomatous hyperplasia. AJR Am J Roentgenol, 2008, 190（5）: 1363-1368.

[7] 王庆宜，李万湖，张德贤，等 . 原发性肺浸润型黏液腺癌影像学表现及病理特点 . 中华肿瘤防治杂志，2020，27（8）: 647-657.

[8] 秦冬雪，孙传恕，伍建林 . 原发性肺黏液腺癌的临床表现及 CT 征象 . 中国医学影像技术，2016，32（7）: 1070-1074.

[9] Zheng N, Bai X, Niu R, et al. Primary Pulmonary Mucinous Adenocarcinoma Was Better Visualized on Delayed FDG PET/CT Imaging. Clin Nucl Med, 2016, 41（10）: 809-811.

[10] Cha MJ, Lee KS, Kim TJ, et al. Solitary Nodular Invasive Mucinous Adenocarcinoma of the Lung: Imaging Diagnosis Using the Morphologic-Metabolic Dissociation Sign. Korean J Radiol, 2019, 20（3）: 513-521.

第二节　肺肠型腺癌

■■ 病例 1

【简要病史】 男，76 岁，发现右下腹壁包块 1 个月，低热 10 余天。

【相关检查】 查体：右下腹壁可触及包块，大小约 3 cm×2 cm，质硬，活动性差，有压痛。血清 CYFRA21-1 11.45 ng/ml（参考值 0 ～ 3.3 ng/ml）、NSE 28.39 ng/ml（参考值 0 ～ 16.3 ng/ml），CEA、SCC、CA19-9、PSA、CA72-4、CA24-2、ProGRP 均正常。胃、肠镜检查未见明显异常。

【影像所见】 胸部 CT（图 2-2-1）示左肺上叶舌段浅分叶状肿物，相应支气管截断。^{18}F-FDG PET/CT（图 2-2-2）示左肺上叶舌段、肝右叶及右下腹壁多发占位，代谢增高。

【病理结果及临床诊断】（左肺肿物）支气管镜活检：低分化癌；IHC：CK8/18（＋＋＋），CK7（＋＋），CDX2（＋＋），P40、TTF-1、CK20 均（－）。（腹壁肿物）切除活检：低分化癌，伴大片坏死；IHC：CK7（＋＋），CDX2（＋＋＋），CK19（＋＋），Ki-67 70%，CgA、P40、TTF-1、CK20 均（－）。临床诊断：肺肠型腺癌伴肝及腹壁转移。

■■ 病例 2

【简要病史】 女，59 岁，间断咳嗽、咳痰 10 月余。

【相关检查】 血清 CEA 7.04 ng/ml（参考值 0 ～ 6.5 ng/ml）、CA125 40.28 U/ml（参考值 0 ～ 35 U/ml）、CA19-9 378.50 U/ml（参考值 0 ～ 39 ng/ml）、CYFRA21-1 6.30 ng/ml（参考值 0 ～ 3.3 ng/ml）、SCC 2.57 ng/ml（参考值 0 ～ 1.5 ng/ml）。痰液涂片：找到肿瘤细胞，形态符合腺癌细胞。胃、

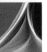

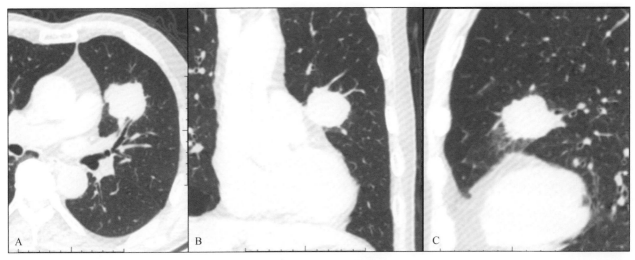

图 2-2-1　胸部 CT（**A**，横断层；**B**，冠状断层；**C**，矢状断层）示左肺上叶舌段肿物，大小 4.2 cm×3.8 cm×3.2 cm，呈浅分叶状，相应支气管截断（**A**）

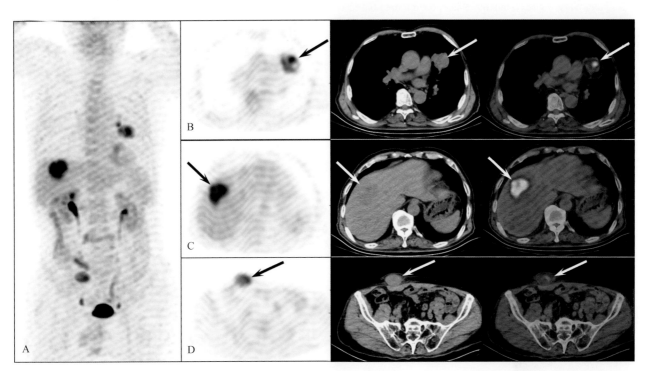

图 2-2-2　^{18}F-FDG PET/CT（**A**，MIP；**B ~ D**，横断层）示左肺上叶舌段（**B**）、肝右叶（**C**）及右下腹壁（**D**）多发占位，代谢增高（箭号）

肠镜检查未见明显异常。

　　【影像所见】 胸部 CT（图 2-2-3）示双肺多发斑片、结节影，部分伴有空洞形成；^{18}F-FDG PET/CT（图 2-2-4）示双肺多发占位，代谢增高。

　　【病理结果及临床诊断】（右肺结节）穿刺活检：浸润性腺癌；高柱状肿瘤细胞假复层排列成腺管状；IHC：CK7（＋＋＋），Villin（＋＋＋），CDX2（＋），CK20、Napsin A、TTF-1 均（－）；综上并结合胃肠镜检查结果，符合肺原发肠型腺癌。

　　【讨论】 肺肠型腺癌（pulmonary enteric adenocarcinoma，PEAC 或 pulmonary intestinal-type adenocarcinoma，PITAC）是一种罕见的肺原发浸润性腺癌[1]，与结直肠腺癌有相似的组织形态特点，表现为肿瘤细胞高柱状，假复层排列，围成绒毛状、管状或筛状[2]。一般认为，肺腺癌中具有上述特点的成分超过 50%，并排除肠癌转移后，可诊断为 PEAC[2]。部分 PEAC 仅具有与肠癌类似的组织形态特点，而无肠癌分化的免疫标记（CK20 和 CDX2 均阴性）[2]，约 50%

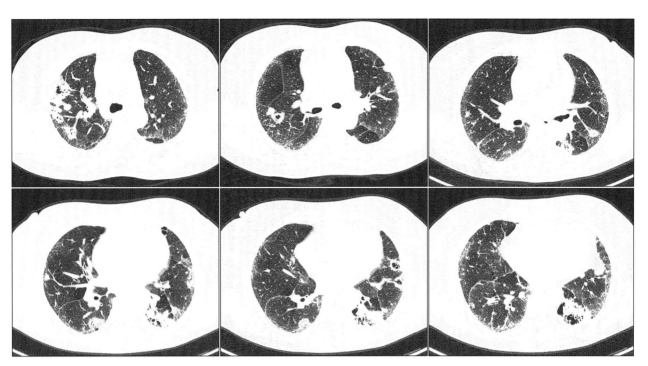

图 2-2-3　胸部 CT 示双肺多发斑片、结节影，部分伴有空洞形成

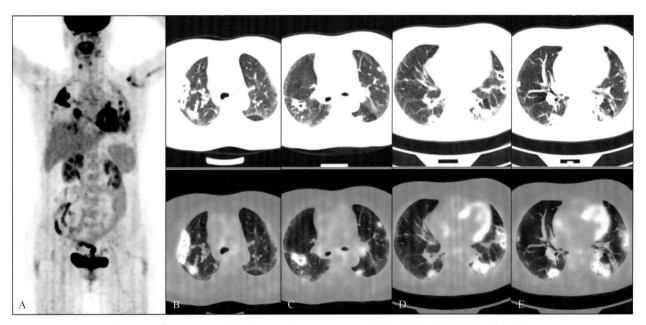

图 2-2-4　^{18}F-FDG PET/CT（**A**，MIP；**B ~ E**，横断层）示双肺多发占位，代谢增高

可同时表达肠癌和肺癌分化的免疫标记［CK20 和（或）CDX2 阳性、CK7 阳性］[3]，故大部分病例借助 IHC 能够与肠癌肺转移进行有效的鉴别。少部分病例只表达肠癌的免疫标记［CK20 和（或）CDX2 阳性］，而不表达肺癌的免疫标记（CK7 阴性），则在病理学上无法与肠癌肺转移相鉴别，需经全消化道内镜检查排除消化道肿瘤的情况下，方可诊断 PEAC[4]。

　　PEAC 好发于中老年男性，以肺外周带及右肺上叶多见，双肺多发较少见[5-6]。CT 可表现为实性片状、结节或团块影，形态不规则，部分可见空泡或空洞影，边缘可见毛刺，邻近胸膜可受牵拉凹陷，周围肺组织可伴有阻塞性改变[5-7]。PEAC 恶性度高，^{18}F-FDG PET/CT 常表现为高代谢[5, 7-8]。^{18}F-FDG PET/CT 不仅可提示肺部病变性质，还有助于 PEAC 分期以及排除原发消化道肿瘤。

（胡玉敬　刘晟楠　熊焰　付占立）

参考文献

[1] Tsao MS, Fraser RS. Primary pulmonary adenocarcinoma with enteric differentiation. Cancer, 1991, 68（8）: 1754-1757.

[2] Travis WD, Brambilla E, Burke AP, et al. WHO classification of tumours of the lung, pleura, thymus and heart. 4th ed. Lyon: IARC Press, 2015.

[3] Travis WD, Brambilla E, Noguchi M, et al. International Association for the Study of Lung Cancer/American Thoracic Society/European Respiratory Society: international multidisciplinary classification of lung adenocarcinoma: executive summary. Proc Am Thorac Soc, 2011, 8（5）: 381-385.

[4] Hatanaka K, Tsuta K, Watanabe K, et al. Primary pulmonary adenocarcinoma with enteric differentiation resembling metastatic colorectal carcinoma: A report of the second case negative for cytokeratin 7. Pathol Res Pract, 2011, 207（3）: 188-197.

[5] 谷雷, 赖国祥, 文文, 等. 原发性肺肠型腺癌一例. 中华结核和呼吸杂志, 2019, 42（1）: 53-56.

[6] 李美玲, 戎冬冬. 肺肠型腺癌影像学表现并文献复习. 国际呼吸杂志, 2019, 39（17）: 1319-1322.

[7] Hu Y, Wu D, Tian C, et al. Diagnosis of Multiple Primary Intestinal-Type Adenocarcinoma in the Lung by ^{18}F-FDG PET/CT. Clin Nucl Med, 2018, 41（9）: 693-694.

[8] Wang C, Liu B, Wang Y, et al. Pulmonary enteric adenocarcinoma: a study of the clinicopathologic and molecular status of nine cases. Int J Clin Exp Pathol, 2014, 7（3）: 1266-1274.

第三节　胚胎样肺肿瘤

一、低级别胚胎性腺癌

▰▰ 病例1

【简要病史】　女, 18 岁, 体检发现右肺占位 1 周。

【相关检查】　血清 ProGRP 90.24 pg/ml（参考值 < 50 pg/ml）, CEA、CA19-9、CYFRA21-1、NSE 及 SCC 未见异常。

【影像所见】　胸部 CT（图 2-3-1）示右肺中叶软组织密度肿物, 增强扫描可见不均匀强化。[18]F-FDG PET/CT（图 2-3-2）示右肺软组织密度肿物, 代谢明显增高。

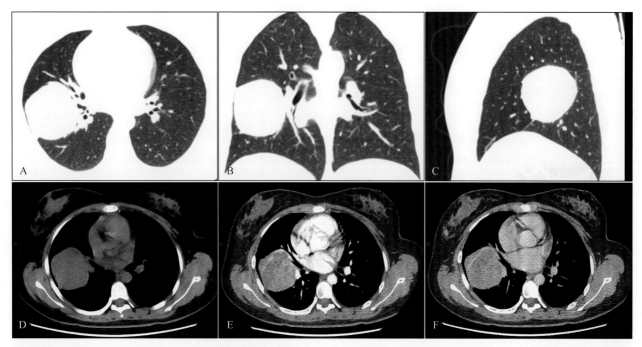

图 2-3-1　胸部 CT（平扫肺窗: **A**, 横断层; **B**, 冠状断层; **C**, 矢状断层; 纵隔窗: **D**, 平扫; **E**, 动脉期; **F**, 延迟期）示右肺中叶软组织密度肿物, 边界较清晰, 大小 6.5 cm×5.9 cm×6.5 cm, 密度欠均匀, 增强扫描可见不均匀强化, 其内可见数支血管走行, 平扫及多期增强扫描 CT 值分别约 34 Hu、78 Hu、58 Hu

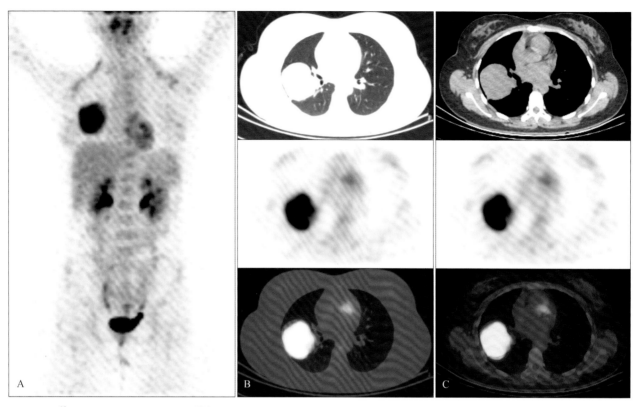

图 2-3-2　¹⁸F-FDG PET/CT（**A**, MIP；横断层：**B**，肺窗；**C**，纵隔窗）示右肺软组织密度肿物，代谢明显增高（SUV$_{max}$14.1）

【手术病理结果】（右肺）低级别胚胎性腺癌。

病例 2

【简要病史】　女，14岁，咳嗽、胸痛1月余。

【相关检查】　血清 CEA、CA125 及 CA15-3未见异常；血常规、血生化未见异常。

【影像所见】　胸部 CT（图 2-3-3）示左肺上叶舌段肺门旁软组织密度肿物，增强扫描可见不均匀强化。¹⁸F-FDG PET/CT（图 2-3-4）示左肺上叶软组织密度肿物，代谢明显增高。

【手术病理结果】（左肺）低级别胚胎性

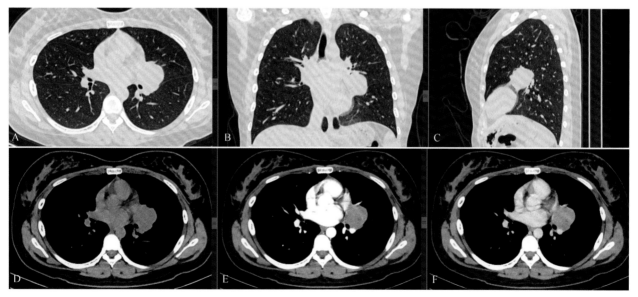

图 2-3-3　胸部 CT（平扫肺窗：**A**，横断层；**B**，冠状断层；**C**，矢状断层；纵隔窗：**D**，平扫；**E**，动脉期；**F**，延迟期）示左肺上叶舌段肺门旁软组织密度肿物，边界较清晰，大小 4.7 cm×3.8 cm×4.1 cm，增强扫描可见不均匀强化，其内可见数支血管走行，平扫及多期增强扫描 CT 值分别约 35 Hu、66 Hu、74 Hu

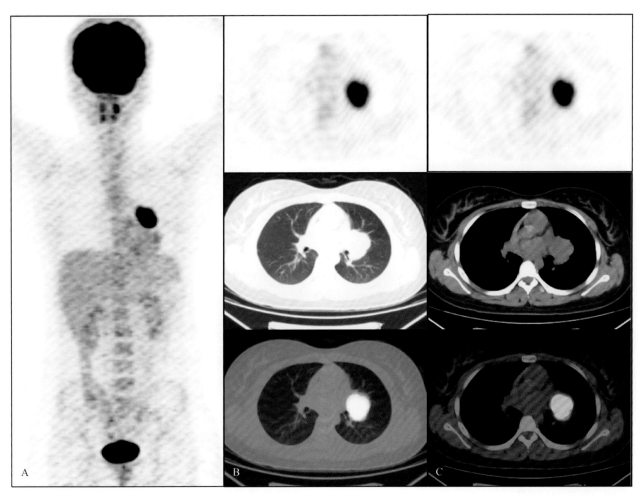

图 2-3-4 ^{18}F-FDG PET/CT（**A**，MIP；横断层：**B**，肺窗；**C**，纵隔窗）示左肺上叶（肺门旁）软组织密度肿物，代谢明显增高（SUV$_{max}$ 20.2）

腺癌。

二、胸膜肺母细胞瘤

【**简要病史**】　男，2 岁，反复咳嗽、发热半月。

【**相关检查**】　血清 NSE 35.59 ng/ml（参考值 0 ～ 16.3 ng/ml），CA125 88.26 U/ml（参考值 0 ～ 35 U/ml），CA15-3 29.96 U/ml（参考值 0 ～ 25 U/ml），CEA 及非小细胞肺癌相关抗原未见异常。

【**影像所见**】　胸部 CT（图 2-3-5）示右侧胸腔巨大囊实性肿物，增强扫描可见实性成分不均匀强化。^{18}F-FDG PET/CT（图 2-3-6）示右侧胸腔肿物，代谢不均匀增高。

【**手术病理结果**】　胸膜肺母细胞瘤。

三、肺母细胞瘤

【**简要病史**】　男，62 岁，气促 20 天。吸烟史 40 余年，40 支 / 天。

【**相关检查**】　血清 NSE 24.19 ng/ml（参考值 0 ～ 16.3 ng/ml），CEA、CA125、CA15-3 及 非 小 细胞肺癌相关抗原未见异常。

【**影像所见**】　胸部 CT（图 2-3-7）示左肺上叶前段肺门旁软组织密度结节，增强扫描不均匀强化。^{18}F-FDG PET/CT（图 2-3-8）示左肺上叶前段肺门旁软组织密度结节，代谢明显增高。

【**活检病理结果**】　肺母细胞瘤（肺肉瘤样癌）。

【**本节讨论**】　胚胎样肺肿瘤是一类临床罕见的肺部恶性肿瘤，约占肺部原发恶性肿瘤的 0.25% ～ 0.5%[1]，由不成熟的间叶和（或）上皮成分组成，类似于胚胎肺的结构。由于过去对此类肿瘤的本质认识不清，文献中出现过胸膜肺母细胞瘤、经典双向型肺母细胞瘤、上皮型肺母细胞瘤以及低级别胚胎性腺癌（或分化好的胚胎性腺癌）等[2]多种定义模糊、概念不清的命名，给临床诊治带来困惑。2015 年版 WHO 肺肿瘤分类

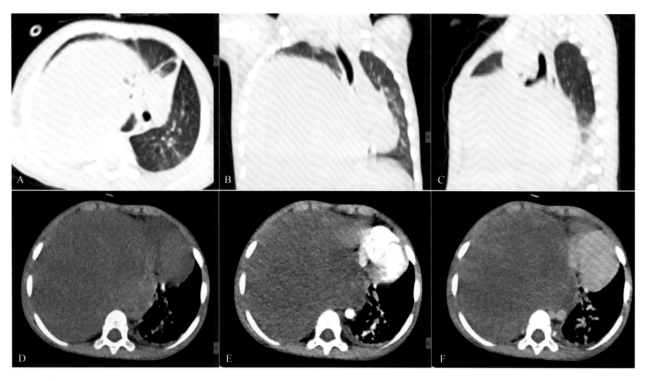

图 2-3-5　胸部 CT（平扫肺窗：**A**，横断层；**B**，冠状断层；**C**，矢状断层；纵隔窗：**D**，平扫；**E**，动脉期；**F**，延迟期）示右侧胸腔巨大囊实性肿物，边界较清晰，大小约 12 cm×10 cm×13 cm，纵隔左移，增强扫描可见实性成分不均匀强化，平扫及多期增强扫描 CT 值分别约 29 Hu、33 Hu、49 Hu

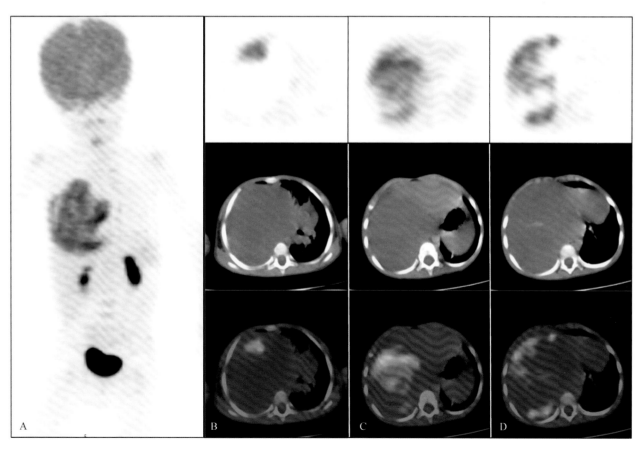

图 2-3-6　¹⁸F-FDG PET/CT（**A**，MIP；**B**～**D**，横断层）示右侧胸腔囊实性肿物，代谢不均匀增高（SUV_{max} 7.2）

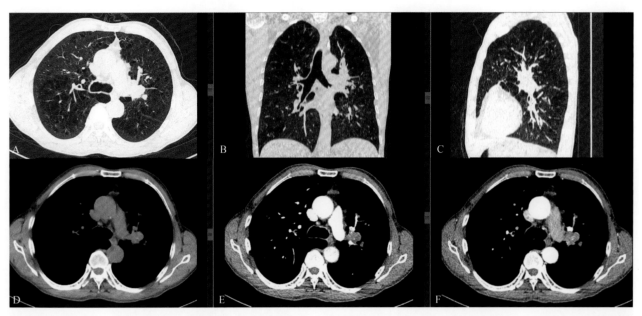

图 2-3-7 胸部 CT（平扫肺窗：**A**，横断层；**B**，冠状断层；**C**，矢状断层；纵隔窗：**D**，平扫；**E**，动脉期；**F**，静脉期）示左肺上叶前段肺门旁软组织密度结节，大小 2.7 cm×2.0 cm×2.6 cm，密度不均匀，内见点状钙化，增强扫描不均匀强化，平扫及多期增强扫描 CT 值分别约 37 Hu、95 Hu、88 Hu

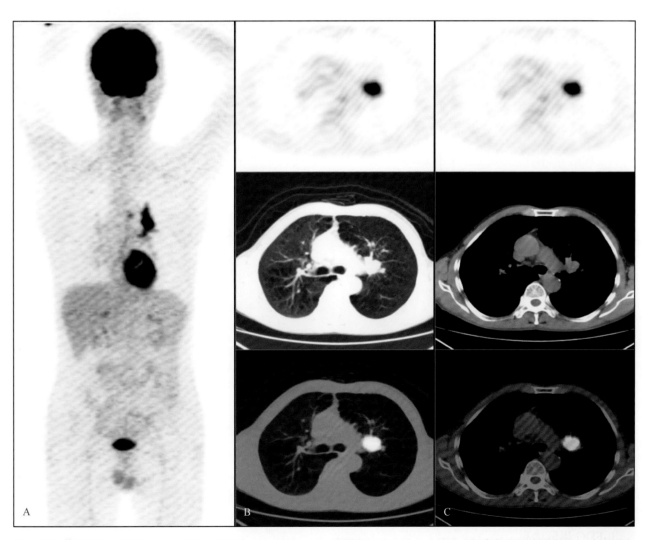

图 2-3-8 ^{18}F-FDG PET/CT（**A**，MIP；横断层：**B**，肺窗；**C**，纵隔窗）示左肺上叶前段肺门旁软组织密度结节，代谢明显增高（SUV$_{max}$ 15.6）

对该类肿瘤进行梳理，基于胚胎样成分的本质是上皮还是间叶，将其分为肺母细胞瘤（pulmonary blastoma，PB）、胸膜肺母细胞瘤（pleuropulmonary blastoma，PPB）和低级别胚胎性腺癌（low-grade fetal adenocarcinoma，LGFAC）三大类；其中PB属于肉瘤样癌的范畴，PPB属于间叶性肿瘤的范畴，LGFAC属于腺癌的范畴[3]。临床根据发病年龄不同，胚胎样肺肿瘤可分为儿童型及成人型，其中成人型约占80%[4]。

儿童型胚胎样肺肿瘤就是PPB，常累及肺及胸膜，有家族发病倾向[5-6]。绝大多数患儿发病年龄＜6岁[7]，男女发病率无明显差异，发病率占全部胚胎样肺肿瘤的19%～30%[8]。临床表现缺乏特异性，常表现为乏力、咳嗽、气促、发热、胸痛等症状[9]。CT影像学表现为肺部单发的巨大单囊或多囊性肿物，也可表现为囊实性或实性肿物；体积一般较大（直径多大于5 cm），大多呈球形，少数可呈分叶状，通常无毛刺，边缘较清晰，多无钙化，可有假包膜，一般不与支气管相通，增强扫描肿瘤实性成分不均匀强化[10-11]。^{18}F-FDG PET/CT表现为病灶实性部分代谢增高[12]。

成人型胚胎样肺肿瘤包括LGFAC和PB。LGFAC多见于年轻女性[13]，临床表现多无特异性，可出现胸痛、呼吸困难、咳嗽和咯血等症状，25%～40%无明显症状[14]。LGFAC多发现于疾病早期，预后较好，5年生存率约80%[13]；CT表现多样，主要表现为单发结节或肿块，大部分为实性，边缘少见毛刺，可见浅分叶，病灶密度不均，增强扫描通常呈不均匀强化，部分可见坏死，囊变及钙化少见[13-15]。^{18}F-FDG PET/CT表现为病灶不同程度代谢增高，大部分呈明显高摄取[16-20]。PB多见于中老年男性，常有吸烟史[21]。临床表现无特异性，可表现为咳嗽、咯血、胸痛等症状。PB侵袭性强、恶性程度高，发生转移较早，预后较差。PB分为中央型与周围型，CT多表现为单发的较大圆形或类圆形的实性肿物，边缘较清晰，可有分叶及毛刺，钙化及胸膜牵拉较少见；肿物常以宽基底与胸膜相连，易侵犯胸膜、胸壁及邻近组织；PB密度不均匀，易出现坏死，增强扫描通常为环形强化或周围不规则斑片样强化。当PB体积较小时，^{18}F-FDG PET/CT表现为病灶均匀性摄取增高；体积较大时，因病灶内容易出现坏死，而表现为环形^{18}F-FDG摄取增高[22-25]。

（侯鹏 王欣璐 熊焰 付占立）

参考文献

[1] Smyth RJ, Fabre A, Dodd JD, et al. Pulmonary blastoma：a case report and review of the literature. BMC Res Notes, 2014, 7：294.

[2] Koss MN, Hochholzer L, O'Leary T. Pulmonary blastomas. Cancer, 1991, 67（9）：2368-2381.

[3] Travis WD, Brambilla E, Burke AP, et al. Introduction to The 2015 World Health Organization Classification of Tumors of the Lung, Pleura, Thymus, and Heart. J Thorac Oncol, 2015, 10（9）：1240-1242.

[4] Sharma A, O'Gorman K, Aman C, et al. A rare occurrence of biphasic pulmonary blastoma in an elderly male. Anticancer Res, 2013, 33（9）：3911-3915.

[5] Hill DA, Ivanovich J, Priest JR, et al. DICER1 mutations in familial pleuropulmonary blastoma. Science, 2009, 325（5943）：965.

[6] Boman F, Hill DA, Williams GM, et al. Familial association of pleuropulmonary blastoma with cystic nephroma and other renal tumors：a report from the International Pleuropulmonary Blastoma Registry. J Pediatr, 2006, 149（6）：850-854.

[7] Goel P, Panda S, Srinivas M, et al. Pleuropulmonary blastoma with intrabronchial extension. Pediatr Blood Cancer, 2010, 54（7）：1026-1028.

[8] Brambilla E, Travis WD, Colby TV, et al. The new World Health Organization classification of lung tumours. Eur Respir J, 2001, 18（6）：1059-1068.

[9] Orazi C, Inserra A, Schingo PM, et al. Pleuropulmonary blastoma, a distinctive neoplasm of childhood：report of three cases. Pediatr Radiol, 2007, 37（4）：337-344.

[10] 王红美, 戴云鹏, 陈力军, 等. 小儿胸膜肺母细胞瘤研究进展. 中国小儿血液与肿瘤杂志, 2012, 17（4）：186-188.

[11] 李小会, 唐文伟, 管红梅, 等. 儿童胸膜肺母细胞瘤五例的CT表现. 中华放射学杂志, 2013, 47（10）：945-947.

[12] Geiger J, Walter K, Uhl M, et al. Imaging findings in a 3-year-old girl with type III pleuropulmonary blastoma. In Vivo, 2007, 21（6）：1119-1122.

[13] Sato S, Koike T, Yamato Y, et al. Resected well-differentiated fetal pulmonary adenocarcinoma and summary of 25 cases reported in Japan. Jpn J Thorac Cardiovasc Surg, 2006, 54（12）：539-542.

[14] Ricaurte LM, Arrieta O, Zatarain-Barrón ZL, et al. Comprehensive review of fetal adenocarcinoma of the lung. Lung Cancer（Auckl）, 2018, 9：57-63.

[15] 孙晓苑, 于台飞, 李平, 等. 胎儿型肺腺癌影像表现一例. 中华放射学杂志, 2017, 51（8）：627-628.

[16] Hakiri S, Fukui T, Tsubouchi H, et al. Well-

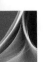

differentiated fetal adenocarcinoma of the lung: positron emission tomography features and diagnostic difficulties in frozen section analysis-a case report. Surg Case Rep, 2020, 6（1）: 152.

［17］Ishida H, Yasuda M, Nitanda H, et al. Pulmonary high-grade fetal adenocarcinoma associated with cystic airspace: A case report. Thorac Cancer, 2020, 11（6）: 1703-1707.

［18］Force S, Patterson GA. Clinical-pathologic conference in general thoracic surgery: pulmonary blastoma. J Thorac Cardiovasc Surg, 2003, 126（5）: 1247-1250.

［19］Paull DE, Moezzi J, Katz N, et al. Positron emission tomography in well differentiated fetal adenocarcinoma of the lung. Clin Nucl Med, 2006, 31（4）: 213-214.

［20］Paone G, Treglia G, Bongiovanni M, et al. A rare case of synchronous fetal type adenocarcinoma and mucinous adenocarcinoma of the lung evaluated by ^{18}F-FDG PET/

CT. Clin Nucl Med, 2014, 39（8）: e384-e386.

［21］Lin Y, Yang H, Cai Q, et al. Characteristics and prognostic analysis of 69 patients with pulmonary sarcomatoid carcinoma. Am J Clin Oncol, 2016, 39（3）: 215-222.

［22］江淑琴, 杨婷, 徐磊, 等. 成人型肺母细胞瘤 ^{18}F-FDG PET/CT 显像一例. 中华核医学与分子影像杂志, 2020, 40（9）: 556-557.

［23］许尚文, 陈自谦, 钟群, 等. 成人型肺母细胞瘤的 CT 及 PET/CT 表现. 临床放射学杂志, 2013, 32（07）: 956-959.

［24］Sonoda LI, Wagner T, Sanghera B, et al. 18F-FDG PET/CT appearances of adult pulmonary blastoma. Clin Nucl Med, 2013, 38（9）: 737-738.

［25］武含露, 谢新立, 晁芳芳, 等. 原发性肺肉瘤样癌的 ^{18}F-FDG PET/CT 特征及代谢特点. 中国医学影像学杂志, 2020, 28（9）: 657-661.

第四节　肺混合性鳞状细胞和腺性乳头状瘤

【简要病史】　女, 38 岁, 间断咯血 2 月余。

【相关检查】　血清 SCC 35.40 ng/ml（参考值＜1.5 ng/ml）, CYFRA21-1 6.69 ng/ml（参考值＜3.3 ng/ml）, CEA、CA19-9、NSE、ProGRP 均正常。

【影像所见】　胸部 CT（图 2-4-1）示左肺下叶后基底段软组织密度占位, 伴周围厚壁空洞及环状磨玻璃密度影。^{18}F-FDG PET/CT（图 2-4-2）示左肺下叶后基底段软组织密度肿物, 代谢增高。

【手术病理结果】　细支气管内黏液团及乳头状生长肿瘤（6 cm×4 cm×5 cm）; 镜下肿瘤突向细支气管腔, 呈广泛的乳头状生长, 乳头状表面被覆纤毛柱状上皮、黏液上皮及鳞状上皮, 细胞核异型性小, 核分裂象罕见; 肿瘤堵塞支气管腔, 致远端肺泡腔扩张, 肺泡腔内大量组织细胞聚集。IHC:

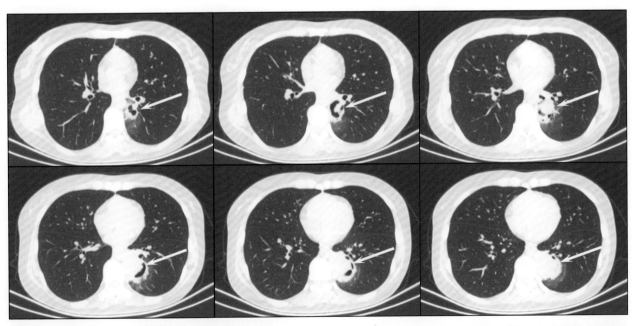

图 2-4-1　胸部 CT 示左肺下叶后基底段软组织密度占位, 伴周围厚壁空洞及环状磨玻璃密度影（箭号）, 呈晕征（可能与出血有关）

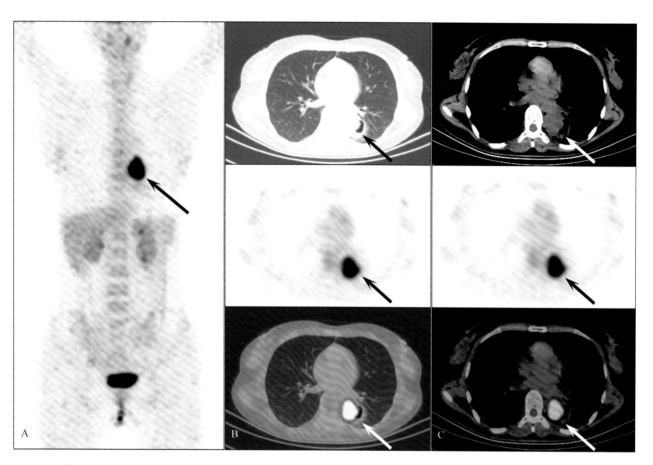

图 2-4-2　^{18}F-FDG PET/CT（**A**，MIP；**B**、**C**，横断层）示左肺下叶后基底段软组织密度肿物，伴周围厚壁空洞，肿物代谢增高（SUV$_{max}$ 15.8），空洞壁代谢未见增高（箭号）

P63（＋＋），P40（＋＋），CK5/6（＋＋），CK7（＋＋＋），P53（＋），P16（＋＋），TTF-1（局灶＋），Ki-67 60%（基底细胞），Napsin A、CK20、CDX2均（－）。特殊染色：淀粉酶消化法过碘酸希夫（D-PAS）染色示黏液细胞。荧光原位杂交技术（FISH）：未检测到 *MAML2* 基因断裂；未检测到 *EWSR1* 基因断裂。综上，细胞形态较温和，倾向为肺混合型鳞状细胞和腺性乳头状瘤。

【讨论】　孤立性支气管乳头状瘤按被覆上皮成分的不同分为鳞状细胞乳头状瘤、腺性乳头状瘤和肺混合性鳞状细胞和腺性乳头状瘤（pulmonary mixed squamous cell and glandular papilloma, PMSGP）[1]，占所有肺肿瘤不足 0.5%[2]，其中PMSGP为最少见的亚型，占孤立性支气管乳头状瘤的 15.6% ～ 20.4%[3-4]。PMSGP 多见于男性，且大部分有吸烟病史，提示 PMSGP 可能和吸烟有关[4]，发病年龄 34 ～ 84 岁（中位年龄为 60.7 岁）[5]，肿瘤直径多＜ 2.5 cm[6]。PMSGP 可位于较大的支气管（中央型）及外周肺（外周型）。当肿瘤较大且位于主支气管时，因支气管阻塞可引起胸闷、

气喘，部分病例无明显症状而在体检时发现[7]。PMSGP 主要治疗方法为手术切除，且术后未见有复发的病例报道。

PMSGP 可能来源于呼吸道的柱状上皮细胞，显微镜下肿瘤主要由鳞状上皮和腺上皮两种上皮成分组成，可能由柱状上皮细胞化生及增生形成[8]。细胞异型性不明显，可形成具有纤维血管轴心的乳头状结构，常伴有黏液样背景，纤维血管轴心中可见淋巴浆细胞浸润。免疫表型中上皮性标志物（CK19、CK5/6、CK7）一般呈阳性表达，Ki-67 增殖指数一般＜ 10%，且主要在基底细胞表达[7-8]。表面腺上皮高表达 CK7，底层细胞和中间层的鳞状上皮表达 P63 和 P40，肿瘤细胞均不表达 Napsin A。

外周型 PMSGP，胸部 CT 早期可表现为磨玻璃结节，后逐渐发展为部分实性结节，类似于肺原位腺癌转变为浸润性腺癌的过程[9-10]。中央型 PMSGP 发现时多较外周型体积大，多表现为实性软组织密度肿物[6-7, 11-12]。PMSGP 虽是良性肿瘤，^{18}F-FDG PET/CT 部分病灶代谢可明显增高（SUV$_{max}$ 15.17）[5]，可能为继发性

炎性反应所致。

（宋娟娟　付占立）

参考文献

[1] Flieder DB, Koss MN, Nicholson A, et al. Solitary pulmonary papillomas in adults: a clinicopathologic and in situ hybridization study of 14 cases combined with 27 cases in the literature. Am J Surg Pathol, 1998, 22 (11): 1328-1342.

[2] Popper HH, Wirnsberger G, Jüttner-Smolle FM, et al. The predictive value of human papilloma virus (HPV) typing in the prognosis of bronchial squamous cell papillomas. Histopathology, 1992, 21 (4): 323-330.

[3] Tryfon S, Dramba V, Zoglopitis F, et al. Solitary papillomas of the lower airways: epidemiological, clinical, and therapeutic data during a 22-year period and review of the literature. J Thorac Oncol, 2012, 7 (4): 643-648.

[4] Inamura K, Kumasaka T, Furuta R, et al. Mixed squamous cell and glandular papilloma of the lung: a case study and literature review. Pathol Int, 2011, 61 (4): 252-258.

[5] Iijima Y, Nakajima Y, Kinoshita H, et al. Mixed squamous cell and glandular papilloma of the lung-A case report and literature review in Japan. Int J Surg Case Rep, 2020, 68: 39-42.

[6] Yabuki K, Matsuyama A, Obara K, et al. A unique case of a huge mixed squamous cell and glandular papilloma of non-endobronchial origin with a peripheral growth. Respir Med Case Rep, 2018, 24: 108-112.

[7] 汪小霞，李锐，冯潇，等. 肺混合性鳞状细胞和腺性乳头状瘤临床病理学分析. 中华病理学杂志, 2019, 48 (4): 318-321.

[8] 杨秋平，李莹莹，杨仕坤，等. 肺混合性鳞状细胞和腺性乳头状瘤1例. 临床病理诊断, 2020, 27 (5): 336-338.

[9] Lin D, Jiang Y, Wang J, et al. Pulmonary mixed squamous cell and glandular papilloma mimicking adenocarcinoma: a case study and literature review. J Thorac Dis, 2013, 5 (4): E129-132.

[10] Abe J, Ito S, Takahashi S, et al. Mixed squamous cell and glandular papilloma of the lung resembling early adenocarcinoma: a case report. Ann Med Surg (Lond), 2016, 7: 61-64.

[11] Abiko T, Koizumi S, Takanami I, et al. ^{18}F-FDG-PET/CT findings in primary pulmonary mixed squamous cell and glandular papilloma. Ann Nucl Med, 2011, 25 (3): 227-229.

[12] Kozu Y, Maniwa T, Ohde Y, et al. A solitary mixed squamous cell and glandular papilloma of the lung. Ann Thorac Cardiovasc Surg, 2014, 20 Suppl: 625-628.

第五节　胸腺神经内分泌肿瘤

【简要病史】　男，51岁，胸闷半年，活动后明显。

【影像所见】　胸部X线片（图2-5-1A）示右下肺野巨大占位。CT（图2-5-1B～F）示右胸腔下部巨大肿物，肿物由右侧胸廓内动脉供血，增强扫描可见不均匀强化。[18]F-FDG PET/CT（图2-5-2）示右胸腔下部椭圆形混杂密度肿物，代谢不均匀增高。

【手术病理结果】　术中探查见右侧胸腔巨大肿物，呈不规则椭球形；肿物基底位于纵隔面，包膜完整，白色较厚；肿瘤有宽蒂样结构伸入右前上纵隔。远离肿瘤切开纵隔胸膜，分离肿瘤的基底面，最终游离至肿瘤的宽蒂样组织，为脂肪腺体样组织组成，其内可见多发迂曲增粗的血管，其中两条静脉分别由左右无名静脉发出、自上向下延伸，最终伸入瘤体，符合胸腺静脉和甲状腺下静脉分支的解剖；术中见该宽蒂组织较符合右侧胸腺上极组织，故考虑肿瘤为胸腺来源可能性大。术后病理：胸腺肿物，大小约18 cm×14 cm×9 cm，包膜完整；镜下肿瘤细胞呈缎带样、腺样、巢团状及菊形团样排列，形态大小较一致，细胞圆形及卵圆形，胞质丰富，核质稍粗糙，部分可见小核仁，可见核分裂象（9个/2平方毫米），伴灶状坏死、出血；IHC：CKpan（＋＋），CK19（＋＋），配对盒蛋白（PAX）8（PAX8）（＋＋），Vimentin（＋＋），CD56（＋＋＋），Syn（＋＋＋），CgA（＋＋），Ki-67 15%，LCA、末端脱氧核苷酸转移酶（TdT）、婆罗双树样基因4（SALL4）、S-100、CD20、Wilms肿瘤蛋白1（WT1）、胎盘碱性磷酸酶（PLAP）、P63均（－）；综上，符合胸腺神经内分泌肿瘤，不典型类癌。

【讨论】　胸腺神经内分泌肿瘤（neuroendocrine

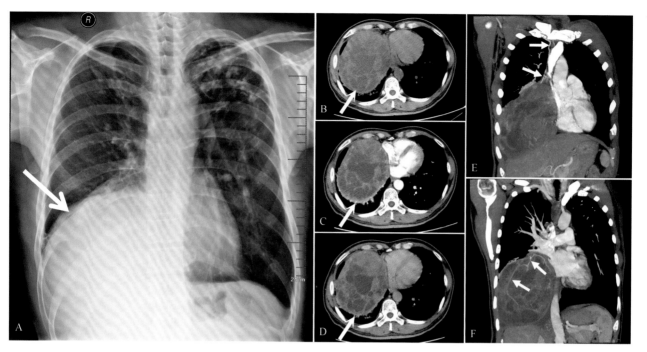

图 2-5-1 胸部 X 线片（**A**）示右下肺野巨大占位（箭号）。CT（横断层：**B**，平扫；**C**，动脉期；**D**，延迟期；冠状断层：**E**、**F**，延迟期）示右胸腔下部巨大肿物（**B～D**，箭号），边界清楚，似有包膜，增强扫描可见不均匀强化；肿物由右侧胸廓内动脉供血（**E**、**F**，箭号）

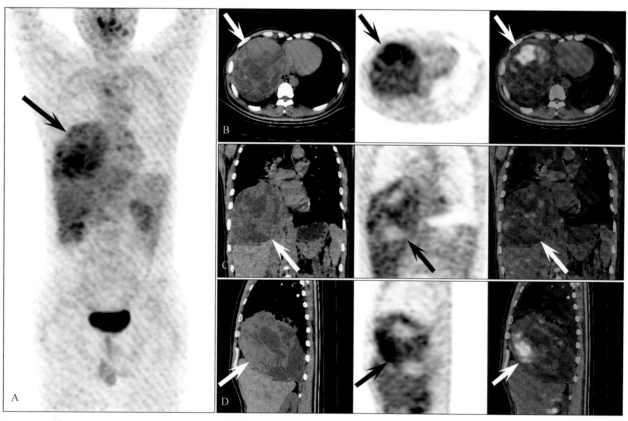

图 2-5-2 ¹⁸F-FDG PET/CT（**A**，MIP；**B**，横断层；**C**，冠状断层；**D**，矢状断层）示右胸腔下部椭圆形混杂密度肿物，代谢不均匀增高

tumors of the thymus，NETT）是一类起源于 Kulchitsky 细胞的少见恶性肿瘤，约占胸腺上皮性肿瘤的 2%～4%[1]。发病率男性多于女性，中位

发病年龄 40～60 岁，30 岁以下罕见[2]。NETT 根据病理学特征分为 3 级：①低级别（G1），为类癌，是 NETT 少见类型，肿瘤细胞分化程度好，细胞轻

度异型，核分裂象＜2个/10HPF，肿瘤无坏死；②中等级别（G2），为不典型类癌，是NETT最常见类型，肿瘤细胞中等分化，细胞中度异型，核分裂象2～10个/10HPF，可有局灶性坏死；②高级别（G3），为小细胞或大细胞神经内分泌癌，肿瘤细胞分化差，细胞异型明显，核分裂象＞10个/10HPF，肿瘤坏死明显[3]。Ki-67指数也可用于判断肿瘤级别：0%～2%为G1，2%～20%为G2，＞20%为G3[4]。NETT以不典型类癌（G2）最为多见，较其他部位（如支气管或肠道）相应级别肿瘤更具侵袭性，具有较高恶性生物学特征[5]。

NETT患者早期多无明显临床症状，多由体检发现；部分患者肿物较大，可出现咳嗽、胸痛、呼吸困难、上腔静脉综合征等与纵隔占位病变相关的症状[6]；约2%的NETT患者因肿瘤异位分泌5-羟色胺而出现类癌综合征；约25%的患者异位产生促肾上腺皮质激素（ACTH）出现库欣（Cushing）综合征。此外，约15%的NETT患者伴发多发性内分泌腺瘤病1型（MEN1）[4]。

NETT大多数位于前纵隔或心包旁，偶发于颈根部；多偏心性生长，呈圆形或椭圆形；体积通常较大（长径6～20 cm），伴发库欣（Cushing）综合征者肿瘤体积多较小（长径3～5 cm）；瘤内易发生坏死、出血，低级别NETT多表现为小灶性坏死，高级别NETT坏死囊变常较广泛；肿瘤内钙化常见（为胸腺肿瘤中最常见者），大多为实质内微钙化或斑片状、泥沙样钙化，肿瘤包膜钙化少见[7-8]。一般低级别NETT较少出现胸膜、心包侵犯及远处转移，高级别NETT易发生胸膜、心包、血管侵犯及淋巴结、肺、骨、肝等部位转移[9]。

增强CT扫描NETT实质区域可表现为轻、中度或显著强化，部分肿瘤内见强化血管影，系肿瘤滋养血管，与正常血管分支相似，或略粗于正常血管呈细枝状或粗管状血管结构。当肿瘤较大时，可通过追踪肿瘤滋养血管发出或汇入的动、静脉来推测肿瘤起源。

^{18}F-FDG摄取增高程度与NETT增殖活性（Ki-67或有丝分裂指数）密切相关，通常低级别NETT多表现为较低[18]F-FDG摄取，而高级别NETT则多表现为较高[18]F-FDG摄取，故[18]F-FDG PET/CT可用于评估NETT级别，并预测其生物学行为。对于以异位ACTH分泌所致Cushing综合征为首要表现的NETT患者，[18]F-FDG PET/CT可用于寻找原发灶[10]；对于伴发MEN1的NETT患者，[18]F-FDG PET/CT有助于发现其他部位的神经内分泌肿瘤[11]。

（寿毅　付占立）

参考文献

[1] Komoda S, Komoda T, Knosalla C, et al. A giant neuroendocrine tumor of the thymus gland causing superior vena cava syndrome. Gen Thorac Cardiovasc Surg, 2012, 60（12）: 863-867.

[2] Song Z, Zhang Y. Primary neuroendocrine tumors of the thymus: Clinical review of 22 cases. Oncol Lett, 2014, 8（5）: 2125-2129.

[3] Bohnenberger H, Ströbel P. Recent advances and conceptual changes in the classification of neuroendocrine tumors of the thymus. Virchows Arch, 2021, 478（1）: 129-135.

[4] Zhu S, Wang ZT, Liu WZ, et al. Invasive atypical thymic carcinoid: three case reports and literature review. Onco Targets Ther, 2016, 9: 6171-6176.

[5] Girard N. Neuroendocrine tumors of the thymus: the oncologist point of view. J Thorac Dis, 2017, 9（Suppl 15）: S1491-S1500.

[6] Filosso PL, Ruffini E, Solidoro P, et al. Neuroendocrine tumors of the thymus. J Thorac Dis, 2017, 9（Suppl 15）: S1484-S1490.

[7] Berman K, Kirsch J, Bejarano P, et al. Primary Neuroendocrine Tumor of the Thymus: Radiological and Pathological Correlation. J Radiol Case Rep, 2020, 14（1）: 1-11.

[8] Gaude GS, Hattiholi V, Malur PR, et al. Primary neuroendocrine carcinoma of the thymus. Niger Med J, 2013, 54（1）: 68-71.

[9] Li H, Wang DL, Liu XW, et al. Computed tomography characterization of neuroendocrine tumors of the thymus can aid identification and treatment. Acta Radiol, 2013, 54（2）: 175-180.

[10] Momah N, Koroscil T. Occult ectopic adrenocorticotropic hormone secretion: diagnostic dilemma and infective consequence. Clin Pract, 2012, 2（4）: e82.

[11] Hasani-Ranjbar S, Rahmanian M, Ebrahim-Habibi A, et al. Ectopic Cushing syndrome associated with thymic carcinoid tumor as the first presentation of MEN1 syndrome-report of a family with MEN1 gene mutation. Fam Cancer, 2014, 13（2）: 267-272.

第三章　腹部肿瘤

第一节　产甲胎蛋白胃癌

病例 1

【简要病史】　女，49 岁，反酸、烧心 2 年，加重 6 个月。

【相关检查】　血清甲胎蛋白（AFP）＞ 1210.00 ng/ml（参考值＜ 10.9 ng/ml），CEA 42.12 ng/ml（参考值＜ 5.0 ng/ml），CYFRA21-1 4.60 ng/ml（参考值＜ 3.3 ng/ml），CA19-9、CA15-3、CA125、CA24-2、CA72-4、SCC、NSE、ProGRP、HE4、HCG 均正常。胃镜：胃窦近幽门口环周隆起性肿物，范围约 4 cm，累及幽门口，局部见溃疡形成，幽门口狭窄，内镜尚可通过。

【影像所见】　腹部 CT（图 3-1-1）示胃窦部胃壁形态不规则，黏膜增厚，增强扫描稍强化；腹腔多发肿大淋巴结，增强扫描轻度强化。^{18}F-FDG PET/CT（图 3-1-2）示胃窦部黏膜增厚、腹腔多发

肿大淋巴结，代谢均增高。

【手术病理结果】　行远端胃大部切除术。病理：（胃窦小弯侧肿物）中-低分化腺癌，部分胞质透亮，血窦丰富，呈肝样腺癌分化，Lauren 分型为肠型；肿瘤范围 4.5 cm×3 cm×1.2 cm，侵犯胃壁达外膜纤维组织，可见脉管癌栓及神经侵犯，大网膜纤维脂肪组织未见癌浸润；淋巴结：胃小弯侧 2/4、胃大弯侧 2/16、腹主动脉旁 2/2 均可见癌转移；IHC：CKpan（＋＋＋），CK20（＋＋＋），CEA（＋＋＋），CDX2（＋＋＋），P53（灶状＋＋），肝细胞特异性抗原（Hepatocyte）（＋＋），CK7、SALL4、HER2 均（－）。

病例 2

【简要病史】　男，53 岁，间断低热 2 周。

【相关检查】　血清 AFP 12 090 ng/ml（正常值

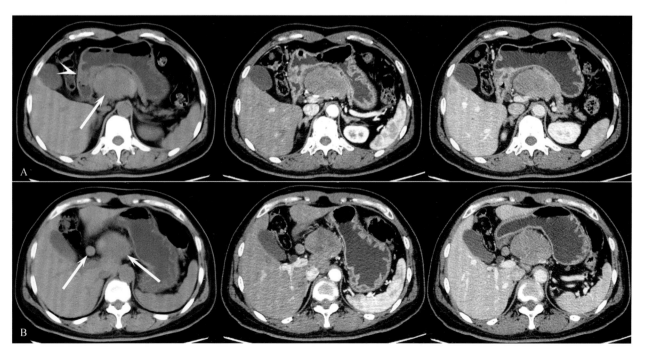

图 3-1-1　腹部 CT（自左向右：平扫、动脉期、门脉期）示胃窦部胃壁形态不规则，黏膜增厚，增强扫描稍强化（**A**，箭头）；腹腔多发肿大淋巴结（**A**、**B**，箭号），增强扫描轻度强化

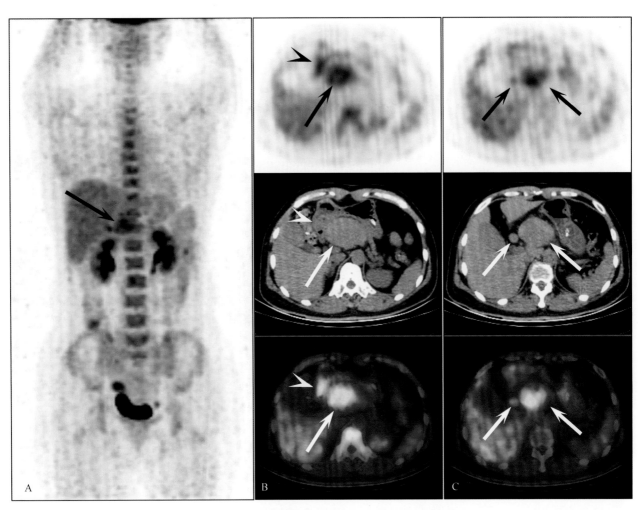

图 3-1-2 ^18F-FDG PET/CT。MIP 图像（**A**）示右上腹多发代谢增高灶（箭号）；横断层图像（**B**、**C**）示胃窦部黏膜增厚（**B**，箭头），代谢增高；腹腔多发肿大淋巴结（**B**、**C**，箭号），代谢均增高

< 7.0 ng/ml），CEA、CA125、CA199 均正常。增强 CT 示"胃壁增厚、肝巨大占位"。

【影像所见】 ^18F-FDG PET/CT（图 3-1-3）示贲门、胃底胃壁增厚，代谢增高；肝低密度占位，代谢呈环形增高。

【手术病理结果】 行剖腹探查术＋肝肿瘤活检术。（贲门肿物）病理：胃低分化腺癌；IHC：CKpan（＋＋），EMA（灶状＋），CEA（灶状＋），CK7（灶状＋），CK20（灶状＋），AFP（＋＋），Villin（＋＋），HER2（－）；结合 IHC，支持产生甲胎蛋白的胃低分化腺癌。肝穿刺活检病理：浸润性低分化癌（转移癌）；IHC：AFP（＋＋＋），Villin（＋＋＋），CK7、CK20、CEA 均（－）。

【讨论】 在世界范围内，胃癌死亡率排名第二，仅次于肺癌[1]，也是我国十大常见恶性肿瘤之一。胃癌常用的病理分型为 Lauren 分型（肠型、弥漫型、混合型）和 WHO 分型（乳头状腺癌、管状腺癌、黏液腺癌以及低黏附性癌）。产甲胎蛋白胃癌（AFP-producing gastric cancer，AFPGC）是胃癌中一种特殊且少见的类型，发病率极低，国外报道发病率仅占胃癌的 1.3% ～ 15%。AFPGC 是血清和胃癌组织中含有大量 AFP，而不合并肝炎、肝硬化、肝癌和生殖细胞肿瘤等可能产生 AFP 的疾病，于 1970 年最早报道[2]。

AFPGC 好发年龄为 60 岁左右，男 / 女比约 2∶1，多发生于胃窦，临床表现无特殊[3-4]，诊断主要依据血清 AFP 水平升高和 IHC 染色 AFP 阳性，少数 AFPGC 患者血清 AFP 阴性，而 IHC 阳性[5]。与 AFP 阴性胃癌相比，AFPGC 具有增殖能力强、细胞凋亡率低、新生血管多等特点，是一种高度侵袭性的肿瘤，早期易发生肝转移和淋巴结转移，5 年生存率和中位生存期均低于 AFP 阴性胃癌。根治性手术是延长患者生存的最好方法，如果存在孤立性肝转移，则有必要切除肝脏病变，不能切除的肝转移瘤可考虑介入治疗；不论分期情况，AFPGC 患者均应接受术后辅助化疗，目前尚无相

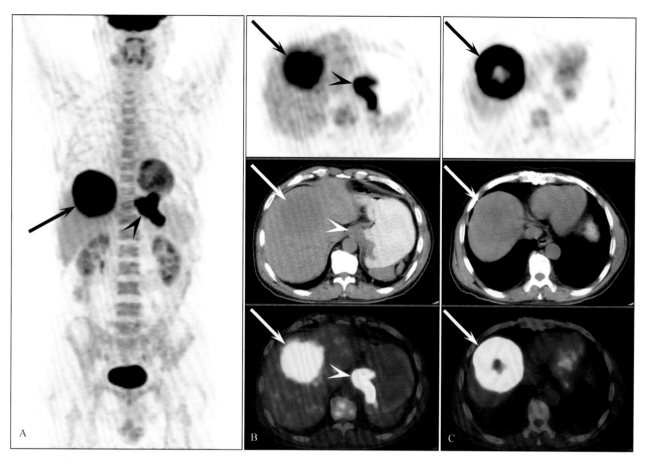

图 3-1-3 ^{18}F-FDG PET/CT。MIP 图像（**A**）示胃（箭头）及肝区（箭号）多发代谢增高灶。横断层图像（**B**、**C**）示贲门、胃底胃壁增厚（**B**，箭头），代谢增高；肝低密度占位（**B**、**C**，箭号），代谢呈环形增高

应靶向治疗[6]。

AFP 作为一种相对特异性的肿瘤标志物，被广泛用于原发性肝细胞癌和卵黄囊瘤的诊断，除上述两种肿瘤之外，胃癌是导致 AFP 升高最常见肿瘤[6-7]。胃癌 AFP 高表达机制：一种观点倾向于生成论（generate theory），认为胃和肝组织均起源于内胚层，均由胚胎期的胚胎前肠进化而来，而前肠和卵黄囊直接延续，因而胎肝、卵黄囊和胎儿胃肠细胞均可以产生 AFP；另一种观点认为甲胎蛋白来源于肝转移灶周围的正常肝组织，部分 AFPGC 患者在无肝转移时血清 AFP 为阴性，有肝转移时 AFP 水平显著升高，且 AFPGC 患者肝转移发生率高于非 AFPGC 患者，因此推测可能是肝转移瘤周围肝细胞的再生或增殖产生甲胎蛋白。故胃癌 AFP 的高表达可能是多因素所致[6]。

AFPGC 组织学分为三种亚型[8]：最常见的是胃肝样腺癌（hepatoid adenocarcinoma of the stomach，HAS），在组织学上能观察到肿瘤呈肝细胞样分化，占 AFPGC 的 55.6% ～ 77.8%；另一种是胎儿胃肠型，其组织形态与胚胎性肠黏膜相似，占 AFPGC 的 11.1% ～ 26.7%；还有一种是类卵黄囊瘤，其组织类似于肝和（或）卵黄囊，占 AFPGC 的 4.4% ～ 11.1%。

AFPGC 和 HAS 的概念既有重叠又有区别：AFPGC 患者在血清和肿瘤组织中甲胎蛋白呈阳性表达，HAS 属其中一个组织学亚型。HAS 在组织学上能观察到肝细胞样分化，但并不是所有 HAS 均表达 AFP，AFP 阳性率为 54% ～ 87%[9]。因此，绝大多数的 HAS 属于 AFPGC，而 AFPGC 则不仅限于 HAS。上述病例 1 患者 AFP 明显增高，病理显示胃腺癌，部分呈肝样腺癌分化，因此可诊断为 AFPGC 中的 HAS；病例 2 血清 AFP 升高、免疫组化 AFP 表达阳性，但组织形态学未发现肝样分化特点，故诊断为 AFPGC。

HAS 患者 CT 多表现为胃壁不规则增厚，易形成向腔内突出的肿块，增强扫描呈轻到中度不均匀强化，与普通胃癌较难鉴别；肝转移瘤以低密度肿物为主，与原发性肝细胞肝癌强化方式相似，表现为"快进快出"，易侵犯局部血管，常出现门静脉癌栓。HAS 患者 ^{18}F-FDG PET/CT 仅有个案报道，

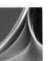

胃原发肿瘤及转移瘤代谢增高程度差异较大，代谢不太高者可能是由于向肝细胞分化成分占比较大，从而具有高分化肝细胞癌的代谢特点。部分病例转移灶代谢高于原发灶，提示转移灶具有更高的侵袭性[10-11]。

（田丛娜　付占立）

参考文献

[1] Jemal A, Bray F, Center MM, et al. Global cancer statistics. CA Cancer J Clin, 2011, 61（2）: 69-90.

[2] Alpert E, Pinn VW, Isselbacher KJ. Alpha-fetoprotein in a patient with gastric carcinoma metastatic to the liver. N Engl J Med, 1971, 285（19）: 1058-1059.

[3] Hirajima S, Komatsu S, Ichikawa D, et al. Liver metastasis is the only independent prognostic factor in AFP-producing gastric cancer. World J Gastroenterol, 2013, 19（36）: 6055-6061.

[4] 王雅坤，张小田. 产甲胎蛋白胃癌和胃肝样腺癌. 中华肿瘤杂志，2017，39（11）: 801-807.

[5] Hirasaki S, Tanimizu M, Tsuzuki T, et al. Seronegative alpha-fetoprotein-producing early gastric cancer treated with endoscopic mucosal resection and additional surgery. Intern Med, 2004, 43（10）: 926-930.

[6] Gong W, Su Y, Liu A, et al. Clinical characteristics and treatments of patients with alpha-fetoprotein producing gastric carcinoma. Neoplasma, 2018, 65（3）: 326-330.

[7] Liu X, Cheng Y, Sheng W, et al. Analysis of clinicopathologic features and prognostic factors in hepatoid adenocarcinoma of the stomach. Am J Surg Pathol, 2010, 34（10）: 1465-1471.

[8] Wang D, Li C, Xu Y, et al. Clinicopathological characteristics and prognosis of alpha-fetoprotein positive gastric cancer in Chinese patients. Int J Clin Exp Pathol, 2015, 8（6）: 6345-6355.

[9] Lin CY, Yeh HC, Hsu CM, et al. Clinicopathological features of gastric hepatoid adenocarcinoma. Biomed J, 2015, 38（1）: 65-69.

[10] 郑红娜，朱毅，解敬慧，等. 胃肝样腺癌[18]F-FDG PET/CT 显像1例并文献复习. 中国临床医学影像杂志，2016，27（11）: 833-834.

[11] 滕学鹏，孙晓蓉，穆殿斌，等. 胃肝样腺癌[18]F-FDG PET/CT 检查一例. 中华核医学与分子影像杂志，2012，32（04）: 304-305.

第二节　纤维板层型肝细胞癌

【简要病史】　男，69岁，体检发现肝占位2周。

【相关检查】　乙型肝炎表面抗原（HBsAg）（－），乙型肝炎表面抗体（＋），乙型肝炎e抗原（－），乙型肝炎e抗体（＋），乙型肝炎核心抗体（＋），戊型肝炎抗体IgM、IgG（－），甲型、丙型肝炎抗体（－）。血清 AFP、CEA、CA125、CA15-3、CA19-9 均正常。腹部超声：肝右叶低回声区，范围约 3.3 cm×2.7 cm，周边似有声晕，后方回声略增强，周边可见彩色血流。

【影像所见】　肝 MRI（图3-2-1）示肝右叶混杂 T2WI 高信号结节，增强扫描动脉晚期可见环形高强化。[18]F-FDG PET/CT（图3-2-2）示肝右叶低密度占位，代谢轻度增高。

【手术病理结果】　（肝右叶）纤维板层型肝细胞癌（高－中分化），大小 4.5 cm×2.5 cm×2.5 cm，中心伴坏死及纤维化；IHC：CD34（血管＋），Hepatocyte（＋），精氨酸酶1（Arg1）（＋），CK18（＋），CD10（毛细胆管＋），Ki-67 5%，AFP、CK19、磷脂酰肌醇蛋白聚糖3（GPC3）均（－）；特殊染色：网织纤维染色（＋）。

【讨论】　纤维板层型肝细胞癌（fibrolamellar hepatocellular carcinoma，FL-HCC）是一种特殊类型原发性肝细胞癌，由 Edmonson 于1956年最早报道，并于1980年被正式命名。FL-HCC 占原发性肝细胞癌的 0.6%～5.1%，好发年龄 10～35岁，无明显性别差异，在35岁以下患者中，FL-HCC 占所有肝恶性肿瘤的 40%[1]；FL-HCC 通常缺乏常见的肝癌危险因素（乙型或丙型肝炎病毒感染）或肝硬化背景。FL-HCC 在西方国家肝癌中所占比例较高，而在我国、日本、非洲等地少见。

FL-HCC 典型组织学特征有：①胞质高度嗜酸性的大多角形肿瘤细胞呈条索状或实性巢状排列；②肿瘤细胞核大，呈泡状，核仁明显；③肿瘤细胞被板层状胶原纤维分割成大小不一的细胞巢，层状胶原纤维所占比例通常超过肿瘤组织的 50%[2]。

FL-HCC 患者缺乏特异性临床症状和体征，可表现为腹痛、右上腹不适、食欲不振、恶心、体重减轻、低血糖；查体可有黄疸，腹部包块，但很少

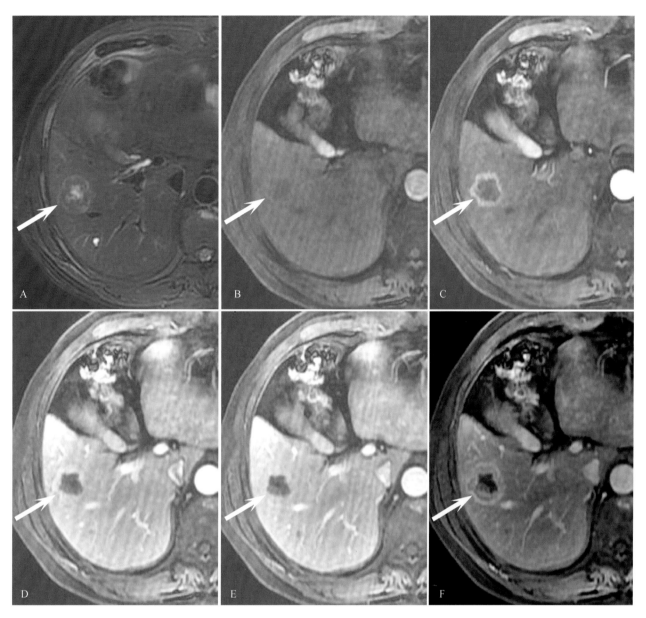

图 3-2-1　肝 MRI（**A**，FS T2WI；**B～F**，动态增强）示肝右叶混杂 T2WI 高信号结节，直径约 3.0 cm，增强扫描动脉晚期可见环形高强化，延迟期呈等信号，伴包膜样结构，病灶中心大部分无强化（箭号）

出现腹水。实验室检查亦无明显特异性，转氨酶、胆红素和 AFP 通常在正常范围内或仅轻度升高，仅 7%～11% 的患者 AFP 水平超过 200 ng/ml，部分患者存在血清未饱和维生素 B_{12} 结合力的升高[3-4]。

与普通型肝细胞癌相比，FL-HCC 侵袭性相对较小，发展慢，转移少，更具手术切除可能性，因此预后较好。

FL-HCC 影像学多表现为无肝硬化基础的孤立性、边界清楚的异质性肝内肿块，多位于肝左叶，中央可见放射状条索样纤维结构和坏死区，可伴有钙化；增强扫描肿瘤实质非纤维化区早期显著强化，纤维隔区相对密度低，延迟扫描无强化的中央纤维化区显示更为清楚，呈"中央瘢痕征"。

^{18}F-FDG PET/CT 在普通型原发性肝细胞癌的诊断中存在一定的局限性，但 FL-HCC 的原发及转移灶多具有较高的 ^{18}F-FDG 摄取[5-6]，因此，^{18}F-FDG PET/CT 不仅能够显示 FL-HCC 的原发灶，而且对于远处转移灶的诊断也具有明显优势。此外，^{18}F-FDG PET/CT 在检测 FL-HCC 复发方面优于常规 CT 检查[7]。

（解朋　孟亮廷　李雪娜　付占立）

参考文献

［1］Liu S，Chan K W，Wang B，et al. Fibrolamellar hepatocellular carcinoma. Am J Gastroenterol，2009，

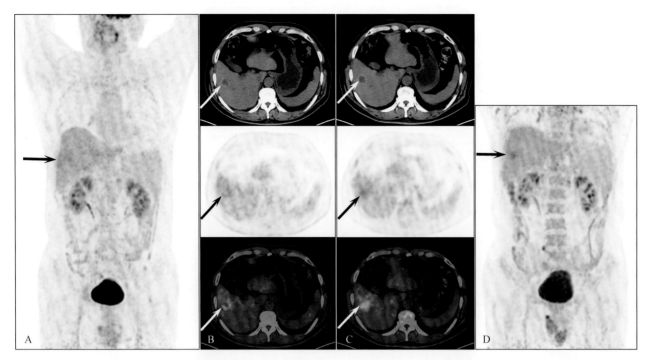

图 3-2-2 ^{18}F-FDG PET/CT（**A**，常规 MIP；**B**，常规横断层；**C**，延迟横断层；**D**，延迟 MIP）示肝右叶低密度占位，周围可见稍高密度"晕"（**B**、**C**），代谢轻度增高（SUV_{max} 常规显像 4.5，延迟显像 4.8）（箭号）

104：2617-2624.

[2] 龙卫国，吴建农. 纤维板层型肝细胞癌的临床及病理研究进展. 临床与实验病理学杂志，2011，27（7）：751-754.

[3] Stipa F, Yoon SS, Liau KH, et al. Outcome of patients with fibrolamellar hepatocellular carcinoma. Cancer, 2006, 106：1331-1338.

[4] Sheppard KJ, Bradbury DA, Davies JM, et al. High serum vitamin B12 binding capacity as a marker of the fibrolamellar variant of hepatocellular carcinoma. Br Med J（Clin Res Ed），1983，286（6358）：57.

[5] von Falck C, Rodt T, Shin HO, et al. F-18 FDG PET imaging of fibrolamellar hepatocellular carcinoma. Clin Nucl Med, 2008, 33（9）：633-634.

[6] Liu S, Wah Chan K, Tong J, et al. PET-CT scan is a valuable modality in the diagnosis of fibrolamellar hepatocellular carcinoma：a case report and a summary of recent literature. QJM, 2011, 104（6）：477-483.

[7] Maniaci V, Davidson BR, Rolles K, et al. Fibrolamellar hepatocellular carcinoma：prolonged survival with multimodality therapy. Eur J Surg Oncol, 2009, 35：617-621.

第三节　肝上皮样血管内皮细胞瘤

【简要病史】　男，31 岁，发现肝占位性病变 1 年余，右上腹痛 4 天。1 年前体检发现多发肝占位，因无明显不适，未进一步检查与治疗；4 天前无明显诱因出现右上腹部隐痛，疼痛无发散，无腹胀、发热、寒战，无皮肤及巩膜黄染。

【相关检查】　血常规、肝肾功能及男性肿瘤标志物均正常，HBsAg 及丙肝抗体均阴性。

【影像所见】　肝 MRI（图 3-3-1）示肝内多发占位，增强扫描延迟期可见轻度强化。^{18}F-FDG PET/CT（图 3-3-2）示肝内多发低密度结节，代谢不同程度增高。

【病理结果】　（右前叶）穿刺肝组织，局部见黏液变性纤维间质内条索状上皮细胞浸润，局部呈裂隙状改变；IHC：CD34（＋），CD31（部分＋），CK18（部分＋），CK19（局灶＋），Ki-67 6%，Hepatocyte、AFP、GPC3、Arg1、CK 均（－）；综上，考虑为上皮样血管内皮细胞瘤（低度恶性）。

【讨论】　上皮样血管内皮细胞瘤（epithelioid hemangioendothelioma，EHE）最早于 1982 年由 Weiss 和 Enzinger 首先描述并命名，2020 年 WHO

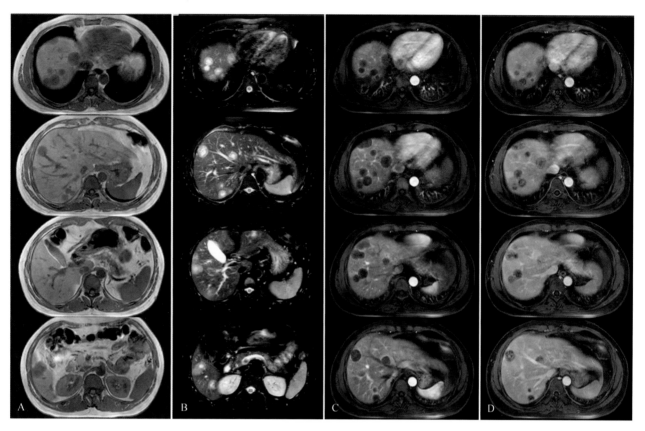

图 3-3-1　肝 MRI（**A**，T1WI；**B**，FS T2WI；**C**，动脉期；**D**，延迟期）示肝内多发占位，T1WI 呈低信号，FS T2WI 呈高信号，增强扫描延迟期可见轻度强化

软组织肿瘤分类将 EHE 归类为血管源性恶性肿瘤。EHE 好发于软组织、肺、骨、脑、小肠等脏器，原发于肝脏者罕见[1]。

肝 EHE（HEHE）首先由 Ishak 于 1984 年报道，发病率约 1/100 万，男 / 女比约 2∶3，发病高峰年龄 30 ～ 40 岁。发病机制尚不详，危险因素包括病毒性肝炎、酗酒、环境污染和原发性胆汁性肝硬化等[2-3]。HEHE 临床表现隐匿，可长期无症状，部分患者以反复上腹部疼痛、恶心、纳差、发热、疲乏、黄疸和门脉高压等症状就诊。实验室检查肝功能可有不同程度异常，但 AFP、CEA 和 CA199 一般多在正常范围内。该病预后相对较好，43% 的患者生存期 ≥ 5 年[2]，少数患者初诊时已有远处转移。

HEHE 在影像学上可分为结节型和弥漫型。结节型表现为多发圆形或卵圆形结节、肿块，单发结节较少见，仅占 13% ～ 18%[2, 4]；病灶分布有肝周包膜下区域分布倾向，CT 上小结节多呈均匀低密度，大结节可因坏死、出血、血栓或纤维化而密度不均匀。典型结节病灶可呈现 3 层结构：中心区域为少细胞纤维硬化区，伴黏液样或透明样变，无

血供，表现为低密度；中层区域为肿瘤增殖部分，呈稍高密度；外周区域为肿瘤细胞侵犯的乏血供区域，呈稍低密度[5-7]。少数病灶可见钙化，邻近肝包膜局部塌陷，呈"包膜皱缩"征，为 HEHE 相对特征性表现之一[8]。HEHE 另一个相对特征性影像表现是肝静脉或门静脉分支进入病灶后逐渐变细，并终止于病灶内，或血管于肿瘤边缘处完全闭塞、截断，形成所谓的"棒棒糖"征（图 3-3-3）[9]。MRI 检查病灶 T1WI 呈低信号，T2WI 及 DWI 呈高信号，病灶乏血供，增强扫描典型病灶轻度环形强化，病灶中央区域黏液变性部分不强化，纤维硬化部分可轻度延迟强化。一般认为弥漫型是结节型肿瘤逐渐进展并相互融合形成的。

在 ^{18}F-FDG PET/CT 上，HEHE 病灶多呈轻-中度代谢增高，延迟显像病灶 SUV_{max} 通常进一步升高[10-11]。肿瘤代谢增高程度与其组织病理学特性相关，通常肿瘤细胞丰富区域的 SUV_{max} 高于含肿瘤细胞较少的基质或坏死区域的 SUV_{max}。^{18}F-FDG PET/CT 还能监测 HEHE 的疗效以及判断疾病的预后，并全面排查 HEHE 肝外病灶[12-13]。

（刘欣　富丽萍　唐明灯　付占立）

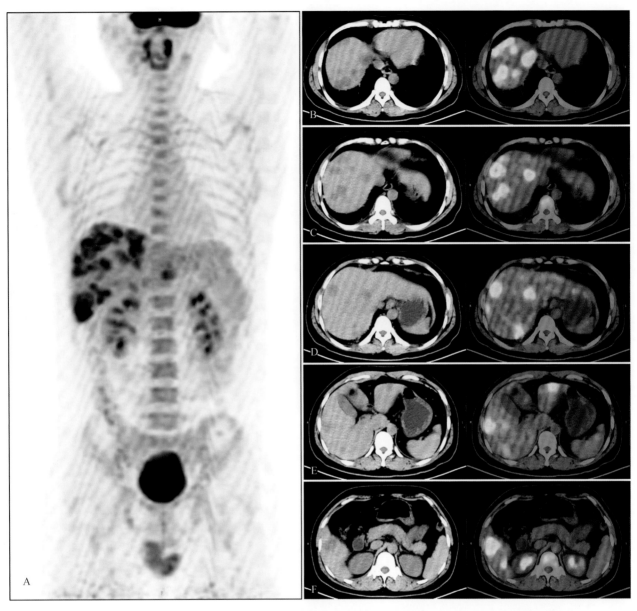

图 3-3-2　^{18}F-FDG PET/CT（**A**，MIP；**B** ～ **F**，横断层）示肝内多发低密度结节，代谢不同程度增高

参考文献

［1］Weiss SW，Enzinger FM. Epithelioid hemangioendothelioma a vascular tumor often mistaken for a carcinoma. Cancer，1982，50（5）：970-981.

［2］Makhlouf HR，Ishak KG，Goodman ZD. Epithelioid hemangioendothelioma of the liver：a clinicopathologic study of 137 cases. Cancer，1999，85（3）：562-582.

［3］Idilman R，Dokmeci A，Beyler AR，et al. Successful medical treatment of an epithelioid hemangioendothelioma of liver. Oncology，1997，54（2）：171-175.

［4］Mehrabi A，Kashfi AR，Fonouni H，et al. Primary malignant hepatic epithelioid-hemangioendothelioma. Cancer，2006，107（9）：2108-2121.

［5］Woodall CE，Scoggins CR，Lewis AM，et al. Hepatic malignant epithelioid hemangioendothelioma：a case report and review of the literature. Am Surg，2008，74（1）：64-68.

［6］Choi KH，Moon WS. Epithelioid hemangioendothelioma of the liver. Clin Mol Hepatol，2013，M（3）：315-319.

［7］Paolantonio P，Laghi A，Vanzulli A，et al. MRI of Hepatic Epithelioid Hemangioendothelioma（HEH）. J Magn Reson Imaging，2013，40（3）：1-7.

［8］Miller WJ，Dodd III GD，Federle MP，et al. Epithelioid hemangioendothelioma of the liver：imaging findings with pathologic correlation. Am J Roentgenol，1992，159（1）：53-57.

［9］Alomari AI. The lollipop sign：a new cross-sectional sign of hepatic epithelioid hemangioendothelioma. Eur J Radiol，2006，59（3）：460-464.

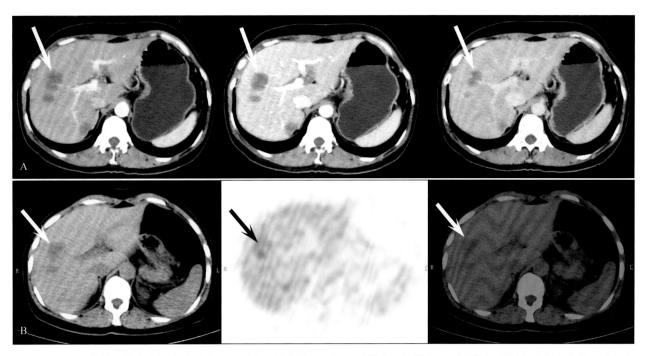

图 3-3-3　肝上皮样血管内皮细胞瘤（女，51 岁）。肝增强 CT（**A**，动脉期、门脉期、延迟期）示肝右叶多发占位，延迟期轻度强化，较大病灶（箭号）可见"棒棒糖"征；^{18}F-FDG PET/CT（**B**）示较大病灶代谢轻度增高（箭号）

［10］Dong A，Dong H，Wang Y，et al. MRI and FDG PET/CT findings of hepatic epithelioid hemangioendothelioma. Clin Nucl Med，2013，38（2）：e66-73.

［11］Kitapci MT，Akkaş BE，Gullu I，et al. FDG-PET/CT in the evaluation of epithelioid hemangioendothelioma of the liver：The role of dual-time-point imaging. A case presentation and review of the literature. Ann Nucl Med，2010，24（7）：549-553.

［12］Wang W，Liu G，Hu P，et al. Imaging characteristics and prognostic values of hepatic epithelioid hemangioendothelioma on ^{18}F-FDG PET/CT. Clin Exp Med，2020，20（4）：557-567.

［13］Shamim AS，Sarthak T，Anirban M，et al. ^{18}F-FDG PET-CT in Monitoring of Chemotherapeutic Effect in a Case of Metastatic Hepatic Epithelioid Hemangioendothelioma. Indian J Nucl Med，2017，32（3）：237-238.

第四节　胰腺肿瘤

一、胰腺导管癌

病例 1

【简要病史】　男，45 岁，上腹部疼痛 2 月余；为持续性隐痛，与饮食无关，伴腰背部疼痛。

【相关检查】　血清总胆红素（TBil）23.3 μmol/L（参考值 3.0 ～ 23.0 μmol/L），间接胆红素（I-Bil）19.4 μmol/L（参考值 0.0 ～ 16.0 μmol/L）；血、尿淀粉酶正常。超敏 C- 反应蛋白（hs-CRP）及红细胞沉降率（ESR）正常。IgG 亚类（1 ～ 4）均正常。血清 CA19-9 275.30 U/ml（参考值 ＜ 27.00 U/ml）。

【影像所见】　腹部 CT（图 3-4-1）示胰尾部密度减低，增强扫描呈低强化。MRI（图 3-4-2）示胰尾部弥漫性信号异常，增强扫描轻度强化。^{18}F-FDG PET/CT（图 3-4-3）示胰尾部弥漫性代谢增高。

【病理结果】　胰腺穿刺活检病理：增生透明变性纤维组织中见少数异型腺体，胰腺癌可能性大。

病例 2

【简要病史】　女，63 岁，中上腹隐痛 6 月余，加重 1 个月。发病以来体重下降约 7 kg。

【相关检查】　血清 CA19-9 49.7 U/ml（参考值 ＜ 39.0 U/ml），AFP、CEA、CA72-4 均正常。超声

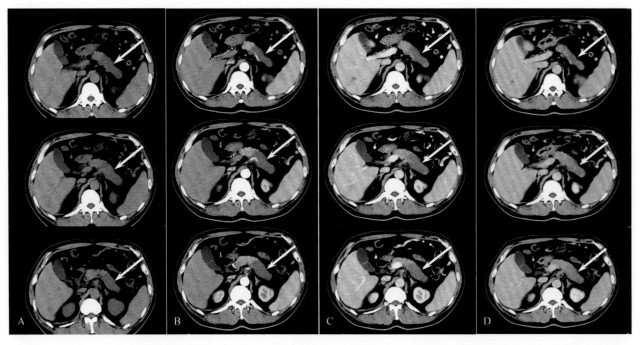

图 3-4-1　腹部 CT。CT 平扫（**A**）示胰尾部密度弥漫性减低，形态基本正常；增强 CT 动脉期（**B**）、实质期（**C**）及延迟期（**D**）示胰尾部弥漫性低强化

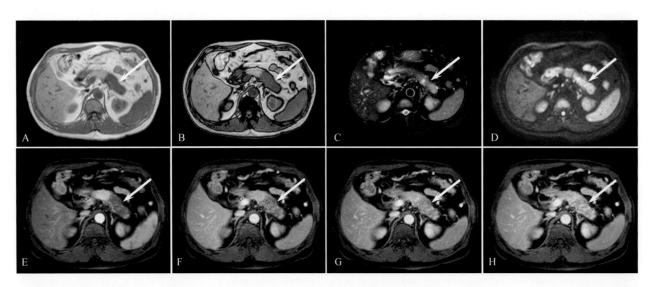

图 3-4-2　腹部 MRI。T1WI 同相位（**A**）及反相位（**B**）图像示胰尾部弥漫性低信号，FS T2WI（**C**）及 DWI（**D**）示弥漫性高信号；动态增强扫描（**E ～ H**）动脉期胰尾部呈低强化区，延迟期可见轻度强化

内镜：胰腺体尾部低回声结节，截面大小 35 mm× 43 mm，界限不清，内部可见无回声区，可见扩张主胰管穿行，体尾部主胰管扩张（3.33 mm）。

　　【影像所见】　腹部 CT（图 3-4-4A）示胰腺体尾交界处不均匀低强化肿物；^18F-FDG PET/CT（图 3-4-4B、C）示胰体部肿物，代谢不均匀增高。

　　【手术病理结果】（胰体尾＋脾切除标本）胰腺中分化导管腺癌，肿物大小约 4 cm×3 cm× 2.5 cm，可见神经侵犯，未见明确脉管内癌栓，胰腺断端未见癌侵及。

病例 3

　　【简要病史】　女，62 岁，腹痛 1 天。

　　【相关检查】　血清总蛋白（TP）63 g/L（参考值 65 ～ 85 g/L），白蛋白（Alb）39 g/L（参考值 40 ～ 55 g/L），前白蛋白 192 mg/L（参考值 200 ～ 400 mg/L）。血清 CA19-9 973.7 U/ml（参考值＜ 39.0 U/ml），CA72-4 10.6 U/ml（参考值 ≤ 8.2 U/ml），AFP 及 CEA 正常。

　　【影像所见】　腹部 MRI（图 3-4-5）示胰腺头

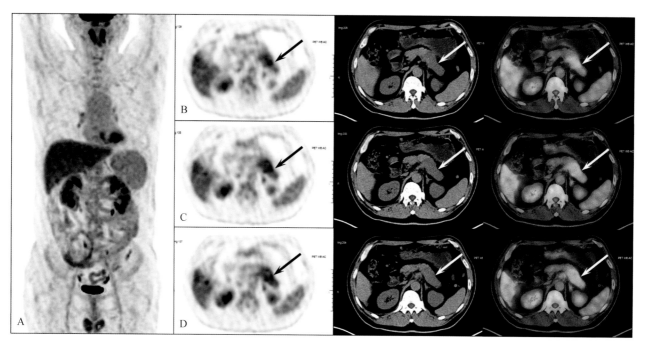

图 3-4-3　^{18}F-FDG PET/CT（**A**，MIP；**B～D**，横断层）示胰尾部弥漫性代谢增高

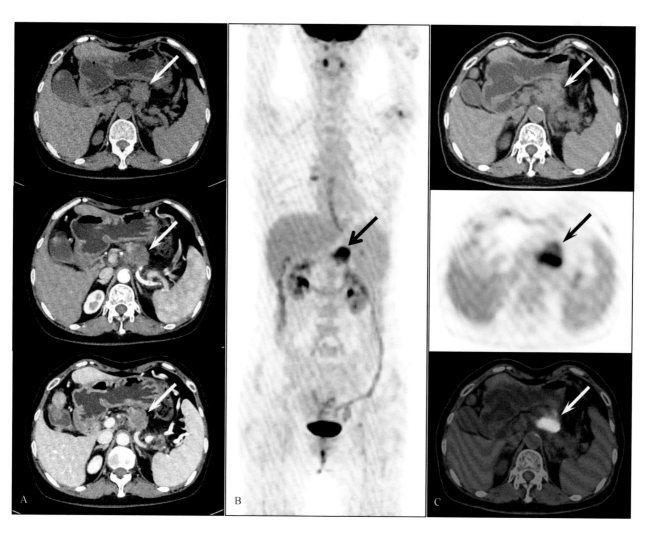

图 3-4-4　腹部 CT（**A**，平扫、动脉期及实质期）示胰腺体尾交界处局限性体积增大，增强扫描呈不均匀低强化（箭号），范围约 3.4 cm×3.9 cm；^{18}F-FDG PET/CT（**B**，MIP；**C**，横断层）示胰体部肿物，代谢不均匀增高（箭号）

部低强化肿物；肝右叶包膜下结节，增强扫描呈环形强化。¹⁸F-FDG PET/CT（图3-4-6）示胰头及肝内多发代谢增高灶。

【病理结果及临床诊断】（胰腺占位）穿刺活检标本：送检纤维脂肪组织中可见低分化腺癌浸润，伴大片坏死；IHC：CK7（＋）、CK19（＋），黏蛋白（MUC）5AC（MUCAC）（部分＋），MUC1（＋）、CA199（＋）、Ki-67 30%，CK20、SMAD同源物4蛋白（SMAD4）、Villin、CDX2（－）、P53均（－）；综上，支持胰腺低分化导管腺癌。临床诊断：胰腺癌，肝转移。

病例4

【简要病史】 女，55岁，上腹痛20天；呈持续性疼痛，伴恶心、纳差、嗳气。

【相关检查】 血清谷丙转氨酶（丙氨酸氨基转移酶，ALT）734.8 U/L（参考值9～50 U/L），谷草转氨酶（天冬氨酸氨基转移酶，AST）288.1 U/

L（参考值15～40 U/L），γ-谷氨酰基转移酶（GGT）975.6 U/L（参考值10～60 U/L），TBil 77.5 µmol/L（参考值1.7～20 µmol/L），直接胆红素（D-Bil）49.4 µmol/L（参考值0～6 µmol/L）。IgG亚类（1-4）均正常。血清CEA 11.14 µg/L（参考值0～5 µg/L），CA19-9 2600 U/ml（参考值＜27.00 U/ml），CA72-4及AFP正常。

【影像所见】 ¹⁸F-FDG PET/CT（图3-4-7）示胰头高代谢肿物，胰体尾部弥漫性代谢增高，肝左叶局灶性代谢增高灶。

【手术病理结果】 行"机器人胆囊切除＋胆肠内引流＋左肝占位切除＋胰头部分组织活检术"。用术中超声探查左肝外叶，可见一直径约0.5 cm结节，予局部切除后送检冰冻提示"未见明确肿瘤"；打开胃结肠韧带，探查胰腺，见胰腺质地僵硬，与周围组织明显粘连；游离肠系膜上静脉，见已被肿瘤明显侵犯超过180°，存在手术禁忌。但考虑到患者出现梗阻性黄疸，遂行机器人胆

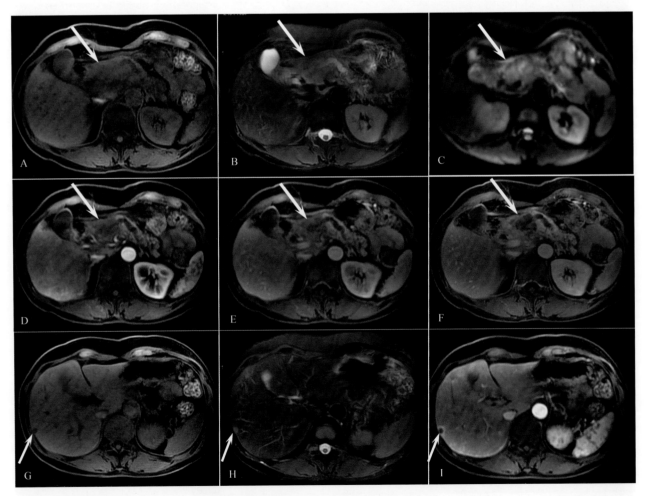

图3-4-5 腹部MRI。T1WI（**A**）、FS T2WI（**B**）、DWI（**C**）示胰腺头部占位（箭号），增强扫描（**D～F**）强化程度低于正常胰腺组织（箭号），且强化不均匀，胰腺体尾部体积缩小，主胰管扩张；T1WI（**G**）、FS T2WI（**H**）示肝右叶包膜下占位（箭号），增强扫描（**I**）呈环形强化（箭号）

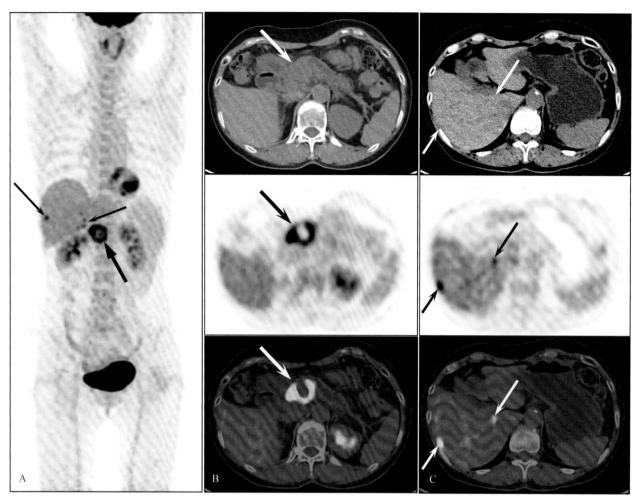

图 3-4-6 ^{18}F-FDG PET/CT。MIP 图像（**A**）示胰头（粗箭号）及肝内（细箭号）多发代谢增高灶；横断层图像（**B**）示胰腺头部不规则肿物，代谢呈环形增高（箭号），胰体尾部萎缩，主胰管扩张；横断层图像（**C**）示肝包膜下多发代谢增高灶，部分病灶密度略低于肝（箭号）

囊切除＋胆肠内引流＋左肝占位切除＋胰头部分组织活检术。术后病理：送检（胰头部分组织）纤维脂肪组织内见中分化腺癌浸润，结合临床考虑胰腺导管癌；IHC，错配修复蛋白（pMMR）：mutS 同源蛋白 2（MSH2）（60%＋），mutS 同源蛋白 6（MSH6）（50%＋），PMS1 同源蛋白 2（PMS2）（65%＋），mutL 同源蛋白 1（MLH1）（75%＋）。（左外叶）送检肝脏组织，部分肝细胞脂肪变性、淤胆，汇管区慢性炎细胞浸润及小胆管增生，局部见增生的血管，未见明确肿瘤。

【讨论】 胰腺恶性肿瘤根据组织起源可分为上皮来源和非上皮来源，其中上皮来源肿瘤包括来自于导管上皮、腺泡细胞和神经内分泌细胞的导管腺癌、腺泡细胞癌和神经内分泌肿瘤以及各种混合性肿瘤[1]。常用术语"胰腺癌"一般是指胰腺导管腺癌（pancreatic ductal adenocarcinoma，PDAC）及其亚型，约占所有胰腺肿瘤的85%[2]，是胰腺外分泌肿瘤中最常见的类型。

胰腺癌是近年来发病率快速上升的一种高度恶性肿瘤，其 5 年生存率仅为 6%[3]，是全球癌症相关死亡的主要原因之一[4]。根据 WHO 全球癌症统计数据库和 2017 年全球疾病负担研究，胰腺癌是全球男性和女性第 7 大癌症死因[5]。在美国，胰腺癌是男女癌症死亡的第 4 位原因[6]。中国国家癌症中心最新统计数据显示，胰腺癌位列中国城市男性恶性肿瘤发病率的第 8 位，居北京市和上海市人群恶性肿瘤死亡率的第 5 位[7-8]。总体而言，该病在西方／工业化地区较多见，发病率最高的地区为北美高收入地区、亚太高收入地区、西欧和中欧，发病率最低的地区为南亚以及撒哈拉以南非洲的东部和中部[5]。

胰腺癌在 45 岁以下人群中罕见，但 45 岁后发病率急剧升高；男性和女性的发病高峰期分别为 65 ～ 69 岁和 75 ～ 79 岁[5]；男：女为

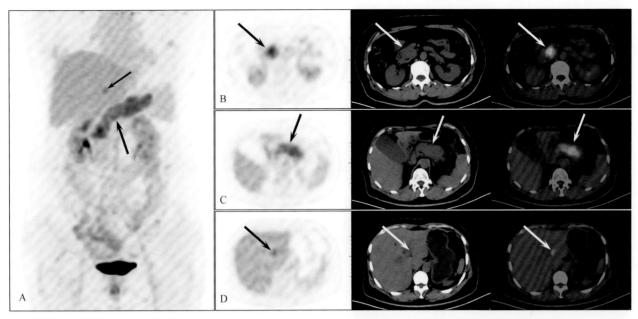

图 3-4-7　^{18}F-FDG PET/CT。MIP 图像（**A**）示胰腺弥漫性代谢增高（粗箭号），肝内局灶性代谢增高灶（细箭号）。横断层图像（**B ~ D**）示胰头肿物，代谢增高（**B**，箭号）；胰体尾部肿胀，弥漫性代谢增高（**C**，箭号）；肝左叶局灶性代谢增高灶，密度未见明显异常（**D**，箭号）

（1.1 ~ 2.0）：1[9]。手术切除是唯一有可能治愈的手段，但由于大部分有症状的胰腺癌患者在确诊时已进展至晚期，仅 15% ~ 20% 的患者适合行手术切除。即使是完全切除肿瘤，预后依然很差：切缘阴性的胰十二指肠切除术后，淋巴结阴性者 5 年生存率约为 30%，淋巴结阳性者仅为 10%[10]。

长期吸烟、高脂饮食、体重指数（BMI）超标、过量饮酒、伴发糖尿病或慢性胰腺炎等是胰腺癌发病的危险因素[11-13]。部分胰腺癌有家族聚集性，5% ~ 10% 的胰腺癌个体有家族史[14-15]，*CDKN2A*、*BRCA1/2*、*PALB2* 等基因突变被证实与家族性胰腺癌发病密切相关[16-17]。此外，ABO 血型也与胰腺癌的风险相关[18-19]。相比 O 型血，非 O 型血（A型、AB 型或 B 型）个体发生胰腺癌的可能性更高；全基因组关联研究发现 ABO 基因位点变异型与胰腺癌易感性相关[20]，其中位于染色体 9q34 上的 ABO 血型基因的第一个内含子内的一个位点与胰腺癌的关联最强。胰腺囊性纤维化患者（大多以常染色体隐性模式遗传了易感基因）发生胰腺癌的风险较高，可能与囊性纤维化跨膜传导调节因子的功能异常导致导管腔内分泌物黏度增加以及慢性炎症，从而导致上皮细胞的直接损伤有关[21]。

胰腺癌 60% ~ 70% 位于胰头，20% ~ 25% 位于胰体 / 胰尾，其余为累及整个胰腺[22]。少血供、围管性浸润、嗜神经生长是胰腺癌的典型特征。围管性浸润多导致胰管、胆总管阻塞，引起消化功能

紊乱、食欲减退、梗阻性黄疸及大便色白等；此外，由于胆总管、胰管阻塞后腔内压力增高，可致上腹部疼痛、闷胀，而嗜神经生长可进一步加重患者疼痛[23]。胰腺癌起病隐匿，早期症状不典型，易与其他消化系统疾病相混淆，故早期诊断率较低；晚期胰腺癌患者最常见的症状是疼痛、黄疸和体重减轻[24]；此外，胰腺癌的临床表现与肿瘤的位置及侵犯范围有关。黄疸是胰头部胰腺癌相对早期的体征，诊断时病灶相对较小，而胰体尾部胰腺癌由于发病隐匿，确诊时肿瘤多较大[25]。

常规实验室检查异常包括血清胆红素和碱性磷酸酶（ALP）升高、轻度贫血等，但对胰腺癌无特异性。CA19-9 是胰腺癌最常用的血清肿瘤标志物，血清 CA19-9 大于 37 U/ml 是区分胰腺癌和良性胰腺疾病的最佳临界值，采用该临界值诊断胰腺癌的敏感性和特异性分别达到 78.2% 和 82.8%[26]。CA19-9 作为一种糖类抗原，其在正常胰 / 胆管细胞、唾液腺上皮细胞中均有表达，但表达水平相对较低[27]。正常情况下，肝会主动清除血循环中的糖蛋白[28]，而胆管被认为是 CA19-9 的一种排泄途径[29]。在一些良性疾病，包括慢性和急性胰腺炎、肝硬化、胆管炎和梗阻性黄疸，由于炎症或胆汁淤滞，刺激胆管上皮细胞增殖，导致 CA19-9 的分泌、蓄积及随后渗漏到血液中[30-32]，可出现 CA19-9 升高的假阳性结果；在胆管炎患者中，CA19-9 水平甚至可超过 1000 U/ml[30]，但这种假阳性结果会随

着胆汁淤积的消退而逆转。在胰腺癌中，CA19-9由增殖的肿瘤细胞合成，其表达程度主要取决于肿瘤的大小、分期及分化程度[33]，血清CA19-9水平会明显升高且不会随着胆汁淤积的消退而降低；故对于CA19-9升高者，在排除胆道梗阻或胆道系统感染等因素后应高度怀疑胰腺癌[1]。但CA19-9对早期以及小胰腺癌的敏感性较低，肿瘤＜3 cm的患者中只有50%的CA19-9水平升高，且低分化胰腺癌CA19-9水平要低于中、高分化胰腺癌[34]。此外，CA19-9是人Lewis血型系统的一种被修饰的Lewis-A半抗原，仅出现于Lewis血型抗原阳性患者（占95%～97%），因此Lewis-a阴性基因型的胰腺癌患者可能会出现假阴性[35-36]。

胰腺癌的直接CT征象包括：①胰腺实质性肿块，伴或不伴胰腺轮廓改变[37]。较大的肿瘤可造成胰腺轮廓和外形的改变，表现为局限性膨大、软组织肿块，多分布于胰腺头、颈部，肿块偏心性生长，可呈类圆形、分叶状或不规则形，肿块边缘多不光整，与正常胰腺组织分界不清。平扫时肿块呈等密度或略低密度，肿块较大时由于内部的液化坏死可出现中心或偏心性低密度区[23, 38-39]。②胰腺外形、轮廓及大小的改变[37]。胰头部肿瘤常难以造成像胰体、尾部肿瘤那样的显著性局部肿大和分叶状肿块表现，而仅胰头出现圆隆或球形扩大；正常钩突多呈楔形，钩突肿瘤可使钩突圆隆或呈分叶状增大，突出于肠系膜上血管与右肾静脉之间，甚至包绕肠系膜上血管；全胰浸润性胰腺癌，胰腺各部表现为弥漫性、不规则肿大，边缘僵直，有时伴有不规则低密度或混杂密度影[23, 38]。③增强扫描呈低强化。胰腺癌在病理上为致密的纤维硬化性病变，质地较硬，部分患者可合并脂肪坏死、囊性病变等[40]，属于"乏血供"肿瘤，而正常胰腺组织血供丰富，在增强CT图像上，强化不明显的癌肿组织与强化明显的胰腺实质形成鲜明对比，尤其是在动脉期，两者的密度差异尤为明显[25]，延迟扫描肿瘤可有缓慢的强化[38]。间接CT征象包括：①胰胆管扩张及癌肿远侧胰腺实质萎缩。胰腺癌具有"围管性浸润"的生物学特性[39]，早期即易浸润胰腺导管，导致其狭窄或闭塞，并引起远端胰管扩张、胰腺组织纤维化，从而形成远端胰腺实质萎缩。当癌肿同时累及胆总管时则在胰头实质内出现胰、胆管共同扩张的"双管"征，在梗阻的近端可见低强化的癌肿结节[25]。②胰周脂肪浸润。由于胰腺本身缺乏包膜，肿瘤极易侵犯周围脂肪组织，使正常胰周低密度脂肪层消失。③胰腺周围血管侵犯。胰腺血管、淋巴管丰富，且无包膜，肿瘤易累及周围较大的血管（肠系膜上动静脉、脾脏动静脉、腹腔干、肝固有动脉等）[25]，表现为血管增粗或血管被肿瘤包绕、压迫移位，管壁浸润，管腔狭窄或闭塞，增强扫描可显示腔内低密度瘤栓。④淋巴结转移。约50%的胰腺癌沿肝动脉、肠系膜上动脉、腹腔动脉的右侧、腹主动脉和下腔静脉之间的淋巴结转移；胰头钩突癌发生肠系膜上动脉周围淋巴结转移概率高达65%[41]，而位于体、尾部的肿瘤较易发生脾动脉和腹腔动脉周围以及腹主动脉两侧的淋巴结转移[38]。⑤脏器转移。肝是胰腺癌血行转移最常见的靶器官，其次是肺和肾上腺[25]；由于胰腺癌的肝转移瘤为典型的少血管肿瘤，增强扫描常表现为明显低密度，周边环形强化，呈"牛眼"征。⑥腹膜种植。表现为腹膜、网膜的脂肪间隙消失，被多发结节影取代，相应腹膜增厚（图3-4-8）；当有大网膜弥漫性浸润时，可出现大网膜密度增高，密布大小不等软组织密度结节影，呈"网膜饼"征；腹膜种植多伴有腹腔积液。

胰腺癌MRI的直接征象是软组织肿块，肿块一般无强化或者仅轻度增强，胰腺肿块呈T1WI略低或低信号，T2WI略高或混杂信号，且当肿瘤浸润胰周时，MRI检查显示周边脂肪高信号中见低信号条纹状影[27]。胰腺癌病灶DWI呈明显高信号，可能与肿瘤细胞增殖迅速、数量异常增多、细胞核大而胞质少、细胞内与细胞外水分子作自由运动的间隙明显变小及扩散能力明显下降而弥散受限有关[42-43]。MRI胰胆管成像（MRCP）表现为病变部位胰管或胆总管胰腺段完全梗阻（多为截断状阻塞），引起较光滑及规则的胰、胆管扩张，典型者可出现"双管"征[38]。

在^{18}F-FDG PET/CT上，胰腺癌的实性肿块多表现为局限性代谢增高，肿瘤较大伴中央液化坏死时，坏死区则表现为低代谢；^{18}F-FDG PET/CT还能发现胰腺癌的肝、肺及远处淋巴结转移，在临床分期方面具有明显优势。当胰腺癌阻塞胰管引起远端阻塞性胰腺炎时，^{18}F-FDG PET/CT可表现为胰腺弥漫性代谢增高，此时需要与弥漫性自身免疫性胰腺炎及胰腺癌累及整个胰腺相鉴别，但胰腺癌病灶的^{18}F-FDG浓聚程度通常要高于阻塞性胰腺炎病灶与弥漫性自身免疫性胰腺炎[44]。

（赵靖 佟正灏 郭蔚君 沈智辉 富丽萍
付占立）

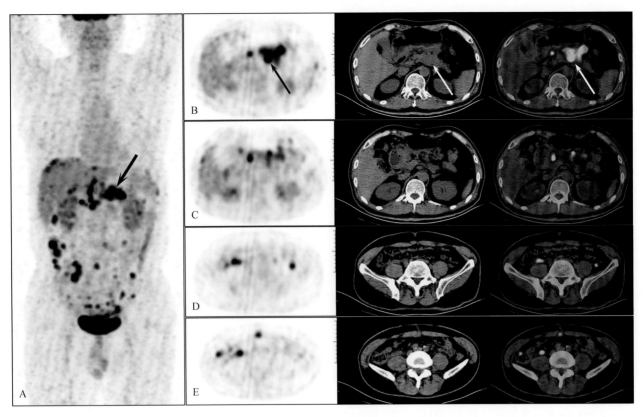

图 3-4-8 ^{18}F-FDG PET/CT（男，65 岁，胰腺癌伴多发腹膜转移）。MIP（**A**）示胰腺（箭号）及腹膜多发代谢增高灶；横断层图像（**B ~ E**）示胰体尾部肿物，代谢增高（**B**，箭号）；腹膜多发高代谢结节（**B ~ E**）

参考文献

［1］中国抗癌协会胰腺癌专业委员会. 胰腺癌综合诊治指南（2018 版）. 临床肝胆病杂志，2018，34（10）：2109-2120.

［2］Bosman FT，Carneiro F，Hruban RH，et al. Tumours of the Pancreas. In：WHO Classification of Tumours of the Digestive System，4th ed.Lyon：International Agency for Research on Cancer，2010：219-250.

［3］毛铁波，崔玖洁，王理伟. 从基础到临床：2019 年胰腺癌研究进展. 中国癌症杂志，2020，30（2）：81-89.

［4］Howes N，Lerch MM，Greenhalf W，et al. Clinical and genetic characteristics of hereditary pancreatitis in Europe. Clin Gastroenterol Hepatol，2004，2（3）：252-261.

［5］GBD 2017 Pancreatic Cancer Collaborators. The global，regional，and national burden of pancreatic cancer and its attributable risk factors in 195 countries and territories，1990-2017：a systematic analysis for the Global Burden of Disease Study 2017. Lancet Gastroenterol Hepatol，2019，4（12）：934-947.

［6］Siegel RL，Miller KD，Jemal A. Cancer statistics，2020. CA Cancer J Clin，2020，70（1）：7-30.

［7］Chen W，Zheng R，Baade PD，et al. Cancer statistics in China，2015. CA Cancer J Clin，2016，66（2）：115-132.

［8］Chen W，Sun K，Zheng R，et al. Cancer incidence and mortality in China. 2014. Chin J Cancer Res，2018，30（1）：1-12.

［9］Monika MW，Nilay S，Christopher ES，et al. Reproductive factors and risk of pancreatic cancer in women：a review of the literature. Ann Epidemiol，2009，19（2）：103-111.

［10］Allen PJ，Kuk D，Castillo CF，et al. Multi-institutional Validation Study of the American Joint Commission on Cancer（8th Edition）Changes for T and N Staging in Patients With Pancreatic Adenocarcinoma. Ann Surg，2017，265（1）：185-191.

［11］Li D，Morris JS，Liu J，et al. Body Mass Index and Risk，Age of Onset，and Survival in Patients With Pancreatic Cancer. JAMA，2009，301（24）：2553-2562.

［12］Bagnardi V，Rota M，Botteri E，et al. AIcohol consumption and site-specific cancer risk：A comprehensive dose-response meta-analysis. Br J Cancer，2015，112（3）：580-593.

［13］Camara SN. Yin T. Yang M. et al. High risk factors of pancreatic carcinoma. J Huazhong Univ Sci Technolog Med Sci，2016，36（3）：295-304.

［14］Klein AP，Hruban RH，Brune KA，et al. Familial pancreatic cancer. Cancer J，2001，7（4）：266-273.

［15］Olson SH，Kurtz RC. Epidemiology of pancreatic cancer

and the role of family history. J Surg Oncol, 2013, 107 (1): 1-7.

[16] Ghiorzo P, Fornarini G, Sciallero S, et al. CDKN2A is the main susceptibility gene in ltalian pancreatic cancer families. J Med Genet, 2012, 49 (3): 164-170.

[17] Zhen DB, Rabe KG, Gallinger S, et al. BRCA1, BRCA2, PALB2, and CDKN2A mutations in familial pancreatic cancer: a PACGENE study. Genet Med, 2015, 17 (7): 569-577.

[18] Brian M, Wolpin, Andrew T, et al. ABO blood group and the risk of pancreatic cancer. J Natl Cancer Inst, 2009, 101 (6): 424-431.

[19] Wolpin BM, Kraft P, Gross M, et al. Pancreatic cancer risk and ABO blood group alleles: results from the pancreatic cancer cohort consortium. Cancer Res, 2010, 70 (3): 1015-1023.

[20] Amundadottir L, Kraft P, Stolzenberg-Solomon RZ, et al. Genome-wide association study identifies variants in the ABO locus associated with susceptibility to pancreatic cancer. Nat Genet, 2009, 41 (9): 986-990.

[21] Yamada A, Komaki Y, Komaki F, et al. Risk of gastrointestinal cancers in patients with cystic fibrosis: a systematic review and meta-analysis. Lancet Oncol, 2018, 19 (6): 758-767.

[22] Modolell I, Guarner L, Malagelada JR. Vagaries of clinical presentation of pancreatic and biliary tract cancer. Ann Oncol, 1999, 10 Suppl 4: 82-84.

[23] 周东, 陈嘉勇. 胰腺癌手术治疗的影像学判读. 医学综述, 2010, 16 (24): 3809-3812.

[24] Porta M, Fabregat X, Malats N, et al. Exocrine pancreatic cancer: symptoms at presentation and their relation to tumour site and stage. Clin Transl Oncol, 2005, 7 (5): 189-197.

[25] 苟军, 何晓琴. 胰腺癌的CT影像表现与诊断价值. 基层医学论坛, 2015, (1): 75-76.

[26] Poruk KE, Gay DZ, Brown K, et al. The clinical utility of CA 19-9 in pancreatic adenocarcinoma: Diagnostic and prognostic updates. Curr Mol Med, 2013, 13 (3): 340-351.

[27] 兰军. MRI联合血清CA19-9、CEA、CA125水平检测对胰腺癌诊断价值研究. 现代消化及介入诊疗, 2018, 23 (4): 500-502.

[28] McFarlane IG. Hepatic clearance of serum glycoproteins. Clin Sci, 1983, 64 (2): 127-135.

[29] Mann DV, Edwards R, Ho S, et al. Elevated tumour marker CA19-9: clinical interpretation and influence of obstructive jaundice. Eur J Surg Oncol, 2000, 26 (5): 474-479.

[30] Albert MB, Steinberg WM, Henry JP. Elevated serum levels of tumor marker CA19-9 in acute cholangitis. Dig

Dis Sci, 1988, 33 (10): 1223-1225.

[31] Sheen-Chen SM, Sun CK, Liu YW, et al. Extremely elevated CA19-9 in acute cholangitis. Digest Dis Sci, 2007, 52 (11): 3140-3142.

[32] Goonetilleke KS, Siriwardena AK. Systematic review of carbohydrate antigen (CA 19-9) as a biochemical marker in the diagnosis of pancreatic cancer. Eur J Surg Oncol, 2007, 33 (3): 266-270.

[33] Safi F, Roscher R, Beger HG. Tumor markers in pancreatic cancer. Sensitivity and specificity of CA 19-9. Hepatogastroenterology, 1989, 36 (6): 419-423.

[34] Steinberg W. The clinical utility of the CA19-9 tumor associate antigen. Am J Gastroenterol, 1990, 85 (4): 350-355.

[35] Duffy MJ, Sturgeon C, Lamerz R, et al. Tumor markers in pancreatic cancer: a European Group on Tumor Markers (EGTM) status report. Ann Oncol, 2010, 21 (3): 441-447.

[36] Luo G, Liu C, Guo M, et al. CA19-9-Low&Lewis (+) pancreatic cancer: A unique subtype. Cancer Lett, 2017, 385: 46-50.

[37] Ichikawa, T, Haradome, H, Hachiya J, et al. Pancreatic ductal adenocarcinoma: preoperative assessment with helical CT versus dynamic MR imaging. Radiology, 1997, 202 (3): 655-662.

[38] 陈翼, 许乙凯. 胰腺癌的影像学诊断及其进展. 中国医学影像技术, 2004, 20 (z2): 171-173.

[39] 高德培, 谭静, 封俊, 等. 胰腺癌多层螺旋CT影像学表现. 实用癌症杂志, 2013, 28 (6): 718-721.

[40] 杨乐华, 刘震, 余纪元. 胰腺癌多层螺旋CT灌注研究探析. 当代医学, 2013, 32 (19): 96-97.

[41] Freeny PC, Marks WM, Ryan JA, et al. Pancreatic ductal adenocarcinoma: diagnosis and staging with dynamic CT. Radiology, 1988, 166 (1): 125-133

[42] 章维, 尹芳, 郝金钢. 多b值弥散加权成像对胰腺癌术前诊断的价值. 昆明医科大学学报, 2014, 35 (3): 74-78.

[43] 庄向东. 磁共振弥散加权成像在胰腺癌影像诊断中的应用. 吉林医学, 2016, 37 (7): 1732-1734.

[44] 贾国荣, 张建, 程超, 等. ^{18}F-FDG PET/CT代谢参数在局灶性自身免疫性胰腺炎和胰腺癌鉴别诊断中的应用. 中华胰腺病杂志, 2016, 16 (2): 93-97.

二、胰腺腺泡细胞癌

■ 病例1

【简要病史】 女, 62岁, 上腹胀痛伴恶心、呕吐1月余。

【相关检查】 血清乳酸脱氢酶（LDH）368 IU/L

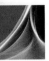

（参考值 100～240 IU/L），α-HBDH 310 IU/L（参考值 90～220 IU/L）；hs-CRP 10.05 mg/L（参考值 0.00～3.00 mg/L）；血清 CA19-9 43.33 U/ml（参考值＜37.0 U/ml），CA15-3 38.33 U/ml（参考值＜28.0 U/ml），CA125 652.00 U/ml（参考值＜35.0 U/ml），CA24-2 25.88 U/ml（参考值＜20.0 U/ml），CYFRA21-1 10.45 ng/ml（参考值＜3.3 ng/ml），NSE 35.18 ng/ml（参考值＜16.3 ng/ml），AFP、CEA、HE4、SCC、CA72-4、HCG 及 ProGRP 均正常。

【影像所见】 腹部 CT（图 3-4-9）示肝胃间隙巨大不规则软组织密度肿物，腹膜多发软组织密度结节及肿物，增强扫描上述病变不均匀强化；腹腔积液。^{18}F-FDG PET/CT（图 3-4-10）示肝胃间隙软组织密度肿物，代谢明显增高；腹膜多发结节及肿物，代谢不同程度增高；左侧腹股沟淋巴结肿大，代谢增高；腹腔积液。

【病理结果】 （腹腔肿物）穿刺活检病理：少许表浅小肠黏膜及一些呈腺样或腺泡状排列的肿瘤细胞，胞质嗜酸性，核位于基底部，核分裂象易见，并可见明显核仁；IHC：CKpan（＋），CK7（＋＋），CEA（灶＋），Ki-67 30%，CK20、

Vimentin、PAX8、雌激素受体（ER）、孕激素受体（PR）、β-连环蛋白（β-catenin）、WT1、CgA、Syn、CDX2、钙视网膜蛋白（Calretinin）均（－）；综上，并结合临床影像，考虑为胰腺腺泡细胞癌。

病例2

【简要病史】 男，56 岁，发现上腹部肿块 7 月余，近 2 个月不能平卧。

【相关检查】 血清 NSE 23.5 ng/ml（参考值 ≤16.3 ng/ml），CEA、CA19-9、CA125、CA153 及 CYFRA21-1 均正常。

【影像所见】 腹部 CT（图 3-4-11）示左上腹巨大肿物及腹膜多发结节，增强扫描明显强化；肝 S6 稍低密度灶伴轻度强化。腹部 MRI（图 3-4-12）示左上腹囊实性占位；肝 S6 占位。^{18}F-FDG PET/CT（图 3-4-13）示腹腔巨大软组织密度肿物及腹膜结节，代谢增高；肝右叶 S6 低密度灶，代谢增高。

【病理结果】 术后病理：肿瘤细胞呈（胰腺）腺泡状排列，伴灶性实性区及灶性坏死，胞质嗜双色颗粒状，核分裂象易见；IHC：CK8/18（＋），

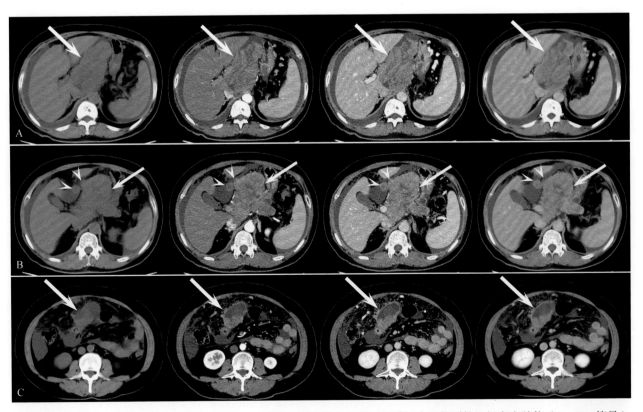

图 3-4-9 腹部 CT（自左向右：平扫、动脉期、实质期、延迟期）示肝胃间隙巨大不规则软组织密度肿物（**A**、**B**，箭号），与胰体部关系密切，腹膜多发软组织密度结节（**B**，箭头）及肿物（**C**，箭号），增强扫描上述病变不均匀强化；腹腔积液（**A**～**C**）

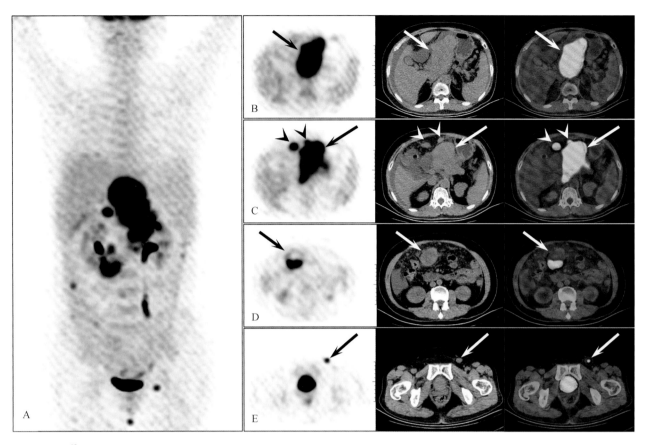

图 3-4-10　^{18}F-FDG PET/CT（**A**，MIP；**B～E**，横断层）示肝胃间隙软组织密度肿物，代谢明显增高（**B**、**C**，箭号）；腹膜多发结节（**C**，箭头）及肿物（**D**，箭号），代谢不同程度增高；左侧腹股沟淋巴结肿大，代谢增高（**E**，箭号）；腹腔积液（**B～D**）

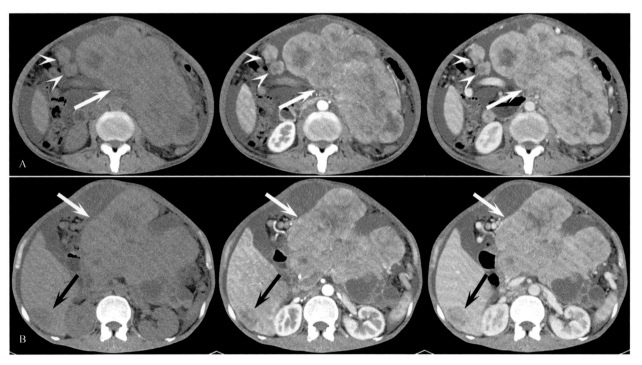

图 3-4-11　腹部 CT（自左向右：平扫、实质期、延迟期）示左上腹巨大不规则分叶状肿物（**A**、**B**，白箭号），伴裂隙状、片状坏死区，周边散在腹膜结节（**A**，箭头），肿物实性部分及腹膜结节明显强化；肝 S6 稍低密度灶伴轻度强化（**B**，黑箭号）；肝周、脾周、肠系膜间积液（**A**、**B**）

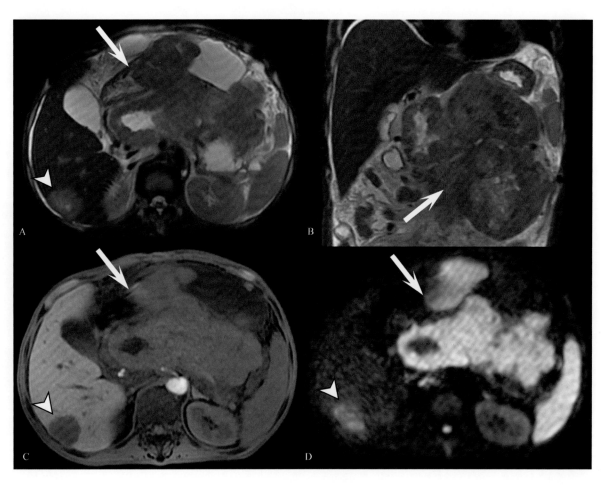

图 3-4-12　腹部 MRI。FS T2WI 横断层（**A**）及冠状层（**B**）、横断面 T1WI（**C**）及 DWI（**D**）示左上腹囊实性占位（**A ~ D**，箭号），实性部分呈 T1WI 等信号、T2WI 稍高信号，DWI 呈明显高信号；肝 S6 占位呈 T1WI 低信号，T2WI 及 DWI 高信号（**A**、**C**、**D**，箭头）

α1 抗胰蛋白酶（AAT）（实性区胞质和腺泡腔＋），α1 抗胰糜蛋白酶（AACT）（实性区胞质和腺泡腔＋），β-catenin（膜＋），Syn（胞质弱＋），Ki-67 30%，Villin、胃肠间质瘤蛋白 1（DOG1）、CK7、CK19、CK2、CD56、CD99、CEA、CgA 及酪氨酸酶（Tyrosinase）均（-）；综上，符合胰腺腺泡细胞癌。

【讨论】　胰腺腺泡细胞癌（pancreatic acinar cell carcinoma）是一种少见且侵袭性较强的胰腺外分泌肿瘤，约占胰腺肿瘤的 1%，多见于中老年男性[1-2]。临床症状无特异性，可表现为上腹部隐痛、恶心、呕吐、体重减轻和腹部包块等；与胰腺导管腺癌相比，腺泡细胞癌较少直接侵犯胆管，故发生梗阻性黄疸少见。约 15% 的胰腺腺泡细胞癌可伴发"脂肪酶分泌过多综合征"，引起多发性关节炎、皮下脂肪坏死、嗜酸性细胞增多等表现，但由于该综合征发生率低，对诊断胰腺腺泡细胞癌的意义不大[3-4]。少数胰腺腺泡细胞癌的淀粉酶和

血清肿瘤标志物 CEA、CA19-9、AFP 可升高[5-6]。胰腺腺泡细胞癌目前以手术治疗为主，但术后复发率高，中位生存时间约 4 ~ 6 年[4, 7]。

胰腺腺泡细胞癌可发生于胰腺的任何部位[4-5]，呈膨胀性生长，突出于胰腺轮廓外，与胰腺实质分界不清，发现时多数肿瘤体积较大。典型影像学表现包括：①肿瘤较小时，CT 表现为低密度，MRI 上实性部分 T1WI 呈低信号，T2WI 呈等或稍高信号，肿瘤体积较大时 CT 上呈混杂密度，MRI 上呈 T2WI 高信号和 T1WI 等-低信号为主的混杂信号；②肿瘤较小时，多期增强扫描为均匀强化，肿瘤体积较大时呈不均匀强化，但各期肿瘤实性成分强化程度均低于同期周围正常胰腺组织，部分可见供血动脉穿行；③可见完整或不完整包膜，增强扫描呈线状强化；④可见散在裂隙状、片状坏死；⑤胰胆管扩张少见，多为外压性；⑥可侵犯邻近脏器及胰腺周围血管；⑦可伴肝、淋巴结、腹膜转移；⑧ ^{18}F-FDG PET/

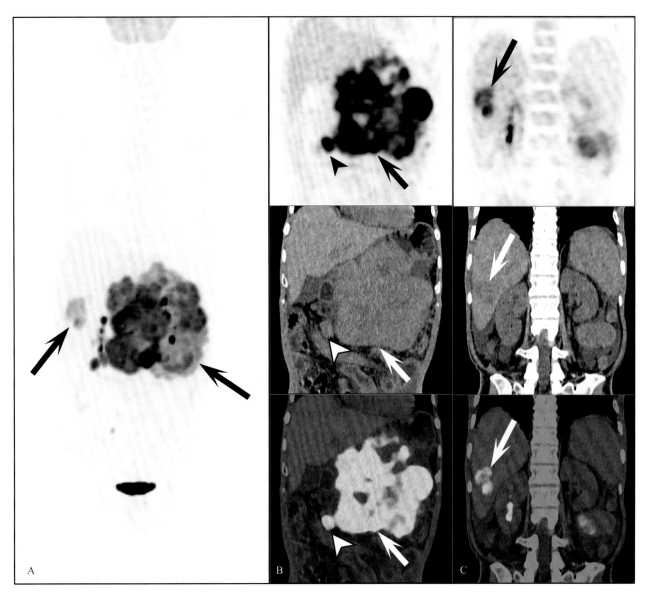

图 3-4-13 ^{18}F-FDG PET/CT。MIP（**A**）示左上腹及肝内高代谢灶（箭号）；冠状层图像（**B**）示左上腹腔巨大软组织密度肿物（箭号），代谢不均匀增高（SUV$_{max}$ 17.0），周围腹膜结节（箭头），代谢增高（SUV$_{max}$ 11.8）；冠状层图像（**C**）示肝右叶 S6 低密度灶（箭号），代谢增高（SUV$_{max}$ 7.1）；肝周、脾周、肠系膜间积液（**B**、**C**）

CT 肿瘤实性部分多表现为高代谢[8-9]。

（袁婷婷　王鹤　付占立）

参考文献

［1］Holen KD，Klimstra DS，Hummer A，et al. Clinical characteristics and outcomes from an institutional series of acinar cell carcinoma of the pancreas and related tumors. J Clin Oncol，2002，20（24）：4673-4678.

［2］Butturini G，Pisano M，Scarpa A，et al. Aggressive approach to acinar cell carcinoma of the pancreas：a single-institution experience and a literature review. Langenbecks Arch Surg，2011，396（3）：363-369.

［3］郭俊超，展翰翔，张太平，等. 胰腺腺泡细胞癌的诊断及外科治疗. 中华外科杂志，2013，51（3）：221-224.

［4］Seo S，Yoo C，Kim KP，et al. Clinical outcomes of patients with resectable pancreatic acinar cell carcinoma. J Dig Dis，2017，18（8）：480-486.

［5］Tian L，Lv XF，Dong J，et al. Clinical features and CT/MRI findings of pancreatic acinar cell carcinoma. Int J Clin Exp Med，2015，8（9）：14846-14854.

［6］Xing-Mao Z，Hong-Juan Z，Qing L，et al. Pancreatic acinar cell carcinoma-case report and literature review. BMC Cancer，2018，18（1）：1083.

［7］Lowery MA，Klimstra DS，Shia J，et al. Acinar cell carcinoma of the pancreas：new genetic and treatment insights into a rare malignancy. Oncologist，2011，16（12）：1714-1720.

［8］李娟，常晓燕，朱亮，等. 影像学表现为等强化的胰腺腺泡细胞癌一例. 中国医学科学院学报，2018，40

（05）：143-147.

[9] Luo Y, Hu G, Ma Y, et al. Acinar cell carcinoma of the pancreas presenting as diffuse pancreatic enlargement: Two case reports and literature review. Medicine (Baltimore), 2017, 96（38）: e7904.

三、胰腺实性假乳头状瘤

【简要病史】 女，10岁，骑车摔倒后腹痛，超声发现腹腔占位1月余。

【相关检查】 腹部超声：左中上腹部可见多发不均质实性为主回声包块，边界欠清，形态不规则，部分似呈融合状，包块与胰腺分界不清，较大者位于中腹部偏左，大小10.3 cm×7.9 cm，边界尚清，形态尚规则，内部回声不均，内部及周边可见血流信号。

【影像所见】 腹部CT（图3-4-14）示左侧腹膜后间隙巨大混杂密度灶，边界模糊，增强扫描病灶部分区域轻度强化，大部分强化不明显。^{18}F-FDG PET/CT（图3-4-15）示胰体尾部巨大囊实性肿物，代谢不均匀增高。

【手术病理结果】 大体标本：切除胰体尾及脾，胰腺大小15 cm×13 cm×11 cm，切面见一红褐色囊实性肿物，大小13 cm×11 cm×8 cm，腔内见大量出血，实性区为灰白、灰褐色，质糟脆，肿物周围附包膜，光滑、完整。病理结果：（胰体尾）实性假乳头状瘤伴出血及囊性变。IHC：CD10（＋），PR（70%＋），β-catenin（核＋），Vimentin（部分＋），Syn（＋），CKpan（部分＋），Ki-67 3%，CgA（－）。

【讨论】 胰腺实性假乳头状瘤（solid pseudopapillary tumor of pancreas，SPT）于1996年由WHO正式命名，用于反映其在病理上特征性的实性与假乳头状结构，并被认为是一种少见的良性但具有恶性潜能或低度恶性的肿瘤，划归为胰腺外分泌肿瘤。2000年WHO消化系统肿瘤分类又将其分为实性假乳头状瘤和实性假乳头状癌，有神经、血管或周围组织侵犯者归为实性假乳头状癌。2010年WHO消化系统肿瘤分类将其全部归为恶性，统一命名为胰腺实性假乳头状瘤（solid pseudopapillary neoplasm of pancreas，SPN）[1-2]。2019年WHO第5版消化系统肿瘤分类提出了SPN的一种新亚型：实性假乳头状瘤伴高级别癌，该肿瘤镜下可见片状分布的肿瘤细胞，核异型明显，有大量核分裂象，临床上具有高侵袭性。

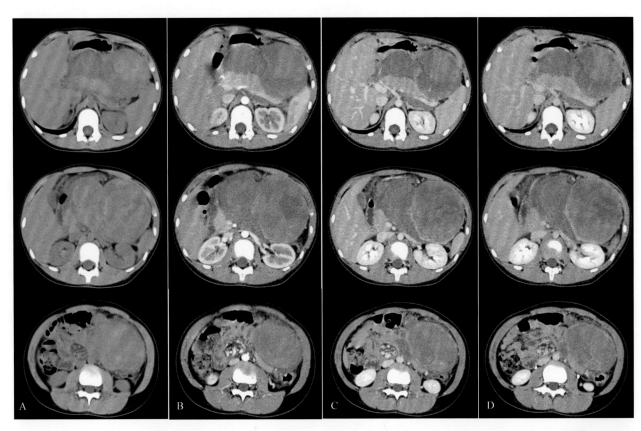

图3-4-14 腹部CT（**A**，平扫；**B**，动脉期；**C**，实质期；**D**，延迟期）示左侧腹膜后间隙巨大混杂密度灶，边界模糊，大小14.1 cm×10.2 cm×11.7 cm，增强扫描病灶部分区域轻度强化，大部分强化不明显；病变与胰体尾分界不清、胰体尾变薄

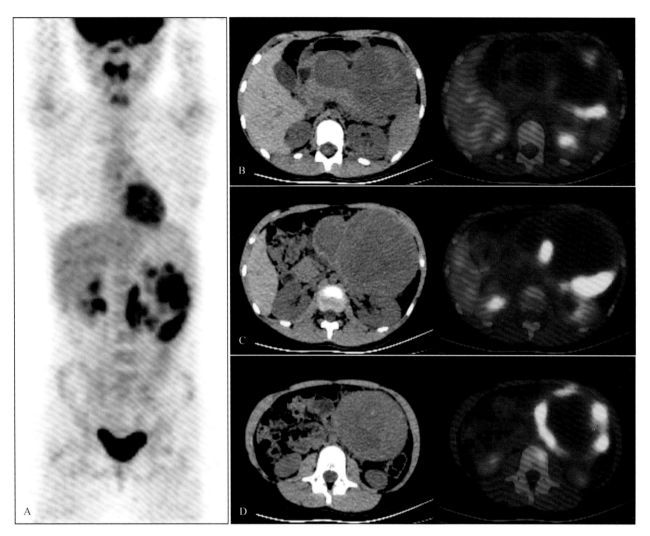

图 3-4-15　^{18}F-FDG PET/CT（**A**，MIP；**B** ～ **D**，横断层）示胰体尾部巨大囊实性肿物，代谢不均匀增高

SPN 是胰腺中唯一形态学特征鲜明但组织学发生不明确的上皮性肿瘤，突出的 IHC 特征是 β- 连环蛋白（β-catenin）胞核和胞质的阳性表达以及 E- 钙黏蛋白（E-cadherin）表达缺失[3-6]。SPN 的分化方向难以确定，30% ～ 70% 表达细胞角蛋白（CK），50% 表达 CD117（但没有 *KIT* 基因突变）[7]。SPN 的孕激素受体（PR）表达率可达95%，不表达 PR 者预后可能较差[8]，其他阳性表达标志物还有 α1 抗胰蛋白酶（AAT）、细胞周期蛋白 D1（Cyclin D1）、Vimentin、CD10、CD99（点状阳性）、CD56 和紧密连接蛋白 7（Claudin-7）等。另外，神经内分泌标志物突触素（Syn）和神经元特异性烯醇化酶（NSE）可呈局灶阳性，而嗜铬素A（CgA）一般为阴性。

SPN 占胰腺原发肿瘤的 0.13% ～ 2.7%[9]，好发于年轻女性，平均年龄 21.8 ～ 23.9 岁；儿童SPN 占所有 SPN 的 8.0% ～ 16.6%，女性多见[10-11]。

本病缺乏特异性临床表现，多数为偶然发现，少数可有腹部肿块、腹痛或不适。SPN 可发生于胰腺的任何部位，但以胰头、胰尾较多见，肿瘤可主要位于胰外，仅部分与胰腺组织相连。SPN 患者血清 CA19-9 多无异常升高，复发及远处转移情况少见，约10% ～ 15% 病例可出现局部浸润和远处转移，最常转移至肝和大网膜[12-13]。一般手术后预后良好，即使在有局部侵袭或转移的情况下，手术切除仍可保持长期存活[14]。

SPN 的 CT 影像表现：肿瘤多位于胰腺边缘，呈外生性生长，包膜完整，边界清晰，可见钙化，极少累及胰管或胆总管胰腺段[15-16]；肿瘤内部结构取决于实性和囊性成分的构成比例，通常表现为囊实性混杂密度，单纯囊性或单纯实性肿块少见，瘤内可有出血；增强扫描实性部分呈渐进性强化，静脉期 CT 值达最高，其强化程度略低于正常胰腺组织，但高于胰腺癌。SPN 的 MRI 影像表现：形

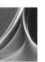
态学表现类似 CT，呈混杂信号肿块，实性部分呈软组织信号，囊性部分 T1WI 呈低信号，T2WI 呈高信号，增强扫描实性部分呈渐进性中等程度强化。

SPN 的 ^{18}F-FDG PET/CT 显像通常表现为胰腺囊实性肿块，实性部分代谢增高。文献报道 SPN 的代谢增高程度差异较大，SUV_{max} 从 2.6 至 16.2 不等[15]，可能与病灶中肿瘤细胞所占比例及密度、肿瘤细胞增殖指数（Ki-67）、葡萄糖转运蛋白（GLUT）表达及己糖激酶（HK）活性等有关[17-19]。有 SPN 的原发灶代谢增高，而肝转移灶代谢未见增高的报道[20]。也有报道，SPN 延迟前后 SUV_{max} 无显著变化，而胰腺癌表现为延迟扫描 SUV_{max} 进一步升高，从而有助于二者的鉴别[21]。

（申强　王鹤　付占立）

参考文献

［1］Nagtegaal ID，Odze RD，Klimstra D，et al；WHO Classification of Tumours Editorial Board. The 2019 WHO classification of tumours of the digestive system. Histopathology，2020，76（2）：182-188.

［2］Yu PF，Hu ZH，Wang XB，et al. Solid pseudopapillary tumor of the pancreas：a review of 553 cases in Chinese literature. World J Gastroenterol，2010，16（10）：1209-1214.

［3］Kim MJ，Jang SJ，Yu E. Loss of E-cadherin and cytoplasmicnuclear expression of beta-catenin are the most useful immunoprofiles in the diagnosis of solid-pseudopapillary neoplasm of the pancreas. Hum Pathol，2008，39（2）：251-258.

［4］Katabathina VS，Rikhtehgar OY，Dasyam AK，et al. Genetics of pancreatic neoplasms and role of screening. Magn Reson Imaging Clin N Am，2018，26（3）：375-389.

［5］Yoshikawa A，Ryu Y，Takata H，et al. An extrapancreatic solidpseudopapillary neoplasm in the greater omentum. BJR Case Rep，2017，3（3）：20170008.

［6］Nguyen NQ，Johns AL，Gill AJ，et al. Clinical and immunohistochemical features of 34 solid pseudopapillary tumors of the pancreas. J Gastroenterol Hepatol，2011，26（2）：267-274.

［7］Cao D，Antonescu C，Wong G，et al. Positive immunohistochemical staining of KIT in solid-pseudopapillary neoplasms of the pancreas is not associated with KIT/PDGFRA mutations. Mod Pathol，2006，19（9）：1157-1163.

［8］Wang F，Meng Z，Li S，et al. Prognostic value of progesterone receptor in solid pseudopapillary neoplasm of the pancreas：evaluation of a pooled case series. BMC Gastroenterol，2018，18（1）：187.

［9］Frago R，Fabregat J，Jorba R，et al. Solid pseudopapillary tumors of the pancreas：diagnosis and curative treatment. Rev Esp Enferm Dig，2006，98（11）：809-816.

［10］薛潋滟，李俊，朱铭，等. 儿童胰腺实性假乳头状瘤多层螺旋 CT 诊断. 影像诊断与介入放射学，2016，25（02）：113-116.

［11］胡曙东，黄蔚，李卫侠，等. 儿童与成人胰腺实性假乳头状瘤临床和 MDCT 特征的比较. 外科理论与实践，2013，18（06）：536-539.

［12］Kang CM，Choi SH，Kim SC，et al. Predicting recurrence of pancreatic solid pseudopapillary tumors after surgical resection：a multicenter analysis in Korea. Ann Surg，2014，260（2）：348-355.

［13］Wu J，Tian X，Liu B，et al. Features and Treatment of Peritoneal Metastases from Solid Pseudopapillary Neoplasms of the Pancreas. Med Sci Monit，2018，24：1449-1456.

［14］Ercelep O，Ozdemir N，Turan N，et al. Retrospective evaluation of patients diagnosed solid pseudopapillary neoplasms of the pancreas. Curr Probl Cancer，2019，43（1）：27-32.

［15］Kim YI，Kim SK，Paeng JC，et al. Comparison of F-18-FDG PET/CT findings between pancreatic solid pseudopapillary tumor and pancreatic ductal adenocarcinoma. Eur J Radiol，2014，83（1）：231-235.

［16］韦炜，程涛，罗英姿. 胰腺实性-假乳头状瘤的 MSCT 诊断. 临床放射学杂志，2009，28（5）：656-658.

［17］Yang F，Jin C，Long J，et al.Solid pseudopapillary tumor of the pancreas：a case series of 26 cinsecultive patients. Am J Surg. 2009，198（2）：210-215.

［18］Dong A，Wang Y，Dong H，et al. FDG PET/CT fingings of solid pseudopapillary tumor of the pancreas with CT and MRI correlation. Clin Nucl Med，2013，38（3）：e118-124.

［19］贺慧杰，宋晓燕，汪锋，等. 胰腺实性假乳头状瘤二例病理分析. 肿瘤研究与临床，2013，25（9）：628-630.

［20］Guan ZW，Xu BX，Wang RM，et al. Hyperaccumulation of ^{18}F-FDG in order to differentiate solid pseudopapillary tumors form adenocarcinomas and from neuroendocrine pancrestic tumors and review of the literature. Hell J Nuel Med，2013，16（2）：97-102.

［21］蒯玉娴，张建，贾国荣，等. 胰腺实性假乳头状瘤 ^{18}F-FDG PET/CT 影像表现和代谢特征分析. 中华核医学与分子影像杂志，2016，36（2）：137-141.

四、胰腺导管内乳头状黏液性肿瘤

病例1

【简要病史】 男，73岁，进食后左季肋区疼痛1年余。

【相关检查】 血清CA19-9 56.26 U/ml（参考值＜37 U/ml），TPA 175.20 U/L（参考值＜120.0 U/L）。

【影像所见】 MRI（图3-4-16A～C）示胰尾部主胰管呈串珠样扩张，其近端胰管中断，胰头、胰颈部主胰管轻度扩张；^{18}F-FDG PET/CT（图3-4-16D、E）示胰尾部多发结节状钙化灶伴周围低密度区，代谢未见增高。

【手术病理结果】 行胰体尾及脾切除术。病理：胰尾部肿物，大小2.5 cm×2 cm×2 cm，镜下可见多个扩张的管腔，腔内被覆单层柱状及立方上皮，部分上皮含黏液，核位于基底，轻度异型，局灶呈小乳头状，未见核分裂象，未见卵巢样间质，部分上皮缺

失、糜烂，中央为钙化，周边纤维组织增生，含铁血黄素沉积，炎性细胞浸润；综上，并结合临床，符合导管内乳头状黏液性肿瘤，低级别；未见神经侵犯及脉管内癌栓，胰腺断面及血管断端净。

病例2

【简要病史】 女，86岁，发现胰腺肿物11年。患者11年前体检超声发现"胰头区管道样结构（1.1 cm×2.5 cm），胰管轻度扩张（0.4 cm）"，腹部增强CT示"胰头囊性占位（1.3 cm×2.9 cm），胰管扩张（0.5 cm）"，磁共振胰胆管成像（MRCP）示"胰头部囊肿（1.0 cm×2.4 cm）并胰管增宽（0.5 cm）"，因无明显不适症状，未予治疗；1年前复查超声示"胰头部实性肿物（5.6 cm×4.4 cm×4.1 cm）并胰管扩张（1.0 cm）"，仍无明显不适症状，未予治疗；1月余前餐后腹胀，右上腹可触及一包块，大小约5 cm×5 cm，间断餐

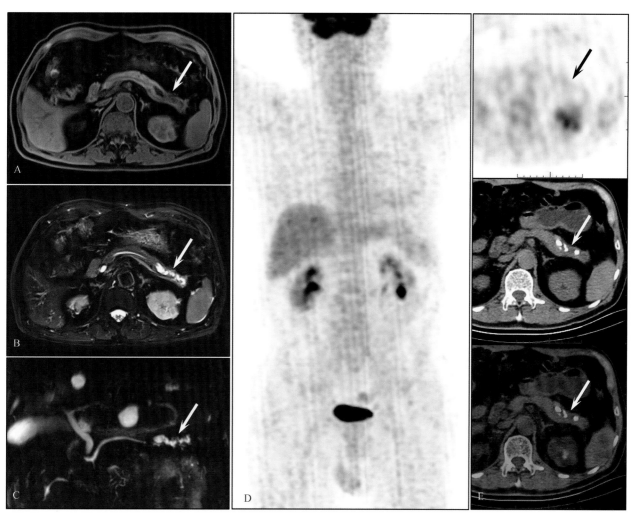

图3-4-16 MRI（**A**，T1WI；**B**，FS T2WI；**C**，MRCP）示胰尾部主胰管呈串珠样扩张（箭号），较宽处约0.9 cm，其近端胰管中断，胰头、胰颈部主胰管轻度扩张；^{18}F-FDG PET/CT（**D**，MIP；**E**，横断层）示胰尾部多发结节状钙化灶伴周围低密度区，代谢未见增高（箭号）

后上腹痛，变换体位后疼痛可缓解。

【相关检查】 血清 CEA、CA19-9、CA125、CA72-4、CA24-2 均正常。

【影像所见】 腹部 CT（图 3-4-17）示胰头部囊实性肿物，增强扫描肿物囊壁及其内部分隔可见强化；主胰管扩张伴胰体、尾萎缩。^{18}F-FDG PET/CT（图 3-4-18）示胰头部囊实性肿物，代谢不均匀增高；主胰管扩张伴胰体、尾萎缩，代谢未见异常。

【手术病理结果】（胰十二指肠切除标本）胰头部肿瘤（3.5 cm×2.5 cm×2.0 cm），呈囊实性，被覆中-重度异型黏液性上皮，实性部分呈复杂腺样及乳头状，富于细胞外黏液，广泛浸润呈胶样癌，周围胰腺导管上皮呈高级别上皮内瘤变；综上，结合临床及影像学，符合胰腺导管内乳头状黏液性肿瘤，伴浸润性癌。

【讨论】 WHO 将胰腺产生黏液的囊性肿瘤分为两组：黏液性囊性肿瘤和胰腺导管内乳头状黏液性肿瘤（intraductal papillary mucinous neoplasm，IPMN）[1-2]。IPMN 是一种起源于胰管系统产生黏液的胰腺外分泌肿瘤[3-4]，由 Ohhashi 等于 1982 年最先报道[5]。IPMN 在组织学上通常被定义为产生黏液的长柱状细胞以乳头状结构覆盖扩张胰管的上皮细胞病变[2]；根据形态学大致分为主胰管型（main-duct IPMN，MD-IPMN）、分支胰管型（branch-duct IPMN，BD-IPMN）和混合型（mixed-type IPMN，MT-IPMN）[3, 6]，其中 MT-IPMN 最常见，而 MD-IPMN 最少见。根据免疫组化（IHC）分为肠型、胃型、胰胆管型及嗜酸细胞型。IPMN 是一组从良性病变可逐步发展为浸润性癌的癌前病变，按细胞的异型性程度可分为低、中、重度不典型增生以及浸润性癌[7]。MD-IPMN 与 MT-IPMN 的恶变风险高达 40%～60%，明显高于 BD-IPMN 的 19%～30%[8-9]。IPMN 伴浸润性癌时可分为导管腺癌、胶样癌及腺鳞癌；导管腺癌通常起源于胃型或胰胆管型 IPMN，而胶样癌常起源于肠型 IPMN，胶样癌的预后好于导管腺癌[7, 10]。IPMN 伴浸润性癌时须行手术切除，而良性 IPMN 则可以密切随访[11-12]。IPMN 伴浸润性癌术后残余胰腺发生胰腺癌的风险明显高于重度不典型增生 IPMN[13]。血清 CEA 和 CA19-9 是浸润性癌的标志物，其升高与浸润性 IPMN 显著相关[14]。

IPMN 好发于中老年人，男性多于女性，约占所有胰腺肿瘤的 2%～7%，多数起病隐匿，可长期无症状；出现临床症状者多表现为非特异性的腹痛、腰背部放射痛、腹胀等[15]，以上腹痛最为多见，约占 1/2，其他症状包括乏力、食欲减退、消瘦等。随着病程延长及胰管梗阻的加重，导致胰腺炎反复发作、胰腺实质萎缩，引起胰腺功能减退，可出现脂肪泻和糖尿病等[16]。

对于有阻塞性黄疸表现的患者，内镜下逆行胰胆管造影（ERCP）可表现为[17]：①十二指肠乳头开口扩大并有黏液流出；②MD-IPMN 可见主胰

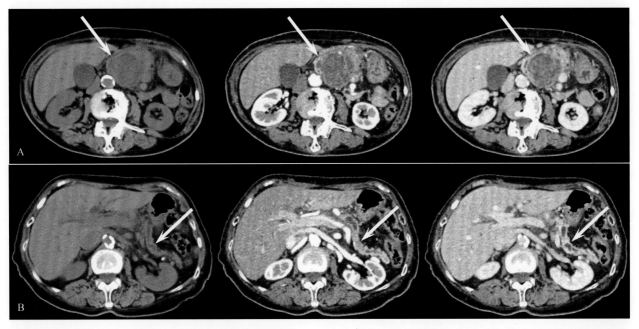

图 3-4-17 腹部 CT（自左向右：平扫、动脉期、实质期）示胰头部囊实性肿物，增强扫描肿物囊壁及其内部分隔可见强化（**A**，箭号）；主胰管扩张伴胰体、尾萎缩（**B**，箭号）

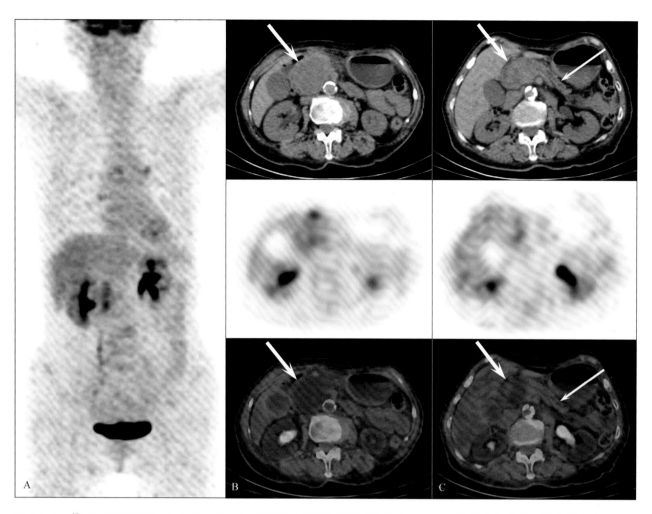

图 3-4-18 ^{18}F-FDG PET/CT（**A**，MIP；**B**、**C**，横断层）示胰头部囊实性肿物（**B**、**C**，粗箭号），代谢不均匀增高（SUV$_{max}$ 4.1）；主胰管扩张伴胰体、尾萎缩（**C**，细箭号），代谢未见异常

管全程显著扩张，伴胰管内不规则或乳头样充盈缺损；③ BD-IPMN 可见呈囊状扩张的分支胰管内对比剂充盈，并衬托出囊内条索状分隔及囊壁上乳头状突起。此外，ERCP 细胞学活检或者细针穿刺对鉴别良、恶性 IPMN 有较高特异性，但敏感性较低[18]。由于 ERCP 系逆行注入对比剂，稠厚黏液可以堵塞管腔而使对比剂不能进入主胰管远端或细小分支胰管内，造成病变显示不清或不显示，而磁共振胆胰管成像（MRCP）可避免上述情况。

在 CT 上，MD-IPMN 表现为部分或广泛的主胰管明显扩张，扩张的导管内见壁结节或乳头状突起，有强化，肿瘤可有钙化，常伴有十二指肠乳头增大；BD-IPMN 好发于胰腺钩突部，主要表现为分叶状或"葡萄串样"囊性病变，也可融合成单一大囊样病变，主胰管可轻度扩张；MT-IPMN 表现为胰腺钩突部分分支胰管扩张合并主胰管扩张，也可表现为体尾部分支胰管和主胰管扩张的组合。壁

结节是 IPMN 伴浸润性癌和重度不典型增生最强有力的独立预测因素[19]；此外，主胰管的扩张程度对良、恶性 IPMN 也有一定的鉴别诊断价值，有报道主胰管直径为 7.2 mm 是评估低、中度不典型增生与重度不典型增生和浸润性癌的最佳临界[20]。在 MRI 上，IPMN 扩张的主胰管和分支胰管 T2WI 呈明显高信号，管腔内乳头样突起和囊性病变内条索状分隔呈相对低信号。MRCP 显示扩张的胰管及其内的充盈缺损优于 ERCP，能较好地分辨受累的胰管及病变与胰腺导管的关系[21]。

^{18}F-FDG PET/CT 显像，良性 IPMN 表现为肿瘤代谢未见增高，而恶性 IPMN 表现为肿瘤代谢增高（良性 IPMN 平均 SUV$_{max}$ 1.09，恶性 IPMN 平均 SUV$_{max}$ 5.45）[22]；^{18}F-FDG PET/CT 虽不作为指南的推荐检查，但能提高对恶性 IPMN 风险度的预测[23]。

（申强　康磊　王鹤　付占立）

参考文献

［1］Zamboni G，Kloppel G，Hruban RH，et al. Mucinous cystic neoplasms of the pancreas. In：Hamilton SR，Aaltonen LA，eds. World Health Organization Classification of Tumors. Lyon，France：IARC Press，2000：234-236.

［2］Longnecker DS，Adler G，Hruban RH. Intraductal papillarymucinous neoplasms of the pancreas. In：Hamilton SR，Aaltonen LA，eds. World Health Organization Classification of Tumors. Lyon，France：IARC Press，2000：237-241.

［3］Tanaka M，Ferna'ndez-del Castillo C，Adsay V，et al. International consensus guidelines 2012 for the management of IPMN and MCN of the pancreas. Pancreatology，2012，12（3）：183-197.

［4］Crippa S，Ferna'ndez-Del Castillo C，Salvia R，et al. Mucin-producing neoplasms of the pancreas：an analysis of distinguishing clinical and epidemiologic characteristics. Clin Gastroenterol Hepatol，2010，8（2）：213-219.

［5］Ohhashi K，Murakami Y，Maruyama M，et al. Four cases of mucussecreting pancreatic cancer. Prog Dig Endosc，1982，20：348-351.

［6］Crippa S，Ferna'ndez-Del Castillo C，Salvia R，et al. Mucin-producing neoplasms of the pancreas：an analysis of distinguishing clinical and epidemiologic characteristics. Clin Gastroenterol Hepatol，2010，8（2）：213-219.

［7］Adsay V，Mino-Kenudson M，Furukawa T，et al. Pathologic evaluation and reporting of intraductal papillary mucinous neoplasms of the pancreas and other tumoral intraepithelial neoplasms of pan-creatobiliary tract：recommendations of verona consensus meeting. Ann Surg，2016，263（1）：162-177.

［8］Rodriguez JR，Salvia R，Crippa S，et al. Branch-duct intraductal papillary mucinous neoplasms：observations in 145 patients who underwen resection. Gastroenterology，2007，133（1）：72-79.

［9］Ugbarugba EE，Grieco C，Hart PA，et al. Diagnostic accuracy of preoperative imaging for differentiation of branch duct versus mixed duct intraductal papillary mucinous neoplasms. Pancreas，2018，47（5）：556-560.

［10］王婷，谢吻，林晓珠，等. 胰腺导管内乳头状黏液性肿瘤相关浸润性癌临床病理及预后因素分析. 诊断学理论与实践，2018，17（3）：278-284.

［11］Pausawasdi N，Scheiman JM. Pancreatic cystic lesions. Curr Opin Gastroenterol，2010，26：506-512.

［12］Grützmann R，Saeger HD. Cystic tumors of the pancreas. Chirurg，2010，81：755-768.

［13］Majumder S，Philip NA，Nagpal SJS，et al. High-grade dysplasia in resected main duct intraductal papillary mucinous neoplasm（MD-IPMN）is associated with an increasedr Risk of subsequent pancreatic cancer. Am J Gastroenterol，2019，114（3）：524-529.

［14］Sahara K，Mino-Kenudson M，Brugge W，et al. Branch duct intraductal papillary mueinous neoplasms：does cyst size change the tip of the scale ？ A critical analysis of the revised international consensus guidelines in a large single-institutional series. Ann Surg，2013，258（3）：466-475.

［15］Klöppel G，Adsay NV. Chronic pancreatitis and the differential diagnosis versus pancreatic cancer. Arch Pathol Lab Med，2009，133（3）：382-387.

［16］Crippa S，Partelli S，Tamburrino D，et al. The natural history of a branch-duct intraductal papillary mucinous neoplasm of the pancreas. Surgery，2014，155（3）：578-579.

［17］Lim JH，Lee G，Oh YL. Radiologic spectrum of intraductal papillary mucinous tumor of the pancreas. Radiographics，2001，21（2）：323-337.

［18］Iglesias-Garcia J，Dominguez-Munoz E，Lozano-Leon A，et al. Impact of endoscopic ultrasound-guided fine needle biopsy for diagnosis of pancreatic masses. World J Gastroenterol，2007，13（2）：289-293.

［19］Marchegiani G，Andrianello S，Borin A，et al. Systematic review，meta-analysis，and a high-volume center experience supporting the new role of mural nodules proposed by the updated 2017 international guidelines on IPMN of the pancreas. Surgery，2018，163（6）：1272-1279.

［20］Sugimoto M，Elliott IA，Nguyen AH，et al. Assessment of a revised management strategy for patients with intraductal papillary mucinous neoplasms involving the main pancreatic duet. JAMA Surg，2017，152（1）：e163349.

［21］殷小平，冯宝，李秋平，等. MSCT 及 MRI 对胰腺导管内乳头状黏液性肿瘤的诊断. 实用放射学杂志，2013，29（12）：2059-2062.

［22］Bertagna F，Treglia G，Baiocchi GL，et al. F18-FDG-PET/CT for evaluation of intraductal papillary mucinous neoplasms（IPMN）：a review of the literature. Jpn J Radiol，2013，31（4）：229-236.

［23］Roch AM，Barron MR，Tann M，et al. Does PET with CT have clinical utility in the management of patients with intraductalpapillary mucinous neoplasm ？ J Am Coll Surg，2015，221（1）：48-56.

五、胰腺转移瘤

【简要病史】 女，80 岁，体检发现胰腺占位 3 个月，黄疸 1 个月。既往 20 余年前因右肾癌行右肾切除术。

【相关检查】 血清 ALT 191 IU/L（参考值 7～40 IU/L），AST 258 IU/L（参考值 13～35 IU/L），ALP 672 IU/L（参考值 50～135 IU/L），GGT 746 IU/L（参考值 7～45 IU/L），TBil 218.5 μmol/L（参考值 1.7～20 μmol/L），D-Bil 125.47 μmol/L（参考值 0～6 μmol/L），间接胆红素（I-Bil）93.03 μmol/L。血清 CEA 5.47 ng/ml（参考值 < 5.0 ng/ml），AFP、CA19-9、CA24-2、CA125 均正常。

【影像所见】 腹部 CT（图 3-4-19）示胰头钩突及十二指肠乳头处多发肿物，增强扫描可见明显强化。¹⁸F-FDG PET/CT（图 3-4-20）示上述肿物代谢增高。

【手术病理结果】 Whipple 术切除标本：于十二指肠乳头处及胰头处见两处肿物，均见肿瘤细胞巢团状排列，细胞核小、圆形，胞质空亮，间质纤维组织增生，伴退变；十二指肠处肿物大小 2 cm×2 cm×1.5 cm，侵犯十二指肠黏膜层、黏膜下层；胰腺处肿物大小 3 cm×2 cm×2 cm，累及胰腺实质及包膜，未累及胆总管壁；IHC：CKpan（＋＋），Vimentin（＋＋＋），CD10（＋＋＋），PAX8（＋＋＋），Ki-67 2%～15%，CK7、CK20 及 CDX2 均（－）；综上，并结合临床病史，考虑为肾透明细胞癌转移。

【讨论】 胰腺转移瘤占所有胰腺恶性肿瘤的 2%～5%[1-4]。在晚期恶性肿瘤的尸检报告中，胰腺转移的发生率为 1.6%～11%[2, 5]。多种原发恶性肿瘤均可转移到胰腺[6-7]，较常见的有肺癌、肾癌、乳腺癌、结直肠癌、恶性黑色素瘤和平滑肌肉瘤等[2, 8-10]。在大多数报道中，肺癌或肾癌为胰腺转移最常见的原发肿瘤[11-16]。肺癌方面，小细胞肺癌是最常转移到胰腺的恶性肿瘤[7, 17]，可能与其恶性程度较高，易通过血行转移播散有关[18]；其次是腺癌、大细胞癌和鳞癌[7]。肾癌中以肾透明细胞癌胰腺转移最常见[4]。有别于胰腺癌多发生于胰头，胰腺转移瘤可发生于胰腺任何部位，无明显好发倾向[6, 19]。也有报道，肾癌最常转移至胰腺头部，其次为尾部和体部[20]，且胰腺可以是肾癌的唯一转移灶。

原发肿瘤术后至发生胰腺转移的间隔时间可以较长。肾癌胰腺转移与肾癌切除术的中位间隔时间为 6.5～12 年，最长间隔时间达 32.7 年[4, 11, 21-23]，且肾癌胰腺转移通常较其他部位转移的预后相对要好[24]。颅内血管外皮细胞瘤转移至胰腺的间隔时间为 2～18 年，中位间隔时间为 15 年[25]。

胰腺转移瘤的临床症状多样且缺乏特异性，常见临床表现有体重下降、腹部不适、腹痛、黄疸、消化道出血等，其中以黄疸和腹痛最为常见[26]。超

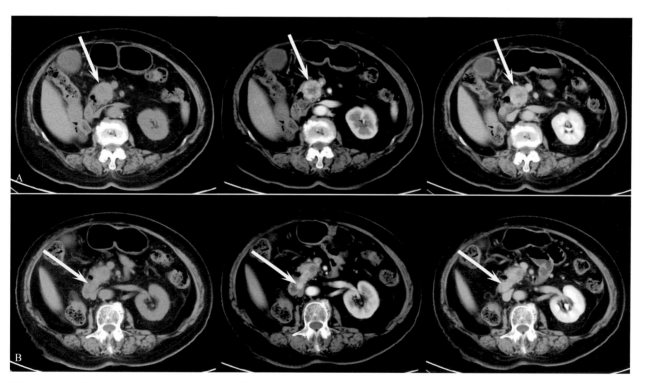

图 3-4-19　腹部 CT（自左向右：平扫、动脉期、延迟期）示胰头钩突（**A**，箭号）及十二指肠乳头处（**B**，箭号）多发肿物，增强扫描可见明显强化

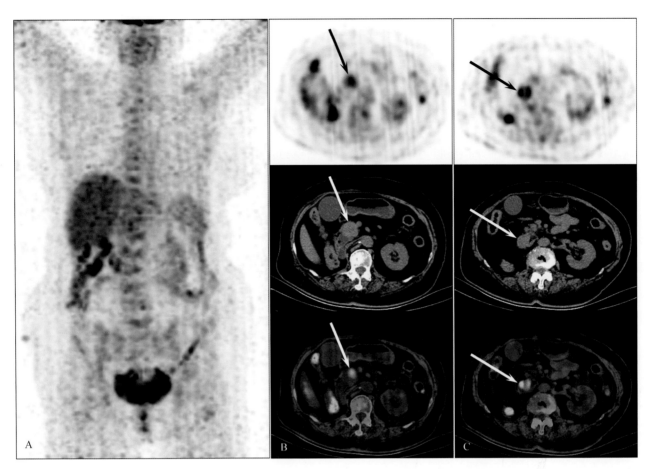

图 3-4-20 ¹⁸F-FDG PET/CT（**A**，MIP；**B**、**C**，横断层）示胰头钩突（**B**，箭号）及十二指肠乳头处（**C**，箭号）肿物，代谢增高

过 50% 的胰腺转移瘤患者可以完全没有症状，大多数也无血清 CA19-9 增高，多在原发灶切除术后的规律随访中发现，或在体检时偶然发现[1, 3, 21, 27]。

胰腺转移瘤 CT 及 MRI 的影像特点如下：①转移灶类型。可分为单发结节型、多发结节型及弥漫型 3 种[11, 28]，以单发结节型最为常见，其次为多发结节型，弥漫型最少见。单发结节型无明显的好发部位，CT 平扫多表现为类圆形或不规则形结节灶，可呈稍高、等或稍低密度[12, 23]，较大病灶内可见更低密度的囊变坏死区；病灶在 MRI 的 T1WI 多为低信号，与相对高信号的周围正常胰腺组织分界清楚，T2WI 呈等或高信号，病灶内可出现坏死、液化，而导致信号不均匀[23, 29]。②强化特征。强化方式主要与原发肿瘤的组织学类型和大小有关，可以为明显强化、边缘强化或无强化。肾癌胰腺转移瘤多为富血供病变，CT 平扫呈稍高密度结节，增强后明显强化，静脉期及延迟期强化程度降低，但密度仍高于正常胰腺实质[6, 11-12, 22, 30-31]。大多数其他类型肿瘤转移灶为乏血供病变，平扫以低密度为主，增强扫描为持续性低强化或进行性强

化[32]。胃肠道腺癌的胰腺转移灶，在动脉期通常表现为低强化，而在门脉期或延迟期则由于其结缔组织增生而出现延迟强化[33]。此外，胰腺转移灶直径 < 1.5 cm 者以均匀强化为主，> 1.5 cm 者则以环形强化为主[6, 30]，可能是随病灶体积增大，血供不足导致肿瘤内部坏死所致[31]。③继发征象。胰腺转移瘤一般不侵犯胰周血管[34]，胰腺后脂肪及局部神经侵犯也较少见[35-36]。胰腺转移瘤大部分边界清晰，周围脂肪间隙存在，很少侵及胰腺外[11, 37]。此外，胰腺转移瘤也可直接侵犯胰腺导管上皮，引起胰管和肝内外胆管扩张，但发生率较低。

¹⁸F-FDG PET/CT 上，胰腺转移瘤的 ¹⁸F-FDG 摄取也相应表现为 3 种类型，即单发结节或肿块型、多发结节型和节段型高摄取[9]。¹⁸F-FDG 高摄取的单发结节或肿块为最常见的类型；其次为多发结节型，通常边缘较规则，并且有融合趋势；节段型 ¹⁸F-FDG 高摄取类型最为少见，是由于转移瘤节段性胰腺弥漫浸润，而导致胰腺节段性肿大并伴有 ¹⁸F-FDG 高摄取。胰腺转移瘤的

^{18}F-FDG 摄取程度通常高于原发性胰腺癌，但一般很难根据两者的 SUV_{max} 来区分；此外，胰腺癌原发灶直径多明显大于胰腺转移瘤，而有助于二者的鉴别[9]。

（赵靖　王鹤　付占立）

参考文献

[1] Kassabian A, Stein J, Jabbour N, et al. Renal cell carcinoma metastatic to the pancreas: a single-institution series and review of the literature, Urology, 2000, 56(2): 211-215.

[2] Crippa S, Angelini C, Mussi C, et al. Surgical treatment of metastatic tumors to the pancreas: a single center experience and review of the literature. World J Surg, 2006, 30(8): 1536-1542

[3] Zerbi A, Ortolano E, Balzano G, et al. Pancreatic metastasis from renal cell carcinoma: which patients benft from surgical resection? Ann Surg Oncol, 2008, 15(4): 1161-1168.

[4] Ballarin R. Pancreatic metastases from renal cell carcinoma: The state of the art. World J Gastroenterol, 2011, 17(43): 4747-4756.

[5] Adsay NV, Andea A, Basturk O, et al. Secondary tumors of the pancreas: an analysis of a surgical and autopsy database and review of the literature. Virchows Arch, 2004, 444(6): 527-535.

[6] Scatarige JC, Horton KM, Sheth S, et al. Pancreatic parenchymal metastases: Observations on helical CT. Am J Roentgenol, 2001, 176(3): 695-699.

[7] Maeno T, Satoh H, Ishikawa H, et al. Patterns of pancreatic metastasis from lung cancer. Anticancer Res, 1998, 18(4B): 2881-2884.

[8] Sohn TA, Yeo CJ, Cameron JL, et al. Renal cell carcinoma metastatic to the pancreas: results of surgical management. J Gastrointest Surg, 2001, 5(4): 346-351.

[9] Hu S, Zhang J, Zuo C, et al. ^{18}F-FDG-PET/CT findings in pancreatic metastasis. Radiol Med. 2015, 120(10): 887-898.

[10] Sperti C, Moletta L, Patan G, et al. Metastatic tumors to the pancreas: The role of surgery. Worht J Gastrointest Oncol, 2014, 6(10): 381-392.

[11] Tsitouridis I, Diamantopoulou A, Michaelides M, et al. Pancreatic metastases: CT and MRI findings. Diagn Interv Radiol, 2010, 16(1): 45-51.

[12] 王光宪, 邓小琴, 文利, 等. 胰腺转移瘤的临床及CT表现. 中华胰腺病杂志, 2013, 13(1): 5-8.

[13] Wente MN, Kleeff J, Esposito I, et al. Renal cancer cell metastasis into the pancreas: a single-center experience and overview of the literature. Pancreas, 2005, 30(3): 218-222.

[14] Konstantinidis IT, Dursun A, Zheng H, et al. Metastatic tumors in the pancreas in the modern era. J Am Coll Surg, 2010, 211(6): 749-753.

[15] Adler H, Redmond CE, Heneghan HM, et al. Pancreatectomy for metastatic disease: A systematic review. Eur J Surg Oncol, 2014, 40(4): 379-386.

[16] 魏赟, 史红媛, 余静, 等. 胰腺转移瘤 35 例 CT 特征分析. 中国临床研究, 2019, 32(10): 1404-1407.

[17] 彭剑敏, 鲍柏林, 张雅利, 等. 胰腺单发转移瘤与胰腺癌的 CT 鉴别诊断. 临床放射学杂志, 2011, 30(10): 1472-1474.

[18] 李敏, 时高峰, 秦洪涛. 多排螺旋 CT 对胰腺转移瘤的诊断价值. 实用医学影像杂志, 2019, 20(1): 74-75.

[19] 刘灵灵, 缪飞, 王宇峰. 胰腺转移瘤的 CT 特点. 中国医学计算机成像杂志, 2014, 20(6): 504-506.

[20] Benhaim R, Oussouhzoglou E, Saeedi Y, et al. Pancreatic metastasis from clear cell renal cell carcinoma: outcome of an aggressive approach. Urology, 2015, 85(1): 135-140.

[21] 张智旸, 李孝远, 白春梅, 等. 胰腺转移性肾透明细胞癌的临床病理特征和预后分析. 中华肿瘤杂志, 2020, 42(1): 44-49.

[22] Mechó S, Quiroga S, Cuéllar H, et al. Pancreatic metastasis of renal cell carcinoma: multidetector CT findings. Abdom Imaging, 2009, 34(3): 385-389.

[23] 马小龙, 王海峰, 蒋慧, 等. 肾透明细胞癌胰腺转移瘤的影像特征. 中华放射学杂志, 2018, 52(3): 188-191.

[24] Santoni M, Conti A, Porta C, et al. Sunitinib, Pazopanib or Sorafenib for the treatment of patients with late relapsing metastatic renal cell carcinoma. J Uro, 2015, 193(1): 41-47.

[25] Hiraide T, Sakaguchi T, Shibasaki Y, et al. Pancreatic metastases of cerebellar hemangiopericytoma occurring 24 years after initial presentation: report of a case. Surg Today, 2014, 44(3): 558-563.

[26] Sweeney AD, Wu MF, Hilsenbeck SG, et al. Value of pancreatic resection for cancer metastatic to the pancreas. J Surg Res, 2009, 1565(2): 189-198.

[27] Reddy S, Edil BH, Cameron JL, et al. Pancreatic Resection of Isolated Metastases from Nonpancreatic Primary Cancers. Ann Surg Oncol, 2008, 15(11): 3199-3206.

[28] Klein KA, Stephens DH, Welch TJ. CT characteristics of metastatic disease of the pancreas. Radiographics, 1998, 18(2): 369-378.

[29] Palmowski M, Hacke N, Satzl S, et al. Metastasis

to the pancreas: characterization by morphology and contrast enhancement features on CT and MRI. Pancreatology, 2008, 8（2）: 199-203.

［30］Ahmed S, Johnson PT, Hruban R, et al. Metastatic disease to the pancreas: Pathologic spectrum and CT patterns. Abdom Imaging, 2013, 38（1）: 144-153.

［31］闫圆圆, 黄勇, 李文武. 胰腺转移瘤的 MDCT 诊断. 临床放射学杂志, 2012, 31（2）: 204-207.

［32］Choi TW, Kim SH, Shin CI, et al. MDCT findings of pancreatic metastases according to primary tumors. Abdom Imaging, 2015, 40（6）: 1595-1607.

［33］Sheth S, Scatarige JC, Horton KM, et al. Current concepts in the diagnosis and management of renal cell carcinoma: role of multidetector CT and three-dimensional CT. Radiographics, 2001, 21（4）: S237-254.

［34］饶圣祥, 曾蒙苏, 程伟中, 等. 胰腺转移瘤的 MDCT 表现及其特征分析. 中华胰腺病杂志, 2009, 9（4）: 235-237.

［35］Tan CH, Tamm EP, Marcal L, et al. Imaging feacures of hematogenous metastases to the pancreas: pictorial essay. Cancer Imaging, 2011, 11（1）: 9-15.

［36］Lopez Hänninen E, Amthauer H, Hosten N, et al. Prospective evaluation of pancreatic tumors: accuracy of MR imaging with MR cholangiopancreatography and MR angiography. Radiology, 2002, 224（1）: 34-41.

［37］Ng CS, Loyer EM, Iyer RB, et al. Metastases to the pancreas from renal cell carcinoma: findings on three-phase contrast-enhanced helical CT. Ajr Am J Roentgenol, 1999, 172（6）: 1555-1559.

六、胰腺内副脾伴表皮样囊肿

【简要病史】 男, 30 岁, 体检发现 CA19-9 升高 20 天。

【相关检查】 血清 CA19-9 104.70 U/ml（参考值 < 37.0 U/ml）, CA24-2 31.71 U/ml（参考值 < 20.0 U/ml）。

【影像所见】 腹部 CT（图 3-4-21A ～ C）示胰尾部囊状低密度灶, 增强扫描囊壁可见强化；MRI（图 3-4-21D ～ F）示胰尾部类圆形囊状 T2WI 高信号灶, 其内可见多发线样低信号分隔, 增强扫描囊壁及分隔可见强化。^{18}F-FDG PET/CT 显像（图 3-4-22）示胰尾部低密度灶, 代谢未见增高。

【手术病理结果】 腹腔镜下行胰体尾及脾切除。病理：胰尾部囊实性占位, 大小 2.1 cm×1.5 cm×1.5 cm, 形态为脾组织, 其脾内有多发上皮性囊肿, 囊壁衬覆鳞状上皮, 部分囊壁破裂, 周围纤维组织增生, 慢性炎性细胞浸润, 多核巨细胞反应；符合胰腺内副脾, 伴表皮样囊肿及继发性炎症反应。周围胰腺组织呈慢性胰腺炎改变。IHC（表皮样囊肿）：CKpan（＋＋＋）, CK5/6（＋＋＋）, P63（＋＋＋）, CA199（＋＋＋）, CK8/18（＋）, Ki-67 5%, Vimentin、CEA 及 CD31 均（－）。

【讨论】 胰腺内副脾伴表皮样囊肿（epidermoid cyst in intrapancreatic accessory spleen, ECIPAS）非常罕见, 是一种良性病变且恶变风险极小, 仅有个案报道 ECIPAS 发展成为鳞状细胞癌[1]。ECIPAS 平均发病年龄为 45 岁左右[2-3], 年龄分布于 12 ～ 70 岁, 女性略多于男性。一项 Meta 分析提示 ECIPAS 发病人群中 77.7% 为亚洲人（28/36）[3], 提示其发病可能存在种族差异。多数患者为体检发现, 无明显临床症状, 少数患者伴有恶心、呕吐、腹部疼痛等[4], 部分患者血清 CA19-9、CEA 升高。血清或囊液中 CA19-9 水平上升的原因可能是囊肿壁受损或囊内压力增加, 导致囊壁内衬鳞状上皮细胞产生 CA19-9 并释放到血液循环中, 术后 CA19-9 水平可下降并恢复至正常[5]。ECIPAS 组织学上多呈单囊或多囊样改变, 内衬角化或非角化的上皮, 多数为鳞状上皮, 部分为柱状或立方状上皮, 环绕以异位的副脾组织或纤维组织, IHC 显示内衬的上皮细胞表达 CA19-9 及 CEA[6-7]。

目前报道的 ECIPAS 均发生于胰尾部, 单囊多见[2], 囊壁较薄, 在 CT 和 MRI 上均显示不清, 但受压的残留副脾组织可形成"假囊壁", 假囊壁的密度和信号均与脾脏组织相仿。ECIPAS 在 CT 平扫上密度多偏低, T1WI 多为低信号, 也可呈等或稍高信号, 与囊内出血或胆固醇成分有关, T2WI 为高信号；增强扫描囊内容物一般无强化, 囊肿周围实性成分（异位的副脾组织）可见强化, 强化程度高于胰腺, 与脾相似；明确副脾组织的存在是诊断 ECIPAS 的关键, 副脾组织过少则影像学诊断困难。ECIPAS 在 ^{18}F-FDG PET/CT 上多表现为代谢减低区, Wang 等[1]和赵丰平等[8]分别报道的 1 例 ECIPAS 在 ^{18}F-FDG PET/CT 表现为囊壁代谢增高, 最终病理证实前者为恶变, 后者为囊壁组织伴有感染, 表明 ^{18}F-FDG PET/CT 上代谢增高对 ECIPAS 恶变的诊断可能存在假阳性。

（袁婷婷 王鹤 许玉峰 付占立）

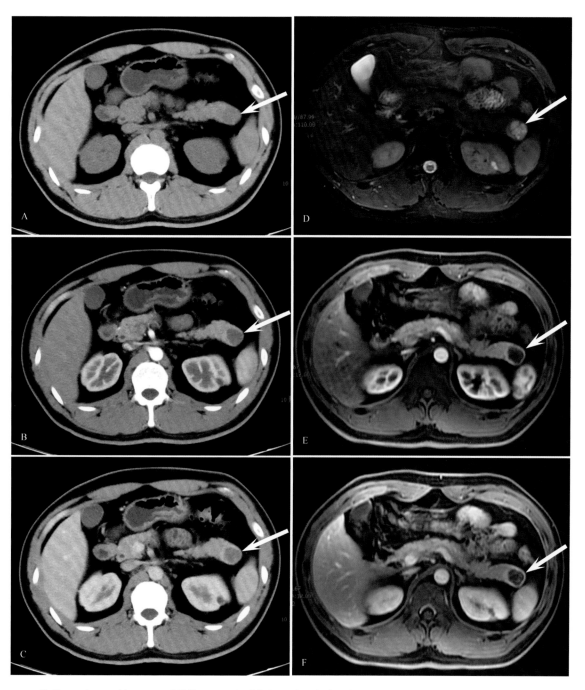

图 3-4-21 腹部 CT（**A**，平扫；**B**，动脉期；**C**，实质期）示胰尾部囊状低密度灶，直径约 2.3 cm，增强扫描囊壁可见强化（箭号）。MRI（**D**，FS T2WI；**E**，动脉期；**F**，实质期）示胰尾部类圆形囊状 T2WI 高信号灶，其内可见多发线样低信号分隔，增强扫描囊壁及分隔可见强化（箭号）

参考文献

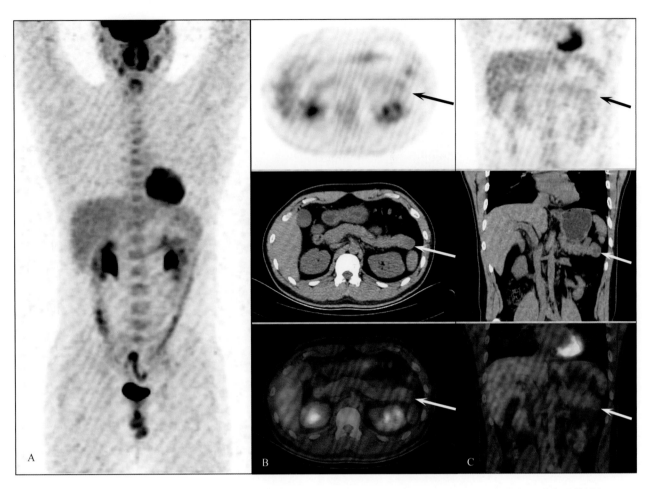

图 3-4-22 ^{18}FDG PET/CT（**A**，MIP；**B**，横断层；**C**，冠状断层）示胰尾部低密度灶，代谢未见增高（箭号）

1998，22（6）：704-708.

［6］Li BQ，Lu J，Seery S，et al. Epidermoid cyst in intrapancreatic accessory spleen：A systematic review. Pancreatology，2019，19（1）：10-16.

［7］Horibe Y，Murakami M，Yamao K，et al. Epithelial inclusion cyst（epidermoid cyst）formation with

epithelioid cell granuloma in an intrapancreatic accessory spleen. Pathol Int，2001，51（1）：50-54.

［8］赵丰平，王玉涛，邓茜，等. 脾脏和胰腺内副脾表样囊肿的影像学表现. 实用放射学杂志，2019，35（9）：1448-1452.

第五节　肾上腺醛固酮腺瘤

【简要病史】　男，39 岁，高血压 2 年，偶然发现肾上腺结节 2 个月。患者发现血压升高 2 年，最高 185/130 mmHg，无头晕、头痛、手足麻木、心悸，无脸变圆、变红及向心性肥胖等症状。

【相关检查】　血钾正常；立位血浆醛固酮 13.19 ng/dl（参考值 6.5 ～ 29.6 ng/dl），血浆肾素 0.19 ng/（ml·h）［参考值 0.93 ～ 6.56 ng/（ml·h）］，血浆醛固酮 / 肾素比值（plasma aldosterone-renin ratio，ARR）69.42（ng/dl）/［ng/（ml·h）］，参考值 ≤ 30.0（ng/dl）/［ng/（ml·h）］。卡托普利抑制试验阳性（服用卡托普利后，血浆醛固酮浓度抑制率 ＜ 30%）。

【影像所见】　^{18}F-FDG PET/CT（图 3-5-1A）示左侧肾上腺结节，代谢未见增高；^{68}Ga-pentixafor PET/CT（图 3-5-1B）示左侧肾上腺结节，摄取明显增高。

【病理结果及临床随诊】　患者行左侧肾上腺

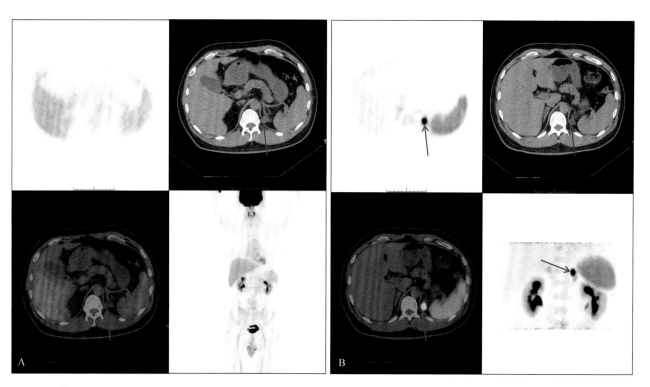

图 3-5-1 ^{18}F-FDG PET/CT（**A**）示左侧肾上腺结节，大小 1.1 cm×1.6 cm，边界清，密度尚均匀，代谢未见增高；^{68}Ga-pentixafor PET/CT（**B**）示左侧肾上腺结节，摄取明显增高

结节切除术，术后病理为"肾上腺皮质腺瘤"；术后随访 6 个月，患者高血压得到治愈。该患者左侧肾上腺结节最终被确诊为醛固酮腺瘤（aldosterone-producing adenoma，APA）。

【讨论】 原发性醛固酮增多症（primary aldosteronism，PA）是指由于肾上腺疾病引起体内无法抑制的醛固酮高分泌，导致肾素-血管紧张素系统被抑制，从而引起机体一系列病理生理改变的综合征。最常见的症状包括高血压、低血钾及代谢性碱中毒等。PA 是引起继发性高血压的常见原因之一，占继发性高血压的 6%～23%[1]。与原发性高血压相比，PA 患者心脏、肾脏等靶器官损害更为严重，早期诊断及治疗对预后具有重要意义。PA 的诊断流程分为"初筛、确诊及分型"三部曲。血浆醛固酮／肾素比值（ARR）是 PA 首选的筛查方法，国内目前一般推荐的 ARR 最佳切点值为 30（ng/dl）/［ng/（ml·h）］[2]。国内多采用的确诊试验为卡托普利抑制试验，正常人抑制试验后血醛固酮浓度下降大于 30%，而 PA 患者血醛固酮不受抑制[2]。分型诊断是临床上的重点也是难点，PA 主要分为醛固酮腺瘤（APA）与特发性醛固酮增多症（idiopathic hyperaldosteronism，IHA）两种类型，后者又称为双侧特发性肾上腺增生。前者多为单侧肾上腺受累，多采用手术治疗，后者主要通过服用盐皮质激素受体拮抗剂（如螺内酯）等药物进行治疗。APA 在 CT 上多表现为单侧肾上腺腺瘤（直径＜2 cm），呈圆形或椭圆形，边界清晰，平扫示肿块密度均匀、偏低，增强扫描后轻度强化。IHA 在 CT 上表现多样：①双／单侧肾上腺增粗，密度不均，形态饱满或呈颗粒状；②双侧肾上腺形态和大小表现正常；③单侧肾上腺孤立性小结节，密度与正常肾上腺相似或稍低；④双侧肾上腺多个小结节。由于两者 CT 表现有重叠，所以肾上腺 CT 在分型诊断中存在一定的局限性。另外，肾上腺无功能腺瘤（non-functional adrenal adenoma，NFA）也应引起我们的注意，尤其在年龄大于 40 岁的人群中，NFA 的发病率约为 4%～7%。NFA 病灶不需要进行明显的临床干预，但这些病灶的出现会加大 PA 患者分型诊断的误诊率[3]。总而言之，在 PA 患者中正确识别 APA 病灶并指导其进行手术治疗具有重要临床意义。APA、IHA 与 NFA 病灶的 ^{18}F-FDG 代谢水平相似，故 ^{18}F-FDG PET/CT 对 PA 分型诊断的能力不佳[4]。近期有研究者发现一种 G 蛋白偶联受体——C-X-C 亚家族趋化因子受体 4（C-X-C motif chemokine receptor type 4，CXCR4）在 APA 细胞中明显高表达，而在 NFA 中不表达或低表达，因此可以利用 CXCR4 的表达水平来识别 APA 病灶[5]。^{68}Ga-pentixafor 是 CXCR4 的特异性显像剂，能很好地反映病灶中 CXCR4 的表达情况，APA 病灶在 ^{68}Ga-pentixafor PET/CT 表现为明显代谢增高灶（如本例患者），而 NFA（图 3-5-2）及 IHA 病灶多无明显 ^{68}Ga-pentixafor 摄取。有研究提示，^{68}Ga-pentixafor PET/CT 诊断 APA 病灶的敏感性、特异性及准确性分别可达 100%、78.6% 及 92.3%，该方法有望成为 PA 患者的常规检查方法[6]。

（霍力　丁洁）

参考文献

[1] Sang X, Jiang Y, Wang W, et al. Prevalence of and risk factors for primary aldosteronism among patients with resistant hypertension in China. J Hypertens, 2013, 31（7）：1465-1472.

[2] 中华医学会内分泌学分会肾上腺学组. 原发性醛固酮增多症诊断治疗的专家共识. 中华内分泌代谢杂志，2016，32（3）：188-195.

[3] Rimoldi SF, Scherrer U, Messerli FH. Secondary arterial hypertension：when, who, and how to screen？ Eur Heart J, 2014, 35（19）：1245-1254.

[4] Boland GW, Dwamena BA, Jagtiani Sangwaiya M, et al. Characterization of adrenal masses by using FDG PET：a systematic review and meta-analysis of diagnostic test performance. Radiology, 2011, 259（1）：117-126.

[5] Heinze B, Fuss CT, Mulatero P, et al. Targeting CXCR4（CXC Chemokine Receptor Type 4）for Molecular Imaging of Aldosterone-Producing Adenoma. Hypertension, 2018, 71（2）：317-325.

[6] Ding J, Zhang Y, Wen J, et al. Imaging CXCR4 expression in patients with suspected primary hyperaldosteronism. Eur J Nucl Med Mol Imaging，2020，47（11）：2656-2665.

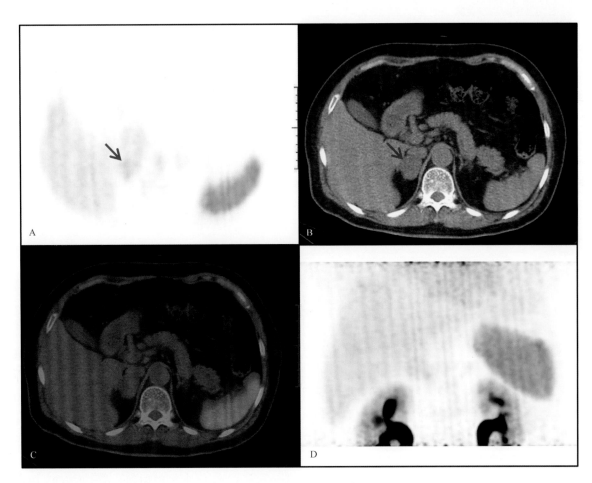

图 3-5-2　右肾上腺无功能腺瘤（女，66 岁），^{68}Ga-pentixafor PET/CT（**A**，PET；**B**，CT；**C**，PET/CT 融合；**D**，MIP）示右侧肾上腺结节未见明显放射性摄取（箭号）

第六节　胃肠胰神经内分泌肿瘤

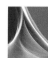

病例1

【简要病史】　男，50岁，腹部不适半年。

【相关检查】　胃镜示十二指肠球部黏膜下隆起性病变（图3-6-1A）。

【影像所见】　动脉期增强CT（图3-6-1B、C）示十二指肠球部前壁结节及胰颈上方肿大淋巴结。^68^Ga-DOTANOC PET/CT及^18^F-FDG PET/CT（图3-6-2）示十二指肠球部前壁局部增厚及胰颈上方肿大淋巴结，^68^Ga-DOTANOC 显像强阳性，^18^F-FDG 摄取未见增高。

【病理结果】　（十二指肠病变）活检病理：神经内分泌肿瘤（G1），Ki-67 < 1%。

病例2

【简要病史】　女，36岁，体检B超发现肝内多发占位1月余。

【影像所见】　动脉期增强CT（图3-6-3）示胰体部明显强化结节，伴肝内多发结节。^68^Ga-

DOTANOC PET/CT及^18^F-FDG PET/CT（图3-6-4）示胰体部结节及肝内多发低密度结节，^68^Ga-DOTANOC 显像强阳性，^18^F-FDG 摄取轻度增高。

【病理结果】　（肝）穿刺活检病理：神经内分泌肿瘤（G2），Ki-67 5%。

病例3

【简要病史】　女，74岁，腹痛、便秘7月余。

【相关检查】　结肠镜示距肛门7 cm可见一直径约2.5 cm溃疡型肿物，底部不平，被覆大量坏死物，肿物质脆，易出血。

【影像所见】　动脉期增强CT（图3-6-5）示直肠右壁局部肠壁增厚，右髂血管旁多发肿大淋巴结。^68^Ga-DOTANOC PET/CT及^18^F-FDG PET/CT（图3-6-6）示直肠壁局部增厚，右髂血管旁及腹膜后多发肿大淋巴结，^68^Ga-DOTANOC 显像弱阳性，^18^F-FDG 摄取明显增高。

【病理结果及临床诊断】　（直肠肿物）活检病

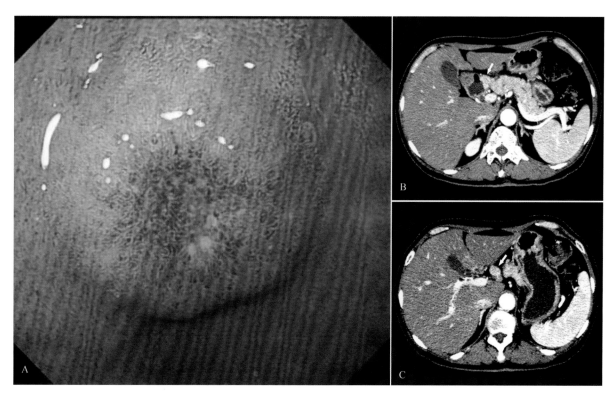

图3-6-1　胃镜（**A**）示十二指肠球部黏膜下隆起，表面凹陷、糜烂；动脉期增强CT（**B、C**）示十二指肠球部前壁结节（**B**，箭号）及胰颈上方肿大淋巴结（**C**，箭号），病灶明显强化

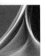

核医学病例图谱——肿瘤分册

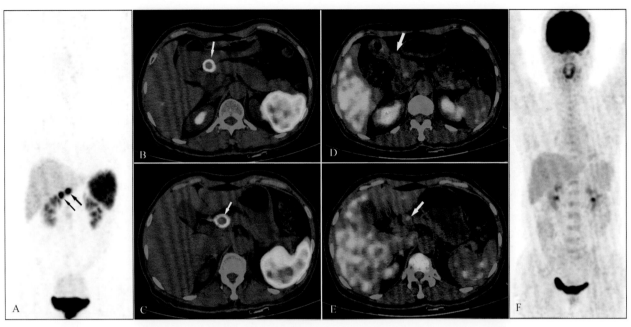

图3-6-2 ^{68}Ga-DOTANOC PET/CT（**A**，MIP；**B**、**C**，横断层）及 ^{18}F-FDG PET/CT（**D**、**E**，横断层；**F**，MIP）示十二指肠球部前壁局部增厚及胰颈上方肿大淋巴结，^{68}Ga-DOTANOC 显像强阳性，但 ^{18}F-FDG 摄取未见增高

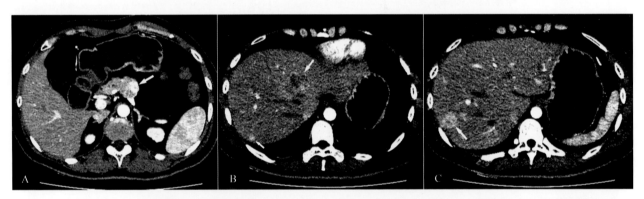

图3-6-3 动脉期增强 CT 示胰体部明显强化结节（**A**，箭号），伴肝内多发结节（**B**、**C**，箭号），大部分病灶明显强化

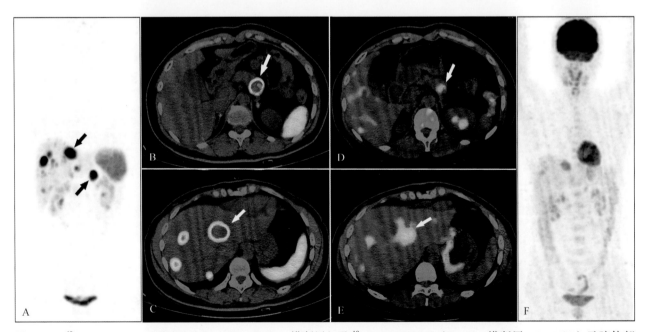

图3-6-4 ^{68}Ga-DOTANOC PET/CT（**A**，MIP；**B**、**C**，横断层）及 ^{18}F-FDG PET/CT（**D**、**E**，横断层；**F**，MIP）示胰体部结节及肝内多发低密度结节，^{68}Ga-DOTANOC 显像强阳性，^{18}F-FDG 摄取轻度增高（箭号）

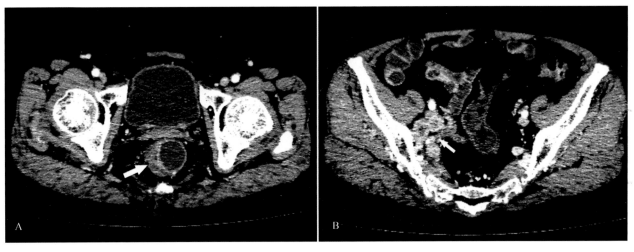

图 3-6-5 动脉期增强 CT 示直肠右壁局部肠壁增厚（**A**，箭号），右髂血管旁多发肿大淋巴结（**B**，箭号）

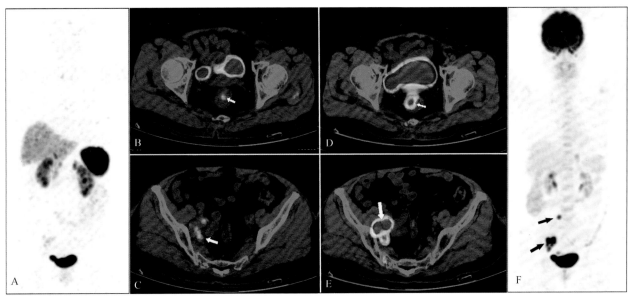

图 3-6-6 ^{68}Ga-DOTANOC PET/CT（**A**，MIP；**B**、**C**，横断层）及 ^{18}F-FDG PET/CT（**D**、**E**，横断层；**F**，MIP）示直肠壁局部增厚，右髂血管旁及腹膜后多发肿大淋巴结（箭号），^{68}Ga-DOTANOC 显像弱阳性，^{18}F-FDG 摄取明显增高

理：大细胞神经内分泌癌（G3），Ki-67 90%。

【讨论】 神经内分泌肿瘤（neuroendocrine neoplasms，NEN）是起源于神经内分泌细胞的肿瘤，由于此类细胞遍布全身各处，故 NEN 可以发生在体内任何部位，但最常见于胃、肠、胰腺等消化系统器官，约占 2/3。NEN 的发病率在过去 30 年内增加了 5 倍，目前发病率约 7.4/10 万，无性别差异，发病年龄跨度较大[1-3]。临床表现包括与激素分泌相关的临床症状（副肿瘤综合征）及由占位效应引起的局部症状。大部分 NEN 呈散发，少数与遗传因素相关，如多发性内分泌腺瘤病（multiple endocrine neoplasia，MEN）、林道（von Hippel-Lindau，VHL）综合征等。根据病理分化程度，NEN 可分为分化好的神经内分泌瘤

（neuroendocrine tumor，NET）、分化差的神经内分泌癌（neuroendocrine carcinoma，NEC）及同时具有腺癌和神经内分泌肿瘤两种成分的混合型神经内分泌癌。根据 Ki-67 指数，NEN 可分为 3 级：G1（Ki-67 ≤ 2%），G2（2% < Ki-67 ≤ 20%），G3（Ki-67 > 20%）；其中，G1 和 G2 为分化良好的 NET，而 G3 中包括分化好的高增殖活性 NET 和分化差的 NEC。NET 通常为惰性肿瘤，生长缓慢，可产生肽类激素或生物胺；NEC 为生长迅速的侵袭性肿瘤，通常不分泌激素。

NEN 为时空异质性肿瘤，分子影像学检查具有无创性捕捉肿瘤异质性的能力，在诊断 NEN 中起关键作用。生长抑素受体（somatostatin receptor，SSTR）在 NEN 中存在不同程度表达。PET/

CT SSTR 显像利用 ^{68}Ga 标记的生长抑素类似物（somatatatin analogue，SSA）（如 ^{68}Ga-DOTANOC、^{68}Ga-DOTATOC、^{68}Ga-DOTATATE），可特异性地结合不同亚型 SSTR，是评价 SSTR 在 NEN 中表达情况的重要方法，可提高 NEN 诊断灵敏度，并能早发现转移性肿瘤。此外，^{18}F-FDG PET/CT 显像可对所有病灶糖代谢状况进行分析，并指导临床对糖代谢相对较高的病灶进行活检，从而克服单一病灶组织病理分级中可能存在的缺陷。通常低分化的 NEC 糖代谢旺盛，SSTR 显像多为阴性；高分化的 NET 糖代谢不高，而 SSTR 多为阳性。SSTR 的表达缺失与去分化有关，由于 ^{18}F-FDG 和 SSTR 显像所提供诊断信息的互补性，二者联合应用对 NEN 的诊断、分级、分期及预后判断具有重要作用，可为治疗计划提供客观依据[4-6]。

（张祥松）

参考文献

[1] Dasari A, Shen C, Halperin D, et al. Trends in the incidence, prevalence, and survival outcomes in patients with neuroendocrine tumors in the United States. JAMA Oncol, 2017, 3（10）：1335-1342.

[2] Boyar Cetinkaya R, Aagnes B, Thiis-Evensen E, et al. Trends in incidence of neuroendocrine neoplasms in Norway：a report of 16,075 cases from 1993 through 2010. Neuroendocrinology, 2017, 104（1）：1-10.

[3] Scherübl H, Streller B, Stabenow R, et al. Clinically detected gastroenteropancreatic neuroendocrine tumors are on the rise：epidemiological changes in Germany. World J Gastroenterol, 2013, 19（47）：9012-9019.

[4] Jindal T, Kumar A, Venkitaraman B, et al. Evaluation of the role of ^{18}F-FDG-PET/CT and ^{68}Ga-DOTATOC-PET/CT in differentiating typical and atypical pulmonary carcinoids. Cancer Imaging, 2011, 11（1）：70-75.

[5] Kayani I, Conry BG, Groves AM, et al. A comparison of ^{68}GaDOTATATE and ^{18}F-FDG PET/CT in pulmonary neuroendocrine tumors. J Nucl Med, 2009, 50（12）：1927-1932.

[6] von Falck C, Boerner AR, Galanski M, et al. Neuroendocrine tumour of the mediastinum：fusion of ^{18}F-FDG and ^{68}Ga-DOTATOC PET/CT datasets demonstrates different degrees of differentiation. Eur J Nucl Med Mol Imaging, 2007, 34（5）：812.

第四章　妇科肿瘤

第一节　卵巢肿瘤

卵巢癌在发展中国家位居女性生殖系统肿瘤第三位，死亡率居妇科肿瘤之首。根据细胞来源，WHO 把卵巢肿瘤分为上皮性肿瘤、性索-间质肿瘤、生殖细胞肿瘤、继发性肿瘤等 14 类，其中 95% 的卵巢恶性肿瘤来源于卵巢上皮细胞。在上皮性卵巢肿瘤中，发病率最高的是高级别浆液性癌（high-grade serous carcinoma，HGSC），占 70% ～ 80%，其次分别是子宫内膜样癌（endometrioid carcinoma）（10%）、透明细胞癌（clear cell carcinoma）（10%）、低级别浆液性癌（low-grade serous carcinoma，LGSC）（5%）和黏液性癌（mucinous carcinoma）（3%）。

一、上皮性肿瘤

（一）浆液性癌

最新研究表明，卵巢、输卵管、腹膜高级别浆液性上皮性癌具有相同的流行病学和临床特征[1]。组织学、细胞学、基因学和分子生物学证据显示，80% 的卵巢和腹膜高级别浆液性癌起源于输卵管伞端[2-3]。2018 年国际妇产科联盟（The International Federation of Gynecology and Obstetrics，FIGO）指南继续沿用 2014 年的分期系统，把卵巢癌、输卵管癌和腹膜癌纳入同一分期系统，共同考虑，而不再笼统地认为卵巢是肿瘤的原发部位，除非明确卵巢是原发部位[4]，故本书把输卵管和腹膜高级别浆液性癌在此一起讨论。

病例 1　卵巢高级别浆液性癌，无转移

【简要病史】　女，52 岁，因子宫脱垂行超声复查时发现右侧附件区囊实性包块。1 年前因右乳癌行双乳全切（左乳为预防性切除）。

【相关检查】　CA125 46.35 U/ml（参考值＜ 35 U/ml），CEA、AFP、HCG、CA19-9 及 CA15-3 均正常。

【影像所见】　盆腔 MRI（图 4-1-1A ～ C）示右侧附件区囊实性占位。^{18}F-FDG PET/CT（图 4-1-1D、E）示右侧附件区肿物，代谢增高。

【手术病理结果】　行"全子宫及双侧附件切除术"。病理：（右附件）肿瘤细胞呈实性片状及腺样、乳头状生长，肿瘤细胞中-重度异型，核仁明显，核分裂象易见，伴坏死。IHC：ER 50% 弱中阳性，PR 5% 强阳，P53（＋＋），WT1（＋＋＋），人第 10 号染色体缺失的磷酸酶及张力蛋白同源基因蛋白（PTEN）（＋），CA125（＋＋），PAX8（＋＋＋），P16（＋＋＋），β-catenin（＋＋＋），Ki-67 80%。综上，考虑右侧卵巢高级别浆液性癌（HGSC）。左卵巢及双侧输卵管未见显著改变；大网膜纤维脂肪组织未见癌浸润；淋巴结未见癌转移（左盆腔 0/8，右盆腔 0/8）。

病例 2　卵巢高级别浆液性癌伴淋巴结转移

【简要病史】　女，45 岁，下腹胀痛 1 个月。

【相关检查】　CA125 179.4 U/ml（参值考＜ 35 U/ml），CA19-9、CA15-3、AFP 及 CEA 均正常。超声示"右附件区囊实性包块"。CT 示"盆腔多发囊实性占位"。

【影像所见】　^{18}F-FDG PET/CT（图 4-1-2）示右侧附件区囊实性肿物，实性部分代谢不均匀增高；直肠前壁局部结节样增厚，双侧髂血管旁及腹膜后腹主动脉旁多发肿大淋巴结，代谢明显增高。

【手术病理结果】　新辅助化疗 1 周期后行"开腹全子宫＋双附件切除术＋大网膜切除术＋肿瘤细胞减灭术＋粘连松解术"。病理：（右附件）卵巢组织内可见小灶低分化异型上皮细胞，呈实性或乳头样浸润性生长，范围约 1.7 cm×1.1 cm，伴出血、坏死，部分肿瘤细胞退变，周边间质纤维组织显著增生、玻璃样变性，较多吞噬细胞及慢性炎细胞浸润、含铁血黄素聚集。未见明确神经侵犯及脉管内癌栓。另于输卵管伞端表面及附着变性坏死物内可见灶状退变的肿瘤细胞团，伴大量泡沫样组

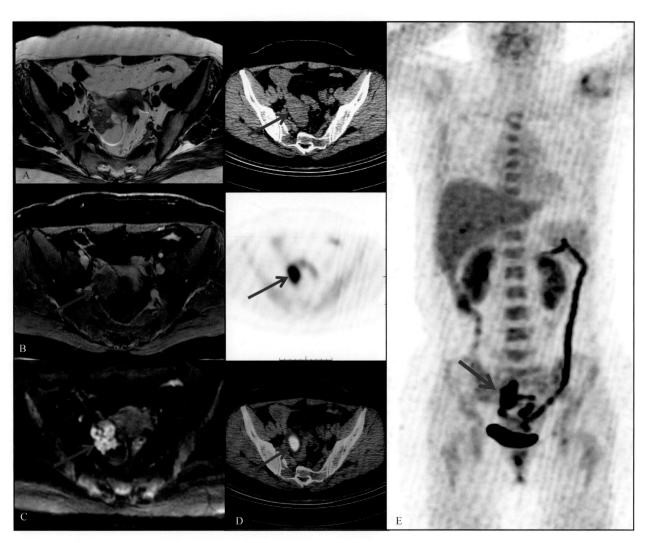

图 4-1-1 MRI（**A**～**C**）示右侧附件区囊实性占位（箭号），实性部分 T2WI 呈不均匀低信号（**A**），增强扫描可见强化（**B**），DWI 呈不均匀高信号（**C**）。¹⁸F-FDG PET/CT（**D**、**E**），横断层图像（**D**）示右侧附件区囊实性肿物（箭号），实性部分代谢明显增高（SUV$_{max}$ 12.2）；MIP（**E**）示盆腔偏右侧异常代谢增高灶（箭号），余未见明显异常

织聚集、含铁血黄素沉积，散见砂粒体样钙化。IHC：ER 80% 中阳性，PTEN（＋），CA125（＋＋），P16（＋＋），Ki-67 40%，PR、PAX2、P53 及 CEA 均（－）。综上：右卵巢高级别浆液性癌（HGSC）化疗后改变。左卵巢及输卵管未见显著改变；大网膜未见肿瘤浸润；直肠表面见小灶肿瘤细胞浸润；盆腔及腹膜后淋巴结可见转移。

▇▇▇ 病例 3　卵巢低级别浆液性癌伴腹膜转移

【简要病史】　女，41 岁，间断左下腹痛 2 年，加重 2 个月。

【相关检查】　血清 CEA、CA19-9、CA15-3 及 CA125 均正常。近期盆腔 MRI 示腹、盆腔多发占位病变。

【影像所见】　¹⁸F-FDG PET/CT（图 4-1-3）示腹、盆腔多发软组织密度肿物伴钙化，代谢明显增高。

【手术病理结果】　行 "Dixon 术、全子宫、双附

件、膀胱及双侧部分输尿管切除术"。大肠外膜肿瘤 3 cm×2.5 cm×3.5 cm，镜下呈中高分化腺癌，巢团状、乳头及微乳头状排列，伴大量砂粒体样钙化（图 4-1-4），侵犯大肠外膜及肌层，可见脉管癌栓，两侧大肠断端壁内可见散在砂粒体，其中上断端可同时见脉管癌栓。肠周淋巴结 1/6 见癌转移。全子宫及双附件周多发肿瘤，位置、大小分别为左卵巢周肿瘤 2.8 cm×2.5 cm×2.2 cm，右卵巢内肿瘤镜下直径 0.5 cm，子宫膀胱陷凹肿瘤 3.3 cm×3 cm×2 cm，镜下呈中高分化腺癌，形态与大肠肿瘤相似。肿瘤侵犯子宫肌壁及阴道壁、膀胱外膜及肌层；并可见脉管内癌栓。左、右输尿管断端管壁内可见散在砂粒体，阴道壁断端及尿道断端未见明确肿瘤细胞。小肠系膜肿物可见癌细胞巢团浸润。IHC：PR（个别细胞＋），P53（＋），PTEN（＋），CA125（＋＋＋），PAX8（＋），Ki-67 20%，ER、PAX2、CK20 均（－）。

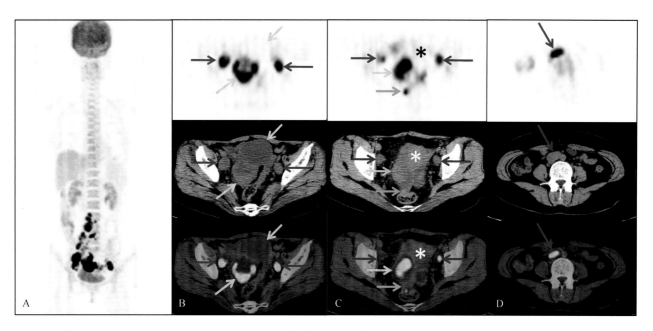

图 4-1-2 ^{18}F-FDG PET/CT。MIP（**A**）示腹、盆腔多发代谢增高灶；横断层图像（**B～D**）示右侧附件区囊实性肿物（**B**、**C**，黄箭号），实性部分代谢不均匀增高（SUV$_{max}$ 14.2）；双侧髂血管旁（**B**、**C**，红箭号）及腹膜后腹主动脉旁（**D**，红箭号）多发肿大淋巴结，代谢明显增高（SUV$_{max}$ 15.0）；直肠前壁局部结节样增厚（**C**，绿箭号），代谢增高（SUV$_{max}$ 6.8）；* 为正常子宫

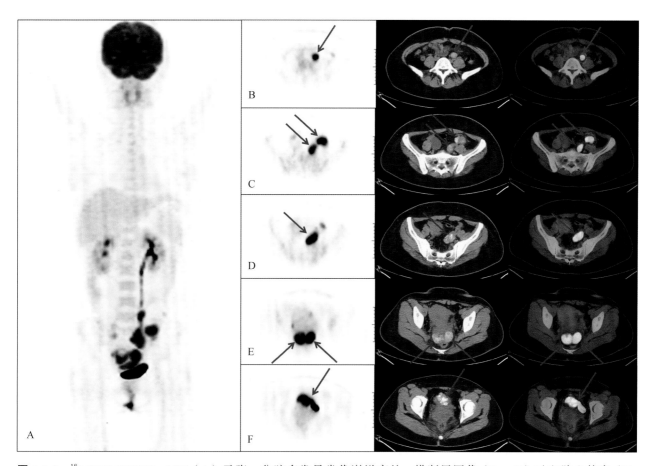

图 4-1-3 ^{18}F-FDG PET/CT。MIP（**A**）示腹、盆腔多发异常代谢增高灶；横断层图像（**B～F**）示左髂血管旁（**B**、**C**）、左侧附件区（**D**）、直肠子宫陷凹（**E**）及膀胱子宫陷凹（**F**）多发软组织密度肿物伴钙化（箭号），代谢明显增高（SUV$_{max}$ 13.2）

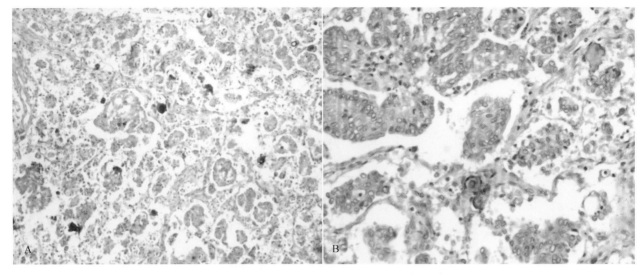

图 4-1-4 组织病理图像（HE；**A**.×100，**B**.×200）示低级别浆液性癌伴大量砂砾体样钙化

综上，右卵巢低级别浆液性癌（LGSC）伴腹盆腔多发种植性浸润。

病例4 输卵管高级别浆液性癌伴腹膜转移

【简要病史】 女，73 岁，腹胀、腹痛伴纳差 2 个月。

【相关检查】 血清 CA125 272.3 U/ml（参考值 < 35 U/ml），AFP、CEA、CA19-9、CA15-3 及 HCG 均正常。超声示右侧附件区囊实性包块及盆腔积液。

【影像所见】 ^{18}F-FDG PET/CT（图 4-1-5）示

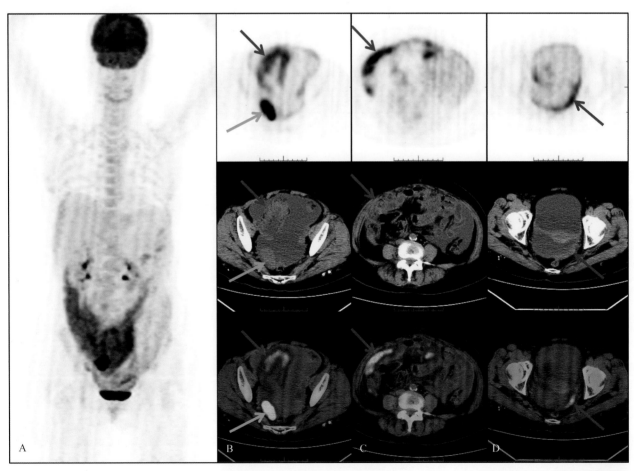

图 4-1-5 ^{18}F-FDG PET/CT。MIP（**A**）示腹、盆腔多发代谢增高灶；横断层图像（**B**～**D**）示右侧附件区（**B**，绿箭号）实性软组织密度肿物，代谢明显增高（SUV$_{max}$ 17.6）；多发腹膜增厚（**B**～**D**，红箭号），部分大网膜呈"网膜饼"状增厚（**C**，红箭号），代谢明显增高（SUV$_{max}$ 10.1）；腹、盆腔大量积液（**B**～**D**）

右侧附件区实性软组织密度肿物，多发腹膜增厚，代谢增高；腹、盆腔大量积液。

【手术病理结果】 行"开腹肿瘤细胞减灭术（全子宫＋双附件＋大网膜＋阑尾＋部分直肠＋部分腹膜切除＋肠系膜肿物切除、摘除）"。病理：（右输卵管伞端）高级别浆液性癌（HGSC），浸润双侧输卵管系膜、大网膜、直肠系膜、膀胱腹膜返折、腹膜及直肠表面均可见癌浸润；直肠周淋巴结未见转移。IHC：ER 30% 中强阳，PR 20% 中阳，P53（＋＋＋），PAX2（＋），PTEN（＋），CA125（＋），CEA（－），P16（＋＋），Ki-67 40%。

▰▰▰ 病例5 腹膜高级别浆液性癌

【简要病史】 女，70岁，腹胀、胸闷、憋气1个月。

【相关检查】 血清 CA125 976.4 U/ml（参考值＜35 U/ml），NSE 38.55 ng/ml（参考值＜16.3 ng/ml），CA72-4 13.83 U/ml（参考值＜6.9 U/ml），AFP、CEA 及 HCG 均正常。B超示腹腔积液。腹腔穿刺：腹水中见可疑腺癌细胞。

【影像所见】 ^{18}F-FDG PET/CT（图4-1-6）示腹、盆腔腹膜多发高代谢灶；腹腔大量积液。

【手术病理结果】 行"开腹探查＋双输卵管切除＋双卵巢活检＋腹壁病灶活检术"。病理示：腹膜高级别浆液性癌（HGSC）；右侧输卵管外膜可见异型细胞呈腺管样或巢团状排列浸润；左侧输卵管组织未见肿瘤细胞；双侧卵巢大部分结构正常。IHC：ER 80% 中阳，PR 1% 弱阳，P53（＋＋＋），PAX8（＋），CA125（＋＋＋），CK7（＋＋＋），Ki-67 70%，Calretinin 及 CK20 均（－）。

（二）子宫内膜样癌

【简要病史】 女，50岁，尿频半年，乏力3月，偶有下腹坠感。

【相关检查】 血清 CA125 547 U/ml（参考值＜35 U/ml），CA15-3 43.51 U/ml（＜28 U/ml），CA 72-4 160.6 U/ml（参考值＜6.9 U/ml），HE4、NSE、AFP、CEA 及 CA19-9 正常。超声示盆腔肿物。

【影像所见】 ^{18}F-FDG PET/CT（图4-1-7）示盆腔左侧囊实性肿物，代谢不均匀增高。

【手术病理结果】 行"全子宫＋双侧附件切除＋大网膜切除术"。病理：左卵巢中高分化子宫

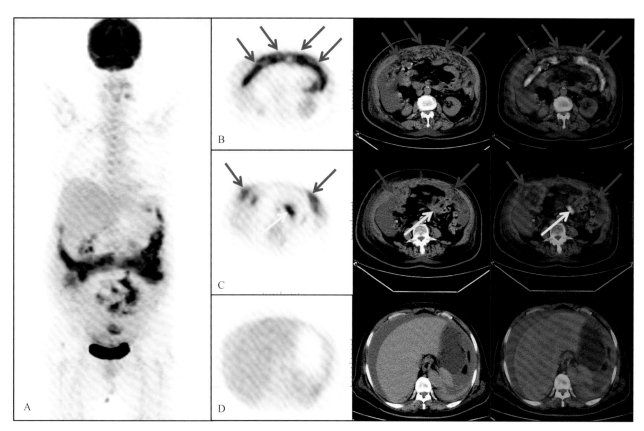

图 4-1-6 ^{18}F-FDG PET/CT。MIP（**A**）示腹、盆腔腹膜多发高代谢灶；横断层图像（**B～D**）示大网膜呈"网膜饼"状弥漫增厚（**B**、**C**，红箭号），肠系膜亦可见软组织密度灶（**C**，黄箭号），代谢增高（SUV$_{max}$ 9.2）；腹腔大量积液（**D**）

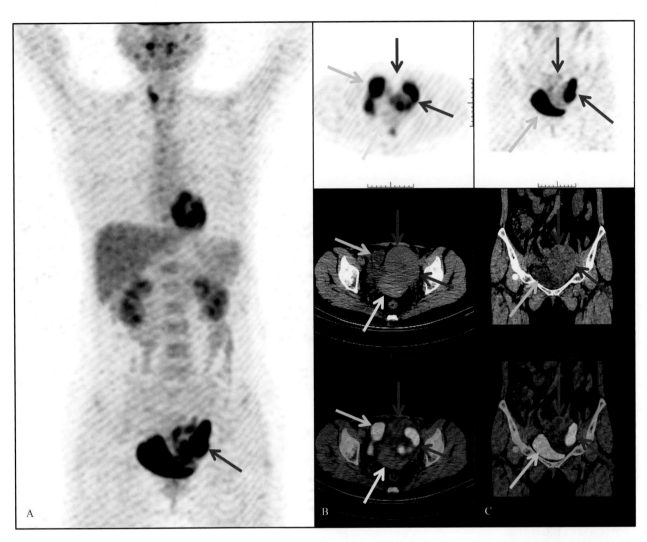

图 4-1-7　^{18}F-FDG PET/CT。MIP（**A**）示盆腔左侧代谢增高灶（红箭号）；横断层（**B**）及冠状断层（**C**）图像示子宫（黄箭号）左上方（左侧附件区）囊实性肿物（红箭号），代谢不均匀增高（SUV$_{max}$ 12.4）；绿箭号所指为膀胱

内膜样癌，伴小灶鳞化；淋巴结及大网膜纤维组织未见癌浸润。IHC：ER 90% 强阳，PR < 5% 弱阳，CK7（＋＋＋），PAX8（＋＋＋），PTEN（－），WT1（－），P16（＋＋），Napsin A（－），CA125（＋＋），P53（＋），Ki-67 40%。

（三）透明细胞癌

病例 1　卵巢透明细胞癌，无转移

【简要病史】　女，66 岁，腹胀、腹痛 1 个月，腹泻、少尿 1 周。

【相关检查】　血清 CA125 54.23 U/ml（参考值 < 35 U/ml）。超声示左附件区囊实性肿物。

【影像所见】　^{18}F-FDG PET/CT（图 4-1-8）示左附件区软组织密度肿物，代谢轻度增高；腹、盆腔大量积液。

【手术病理结果】　（左卵巢）中-重度异型肿瘤细胞，呈实性或腺管样生长，部分胞质透明，核分裂象多见，伴坏死。IHC：CKpan（＋＋＋），CK20（－），PAX8（＋＋＋），Ki-67 40%，ER、PR、P53、WT1、P16 及 SALL4 均（－）。综上，符合卵巢透明细胞癌。

病例 2　卵巢透明细胞癌伴多发腹膜转移

【简要病史】　女，36 岁，恶心、纳差 2 月余，近半月体重减轻 6 kg。

【相关检查】　血清 HE4 685.300 pmol/L（参考值 < 92.1 pmol/L），CA125 1153.00 U/ml（参考值 < 35.0 U/ml），CA72-4 49.13 U/ml（参考值 < 6.9 U/ml），AFP、CEA、HCG 均正常。B 超示盆腔囊实性肿物。

【影像所见】　盆腔 MRI（图 4-1-9）示盆腔多发囊实性占位，增强扫描实性成分可见明显强化。

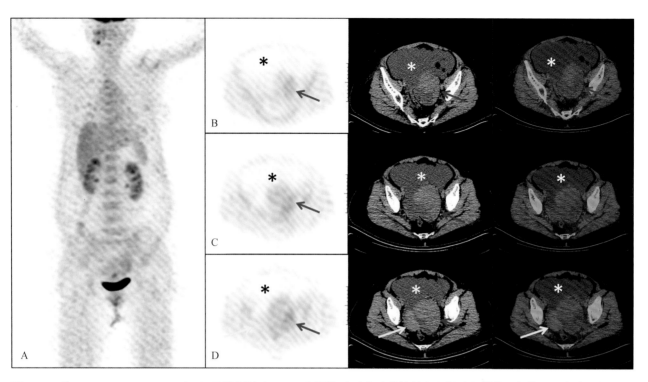

图 4-1-8 ¹⁸F-FDG PET/CT。MIP（**A**）及横断层（**B～D**）图像示子宫（黄箭号）左侧（左附件区）软组织密度肿物（红箭号），代谢轻度增高（SUV_{max} 3.1）；腹、盆腔大量积液（*）

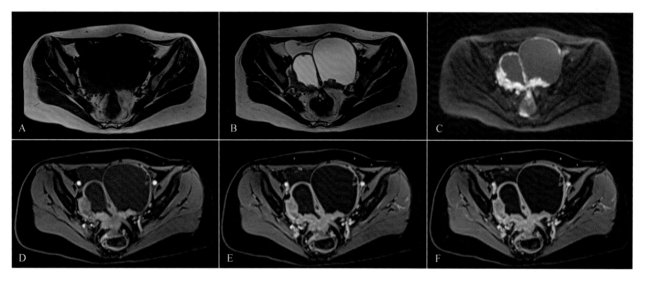

图 4-1-9 盆腔 MRI（**A**，T1WI；**B**，T2WI；**C**，DWI；**D～F**，增强扫描）示盆腔多发囊实性占位，较大者位于左侧，囊性成分呈 T1WI 低信号、T2WI 高信号、DWI 低信号，增强扫描未见明显强化；实性成分呈 T1WI 等信号、T2WI 低信号、DWI 不均匀高信号；增强扫描实性成分可见明显强化

腹、盆腔 CT（图 4-1-10）示盆腔多发囊实性肿物，增强扫描实性成分（囊壁及壁结节）可见明显强化；肝包膜及镰状韧带多发占位，未见明显强化。¹⁸F-FDG PET/CT（图 4-1-11）示盆腔囊实性肿物，代谢不均匀增高；腹膜、肝包膜及镰状韧带多发代谢增高的软组织密度结节；腹、盆腔积液。

【病理结果】 行"腹腔镜盆腔肿物活检术"，

术后病理：（腹膜肿物）异型上皮性肿瘤细胞呈腺样及乳头状生长，部分乳头细小，局灶呈"鞋钉样"突起，核中-重度异型；IHC：ER 30% 中阳，PR（－），P53（＋＋），PTEN（＋＋），P16（＋＋），Ki-67 60%，PAX8（＋＋＋），CK7（＋＋＋），CA125（＋＋＋），Napsin A（＋），WT1（－）；错配修复蛋白（pMMR）：MLH1（核＋），MSH2（核＋），MSH6（核＋），PMS2（核＋）。综上，卵巢

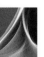

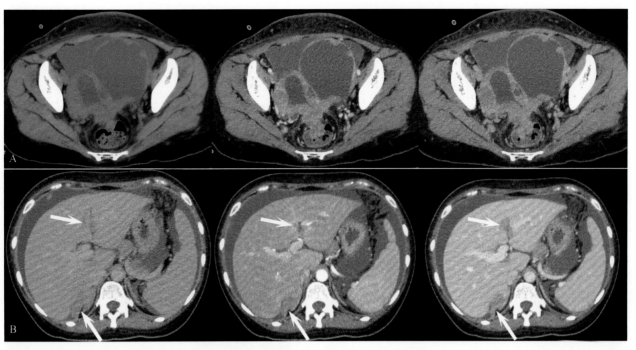

图 4-1-10 腹、盆腔 CT（自左向右：平扫、动脉期、静脉期）示盆腔多发囊实性肿物（**A**），囊壁不规则增厚伴壁结节，增强扫描实性成分（囊壁及壁结节）可见明显强化；肝包膜及镰状韧带多发占位（**B**），未见明显强化；腹、盆腔积液（**A**、**B**）

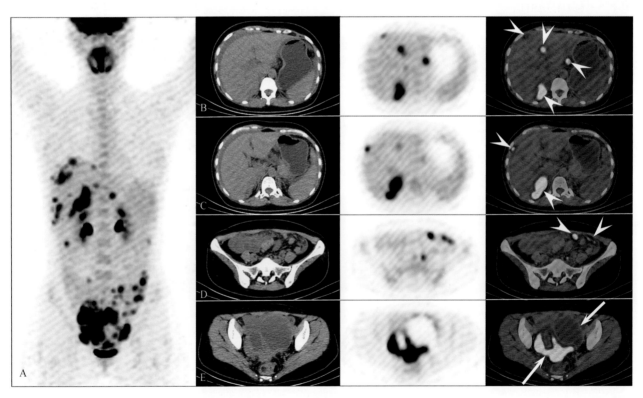

图 4-1-11 ¹⁸F-FDG PET/CT。MIP（**A**）及横断层（**B ～ E**）图像示盆腔囊实性肿物（**E**，箭号），代谢不均匀增高；腹膜（**D**）、肝包膜及镰状韧带（**B**、**C**）多发代谢增高的软组织密度结节（箭头）；腹、盆腔积液（**B ～ E**）

高级别恶性上皮性肿瘤，结合形态及 IHC，考虑为透明细胞癌。

（四）黏液性癌

【简要病史】 女，65 岁，超声发现盆腔占位 1

周。确诊骨髓增生异常综合征 1 年余，1 周前结束 2 周期化疗。

【相关检查】 血清 CA24-2 129 U/ml（参考值＜ 20 U/ml），CA125 128 U/ml（参考值＜ 35 U/

ml），CA19-9 102 U/ml（参考值＜37 U/ml），HCG正常。

【影像所见】 ^{18}F-FDG PET/CT（图 4-1-12）示盆腔巨大囊性肿块，代谢轻度增高。

【手术病理结果】 行"双附件切除＋粘连松解术"。病理：左卵巢巨大肿物，大小 17 cm×11 cm×5.5 cm，为卵巢黏液性肿瘤，大部分被覆单层黏液性上皮，部分上皮黏液分泌减少，部分区域上皮增生，呈筛状或实性排列，并可见复杂乳头状分支，浸润间质，细胞中–重度异型，易见核分裂象，伴显著坏死、退变。综上，（左卵巢）黏液性癌；输卵管未见显著改变。（腹膜肿物）纤维脂肪组织中见黏液腺癌浸润性种植。

（五）勃勒纳瘤（Brenner 瘤）

【简要病史】 女，61 岁，阴道不规则出血 3 个月，B 超发现盆腔占位 1 周。

【相关检查】 血清 ProGRP 0.133 ng/ml（参考值 0 ～ 0.1 ng/ml），CA125、CA15-3、CA19-9、CA72-4、AFP、CEA、NSE、CYFRA21-1 及 HCG正常。

【影像所见】 ^{18}F-FDG PET/CT（图 4-1-13）示盆腔实性肿物，代谢不均匀增高。

【手术病理结果】 行"腹腔镜下子宫切除术＋双侧附件切除术＋盆腔肿块切除＋盆腔及腹主动脉旁淋巴结清扫术"。病理：（右侧卵巢）交界性勃勒纳瘤（Brenner tumor）；送检淋巴结未见肿瘤转移（盆腔淋巴结 0/12，腹主动脉旁淋巴结 0/7）。

【讨论】 浆液性卵巢癌是卵巢癌最常见的组织学类型，主要有高级别浆液性癌（HGSC）和低级别浆液性癌（LGSC），其中绝大多数为 HGSC，占卵巢上皮性肿瘤的 70% ～ 80%。

HGSC 发病高峰年龄为 45 ～ 65 岁，多数患者发现时已处于 Ⅲ 期或 Ⅳ 期。^{18}F-FDG PET/CT 能够发现远处转移灶，有助于肿瘤的准确分期。卵巢癌最常见的转移途径为腹膜转移，这种转移或是肿瘤破裂直接种植到腹膜，或是肿瘤细胞随着腹水流动而发生腹盆腔播散；由于重力效应、膈下负压效应、肠道蠕动，以及肠系膜和韧带所形成的特殊的空腔或间隙等，使腹膜转移多有特殊的分布模式，转移灶多位于道格拉斯窝（子宫直肠陷凹）、小肠系膜、回盲肠交界处和乙状结肠系膜、双侧结肠旁沟、肝下间隙、莫里森囊（肝和右肾之间的间隙）、右膈下间隙等部位。^{18}F-FDG PET/CT 卵巢癌腹膜

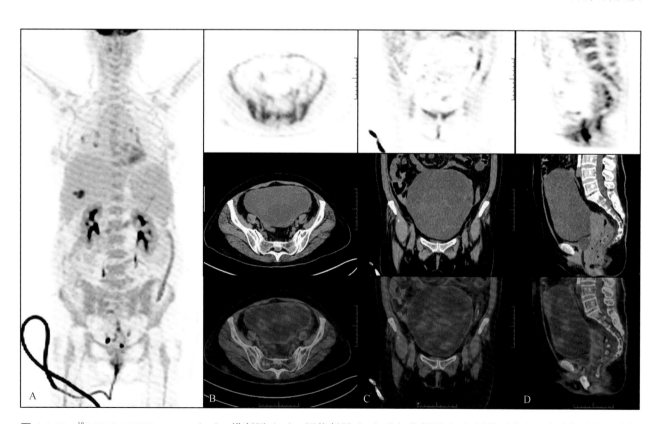

图 4-1-12 ^{18}F-FDG PET/CT。MIP（**A**）、横断层（**B**）、冠状断层（**C**）及矢状断层（**D**）图像示盆腔巨大囊性肿块，占据整个盆腔，囊内多发分隔，囊壁及分隔代谢轻度增高（SUV$_{max}$ 1.5 ～ 5.7）。脾大、全身骨骼代谢弥漫性增高（考虑为骨髓增生异常综合征所致）；肝区局灶性代谢增高（为胆囊炎所致）

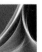
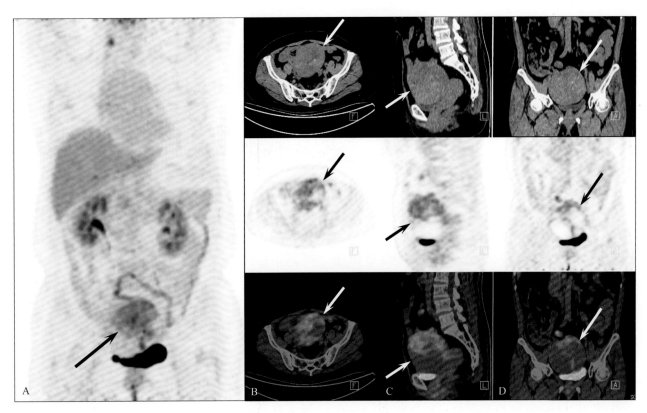

图4-1-13 ^{18}F-FDG PET/CT。MIP（**A**）、横断层（**B**）、矢状断层（**C**）、冠状断层（**D**）图像示盆腔（子宫前方）不均匀实性肿物（箭号），伴少许散在点状钙化，密度相对较低的实性部分代谢轻度增高，密度相对较高的实性部分代谢未见增高

转移可表现为单个或多个腹膜软组织密度结节，结节可以相互融合，形成肿块或"网膜饼"，同时伴代谢增高[5]；弥漫大网膜转移在^{18}F-FDG PET/CT冠状断层图像上可以看到大网膜边缘所形成的"U"形高代谢征象[6]。在腹膜广泛受累的患者中，偶尔可见脐周皮肤转移结节，又称玛丽约瑟夫结节（sister Mary Joseph nodule）[7]，多提示预后不良。此外，卵巢癌腹膜转移多并发腹水，腹水可以摄取或不摄取^{18}F-FDG。^{18}F-FDG PET/CT诊断卵巢癌腹膜转移具有较高的灵敏度和特异性[8]。HGSC另一常见转移途径为淋巴结转移。^{18}F-FDG PET/CT是诊断淋巴结转移的重要工具，除了能够发现常见的盆腔及腹膜后腹主动脉旁淋巴结转移外，还能发现胸骨旁、心膈角、腋窝、锁骨下和纵隔等膈上淋巴结转移[9-10]；同时，^{18}F-FDG PET/CT对淋巴结转移具有较高的阴性预测值，可以使患者避免行系统性盆腔和主动脉旁淋巴结清除术，减少术后并发症[11]。

LGSC发病年龄一般早于HGSC约10年，多无症状或症状轻微而偶被发现。LGSC多为囊性肿瘤，可有厚的分隔或结节实性区，肿瘤呈乳头状外生性生长，钙化多见，坏死少见；镜下肿瘤呈

微乳头或大乳头，肿瘤细胞形态相对一致，偏小，核轻、中度异型，无坏死，砂砾体（psammoma body）多见。此外，有一种特殊类型的LGSC，因伴有广泛的砂砾体形成，被称为"砂粒体癌"（psammocarcinoma）[12]（图4-1-14）；由于砂粒体癌的预后和治疗原则与其他LGSC没有明确差别，目前已很少单独分类与命名。由于LGSC多见砂砾体样钙化（属于营养不良性钙化），故在^{18}F-FDG PET/CT显像时其原发灶及转移灶内可见钙化[12-15]，但代谢多表现为增高[13-15]。

卵巢子宫内膜样癌是一种类似于子宫内膜癌的卵巢上皮性肿瘤，是第二常见的卵巢上皮癌，占卵巢癌的10%～15%。卵巢子宫内膜样癌常与子宫内膜异位症和（或）子宫内膜癌同时存在，约40%的卵巢子宫内膜样癌患者伴有同侧卵巢或骨盆其他部位的子宫内膜异位症[16]，15%～20%的病例伴子宫内膜癌。卵巢子宫内膜样癌的病理分级与子宫内膜腺癌相同，大多数卵巢子宫内膜样癌呈低级别、分化良好。平均发病年龄58岁，略低于浆液性癌。临床多无症状，大多数发现时病灶局限于卵巢，因此预后良好，临床I期患者5年生存率可达78%。如果发生于子宫内膜异位囊肿的基础上，肿

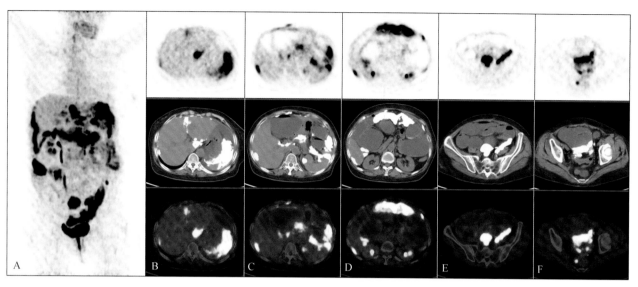

图 4-1-14　[18]F-FDG PET/CT（女，60 岁，卵巢"砂粒体癌"术后 6 年，第二次复发伴肠梗阻）。MIP（**A**）及横断层（**B ～ F**）图像示腹、盆腔多发钙化灶，代谢明显增高（SUV_{max} 10.1）；小肠肠管明显扩张（**B ～ F**）

瘤往往表现为息肉样结节，凸出到充满血性液体的厚壁囊腔内。卵巢子宫内膜样癌和浆液性癌一样，是一种 ^{18}F-FDG 高亲和力肿瘤，研究表明，二者 SUV_{max} 差异不明显[17]。

卵巢透明细胞癌是由透明的嗜酸细胞和"鞋钉"样细胞组成的恶性肿瘤，是与卵巢或盆腔子宫内膜异位症最相关的肿瘤，50% ～ 70% 的病例源于子宫内膜异位症[18]。在妇科肿瘤中，卵巢透明细胞癌是最常伴有副肿瘤性高钙血症的肿瘤[19]。肿瘤通常为单侧，平均直径约 15 cm，可以是实性、囊实性，或者子宫内膜异位囊肿内的小结节。Ⅰa 期患者预后良好。卵巢透明细胞癌对 ^{18}F-FDG 的摄取多不高，多低于最常见的浆液性癌[20-21]；肿瘤 SUV_{max} 也是其预后影响因素之一，低 SUV_{max} 组 5 年生存率明显优于高 SUV_{max} 组[22]。

卵巢黏液性癌是由含有胞质内黏蛋白的胃肠型细胞组成的恶性上皮肿瘤，占原发卵巢癌的 3% ～ 4%，多由交界性黏液瘤发展而来，部分可来自畸胎瘤或勃勒纳瘤（Brenner tumor）。黏液性癌患者平均发病年龄较轻，约 45 岁；临床多表现为腹胀或腹痛，发现时多局限于卵巢内，预后较好，晚期病例罕见；典型表现为单侧、复杂多房囊实性肿物。黏液性癌中肿瘤异质性常见，常同时含有良性、交界性成分。研究表明 34.1% 的卵巢黏液性癌 CT 可见钙化，发生率高于浆液性卵巢癌[23]，因此钙化对卵巢黏液性癌的诊断有一定的提示意义。与浆液性卵巢癌和卵巢子宫内膜样癌相比，卵巢黏液性癌由于含有较多的黏蛋白，细胞比例较低，因此对 ^{18}F-FDG 摄取相对较低[20, 24]。

卵巢 Brenner 瘤是一种较为罕见的起源于卵巢上皮的移行细胞肿瘤，占卵巢肿瘤的 1.5% ～ 2.5%。约 1/4 的 Brenner 瘤与其他卵巢肿瘤（主要是黏液性肿瘤）相关（部分黏液性癌起源于 Brenner 瘤）。卵巢 Brenner 瘤可分为良性、交界性以及恶性。良性 Brenner 瘤占绝大多数，由致密纤维基质和成熟的移行细胞瘤巢组成，好发于 50 ～ 70 岁人群；肿瘤体积多小于 2 cm，大多数无症状，多为单侧，大部分呈实性，可伴有囊腔。交界性 Brenner 瘤由类似非侵袭性低级别尿路上皮癌的移行细胞瘤巢组成，但无间质浸润，平均发病年龄 59 岁；常表现为盆腔单侧巨大囊性肿物，平均直径为 18 cm，实性区域通常反映良性 Brenner 瘤成分。恶性 Brenner 瘤占比不到 Brenner 瘤的 1%，肿瘤可为实性或具有囊壁内结节的囊性肿物，发现时多处于早期，较少有远处转移。极少数含有功能性基质的 Brenner 瘤具有分泌雌激素的功能，可引起绝经后阴道出血[25]。Brenner 瘤纤维基质在 MRI T2WI 呈低信号，有助于识别此类肿瘤；钙化也是卵巢 Brenner 瘤的常见表现；卵巢 Brenner 瘤葡萄糖代谢一般为轻度增高[26]，有时很难与卵巢黏液性癌鉴别。恶性 Brenner 瘤可表现为与浆液性癌类似的特点，即原发灶和转移灶对 ^{18}F-FDG 均有明显摄取[27]。

综上，卵巢上皮性肿瘤以腹痛、腹胀为主要临床表现，影像学检查可见盆腔肿块，伴或不伴腹膜、淋巴结转移，葡萄糖代谢程度可因组织学类型不同而有所差异。此外血清标志物 CA125、人附睾蛋白 4（HE4）以及联合 CA125、HE4 的罗马（ROMA）指数有助于鉴别卵巢肿物的良恶性[28-29]。卵巢恶性上皮性肿瘤的 CA125（659.5 U/ml）、HE4（430.2 pmol/L）、ROMA（64.3%）显著高于良性肿瘤（45.7 U/ml、54.5 pmol/L、17.1%）[28]。[18]F-FDG PET/CT 联合 CA125、HE4 有助于进一步提高诊断卵巢恶性上皮性肿瘤的准确性[30]。

（邱丽娟　张晶晶　高明达　董颖　付占立）

参考文献

［1］ Berek J S，Crum C and Friedlander M. Cancer of the ovary，fallopian tube，and peritoneum. Int J Gynaecol Obstet，2012，119 Suppl 2：S118-129.

［2］ Stasenko M，Fillipova O，Tew WP. Fallopian Tube Carcinoma. J Oncol Pract，2019，15（7）：375-382.

［3］ Kim J，Park E Y，Kim O，et al. Cell Origins of High-Grade Serous Ovarian Cancer. Cancers（Basel），2018，10（11）：433.

［4］ Berek JS，Kehoe ST，Kumar L，et al. Cancer of the ovary，fallopian tube，and peritoneum. Int J Gynaecol Obstet，2018，143 Suppl 2：59-78.

［5］ Dirisamer A，Schima W，Heinisch M，et al. Detection of histologically proven peritoneal carcinomatosis with fused ^{18}F-FDG-PET/MDCT. Eur J Radiol，2009，69（3）：536-541.

［6］ Anthony MP，Khong PL，Zhang J. Spectrum of ^{18}F-FDG PET/CT appearances in peritoneal disease. AJR Am J Roentgenol，2009，193（6）：W523-529.

［7］ Inanir S and Oksuzoglu K. FDG PET/CT Imaging of Calcified Sister Mary Joseph Nodule. Clin Nucl Med，2016，41（10）：e458-459.

［8］ Kim SJ，Lee SW. Diagnostic accuracy of ^{18}F-FDG PET/CT for detection of peritoneal carcinomatosis：a systematic review and meta-analysis. Br J Radiol，2018，91（1081）：20170519.

［9］ Jeong HJ，Kim HJ，Lee E H，et al. Perimenopausal ovarian carcinoma patient with subclavian node metastasis proven by immunohistochemistry. J Menopausal Med，2014，20（1）：43-46.

［10］ Hynninen J，Auranen A，Carpen O，et al. FDG PET/CT in staging of advanced epithelial ovarian cancer：frequency of supradiaphragmatic lymph node metastasis challenges the traditional pattern of disease spread. Gynecol Oncol，2012，126（1）：64-68.

［11］ Signorelli M，Guerra L，Pirovano C，et al. Detection of nodal metastases by ^{18}F-FDG PET/CT in apparent early stage ovarian cancer：a prospective study. Gynecol Oncol，2013，131（2）：395-399.

［12］ Jena SK，Mishra P，Mohapatra V，et al. Bilateral Serous Psammocarcinoma of Ovary：Rare Variant Low Grade Serous Carcinoma. Case Rep Obstet Gynecol，2015，2015：531242.

［13］ Dong A，Wang Y，Zuo C. FDG PET/CT in serous psammocarcinoma of the ovary. Clin Nucl Med，2014，39（5）：453-455.

［14］ Hu SL，Zhou ZR，Zhang YJ. Calcified metastases from ovarian carcinoma highlighted by F-18 FDG PET/CT：report of two cases. Abdom Imaging，2012，37（4）：675-679.

［15］ Agrawal K，Bhattacharya A，Harisankar CN，et al. F-18 fluoride uptake in calcified extraosseous metastases from ovarian papillary serous adenocarcinoma. Clin Nucl Med，2012，37（1）：e22-23.

［16］ Depriest PD，Banks ER，Powell DE，et al. Endometrioid carcinoma of the ovary and endometriosis：the association in postmenopausal women. Gynecol Oncol，1992，47（1）：71-75.

［17］ Karantanis D，Allen-Auerbach M，Czernin J. Relationship among glycolytic phenotype，grade，and histological subtype in ovarian carcinoma. Clin Nucl Med，2012，37（1）：49-53.

［18］ Ogawa S，Kaku T，Amada S，et al. Ovarian endometriosis associated with ovarian carcinoma：a clinicopathological and immunohistochemical study. Gynecol Oncol，2000，77（2）：298-304.

［19］ Savvari P，Peitsidis P，Alevizaki M，et al. Paraneoplastic humorally mediated hypercalcemia induced by parathyroid hormone-related protein in gynecologic malignancies：a systematic review. Onkologie，2009，32（8-9）：517-523.

［20］ Tanizaki Y，Kobayashi A，Shiro M，et al. Diagnostic value of preoperative SUVmax on FDG-PET/CT for the detection of ovarian cancer. Int J Gynecol Cancer，2014，24（3）：454-460.

［21］ Koyasu S，Otani T，Minamiguchi S，et al. Hyperestrogenism on ^{18}F-FDG PET/CT in a Patient With Estrogen-Producing Ovarian Clear Cell Carcinoma. Clin Nucl Med，2020，45（7）：e320-e322.

［22］ Konishi H，Takehara K，Kojima A，et al. Maximum standardized uptake value of fluorodeoxyglucose positron emission tomography/computed tomography is a prognostic factor in ovarian clear cell adenocarcinoma. Int J Gynecol Cancer，2014，24（7）：1190-1194.

［23］ Okada S，Ohaki Y，Inoue K，et al. Calcifications in mucinous and serous cystic ovarian tumors. J Nippon Med Sch，2005，72（1）：29-33.

［24］ Berger KL，Nicholson SA，Dehdashti F，et al. FDG

PET evaluation of mucinous neoplasms: correlation of FDG uptake with histopathologic features. AJR Am J Roentgenol, 2000, 174（4）: 1005-1008.

［25］Hiroi H, Osuga Y, Tarumoto Y, et al. A case of estrogen-producing Brenner tumor with a stromal component as a potential source for estrogen. Oncology, 2002, 63（2）: 201-204.

［26］Toriihara A, Taniguchi Y, Negi M, et al. FDG PET/CT of a benign ovarian Brenner tumor. Clin Imaging, 2012, 36（5）: 650-653.

［27］Mena LM, Carmona E, Maza FR, et al. Malignant ovarian Brenner tumor. A case report evaluated with ^{18}F-FDG PET/CT. Rev Esp Med Nucl Imagen Mol, 2015, 34（5）: 337-338.

［28］Lee SS, Park JS, Lee KB, et al. Diagnostic Performance of F-18 FDG PET/CT Compared with CA125, HE4, and ROMA for Epithelial Ovarian Cancer. Asian Pac J Cancer Prev, 2021, 22（4）: 1123-1127.

［29］Ahmed AA, Abdou AM. Diagnostic accuracy of CA125 and HE4 in ovarian carcinoma patients and the effect of confounders on their serum levels. Curr Probl Cancer, 2019, 43（5）: 450-460.

［30］郑荣亮, 胡莹莹, 张亚锐, 等. [18]F- 脱氧葡萄糖 PET/CT 联合血清糖类抗原 125、人附睾蛋白 4 检测诊断卵巢恶性肿瘤的价值. 肿瘤影像学, 2016, 25（1）: 38-44.

二、性索-间质肿瘤

（一）卵泡膜-纤维瘤

▰ 病例 1

【简要病史】 女, 57 岁, 体检发现盆腔肿物 4 年, 大小约 5 cm×5 cm, 无明显不适症状, 未进一步诊治。近 1 个月发现肿物增大, 体表可触及。

【相关检查】 血清 CA125 72.14 U/ml（参考值 < 35 U/ml）。

【影像所见】 ^{18}F-FDG PET/CT（图 4-1-15）示盆腔内巨大实性肿物, 代谢轻度增高; 右侧少量胸腔积液。

【手术病理结果】（右）卵巢灰粉色肿物, 大小约 15 cm×10 cm×6.5 cm; 肿物表面可见 4 个囊泡, 直径 1.5 ～ 5 cm, 内含清亮液, 壁光滑菲薄; 肿物切面呈灰粉色, 实性, 质硬韧; IHC: 抑制素 α

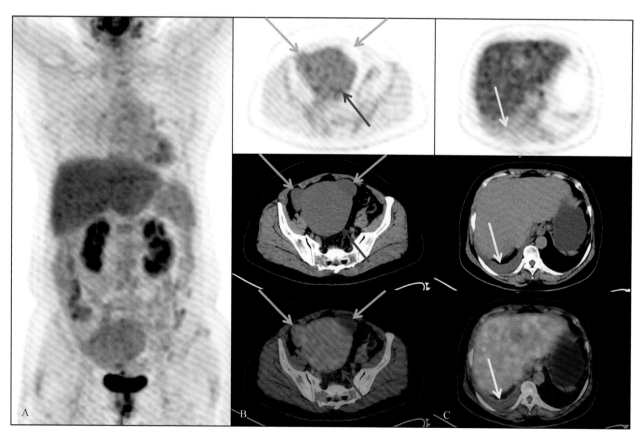

图 4-1-15 ^{18}F-FDG PET/CT。MIP（**A**）及横断层（**B ～ C**）图像示盆腔内巨大实性肿物（**B**, 红箭号）, 代谢轻度增高; 肿物表面见囊性灶（**B**, 绿箭号和蓝箭号）, 位于左侧者代谢未见增高（绿箭号）, 位于右侧者代谢轻度增高（蓝箭号）; 右侧少量胸腔积液（**C**, 黄箭号）

（inhibin α）（弱＋），Vimentin（＋），平滑肌肌动蛋白（SMA）（＋），Ki-67 约 10%，Calretinin、CD99 及 WT1 均（－）；病理诊断：（右）卵巢卵泡膜-纤维瘤。

【临床诊断】 右卵巢卵泡膜-纤维瘤合并胸腔积液，符合梅格斯综合征。

病例 2

【简要病史】 女，75 岁，下腹部隐痛 3 年，加重 3 个月，发现盆腔肿物 2 月余。

【相关检查】 血清 CA125 67.86 U/ml（参考值 ＜ 35 U/ml），CEA、AFP、CA15-3、CA19-9 及 SCC 均正常。

【影像所见】 盆腔增强 CT 及 MRI（图 4-1-16）示盆腔巨大混杂密度（信号）占位，增强扫描可见不均匀轻度强化。^{18}F-FDG PET/CT（图 4-1-17）示盆腔巨大分叶状软组织密度肿物伴钙化，代谢未见明显增高。

【手术病理结果】 行"开腹全子宫＋双附件切除术"。术后病理：（右）卵巢卵泡膜-纤维瘤，伴显著胶原化及钙化。

（二）支持细胞瘤

病例 1

【简要病史】 女，29 岁，发现盆腔肿物 1 年。

【相关检查】 血清泌乳素（PRL）594.47 μIU/ml（参考值 108 ～ 557.1 μIU/ml），促黄体生成素（LH）、促卵泡生成素（FSH）、孕酮、雌激素及睾酮、CA125、HE4、AFP、CEA、LDH、β-HCG 及 CA19-9 均正常。超声示中下腹部实性包块。

【影像所见】 ^{18}F-FDG PET/CT（图 4-1-18）示腹、盆腔巨大囊实性肿物，实性部分代谢轻度

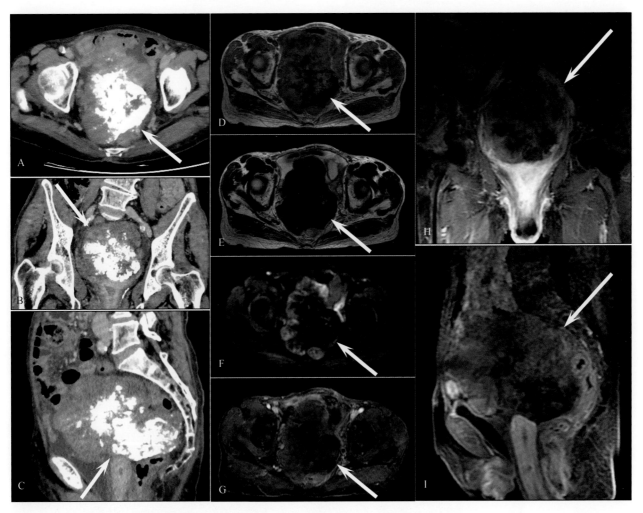

图 4-1-16 盆腔增强 CT（**A**，横断层；**B**，冠状断层；**C**，矢状断层）示盆腔巨大混杂密度占位（14.8 cm×9.2 cm×9.1 cm），可见多发致密钙化及不均匀轻度强化（箭号）。盆腔 MRI（**D**，T1WI；**E**，T2WI；**F**，DWI）示盆腔巨大混杂信号占位（箭号），T1WI 呈等、稍高信号，T2WI 呈低信号，DWI 呈不均匀稍高信号，内可见多发点片状各序列低信号（钙化）；增强扫描（**G**，横断层；**H**，冠状断层；**I**，矢状断层）可见不均匀强化（箭号）

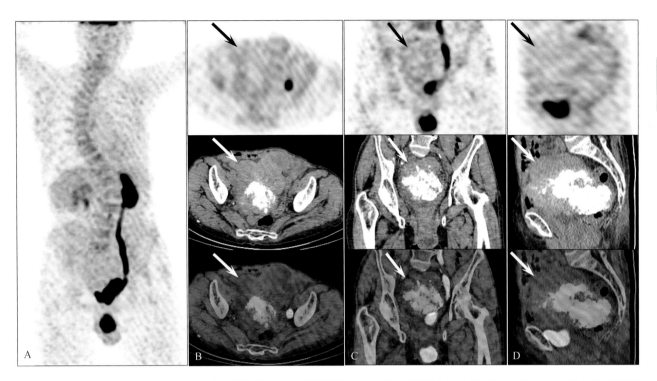

图 4-1-17 ^{18}F-FDG PET/CT。MIP（A）、横断层（B）、冠状断层（C）及矢状断层（D）图像示盆腔巨大分叶状软组织密度肿物伴钙化（箭号），代谢未见明显增高

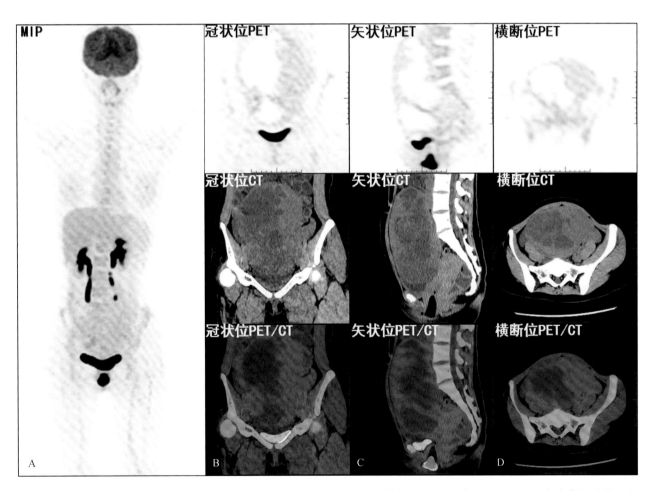

图 4-1-18 ^{18}F-FDG PET/CT。MIP（A）、冠状位（B）、矢状位（C）及横断位（D）图像示腹、盆腔巨大囊实性肿物，实性部分代谢轻度增高（SUV${}_{max}$ 3.2），囊性部分呈代谢减低区

增高。

【手术病理结果】 大体标本和组织病理（图4-1-19）：（左侧卵巢包块）镜下见肿瘤由胞质丰富、透亮或淡红染的卵圆形或高柱状细胞构成，细胞核呈空泡状，可见小核仁及少量核纵沟，核分裂象易见，灶性区域见瘤巨细胞，细胞呈腺泡状、条索状或弥漫排列，部分区域可见假乳头结构，伴大片坏死及间质纤维组织增生，结合 IHC，符合卵巢性索–间质肿瘤，考虑为支持细胞瘤。

病例2

【简要病史】 女，37岁，"子宫肌瘤"剥除术后4年，B超发现盆腔包块1个月。患者4年前于当地医院行"子宫肌瘤"剥除术，2年前发现腹部切口瘢痕下段直径约1 cm 结节，无压痛，未处理，近期自觉肿物明显增大（约4 cm×3 cm），伴触痛，1个月前B超发现盆腔占位；自发病以来，无腹痛、腹胀，无阴道不规则流血、流液。

【相关检查】 血常规、生化及女性肿瘤标志物均正常。超声示腹壁皮下混合回声区，子宫左后方低回声肿物。

【影像所见】 盆腔增强 CT（图4-1-20）示子宫左后方不均匀强化肿物，与子宫分界不清。^{18}F-FDG PET/CT（图4-1-21）示左肺多发高代谢结节，子宫左后方低密度肿物及下腹壁软组织密度结节，代谢轻度增高。

【手术病理结果】 行"全子宫＋双附件＋腹壁结节切除术"。病理：（左）卵巢肿物（13 cm×10 cm×5 cm），为圆形细胞恶性肿瘤；IHC：WT1（＋＋），SMA（灶性＋），CD99（＋＋），ER（80%＋），PR（80%＋），P53（＋），Calretinin（灶性＋），CD34（血管＋），CD10、CKpan、CK5/6、CK7、CK8、CK18、Inhibin α、间皮细胞（MC）、DOG1 及 E-cadherin 均（－）；结合 IHC，考虑为卵巢支持–间质细胞瘤；肿瘤侵及左卵巢与子宫颈管壁深肌层；腹壁转移性瘤结节。

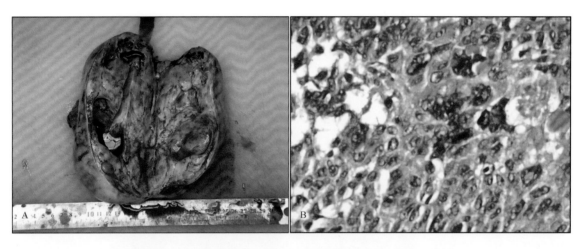

图 4-1-19 肿瘤大体标本（**A**）及组织病理（**B**，HE×400）图像

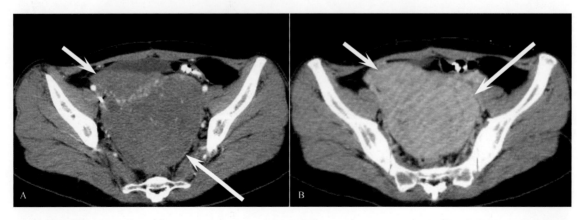

图 4-1-20 盆腔增强 CT（**A**，动脉期；**B**，延迟期）示子宫（短箭头）左后方不均匀强化肿物（长箭头），延迟强化程度与正常子宫相同；肿物与子宫分界不清

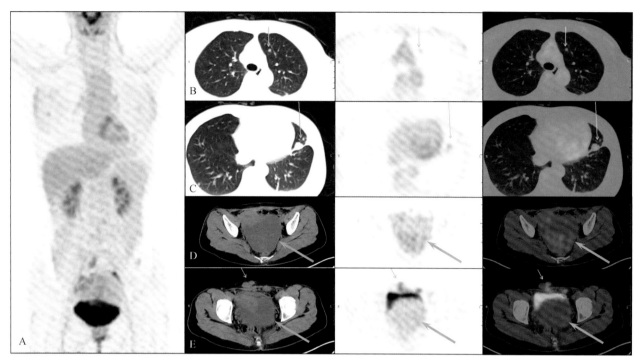

图 4-1-21　^{18}F-FDG PET/CT。MIP（**A**）及横断层（**B~E**）图像示左肺多发高代谢结节（**B**、**C**，箭号）；子宫左后方低密度肿物（**D**、**E**，大箭号）及下腹壁软组织密度结节（**E**，小箭号），代谢轻度增高

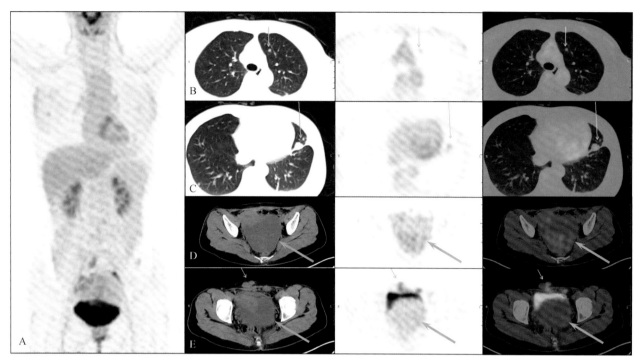

（三）颗粒细胞瘤

【简要病史】　女，47 岁，右下腹胀 4 个月，阴道不规则出血 1 个月。

【相关检查】　血清 CA125 78.72 U/ml（参考值 < 35 U/ml）。超声示盆腔囊实性包块。

【影像所见】　^{18}F-FDG PET/CT（图 4-1-22）示下腹及盆腔占位，代谢不均匀轻度增高；宫腔内代谢轻度增高。

【手术病理结果】　行"全子宫＋双附件＋大网膜切除术"。病理：左卵巢破碎肿瘤组织，肿瘤细胞弥漫片状增生，细胞核圆形或卵圆形，可见核沟，胞质稀少，伴黄体出血，符合卵巢成人型颗粒细胞瘤。右卵巢及输卵管未见异常；大网膜、膀胱表面肿物未见肿瘤组织；子宫内膜息肉。

【讨论】　卵巢性索-间质肿瘤（ovarian sex cord-stromal tumor）是一组来源于卵巢性索细胞（如颗粒细胞和支持细胞）或者卵巢间质细胞（如成纤维细胞、卵泡膜细胞）的肿瘤，约占卵巢原发肿瘤的 8%。卵巢性索-间质肿瘤发病年龄跨度较大，除幼年型颗粒细胞瘤发病年龄较低（平均约 15 岁）外，其他大部分肿瘤平均发病年龄从 20 岁到 60 岁不等。性索-间质肿瘤可有激素分泌功能，包括分泌雌激素、孕酮、雄激素，临床上可出现儿

童性早熟、子宫异常出血、子宫内膜增生和子宫内膜癌、多毛、痤疮、月经不调、男性化等表现[1]；可伴有血清 AFP 升高，但很少能达到卵黄囊瘤升高的程度[2]。

卵泡膜-纤维瘤（thecoma-fibroma）是纯间质肿瘤，根据卵泡膜细胞和成纤维细胞含量不同分为卵泡膜瘤、纤维瘤、卵泡膜-纤维瘤，临床工作中统称为卵泡膜-纤维瘤，约占卵巢肿瘤的 5%。卵泡膜-纤维瘤几乎都为良性，绝大多数发生于绝经前后的女性。卵泡膜细胞是由卵泡周围结缔组织内的梭形细胞增殖分化形成，具有分泌类固醇激素细胞的结构特点，部分病例因有雌激素分泌而出现绝经后出血。纤维瘤包膜通常光滑完整，瘤体坚硬，切面呈白色，可有水肿和囊性变；卵泡膜瘤切面呈实性、黄色，可伴有出血、坏死及囊性变，钙化不常见。卵泡膜-纤维瘤实性成分 T1WI 和 T2WI 信号强度与子宫肌层、髂腰肌相比呈等或低信号，其中 T2WI 低信号具有特征性，提示含有纤维组织；增强扫描肿瘤强化程度多低于子宫肌层或子宫肌瘤[3]。梅格斯综合征（Meig's syndrome）是一种以卵巢良性肿瘤合并胸、腹、盆腔积液为特征的疾病，肿瘤切除术后，积液多会消失[4-5]。卵泡膜-纤维瘤是引起梅格斯综合征最常见的卵巢良性肿瘤，但其发生率仅 1%~2%，属于罕见病。

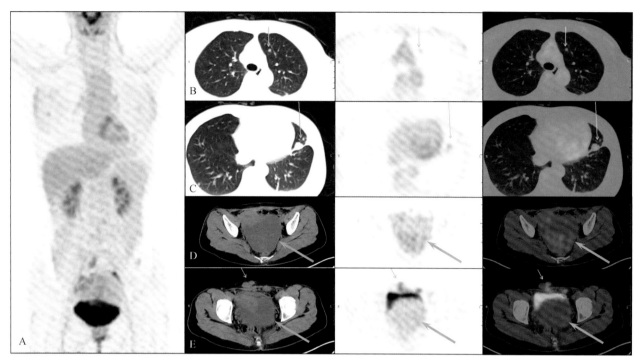

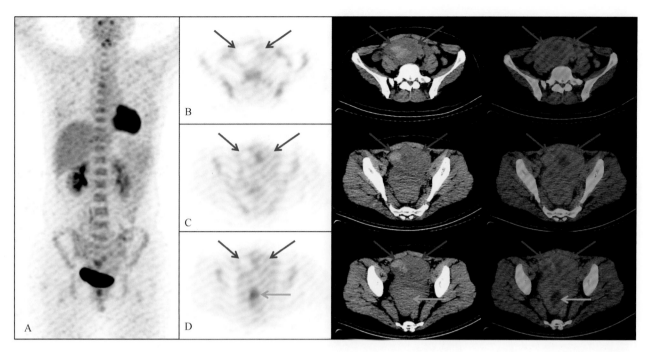

图 4-1-22 ^{18}F-FDG PET/CT 显像。MIP（**A**）及横断层（**B ~ D**）图像示下腹及盆腔占位（**B ~ D**，红箭号），密度不均匀，密度较低部分代谢轻度增高（SUV$_{max}$ 4.2），密度较高部分代谢未见增高（出血可能性大）；宫腔内代谢轻度增高（**D**，绿箭号）

梅格斯综合征患者血清 CA125 也会升高，多是由于间皮细胞表达而非肿瘤细胞产生，因此 CA125 升高的水平多与胸、腹水量相关，而和肿瘤大小无关。研究表明，半数以上的卵泡膜-纤维瘤对 ^{18}F-FDG 有轻-中度摄取，^{18}F-FDG 摄取程度可能与肿瘤内细胞密度或肿瘤细胞葡萄糖转运蛋白 -5（GLUT-5）表达相关。在 Seino 等报道的 6 例卵泡膜-纤维瘤中，纤维成分较多（即成纤维细胞间有较多胶原蛋白）的 2 例肿瘤 ^{18}F-FDG 摄取呈阴性表现，而细胞密度较高（即成纤维细胞间胶原蛋白较少）的 4 例肿瘤表现为对 ^{18}F-FDG 的中度摄取，平均 SUV$_{max}$ 为 4.0[6]。在 Bono 等的研究中，5 例卵泡膜瘤均表现出对 ^{18}F-FDG 的中度摄取，平均 SUV$_{max}$ 为 5.76，这些肿瘤细胞均表达 GLUT-5[7]。

卵巢支持细胞瘤（sertoli cell tumor of ovary）为纯性索肿瘤，较为罕见，发病年龄约 30 岁，患者多有腹痛、腹胀、阴道出血；约 40% 的患者有雌激素水平增高表现；肿瘤通常为单侧，平均直径约 8 cm，多为囊实性，可有出血、坏死。支持细胞肿瘤多为良性，发现时多局限于卵巢，直径大于 5 cm 者恶变率增加。支持-间质细胞瘤（sertoli-leydig cell tumor）较支持细胞瘤多见，但在卵巢肿瘤中也不超过 0.5%。支持-间质细胞瘤属于混合性索-间质肿瘤，是由不同比例的支持细胞、间质细胞以及原始性腺间质和异源性成分（上皮性分化成分）组成的。支持-间质细胞瘤的分级取决于支持细胞的分化程度以及间质细胞和原始性腺间质的数量；随着肿瘤分级的增高，支持细胞的分化程度越差，原始性腺间质的数量越多，间质细胞数量越少。40% ~ 60% 卵巢支持-间质细胞瘤患者有男性化表现，包括闭经、多毛、乳房萎缩、声音嘶哑、阴蒂肥大。与卵泡膜-纤维瘤不同，MRI 显示支持-间质细胞瘤的实性部分 T2WI 呈中等信号，增强扫描强化程度与子宫肌层相似，呈明显强化[8]。^{18}F-FDG PET/CT 可用于卵巢支持-间质细胞瘤的远处转移评估和疗效评价[9]。对于临床上有雌激素或雄激素内分泌症状而高度怀疑生殖系统肿瘤的患者，若常规影像学检查（CT、MRI 等）无法确定时，^{18}F-FDG PET/CT 可以作为一种备选检查方案[10]。

卵巢颗粒细胞瘤（granulosa cell tumor of ovary）起源于卵泡颗粒细胞，属于纯性索肿瘤，包括成人型和幼年型颗粒细胞瘤两种类型。成人型颗粒细胞瘤约占颗粒细胞瘤的 95%、卵巢肿瘤的 1%；幼年型颗粒细胞瘤仅占颗粒细胞瘤的 5% 左右。成人型颗粒细胞瘤是一种低度恶性肿瘤，发病年龄范围较广，发病高峰年龄为 50 ~ 55 岁。典型临床表现为老年女性绝经后出血和年轻患者的月经过多、子宫出血或闭经。肿瘤通常为单侧，大小差别较大，平均直径 10 cm，多表现为囊实性，完全囊性少见。成人型颗粒细胞瘤原发灶通常表现为 ^{18}F-FDG 轻度摄取[11-12]，而颗粒细胞瘤复发与转移灶对 ^{18}F-FDG 摄取程度则存在较大差异[13]，可表现为不摄取、轻-中度或高度摄取（图 4-1-23）。

（邱丽娟　赫杨杨　秦露平　胡娜　付占立　董颖）

参考文献

［1］Schultz KA，Harris AK，Schneider DT，et al. Ovarian Sex Cord-Stromal Tumors. J Oncol Pract，2016，10：940-946.

［2］El-Bahrawy M. Alpha-fetoprotein-producing non-germ cell tumours of the female genital tract. Eur J Cancer，2010，8：1317-1322.

［3］Shinagare AB，Meylaerts LJ，Laury AR，et al. MRI features of ovarian fibroma and fibrothecoma with histopathologic correlation. AJR Am J Roentgenol，2012，198（3）：W296-303.

［4］Santangelo M，Battaglia M，Vescio G，et al. Meigs' syndrome：its clinical picture and treatment. Ann Ital Chir，2000，71（1）：115-119.

［5］Lurie S. Meigs' syndrome：the history of the eponym. Eur J Obstet Gynecol Reprod Biol，2000，92（2）：199-204.

［6］Seino H，Ono S，Miura H，et al. Hypoxia is important in F-18 FDG accumulation in thecoma-fibroma tumors on F-18 FDG PET/CT scans. Mol Med Rep，2016，13（5）：3821-3827.

［7］Bono Y，Mizumoto Y，Nakamura M，et al. FDG-PET-positive ovarian thecoma with GLUT5 expression：Five cases. J Obstet Gynaecol Res，2017，43（3）：599-603.

［8］Cai SQ，Zhao SH，Qiang JW，et al. Ovarian Sertoli-Leydig cell tumors：MRI findings and pathological correlation. J Ovarian Res，2013，6（1）：73.

［9］Inoue K，Tsubamoto H，Ishida-Nisigami K，et al. Pazopanib treatment of a platinum-resistant recurrence of a high-grade Sertoli cell tumor and assessment of the treatment response by FDG-PET/CT：A case report. Gynecol Oncol Rep，2018，24：54-56.

［10］Kong J，Park YM，Choi YS，et al. Diagnosis of an indistinct Leydig cell tumor by positron emission tomography-computed tomography. Obstet Gynecol Sci，2019，62（3）：194-198.

［11］Günyeli I，Bozkurt KK，Yalçın Y，et al. Granulosa cell tumor and concurrent endometrial cancer with ^{18}F-FDG uptake. Hell J Nucl Med，2014，17（2）：153-155.

［12］Elsherif S，Bourne M，Soule E，et al. Multimodality imaging and genomics of granulosa cell tumors. Abdom

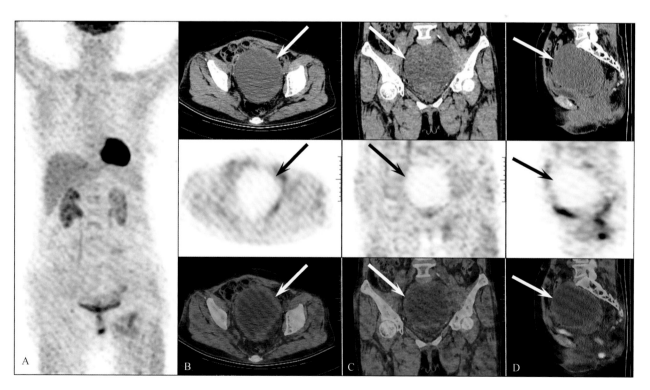

图 4-1-23 （卵巢）成年型颗粒细胞瘤术后 9 年复发（女，70 岁）。^{18}F-FDG PET/CT（**A**，MIP；**B**，横断层；**C**，冠状断层；**D**，矢状断层）示盆腔囊实性肿物，边界清晰，肿物周边代谢轻度增高，中央为放射性缺损区（箭号）

Radiol（NY），2020，45（3）：812-827.

［13］Caoduro C，Ungureanu CM，Singeorzan CM，et al. Granulosa cell tumor of the ovary with high FDG uptake. Clin Nucl Med，2013，38（7）：553-556.

三、生殖细胞肿瘤

（一）畸胎瘤

1. 成熟型畸胎瘤

【简要病史】 女，28 岁，体检发现盆腔肿物 1 周。2 个月前因甲状腺乳头状癌行双叶甲状腺切除及颈部淋巴结清扫。

【影像所见】 ^{18}F-FDG PET/CT（图 4-1-24）示左侧附件混杂密度肿物，局部代谢增高。

【术后病理结果】（左）卵巢灰白囊性肿物，壁厚 0.1 ～ 0.2 cm，内含毛发和油脂样物，局部可见头节（2.0 cm×1.5 cm×1.0 cm），质中，局部质硬；病理诊断：卵巢成熟型囊性畸胎瘤，局部可见发育成熟的脑组织。

2. 不成熟型畸胎瘤

【简要病史】 女，24 岁，腹胀 1 年。1 年前无明显诱因出现腹胀，不伴腹痛；半年前出现月经紊乱，且腹胀逐渐加重，伴纳差、大便次数减少；近期体重下降约 8 kg。

【相关检查】 血红蛋白（Hb）77 g/L（参考值 115 ～ 150 g/L）；CRP 42.45 mg/L（参考值 0 ～ 6 mg/L）。血清 CA125 225.4 U/ml（参考值 0 ～ 47 U/ml），AFP 374.6 μg/L（参考值 0 ～ 7 μg/L），CA19-9 149.3 U/ml（参考值 0 ～ 30 U/ml），CEA 正常。

【影像所见】 腹部 CT（图 4-1-25）示腹盆部巨大囊实性肿物，实性成分中可见多发钙化，增强扫描可见轻度强化，囊性成分中可见多发更低密度灶。^{18}F-FDG PET/CT（图 4-1-26）示腹盆部巨大囊实性肿物，实性部分代谢轻度增高。

【病理结果】（左）附件区囊肿（已破），壁厚 0.1 ～ 0.2 cm，内壁附灰红色菜花样物，大小 14.5 cm×10 cm×6 cm，质中，部分钙化，可见少许毛发及油脂样物，考虑为（左）卵巢不成熟型囊性畸胎瘤。

3. 单胚层畸胎瘤

（1）卵巢甲状腺肿

【简要病史】 女，65 岁，腹胀、纳差、进行性腹围增大 1 月余。

【相关检查】 血清 CA125 1606 U/ml（参考值 < 35 U/ml）。超声示左附件区囊实性包块，大量腹水。

【影像所见】 盆腔 MRI（图 4-1-27A ～ C）及

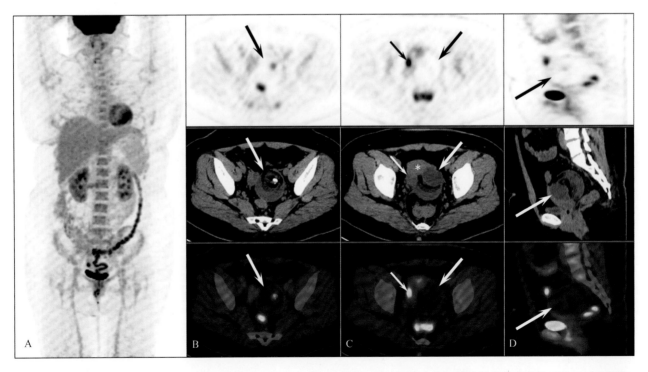

图 4-1-24 ^{18}F-FDG PET/CT。MIP（**A**）、横断层（**B**、**C**）及矢状断层（**D**）图像示左侧附件混杂密度肿物（其内可见脂肪、钙化及软组织密度）（大箭号），边界清楚，大小 7.0 cm×6.6 cm×6.3 cm，其内局部代谢增高（SUV$_{max}$ 4.6）；右侧附件生理性囊肿伴代谢增高（**C**，小箭号）；* 为子宫

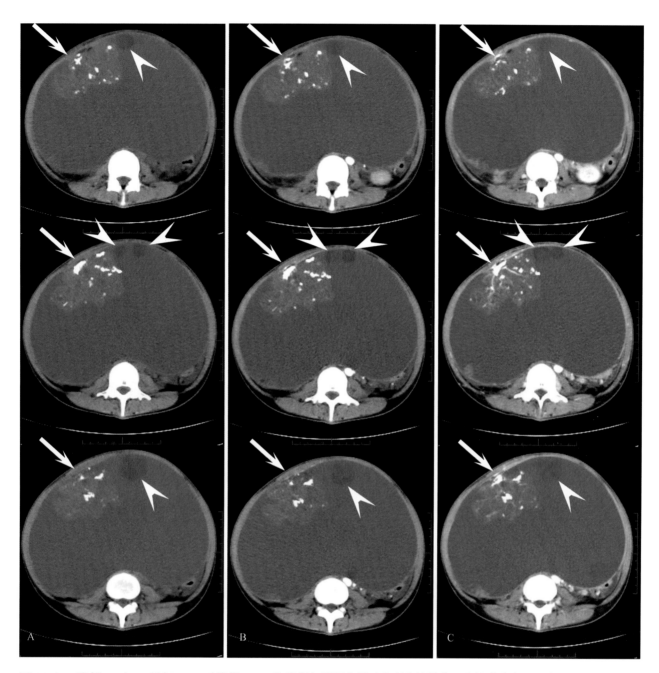

图 4-1-25　腹部 CT（**A**，平扫；**B**，动脉期；**C**，静脉期）示腹盆部巨大囊实性肿物，实性成分中可见多发钙化（箭号），增强扫描可见轻度强化；囊性成分中可见多发更低密度灶（箭头）

CT（图 4-1-27D ～ F）示左侧附件区肿物，增强扫描明显强化，伴大量腹水。^{18}F-FDG PET/CT（图 4-1-28）示左侧附件区肿物，代谢轻度增高，伴大量腹水。

【病理结果及临床诊断】 行"腹腔镜探查＋左侧附件、全子宫切除＋大网膜、盆腹膜活检术"，术中见左卵巢呈暗红色，多房囊性增大，质地糟脆。术后病理：（左）卵巢甲状腺肿，子宫、大网膜及盆腹膜未见肿瘤性病变。临床诊断：（左）卵巢甲状腺肿，假梅格斯综合征。

（2）卵巢恶性甲状腺肿

【简要病史】 女，46 岁，腹围增加 2 年，下腹胀半年余。

【相关检查】 查体：下腹可触及巨大不规则质硬肿物，光滑、边界清、活动欠佳，无压痛。血清 CA125 73.89 U/ml（参考值＜ 35 U/ml）。B 超示盆腔巨大包块。

【影像所见】 MRI（图 4-1-29）示腹盆腔混杂信号肿物，增强扫描示肿物不均匀强化。^{18}F-FDG PET/CT（图 4-1-30）示腹盆腔不规则软组织密度

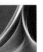

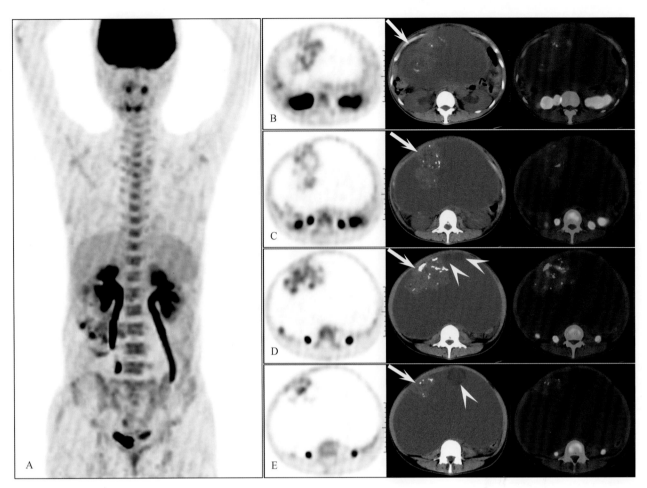

图 4-1-26 ¹⁸F-FDG PET/CT（**A**，MIP；**B ～ E**，横断层）示腹盆部巨大囊实性肿物，实性部分代谢轻度增高（箭号），囊性部分及其内部多发更低密度灶（箭头）呈代谢减低、缺损区

肿物，代谢不均匀轻度增高。

【手术病理结果】 行"腹腔镜探查术"，术中见：大网膜、腹膜、肠系膜相互致密粘连、无法分离；盆腹腔内散在粟粒样及结节样肿物，表面不规则，直径 0.5 cm 至 5 cm 不等；大网膜增厚、呈饼状，表面血管怒张，并与肠管、子宫及膀胱粘连致密，膀胱、子宫及双附件无法暴露；行肿物活检术。术后病理：（盆腔肿物）甲状腺组织，考虑为单胚层畸胎瘤，卵巢甲状腺滤泡状癌。

（二）卵黄囊瘤

【简要病史】 女，19 岁，（因胎儿唇腭裂畸形）孕 19 周引产术后 1 个月，复查 B 超发现腹、盆腔肿物。

【相关检查】 血清 AFP 10129 ng/ml（参考值＜ 7.0 ng/ml）、CA125 82.46 U/ml（参考值＜ 35 U/ml）。

【影像所见】 CT（图 4-1-31）示腹盆腔巨大囊实性肿物，肿物内血管丰富，实性部分明显强化。¹⁸F-FDG PET/CT（图 4-1-32）示肿物代谢不均

匀增高。

【手术病理结果】 行"剖腹探查术"，术中见：（右髂窝处）类圆形实性新生物，大小约 10 cm× 8 cm×7 cm，色鲜红，表面颗粒状，质脆，与大网膜和右侧卵巢相连；右侧卵巢形态失常，体积明显增大，呈囊实性，表面光滑，大小约 15 cm× 12 cm×10 cm；大网膜后叶见一直径约 2 cm 转移灶，外观如右髂窝病灶；遂行右侧附件和大网膜切除术。术后病理：（右卵巢）卵黄囊瘤、大网膜转移。

（三）（性腺外）混合性生殖细胞肿瘤

【简要病史】 女，2 岁，排便、排尿困难 1 个月。

【相关检查】 血清 AFP 82463 ng/ml（参考值＜ 7.0 ng/ml），β-HCG 正常。超声示盆腔占位。

【影像所见】 增强 CT（图 4-1-33A、B）及增强 MRI（图 4-1-33C、D）示骶尾部前方囊实性肿物及椎管内占位。¹⁸F-FDG PET/CT（图 4-1-34）示

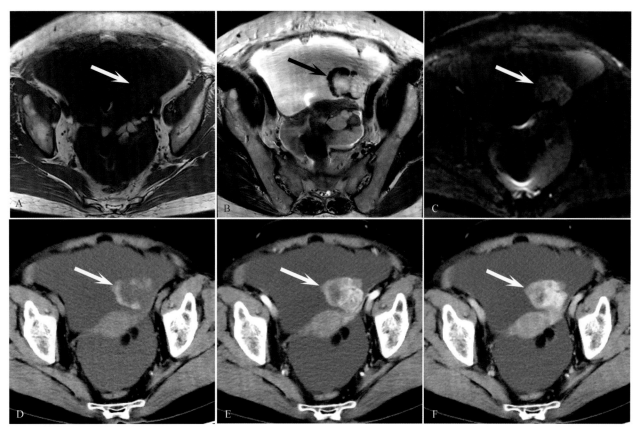

图 4-1-27 盆腔 MRI（**A**，T1WI；**B**，T2WI；**C**，DWI）示左侧附件区肿物（箭号），T1WI 呈等信号，T2WI 呈不均匀高信号（周边见极低信号带），DWI 呈稍高信号；大量腹水。盆腔 CT（**D**，平扫；**E**，动脉期；**F**，静脉期）示左侧附件区肿物（箭号），增强扫描明显强化；大量腹水

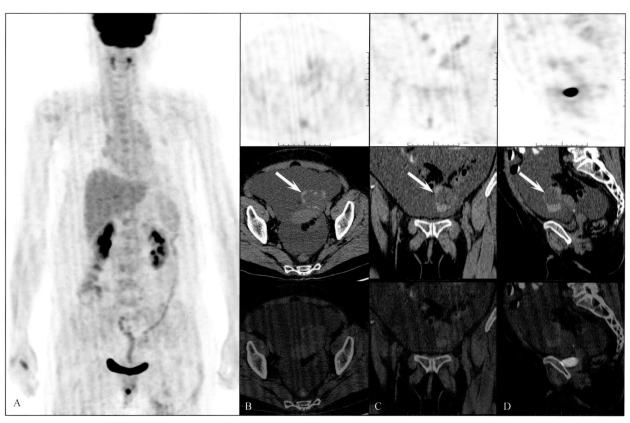

图 4-1-28 ¹⁸F-FDG PET/CT。MIP（**A**）、横断层（**B**）、冠状断层（**C**）及矢状断层（**D**）图像示左侧附件区肿物（箭号），代谢轻度增高；大量腹水

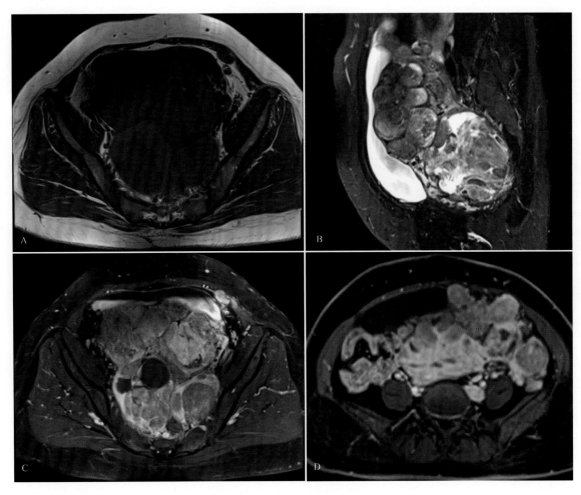

图 4-1-29　MRI 示腹盆腔混杂信号肿物，T1WI（**A**，横断层）呈等或稍高信号，FS T2WI（**B**，矢状断层）呈不均匀高信号，伴腹水；增强扫描（**C**、**D**）示肿物不均匀强化

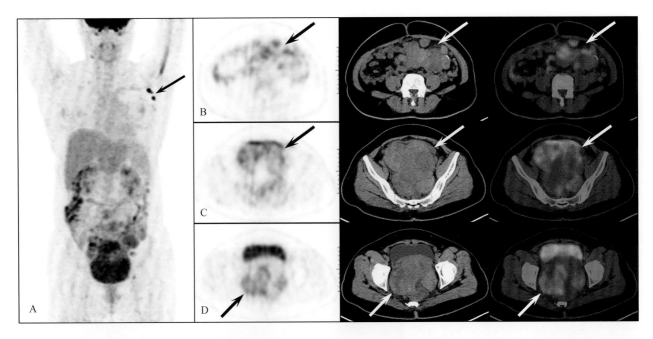

图 4-1-30　^{18}F-FDG PET/CT。MIP（**A**）示腹盆腔多发代谢增高灶（左腋窝摄取增高淋巴结为显像剂注射渗漏所致，箭号）；横断层图像（**B**～**D**）示腹盆腔不规则软组织密度肿物，密度不均匀，代谢不均匀轻度增高（箭号）

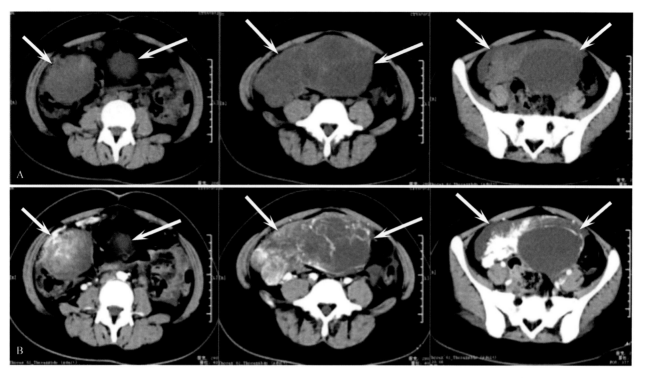

图 4-1-31 CT（**A**，平扫；**B**，增强）示腹盆腔巨大囊实性肿物（箭号），增强扫描动脉期示肿物内血管丰富，实性部分明显强化

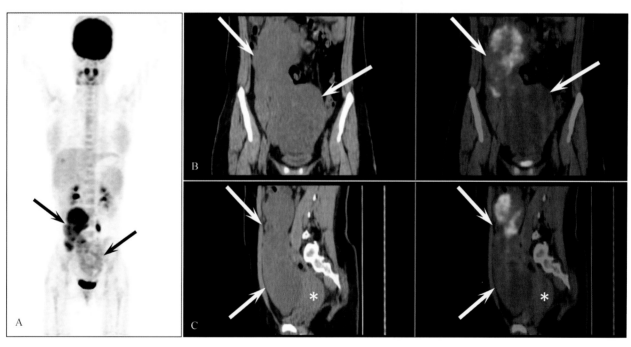

图 4-1-32 ^18F-FDG PET/CT（**A**，MIP；**B**，冠状断层；**C**，矢状断层）示腹、盆腔巨大囊实性肿物，实性部分代谢明显增高（箭号）；*为子宫

骶尾部前方囊实性肿物，代谢不均匀增高；椎管内软组织密度结节，代谢增高。

【临床治疗经过及病理结果】（骶尾前）肿物穿刺活检示"卵黄囊瘤"。经 6 周期新辅助化疗后行肿物切除，术中见：肿物起源于尾骨，与周围组织粘连，界限不清，分离粘连，将肿物与粘连尾骨尖一并切除，完整切除肿物。术后病理：镜下见大量泡沫细胞，残存少量卵黄囊瘤成分，片状坏死，并见上皮、腺样结构、神经胶质及纤维脂肪等成分，混杂分布；结论：（骶尾部）"混合性生殖细胞

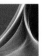

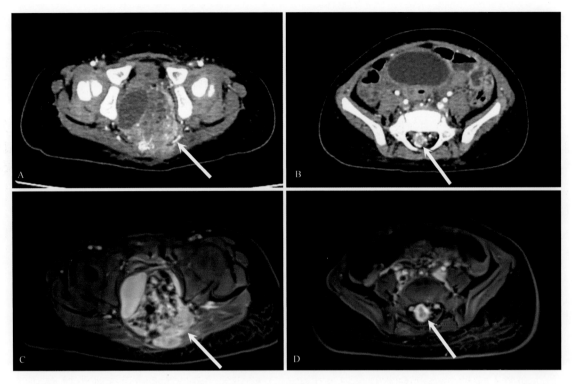

图 4-1-33　增强 CT（**A**、**B**）示骶尾部前方囊实性肿物（**A**）及椎管内占位（**B**），呈不均匀强化（箭号）；骶尾前肿物表面及内部可见迂曲强化之动脉血管，病变侵及尾骨和左侧臀部肌肉。增强 MRI（**C**、**D**）示骶尾部前方（**C**）及椎管内（**D**）占位（箭号），病变呈不均匀强化；骶尾前肿物包绕尾骨并侵及左侧臀部肌肉，肿物之囊性成分可见分层状高信号（提示出血）

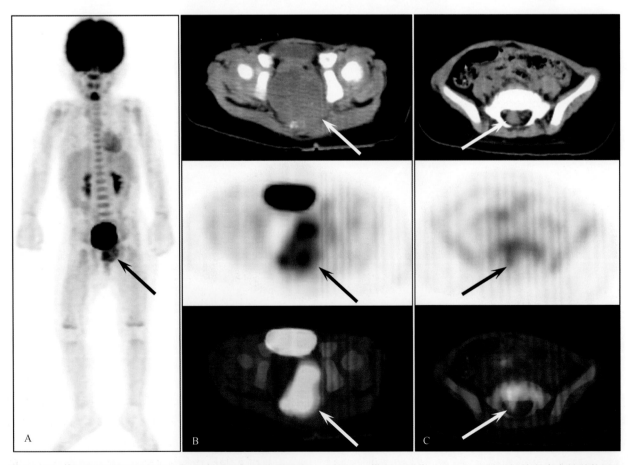

图 4-1-34　^{18}F-FDG PET/CT。MIP（**A**）示盆腔团状代谢增高灶（箭号）；横断层图像（**B**、**C**）示骶尾部前方囊实性肿物（**B**，箭号），实性部分代谢增高，尾骨可见骨质破坏；椎管内软组织密度结节（**C**，箭号），代谢增高

肿瘤（卵黄囊瘤+畸胎瘤）化疗后改变"。

【讨论】 卵巢生殖细胞肿瘤（germ cell tumor）来源于卵巢原始生殖细胞，占所有卵巢肿瘤的20%～25%，其中95%为良性；恶性生殖细胞肿瘤在卵巢恶性肿瘤中的比例<5%，多为单侧卵巢受累。卵巢生殖细胞肿瘤分为无性细胞瘤、卵黄囊瘤、胚胎性癌、非妊娠性绒毛膜癌、成熟畸胎瘤、不成熟畸胎瘤、混合性生殖细胞瘤。无性细胞瘤是最常见的恶性生殖细胞肿瘤，由没有特殊分化形态的原始生殖细胞组成。胚胎性癌是一种由形态学和睾丸组织相似、但分化不全的上皮细胞组成的原始生殖细胞肿瘤。非妊娠性绒毛膜癌是发生于儿童或年轻女性的恶性原始生殖细胞肿瘤，由细胞滋养层和合体滋养层细胞组成；与妊娠性绒毛膜癌不同，后者是继发于葡萄胎、流产或足月分娩以后的育龄期妇女的妊娠滋养细胞肿瘤。卵巢生殖细胞肿瘤主要发生于10～30岁年轻女性，占该年龄段卵巢肿瘤的70%。约2%～5%的生殖细胞肿瘤发生在性腺外，可发生在从脑到尾骨的任何中线部位，常见于纵隔及腹膜后，而松果体和骶尾部少见，其中畸胎瘤是女性最常见的性腺外生殖细胞肿瘤。

畸胎瘤（teratoma）包括成熟畸胎瘤、不成熟畸胎瘤和单胚层畸胎瘤（卵巢甲状腺肿、类癌、神经外胚层肿瘤等）。成熟畸胎瘤是由两种或三种胚层衍生的成熟组织（外胚层衍生物如皮肤、脑组织，中胚层衍生物如骨、软骨、脂肪、平滑肌等，内胚层衍生物如胃肠道和支气管上皮等）组成的肿瘤，约占卵巢肿瘤的20%，发病年龄范围较广，但多发生于育龄期；患者以腹痛、腹胀或腹部肿块为主要表现，10%的病例为双侧卵巢受累。成熟畸胎瘤多为囊性，又称皮样囊肿（dermoid cyst），是卵巢最常见的良性生殖细胞肿瘤；肿瘤直径约5～10 cm，多为单房囊性，内充满皮脂腺分泌物、毛发、牙齿等；囊壁常可见罗基坦斯基结节（Rokitansky nodule），可有毛发从结节处长出。成熟畸胎瘤多为良性，生长缓慢，直径小于6 cm可不行手术治疗；少数成熟畸胎瘤可发生恶变，转化为鳞状细胞癌，多发生于罗基坦斯基结节处，此时血清鳞状细胞癌相关抗原（SCC）可有升高。成熟囊性畸胎瘤的典型CT表现为含有脂肪成分的囊肿，囊壁可见凸起的实性罗基坦斯基结节，结节内可见脂肪或钙化，10%病例可见脂肪-水平面。MRI上肿物内可有可被脂肪饱和技术识别的皮脂腺分泌物成分[1-2]。不成熟畸胎瘤则含有不同数量的不

成熟原始神经外胚层组织，根据不成熟神经外胚层组织的相对含量，不成熟畸胎瘤可分为1～3级，不成熟组织的含量越高，级别越高，预后越差。不成熟畸胎瘤是第二常见的卵巢恶性生殖细胞肿瘤（仅次于无性细胞瘤），多发生于30岁之前，临床可有血清AFP轻度升高。原发肿瘤的分期、分级以及有无转移是不成熟畸胎瘤的重要预后因素，化疗可以改善预后。不成熟畸胎瘤大体病理多表现为较大的单侧、实性成分为主的灰褐色肿物，可伴有囊变、出血和坏死。CT和MRI上不成熟畸胎瘤表现为较大的不规则实性肿物，内可见粗大钙化和小灶性脂肪，肿瘤可因包膜穿孔而引起外形不规则、边界不清[1-3]。根据肿瘤对^{18}F-FDG的摄取程度，PET/CT有助于判断畸胎瘤的良恶性，通常不成熟畸胎瘤和发生恶性转化的成熟畸胎瘤多表现为^{18}F-FDG高摄取[4-5]，而成熟畸胎瘤多表现为低摄取[6]；但含有丰富中枢神经系统组织的成熟畸胎瘤也可表现为对^{18}F-FDG的高摄取[6-8]，有可能对畸胎瘤良恶性判断造成诊断误区，此时血清肿瘤标志物水平有助于二者的进一步鉴别，一般不成熟畸胎瘤CA125、CA19-9、SCC、AFP等水平较成熟畸胎瘤为高[6, 9-10]。

单胚层畸胎瘤以卵巢甲状腺肿最常见，肿瘤完全或主要由甲状腺组织（占比大于50%）构成，约占卵巢畸胎瘤的5%，主要发生在育龄期妇女，多在术后切除卵巢中发现甲状腺滤泡而确诊。卵巢甲状腺肿临床表现类似成熟囊性畸胎瘤，1/3的患者有腹水（假梅格斯综合征）；血清甲状腺球蛋白可有升高，极少数患者可有甲状腺功能亢进（甲亢）症状和甲状腺激素水平升高。卵巢甲状腺肿多为单侧实性肿物，多小于10 cm；免疫组化（IHC）可见肿瘤表达甲状腺球蛋白（Tg）和甲状腺转录因子1（TTF-1）。大多数卵巢甲状腺肿为良性，由充满胶质的滤泡组成，类似于原位正常甲状腺组织。恶性卵巢甲状腺肿约占卵巢甲状腺肿的5%，组织学多为甲状腺乳头状癌，其次是滤泡状癌，可发生腹膜播散。高分化滤泡状癌的形态学表现类似良性甲状腺组织，但生物学行为表现为恶性[11]，可出现腹膜腔播散或脏器转移，且多发生在手术后数年甚至数十年。因此恶性卵巢甲状腺肿诊断需要参考两个指标：①组织学改变；②生物学行为，包括有无卵巢外播散、术后复发和转移[12]。卵巢甲状腺肿在超声、CT缺乏特征性表现，多为囊实性肿物[3]；MRI可表现为多房囊实性肿物，部分囊内

可见 T1WI 和 T2WI 均呈低信号的胶冻样物质[13]。良性甲状腺肿 18F-FDG 摄取可为阴性[13]或轻度摄取[14]，恶性卵巢甲状腺肿 18F-FDG 摄取多为轻度增高[11]。131I 显像有助于确定卵巢肿物内是否含有甲状腺组织[14-15]，并可评估恶性卵巢甲状腺肿有无功能性转移灶[11]（图 4-1-35），以及 131I 治疗后的疗效评价和随访[16-17]。124I-Na PET/CT 具有更高的图像分辨率，对于术后微小残余功能性病灶的检出具有更大优势[18]，在评价术后复发和转移方面可发挥重要作用[19]。

卵黄囊瘤（yolk sac tumor）是一种原始生殖细胞肿瘤，也称原始内胚层瘤，具有多种独特的形态，可分化为内胚层结构（从原肠和间质，到胚胎外衍生物如次级卵黄囊和尿囊）和胚胎体细胞组织（肠、肝和间质）。部分卵黄囊瘤可起源于体细胞肿瘤，如卵巢上皮肿瘤[20]、卵巢转移肿瘤[21]等。卵黄囊瘤占卵巢恶性生殖细胞瘤的 14%～20%，发病年龄小于 30 岁，1/3 患者处于月经初潮前。卵黄囊瘤血供丰富，生长较快，肿瘤通常较大、柔软，有完整的包膜，可有出血、坏死、囊变；镜下卵黄囊瘤的典型表现为由外周内胚层上皮细胞袖状包绕中央血管而形成的孤立乳头状突起结构（Schiller-Duval body，席勒-杜瓦尔体）；卵黄囊瘤

可表达 AFP，常呈局灶性。卵黄囊瘤通常对化疗反应良好，但起源于体细胞肿瘤（如卵巢上皮肿瘤）的卵黄囊瘤，则对化疗反应较差，此时的化疗方案应兼顾两种组织学类型[22]。卵黄囊瘤 CT 典型表现为边界清楚的囊实性包块，实性成分有明显强化；肿瘤内及周围可见迂曲扩张增粗的血管[3, 23]，血管横断面可呈"亮点征"（bright dot sign）；腹膜播散灶具有和原发灶类似的 CT 影像特征。多数卵黄囊瘤 18F-FDG 摄取增高[24]，故 PET/CT 对术后复发和转移灶的检出具有较高的准确性[25]。此外，18F-FDG PET/CT 可用于监测卵黄囊瘤的治疗效果，且复发和转移灶对 18F-FDG 摄取程度（SUVmax）与血清 AFP 的变化呈正相关[26-27]。

混合性生殖细胞肿瘤是由两种或多种原始生殖细胞成分组成，多由无性细胞瘤和其他类型的生殖细胞瘤如卵黄囊瘤、不成熟畸胎瘤，或胚胎性癌组成，其中由无性细胞瘤和卵黄囊瘤组成的混合性生殖细胞肿瘤最常见。平均发病年龄约 16 岁，临床表现为腹痛、腹部肿块，约 1/3 青春期前女孩有性早熟。混合性生殖细胞肿瘤可因含有卵黄囊瘤、不成熟畸胎瘤成分而出现血清 AFP 升高，或因含有无性细胞瘤、绒毛膜癌成分而出现乳酸脱氢酶（LDH）、β-HCG 水平升高。混合性生殖细胞肿瘤

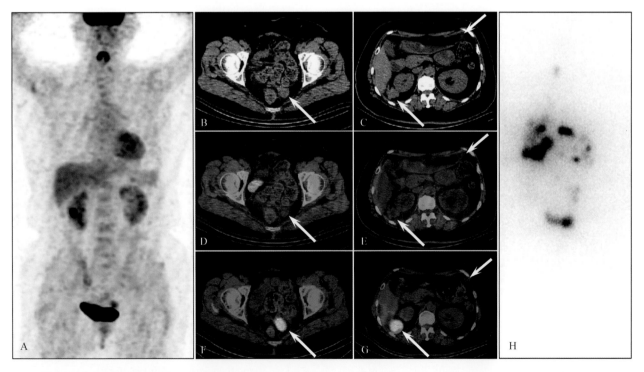

图 4-1-35 卵巢甲状腺滤泡状癌术后 30 年复发（女，59 岁）。18F-FDG PET/CT 显像 MIP（**A**）、CT（**B、C**）、PET/CT 融合图像（**D、E**）、131I SPECT/CT 融合图像（**F、G**）及前位 131I 全身显像（**H**）示腹盆腔多发软组织密度结节（箭号），18F-FDG 摄取轻度增高，131I 摄取明显增高

的预后与所含肿瘤类型的比例有关，卵黄囊瘤、绒毛膜癌或 3 级未成熟畸胎瘤的比例超过 1/3 者预后不良。混合性生殖细胞肿瘤 CT 可表现为囊实性肿物[28-29]，其中含有成熟畸胎瘤成分的部位可见钙化或脂肪密度，含卵黄囊瘤成分的部位可因血管扩张、增粗而呈"亮点征"[3, 30]。肿瘤对 ^{18}F-FDG 的摄取程度与肿瘤组织学类型所占比例有关，以成熟畸胎瘤为主要成分的肿瘤 ^{18}F-FDG 表现为无或轻度摄取增高[31]。

总之，卵巢生殖细胞肿瘤与最常见的卵巢上皮细胞肿瘤有较大差异（表 4-1-1），其诊断需要综合临床及影像学多方面的信息，其中年龄和血清生物标志物（AFP、β-HCG、甲状腺激素）是分析肿瘤来源的重要线索，同时生物标志物也是监测疗效和治疗后随访的重要指标。CT、MRI 所观察到的脂肪或钙化多提示含有畸胎瘤成分，而 ^{18}F-FDG PET/CT 在鉴别肿物良恶性、有无局部和远处转移方面具有一定的价值。

表 4-1-1　卵巢上皮细胞肿瘤和生殖细胞肿瘤的主要差异

特点	上皮细胞肿瘤	生殖细胞肿瘤
流行病学	很常见	不常见
发病年龄	老年女性	以女孩和年轻女性为主
人种差异	白种人更常见	黑人和亚洲女性更常见
双侧卵巢受累情况	浆液性癌、透明细胞癌和内膜样癌双侧卵巢受累比例分别为 57.5%、13.3%、26.8%	多为单侧卵巢受累，双侧受累约占 4.3%
生物标志物	CA125	AFP、β-HCG、甲状腺激素
5 年生存率	较差，约 30%	较好，约 75%～100%[32]

（邱丽娟　赵靖　杨贵生　郭娜　邓燕云　骆柘璜
徐荣　魏强　梁英魁　何作祥　董颖　付占立）

参考文献

[1] Outwater EK, Siegelman ES, Hunt JL. Ovarian teratomas: tumor types and imaging characteristics. Radiographics, 2001, 21（2）: 475-490.

[2] Saba L, Guerriero S, Sulcis R, et al. Mature and immature ovarian teratomas: CT, US and MR imaging characteristics. Eur J Radiol, 2009, 72（3）: 454-463.

[3] Shaaban AM, Rezvani M, Elsayes KM, et al. Ovarian malignant germ cell tumors: cellular classification and clinical and imaging features. Radiographics, 2014, 34（3）: 777-801.

[4] Mohapatra T, Arora A, Srikant K, et al. A rare case of mature teratoma. Has FDG PET/CT a role to play? Indian J Nucl Med, 2011, 26（2）: 107-108.

[5] Balink H, Apperloo MJ, Collins J. Assessment of ovarian teratoma and lymphadenopathy by ^{18}F-FDG PET/CT. Clin Nucl Med, 2012, 37（8）: 804-806.

[6] Yokoyama T, Takehara K, Yamamoto Y, et al. The usefulness of ^{18}F-FDG-PET/CT in discriminating benign from malignant ovarian teratomas. Int J Clin Oncol, 2015, 25（5）: 960-966.

[7] Miyasaka N, Kubota T. Unusually intense ^{18}F-fluorodeoxyglucose（FDG）uptake by a mature ovarian teratoma: a pitfall of FDG positron emission tomography. J Obstet Gynaecol Res, 2011, 37（6）: 623-628.

[8] Suh YJ, Kim MJ, Lee MJ. Increased ^{18}F-FDG uptake by a retroperitoneal mature cystic teratoma in an infant. Clin Nucl Med, 2014, 39（4）: 352-354.

[9] Hackethal A, Brueggmann D, Bohlmann MK, et al. Squamous-cell carcinoma in mature cystic teratoma of the ovary: systematic review and analysis of published data. Lancet Oncol, 2008, 9（12）: 1173-1180.

[10] Wang M, Jiang S, Zhang Y, et al. The application of ^{18}F-FDG PET/CT in ovarian immature teratomas when pathological examination results contradict clinical observations: a case report. Medicine（Baltimore）, 2017, 96（50）: e9171.

[11] Ranade R, Rachh S, Basu S. Late Manifestation of Struma Peritonei and Widespread Functioning Lesions in the Setting of Struma Ovarii Simulating Highly Differentiated Follicular Carcinoma. J Nucl Med Technol, 2015, 43（3）: 231-233.

[12] 徐玉乔，周汝，张红娟，等. 卵巢甲状腺肿的临床病理特征及诊断思路. 中华病理学杂志, 2018, 47（9）: 733-736.

[13] Nurliza Binti Md N, Kusumoto T, Inoue S, et al. Three cases of struma ovarii underwent laparoscopic surgery with definite preoperative diagnosis. Acta Med Okayama, 2013, 67（3）: 191-195.

[14] Fujiwara S, Tsuyoshi H, Nishimura T, et al. Precise preoperative diagnosis of struma ovarii with pseudo-Meigs' syndrome mimicking ovarian cancer with the combination of ^{131}I scintigraphy and ^{18}F-FDG PET: case report and review of the literature. J Ovarian Res, 2018, 11（1）: 11.

[15] Ghander C, Lussato D, Conte Devolx B, et al. Incidental diagnosis of struma ovarii after thyroidectomy for thyroid

cancer：functional imaging studies and follow-up. Gynecol Oncol, 2006, 102（2）：378-380.

［16］Gild ML，Heath L，Paik JY，et al. Malignant struma ovarii with a robust response to radioactive iodine. Endocrinol Diabetes Metab Case Rep, 2020, 2020：19-0130.

［17］Seo HJ，Ryu YH，Lee I，et al. Usefulness of ^{131}I-SPECT/CT and ^{18}F-FDG PET/CT in Evaluating Successful ^{131}I and Retinoic Acid Combined Therapy in a Patient with Metastatic Struma Ovarii. Nucl Med Mol Imaging, 2015, 49（1）：52-56.

［18］Lopci E，Colombo P，Rodari M，et al. Imaging struma ovarii by means of [124]I-Na PET/CT. Nucl Med Rev Cent East Eur, 2013, 16（2）：95-96.

［19］Gobitti C，Sindoni A，Bampo C，et al. Malignant struma ovarii harboring a unique NRAS mutation：case report and review of the literature. Hormones（Athens）, 2017, 16（3）：322-327.

［20］Hodgson A，Ghorab Z，Parra-Herran C. Somatically Derived Yolk Sac Tumor of the Ovary in a Young Woman. Int J Gynecol Pathol, 2021, 40（3）：296-300.

［21］Zamecnik M，Voltr L，Stuk J，et al. Krukenberg tumor with yolk sac tumor differentiation. Int J Gynecol Pathol, 2008, 27（2）：223-228.

［22］Roth LM，Talerman A，Levy T，et al. Ovarian yolk sac tumors in older women arising from epithelial ovarian tumors or with no detectable epithelial component. Int J Gynecol Pathol, 2011, 30（5）：442-451.

［23］Li YK，Zheng Y，Lin JB，et al. CT imaging of ovarian yolk sac tumor with emphasis on differential diagnosis. Sci Rep, 2015, 5：11000.

［24］Liu M，Chen G，Fu Z，et al. Occult Mediastinal Yolk Sac Tumor Producing alpha-Fetoprotein Detected by ^{18}F-FDG PET/CT. Clin Nucl Med, 2016, 41（7）：585-586.

［25］Tang W，Liu Z，Fu H，et al. FDG PET/CT Evaluation of Pediatric Patients With Yolk Sac Tumor. AJR Am J Roentgenol, 2019, 213（3）：676-682.

［26］Takahashi M，Kanamori Y，Takahashi M，et al. Detection of a metastatic lesion and tiny yolk sac tumors in two teenage patients by FDG-PET：report of two cases. Surg Today, 2014, 44（10）：1962-1965.

［27］Baba T，Su S，Umeoka S，et al. Advanced extragonadal yolk sac tumor serially followed up with ^{18}F-fluorodexyglucose-positoron emission tomography and computerized tomography and serum alpha-fetoprotein. J Obstet Gynaecol Res, 2012, 38（3）：605-609.

［28］Goyal LD，Kaur S，Kawatra K. Malignant mixed germ cell tumour of ovary--an unusual combination and review of literature. J Ovarian Res, 2014, 7：91.

［29］Aminimoghaddam S，Mohseni I，Afzalzadeh A，et al. Ovarian Malignant Mixed Germ Cell Tumor：A Case of Unusual Presentation as Molar Pregnancy. J Reprod Infertil, 2016, 17（2）：133-136.

［30］Wang Q，Yu D and Wang F. Clinical and Computed Tomography Features of Female Pelvic Malignant Germ Cell Tumors in Children and Adolescents：A Series of 30 Cases. J Pediatr Adolesc Gynecol, 2020, 33（1）：83-88.

［31］Park SA，Kim TY，Choi SS，et al. ^{18}F-FDG PET/CT imaging for mixed germ cell tumor in the pineal region. Clin Nucl Med, 2012, 37（3）：e61-63.

［32］Pectasides D，Pectasides E，Kassanos D. Germ cell tumors of the ovary. Cancer Treat Rev, 2008, 34（5）：427-441.

四、继发 / 转移性肿瘤

（一）乙状结肠癌术后卵巢转移

【简要病史】 女，58 岁，乙状结肠癌根治术后 2 年，下腹部胀痛 1 个月。

【相关检查】 血清 CA125 1222 U/ml（参考值 < 35 U/ml），CA7-24 96.94 U/ml（参考值< 6.9 U/ml），CEA 24.1 ng/ml（参考值 < 5 ng/ml），NSE 23.49 ng/ml（参考值< 16.3 ng/ml）。超声示盆腔实性为主包块。

【影像所见】 腹盆腔 CT（图 4-1-36）示腹盆腔巨大囊实性包块。[18]F-FDG PET/CT（图 4-1-37）示腹盆腔囊实性包块、腹膜多发软组织密度灶，代谢轻度增高；腹膜后淋巴结肿大伴代谢增高；右侧髋臼局灶性代谢增高；腹盆腔积液。

【病理结果】（盆腔肿物穿刺活检术）病理：送检皮肤、骨骼肌及纤维组织内可见肿瘤细胞呈腺样浸润生长；IHC：P53（＋＋＋），CDX2（＋＋＋），CK20（个别＋），CK7、PAX8 均（－）；结合肠癌病史及 IHC，考虑为肠癌转移。

（二）胃癌卵巢转移

【简要病史】 女，58 岁，绝经 9 年后阴道间断少量出血 1 个月。

【相关检查】 血清 AFP、CEA、CA19-9、CA15-3、CA125、SCC 均正常。超声示右侧附件区实性低回声团。

【影像所见】 MRI（图 4-1-38）示右侧附件区囊实性占位。[18]F-FDG PET/CT（图 4-1-39）示右侧附件区混杂密度病灶，代谢轻度增高；胃窦区胃壁

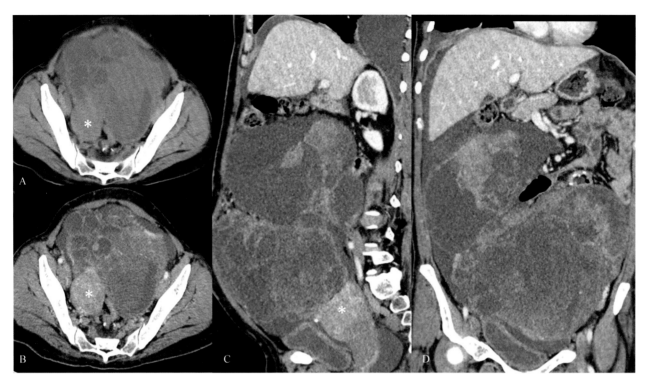

图 4-1-36　腹盆腔 CT。横断层（**A**，平扫；**B**，增强）、矢状断层（**C**，增强）及冠状断层（**D**，增强）图像示腹盆腔巨大囊实性包块，囊内可见多发粗细不等分隔及实性结节状、团状病灶，囊壁及囊内实性成分可见强化；子宫（*）受压右移；腹盆腔积液

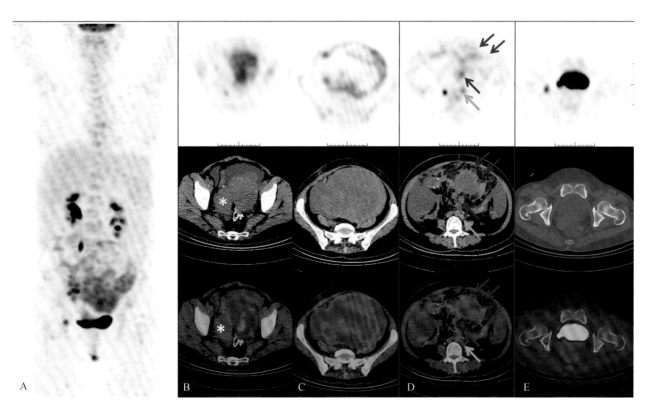

图 4-1-37　^{18}F-FDG PET/CT。MIP（**A**）示腹盆腔多发代谢增高灶；横断层图像（**B**～**E**）示腹盆腔囊实性包块（**B**、**C**），囊壁不均匀增厚，囊内多发实性分隔及团块状病灶，实性部分代谢增高（SUV$_{max}$ 8.5）；子宫（*）受压右移；大网膜、肠系膜（**D**，红箭号）多发软组织密度结节及条索，代谢轻度增高；腹膜后淋巴结肿大伴代谢增高（**D**，绿箭号）；右侧髋臼（**E**）局灶性代谢增高（SUV$_{max}$ 7.5），骨质密度及形态未见异常；腹盆腔积液（**B**～**D**）

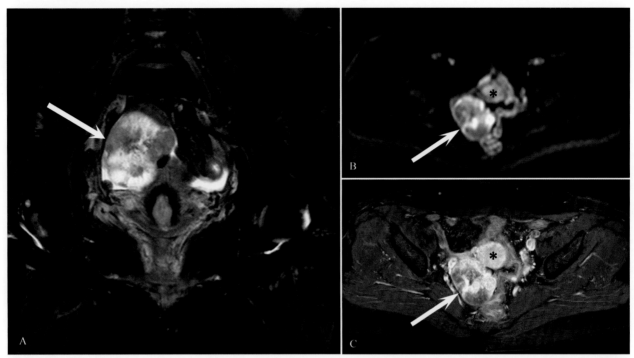

图 4-1-38 MRI 示子宫（＊）右后方右侧附件区椭圆形囊实性占位（箭号），FS T2WI（**A**）呈不均匀高信号，DWI（**B**）呈混杂高信号，增强扫描（**C**）可见不均匀明显强化

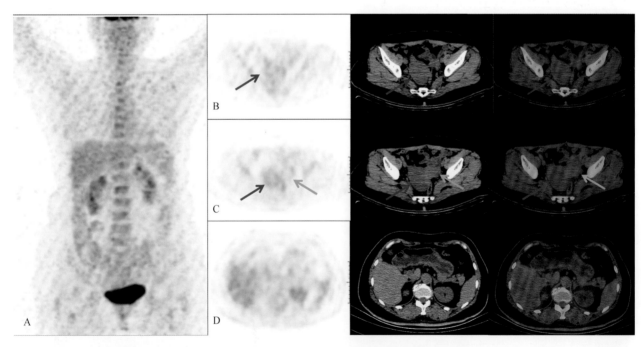

图 4-1-39 ^{18}F-FDG PET/CT。MIP（**A**）及横断层（**B** ～ **D**）图像示右侧附件区混杂密度病灶（**B**、**C**，红箭号），代谢轻度增高（SUV$_{max}$ 3.1），病灶位于子宫（**C**，绿箭号）右侧；胃窦区胃壁未见异常增厚及代谢增高灶（**D**）

未见异常增厚及代谢增高灶。

【**手术病理结果及后续诊疗经过**】 行"腹腔镜下全子宫＋双附件切除术＋盆腔粘连松解术"。术后病理：（右卵巢肿物）卵巢囊实性肿瘤，大量上皮性肿瘤细胞浸润，少部分呈印戒细胞样，呈巢团状、腺管状及实性片状排列，可见脉管癌栓；

右输卵管伞端固有层内见多个脉管癌栓。IHC：CKpan（＋＋＋），CK7（散在＋），CK20（＋＋），CDX2（＋＋＋），CEA（＋＋＋），P53（＋＋），PTEN（＋　＋），P16（＋），PAX8（－），CD30（＋／－），ER（－）/内对照（＋），Ki-67 70%，CA125、Napsin A、WT1、SALL4 及八聚体结合

转录因子4（OCT4）均（－）。组织化学染色：黏液-卡红（＋），爱先蓝-过碘酸雪夫染色（AB-PAS）（＋）。综上，低分化腺癌，部分呈印戒细胞癌；IHC提示为转移性腺癌/库肯勃瘤可能。后续行胃镜检查：于窦体交界大弯侧偏前壁可见3 cm×2 cm盘状隆起，表面黏膜粗糙、出血，隆起与周边黏膜分界不清，中央可见溃疡形成；活检病理：（窦体交界大弯）胃低黏附性癌，部分呈印戒细胞癌；Laurén分型：弥漫型。IHC：CK7（＋＋＋），CK20（＋＋），CDX2（＋＋＋），ER、PR、PAX8、GATA结合蛋白3（GATA3）及WT1均（－）。

（三）阑尾杯状细胞类癌卵巢转移

【简要病史】　女，58岁，腹痛、腹胀半年。超声示双侧附件区肿物，腹膜广泛种植结节，胃镜提示食管炎和慢性胃炎。拟诊卵巢癌，给予试验性化疗3周期，肿物体积缩小不明显。

【相关检查】　血清CEA 6.03 ng/ml（参考值＜5 ng/ml）、CA125 56.41 U/ml（参考值＜5 U/ml）、CA72-4 85.68 U/ml（参考值＜6.9 U/ml），AFP、CA19-9正常。

【影像所见】　腹盆腔CT（图4-1-40）示双侧附件区占位。^{18}F-FDG PET/CT（图4-1-41）双侧附件区囊性为主病灶，代谢轻度增高；右下腹回盲部代谢增高灶。

【手术病理结果】　行开腹探查术，术中见大网膜呈饼状，腹腔多发转移，切除双侧附件肿物及部分大网膜。术后病理：（双）卵巢、大网膜及输卵管表面可见杯状细胞类癌（混合性腺-神经内分泌癌）浸润，可见黏液湖及神经侵犯；结合影像学，考虑为阑尾杯状细胞类癌转移。

【讨论】　卵巢转移性肿瘤是指从卵巢外通过血行、淋巴道、腹腔播散或直接侵犯等途径转移至卵巢的肿瘤[1]。59%～78%卵巢转移性肿瘤来自于非妇科肿瘤（胃肠道、乳腺等），18%～41%来自妇科肿瘤（主要是子宫内膜癌、宫颈癌），其中宫颈腺癌较宫颈鳞癌更容易发生卵巢转移[2-3]；非胃肠道来源卵巢转移性肿瘤预后优于胃肠道来源卵巢转移性肿瘤[3]。不同原发肿瘤可能存在不同的转移途径[4]。胃黏膜及黏膜下层具有丰富的淋巴组织，逆行淋巴播散可能是胃癌发生卵巢转移的主要途径，而结直肠癌卵巢转移的主要途径可能是血行播散；在组织病理学上，卵巢转移性肿瘤中胃癌的淋巴管侵犯发生率较高，而结直肠癌的血管

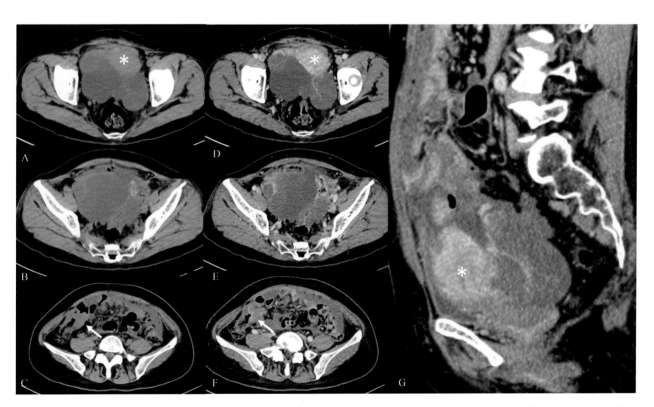

图4-1-40　腹盆腔CT。平扫横断层图像（**A**～**C**）可见双侧附件区占位（**A**、**B**），以囊性为主，增强扫描（**D**、**E**，横断层；**G**，矢状层）可见囊壁及囊内分隔有强化（**D**、**E**、**G**）；平扫回盲区肠壁增厚（**C**），增强扫描可见强化（**F**）；子宫（＊）受压前移；腹、盆腔积液

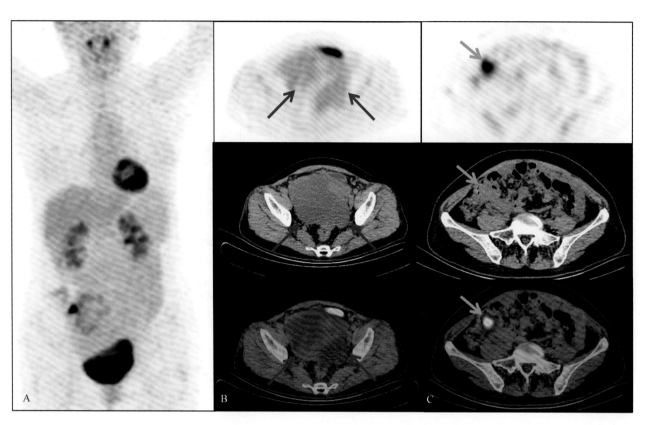

图 4-1-41 ¹⁸F-FDG PET/CT。MIP（**A**）及横断层（**B**、**C**）图像示双侧附件区囊性为主病灶（**B**，红箭号），代谢轻度增高（SUV_{max} 2.6）；右下腹回盲部肠壁增厚（**C**，绿箭号），代谢增高（SUV_{max} 9.3）

侵犯发生率较高，也支持上述观点。卵巢转移性肿瘤在卵巢恶性肿瘤中所占的比例存在地区差异，东方国家所占比例（21%～30%）高于西方国家（3%～15%）。部分源自结直肠癌的卵巢转移性肿瘤可能早于其原发肿瘤被发现，而源于阑尾的原发肿瘤多在卵巢转移性肿瘤手术时同时被发现。

库肯勃瘤（Krukenberg tumor）是一种特殊类型的卵巢转移性肿瘤，由德国病理学家 Krukenberg 于 1896 年最早描述其特征。Serov 和 Scully 于 1973 年确立了库肯勃瘤显微镜下诊断标准：充满黏液的印戒细胞伴有基质肉瘤样增生。胃癌是库肯勃瘤最常见的原发肿瘤。库肯勃瘤在东、西方国家占卵巢转移性肿瘤的比例分别为 21.5% 和 9%。库肯勃瘤较其他卵巢转移性肿瘤更容易累及双侧卵巢。

卵巢转移性肿瘤缺乏特异性临床症状，主要表现为腹痛、腹胀、腹围增加。与原发性卵巢上皮性肿瘤相比，卵巢转移性肿瘤具有发病年龄低、双侧卵巢受累、血清 CA125 和 HE4 升高水平较低、腹水少见、预后更差（发生卵巢转移表明临床分期较晚）等特点。

胃癌是最容易发生卵巢转移的肿瘤之一，尤其是在非西方国家人群，平均发病年龄约 43 岁，80% 表现为双侧卵巢受累。大体病理多表现为较大的实性肿块，切面灰白、坚硬，中央有明显水肿；组织学上主要由印戒细胞组成，常有明显纤维间质成分。结直肠癌是西方国家卵巢转移性肿瘤中最常见的原发肿瘤（约 10% 的结直肠癌发生卵巢转移），发病年龄 50～90 岁，60% 为双侧受累，多为囊性，常伴有出血和坏死。阑尾肿瘤起源的卵巢转移性肿瘤主要为低级别黏液性肿瘤或腺癌破裂后种植转移至卵巢，90% 表现为双侧卵巢受累。低级别阑尾黏液性肿瘤累及卵巢时大体病理表现为富含"果冻"样黏液物质的多囊性肿物，平均直径 15 cm，组织学表现为丰富的细胞外黏液以及由富含黏液的上皮组成的不完整腺体；源自阑尾腺癌的卵巢转移性肿瘤切面质硬，平均直径 11 cm，组织学上，肿瘤细胞呈巢状排列（杯状细胞类癌样），并可出现印戒细胞分化。乳腺癌（75% 为浸润性导管癌，25% 为浸润性小叶癌）起源的卵巢转移性肿瘤平均发病年龄约 49 岁，2/3 表现为双侧受累，多为实性，直径通常小于 5 cm。乳腺癌卵巢转移灶主要位于卵巢髓质和（或）皮质区，而原发性卵巢癌通常位于卵巢表面上皮和浅层皮质区。乳腺癌来源的卵巢转移性肿瘤具有多种生长模式，导管癌常表现为腺样、乳头状、筛状或弥漫生长模式，但并不具有特征性，因为原发性浆液性卵巢癌也可有类似生长模式；而乳腺小叶癌则表现为特征性单层排列的条索、小梁状和弥漫型的生长模式。

大部分卵巢转移性肿瘤影像表现为囊实性肿物，但来源于不同原发肿瘤的卵巢转移性肿瘤存在差异，如胃癌来源卵巢转移性肿瘤较结直肠癌来源卵巢转移性肿瘤的实性成分更多[5-6]。胃癌来源卵巢转移性肿瘤多表现为双侧卵巢分叶状实性肿物，中央可见边界清楚的低密度结缔组织水肿区[6-8]。来自胃黏液腺癌的卵巢转移性肿瘤 ^{18}F-FDG 摄取多呈不均匀增高[9-10]，肿瘤内 ^{18}F-FDG 摄取差异可能与 GLUT-1 和 Ki-67 的表达水平不同有关[11]。结直肠癌来源卵巢转移性肿瘤多呈边缘光滑的单房或多房囊性肿物，囊内可见分隔，囊壁或囊内有大小各异的实性乳头状突起[6-8]，该实性部分多呈 ^{18}F-FDG 摄取增高[12-13]。阑尾来源的卵巢转移性肿瘤可表现为富含黏液的多囊肿物[6]，^{18}F-FDG 多无摄取或轻度摄取[14]。乳腺来源卵巢转移性肿瘤多发生于乳腺癌术后，表现为小于 5 cm 富血供实性结节[3]，^{18}F-FDG 呈高摄取[15-16]。

总体上，卵巢转移性肿瘤 ^{18}F-FDG 摄取增高程度不一[13]，主要和原发肿瘤组织学类型有关，而与肿瘤大小没有显著相关性[13, 15]；此外，以实性成分为主的卵巢转移癌和以囊性成分为主的卵巢转移性肿瘤之间 ^{18}F-FDG 摄取增高程度（SUV_{max}）没有明显差异[9, 15]。一般情况下，乳腺癌、结直肠癌来源的卵巢转移性肿瘤 ^{18}F-FDG 摄取高于胃癌[9, 13, 15]，但也有胃癌与结直肠癌卵巢转移性肿瘤的代谢水平（SUV_{max}）差异不明显的报道[5]。通常原发卵巢浆液性癌的代谢活性（SUV_{max}）要高于源自胃和结直肠癌的卵巢转移性肿瘤[5]，故肿瘤代谢活性对卵巢原发与继发性肿瘤的鉴别有一定的提示意义。卵巢转移性肿瘤的处理策略和预后与原发性卵巢上皮癌有很大区别，术前对二者的准确鉴别具有重要临床意义。^{18}F-FDG PET/CT 全身成像有助于发现原发灶，除了胃肠道、乳腺等常见部位，还能发现常规检查难以发现的原发肿瘤，如小肠肿瘤、肾癌、胆囊癌等[17-18]，从而有助于临床制定最佳治疗决策，避免延误原发肿瘤的治疗和不必要的外科手术（如针对原发性卵巢癌所采取的子宫＋双侧附件切除及盆腔和主动脉旁淋巴结清扫术）。

总之，由于卵巢转移性肿瘤不常见，故发现卵巢占位后应首先除外原发性卵巢癌，其次需要对胃肠道、乳腺等常见原发肿瘤部位进行仔细评估。卵巢原发肿瘤和转移癌影像学表现没有特征性，均可呈囊实性改变，但转移癌更容易累及双侧卵巢，且 ^{18}F-FDG 摄取增高程度多低于卵巢浆液性上皮癌。综合临床、实验室、影像学、组织学检查才能提高诊断准确性。

（邸丽娟　付占立　董颖）

参考文献

[1] Kubeček O, Laco J, Špaček J, et al. The pathogenesis, diagnosis, and management of metastatic tumors to the ovary: a comprehensive review. Clin Exp Metastasis, 2017, 34 (5): 295-307.

[2] Yada-Hashimoto N, Yamamoto T, Kamiura S, et al. Metastatic ovarian tumors: a review of 64 cases. Gynecol Oncol, 2003, 89 (2): 314-317.

[3] De Waal YR, Thomas CM, Oei AL, et al. Secondary ovarian malignancies: frequency, origin, and characteristics. Int J Gynecol Cancer, 2009, 19 (7): 1160-1165.

[4] Yamanishi Y, Koshiyama M, Ohnaka M, et al. Pathways of metastases from primary organs to the ovaries. Obstet Gynecol Int, 2011, 2011: 612817.

[5] Han YH, Moon EH, Kim J, et al. Characterization of malignant ovarian mass on [^{18}F] FDG PET/CT: using metabolic indices and degree of solidity. Q J Nucl Med Mol Imaging, 2019, 63 (1): 76-82.

[6] Karaosmanoglu AD, Onur MR, Salman MC, et al. Imaging in secondary tumors of the ovary. Abdom Radiol (NY), 2019, 44 (4): 1493-1505.

[7] Koyama T, Mikami Y, Saga T, et al. Secondary ovarian tumors: spectrum of CT and MR features with pathologic correlation. Abdom Imaging, 2007, 32 (6): 784-795.

[8] Mata JM, Inaraja L, Rams A, et al. CT findings in metastatic ovarian tumors from gastrointestinal tract neoplasms (Krukenberg tumors). Gastrointest Radiol, 1988, 13 (3): 242-246.

[9] Lee JW, Lee JH, Cho A, et al. The performance of contrast-enhanced FDG PET/CT for the differential diagnosis of unexpected ovarian mass lesions in patients with nongynecologic cancer. Clin Nucl Med, 2015, 40 (2): 97-102.

[10] Tamam MO, Mulazimoglu M, Kamali G, et al. Unilateral ovarian metastasis from gastric mucinous adenocarcinoma visualized on FDG PET/CT. Eur Rev Med Pharmacol Sci, 2012, 16 Suppl 4: 1-3.

［11］Im HJ，Kim YI，Kim WH，et al. Intratumoral Heterogeneous F-18 Fluorodeoxyglucose Uptake Corresponds with Glucose Transporter-1 and Ki-67 Expression in a Case of Krukenberg Tumor: Localization of Intratumoral Hypermetabolic Focus by Fused PET/MR Image. Nucl Med Mol Imaging，2011，45（2）：139-144.

［12］Henley T，Reddy MP，Ramaswamy MR，et al. Bilateral ovarian metastases from colon carcinoma visualized on F-18 FDG PET scan. Clin Nucl Med，2004，29（5）：322-323.

［13］Park HL，Yoo Ie R，O JH，et al. F-18 FDG PET/CT findings of metastatic ovarian tumors from gastrointestinal tract origin. J Cancer Res Clin Oncol，2015，141（10）：1871-1878.

［14］Dubreuil J，Giammarile F，Rousset P，et al. FDG-PET/ceCT is useful to predict recurrence of Pseudomyxoma peritonei. Eur J Nucl Med Mol Imaging，2016，43（9）：1630-1637.

［15］Kitajima K，Suzuki K，Senda M，et al. FDG PET/CT features of ovarian metastasis. Clin Radiol，2011，66（3）：264-268.

［16］Ho L，Quan V，Henderson R. Bilateral ovarian metastases from breast carcinoma on FDG PET-CT. Clin Nucl Med，2007，32（12）：935-936.

［17］Jamison DK，Butler KA，Stucky CH，et al. 18F-FDG PET/CT in detection of occult gallbladder adenocarcinoma presenting as bilateral ovarian Krukenberg tumors. Rev Esp Med Nucl Imagen Mol，2019，38（5）：327-329.

［18］Rangan K，Ora M，Israrahmed A，et al. Krukenburg Tumors Arising from Rare Primary Sites: Role of 18F-Fluorodeoxyglucose-Positron Emission Tomography/Computed Tomography in Management and Outcome. Indian J Nucl Med，2019，34（4）：302-306.

第二节　子宫体肿瘤

子宫体肿瘤主要有以下组织学类型：上皮性肿瘤和癌前病变、瘤样病变、间叶来源肿瘤、混合性上皮-间叶肿瘤、杂类肿瘤[1]。子宫内膜癌是发达国家最常见的妇科恶性肿瘤，在发展中国家仅次于宫颈癌，居第二位，其中子宫内膜样癌是子宫内膜癌和所有子宫恶性肿瘤中最常见的组织学类型。

一、上皮性肿瘤

（一）高分化子宫内膜样癌

【简要病史】　女，55岁，绝经后阴道出血半年。

【相关检查】　血清CA19-9 150.8 U/ml（参考值＜37 U/ml），AFP、CEA、CA15-3、CA125均正常。MRI示子宫腔内异常信号。

【影像所见】　18F-FDG PET/CT显像（图4-2-1）示子宫腔内异常代谢增高灶。

【手术病理结果】　行全子宫及双附件切除术。病理：子宫高分化子宫内膜样癌，伴鳞化；肿瘤大小5 cm×3.2 cm×1 cm，浸润浅肌层，最深处约0.4 cm（该处肌壁厚约2.2 cm，小于1/2肌壁厚度）。IHC：ER（60%强阳），PR（80%强阳），P53（弱阳），PAX2（-），PTEN（-），CA125（++），CEA（++），P16（++），β-catenin（膜++），Ki-67 25%。（盆腔）淋巴结1/9个癌转移。

（二）中分化子宫内膜样癌

【简要病史】　女，54岁，绝经后阴道出血5个月。外院诊刮病理示子宫内膜非典型性复杂性增生，部分区域癌变。

【影像所见】　盆腔MRI（图4-2-2）示子宫腔内肿物，子宫体后壁肌壁间异常信号（子宫肌瘤）。18F-FDG PET/CT（图4-2-3）示子宫腔内占位伴代谢明显增高；子宫体后壁内软组织密度结节（子宫肌瘤），代谢未见明显增高。

【手术病理结果】　行全子宫切除术。病理：中分化子宫内膜样癌；肿瘤大小3 cm×2.5 cm×2.5 cm，浸润浅肌层，最深处0.3 cm（该处肌壁厚1.9 cm，小于1/2肌壁厚度）；子宫肌壁间平滑肌瘤，伴玻璃变性。IHC：ER（70%弱阳），PR（90%强阳），PTEN（-），P16（++），P53（-），CA125（+++），PAX2（+），CEA（+），β-catenin（膜+++），Ki-67 40%。淋巴结：左侧盆腔（0/14）、右侧盆腔（0/19）未见癌转移。

（三）低分化子宫内膜样癌

【简要病史】　女，68岁，绝经后阴道出血1月余。

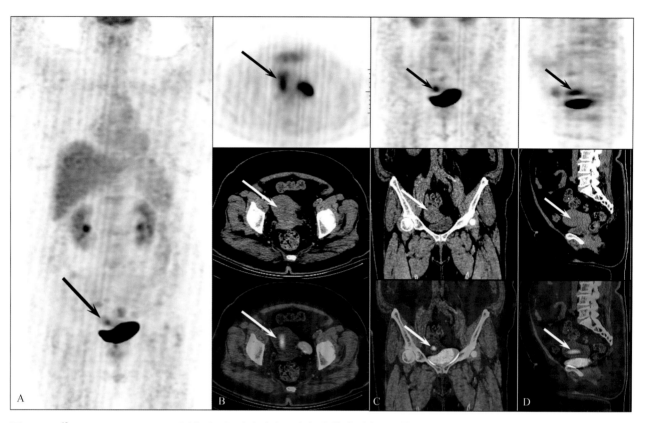

图 4-2-1 ^{18}F-FDG PET/CT。MIP 图像（**A**）示膀胱右上方轻度代谢增高灶（箭号）；横断层（**B**）、冠状断层（**C**）及矢状断层（**D**）示子宫腔内低密度灶，轻度代谢增高（箭号）

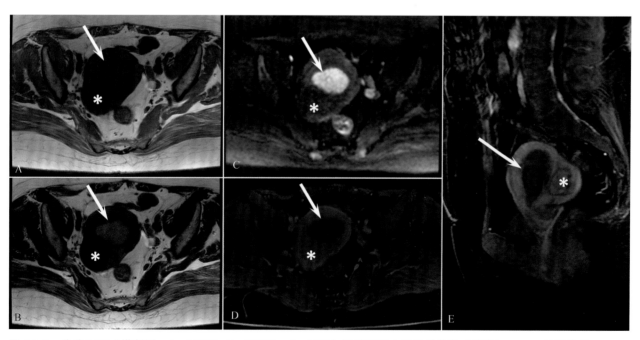

图 4-2-2 盆腔 MRI（横断层：**A**，T1WI；**B**，T2WI；**C**，DWI）示子宫腔内团块状肿物（箭号），T1WI 呈等信号，T2WI 及 DWI 呈高信号；子宫体后壁肌壁间子宫肌瘤（*）；增强扫描（**D**，横断层；**E**，矢状断层）示与子宫肌瘤（*）和肌层相比，肿物呈低强化（箭号）

【相关检查】 腹盆腔 CT 示子宫腔内肿物，强化低于子宫肌层，与子宫肌层分界不清，下缘约达子宫颈管外口水平；胸部 CT 示双肺多发软组织密度结节。

【影像所见】 ^{18}F-FDG PET/CT（图 4-2-4）示子宫腔内软组织密度肿物，代谢不均匀增高，向下累及宫颈；右侧髂骨、骶骨及耻骨多发代谢增高灶，部分伴有骨破坏；双肺多发软组织密度结节，

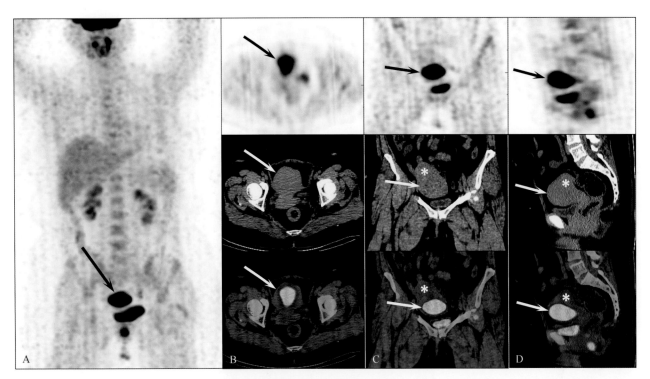

图 4-2-3 ^{18}F-FDG PET/CT。MIP（**A**）示盆腔（膀胱上方）团状代谢增高灶（箭号）；横断层（**B**）、冠状断层（**C**）及矢状断层（**D**）图像示子宫腔内稍低密度占位（箭号），代谢明显增高；子宫体后壁内软组织密度结节（*，子宫肌瘤），代谢未见明显增高

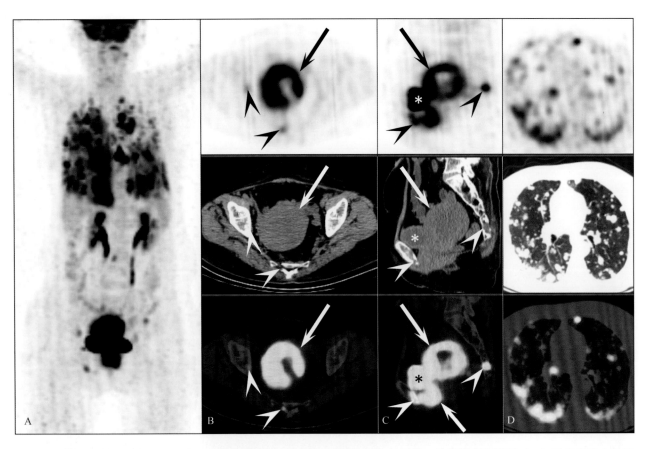

图 4-2-4 ^{18}F-FDG PET/CT。MIP（**A**）、盆腔横断层（**B**）及矢状断层（**C**）图像、胸部横断层图像（**D**）示子宫腔内软组织密度肿物，代谢不均匀增高（**B**、**C**，箭号），向下累及宫颈（**C**，箭号；*膀胱）；右侧髂骨、骶骨及耻骨多发代谢增高灶（**B**、**C**，箭头），部分伴有骨破坏；双肺多发软组织密度结节，代谢增高（**D**）

代谢增高。

【病理结果】 低分化子宫内膜样癌；IHC：CKpan（＋＋＋），CK7（＋＋＋），Vimentin（＋＋＋），ER（＋＋＋），PR（＋＋＋），P16（斑片＋），P53（＋野生型），CA125（＋＋＋），CEA（＋），Ki-67 70%；错配修复蛋白（pMMR）：MLH1（＋），MSH2（＋），MSH6（＋），PMS2（＋）。

（四）非内膜样癌（低分化腺癌）

【简要病史】 女，61岁，绝经后阴道出血1个月。

【相关检查】 血清 CA72-4 8.06 U/ml（参考值＜6.9 U/ml），CA125、CEA、AFP、CA19-9、SCC及 CA24-2 均正常。超声示子宫内膜增厚约23.4 mm，回声不均，内可探及中等不均质回声，大小约 25 mm×27 mm×20 mm。

【影像所见】 ^{18}F-FDG PET/CT（图 4-2-5）示子宫腔内低密度灶，代谢明显增高。

【手术病理结果】 行全子宫及双附件切除术。病理：子宫内膜低分化腺癌，非内膜样癌（Ⅱ型癌），部分呈浆液性癌；肿瘤大小 5 cm×4 cm×3.5 cm，肿瘤突向宫腔生长，局灶浸润浅肌层，最深处约0.15 cm（该处肌壁厚约 2.1 cm，浸润小于 1/2 肌壁厚度）。IHC：ER（－），PR（－），P53（＋＋＋），PAX2（－），PTEN（－），CA125（＋），CEA（－），P16（＋＋＋），β-catenin（膜＋＋），PAX8（＋＋＋），

WT1（－），Ki-67 35%。淋巴结：（右髂血管旁）0/5、（左髂血管旁）0/5 及（腹主动脉旁）0/3 均未见癌转移。

【讨论】 子宫内膜癌（endometrial carcinoma，EC）是起源于子宫内膜的恶性肿瘤，组织学分为Ⅰ型和Ⅱ型[2]。Ⅰ型 EC 约占 80%，包括 1 级/高分化和 2 级/中分化子宫内膜样癌，对孕激素治疗敏感，预后较好；Ⅰ型 EC 可发生于子宫内膜样上皮内瘤变（子宫内膜不典型增生）基础上或与之共存。Ⅱ型 EC 约占 10%～20%，包括 3 级/低分化子宫内膜样癌以及其他非内膜样癌（浆液性癌、透明细胞癌、癌肉瘤等），对孕激素治疗不敏感，预后差。根据 FIGO 分期[3]与组织病理学，EC 术后复发风险分为低危型、中危型和高危型。组织学分级为 1/2 级子宫内膜样癌、浅部肌层侵犯（深度＜1/2 肌层/FIGO 分期Ⅰ A 期）、未侵犯淋巴血管，同时满足上述条件为低危型。组织学分级为1/2 级、FIGO 分期为Ⅰ A 期、伴淋巴血管受侵者，或组织学分级为 1/2 级、肌层浸润深度大于 1/2（FIGO 分期为Ⅰ B 期），或组织学分级为 1/2 级、侵犯宫颈间质（FIGO 分期为Ⅱ期），或组织学分级为 3 级、FIGO 分期Ⅰ A 期，以上 4 种情况的子宫内膜样癌均为中危型。组织学分级为 3 级且肌层浸润深度大于 1/2 的子宫内膜样癌，或者非内膜样癌，为高危型[4-5]。中危型基于年龄和 3 种病理因

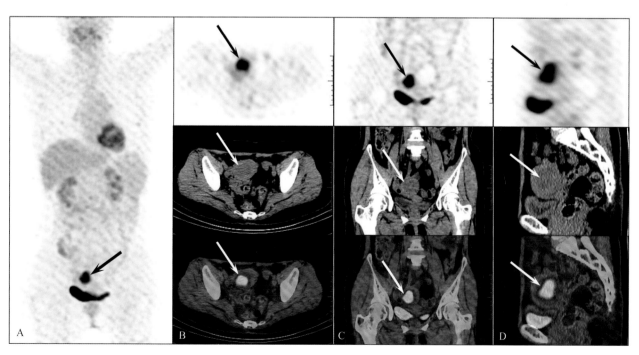

图 4-2-5 ^{18}F-FDG PET/CT。MIP（**A**）、横断层（**B**）、冠状断层（**C**）及矢状断层（**D**）图像示子宫腔内低密度灶，代谢明显增高（箭号）

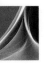

素（包括深部肌层浸润、组织学 2/3 级、淋巴血管侵犯）还可分为低中危型和高中危型。高中危型定义为年龄 ≥ 70 岁，伴 1 个危险因素；50 ～ 69 岁，伴 2 个危险因素；18 ～ 49 岁，伴所有 3 个危险因素。FIGO 分期、年龄、组织学分级、肌层浸润深度是重要的预后因素。此外，2013 年癌症基因组图谱（the cancer genome atlas，TCGA）根据基因组学特征可以把 EC 分为四类：POLE（DNA 聚合酶 ε）超突变组、微卫星不稳定高突变组、低拷贝数组和高拷贝数组[6]。POLE 超突变组预后较好；高拷贝数组，以 TP53 基因突变和细胞周期调控异常为特征，主要发生于高级别子宫内膜样癌、透明细胞癌和所有浆液性癌，预后较差；微卫星不稳定高突变组和低拷贝数组预后则介于上述两者之间[6]。综合了分子特征的 TCGA 分型和传统临床病理预后因素的新分类方案可能会改变 EC 将来的诊断和治疗策略[7]。

子宫内膜样癌是 EC 最常见的组织学类型（占 70% ～ 80%），平均发病年龄 63 岁，主要临床表现为盆腔疼痛、腹胀以及阴道排液（多为血性液体）。子宫内膜样癌的主要危险因素是内源性或外源性雌激素水平过高而没有足够的孕激素对抗，包括绝经后雌激素水平较高、初潮早、绝经晚、未经产、肥胖、他莫昔芬治疗以及患有某些能够分泌雌激素的肿瘤等；保护性因素包括晚育、持续联合激素替代治疗、口服避孕药、注射孕激素、宫内节育器、吸烟、输卵管结扎等。大体病理上，肿瘤可为一个或多个棕褐色结节，或者弥漫外生性生长；镜下肿瘤表现为腺体或绒毛状结构，内衬复层柱状上皮，结构紧密、复杂、有分枝。子宫内膜样癌病理分级主要根据其实性生长模式所占比例，占比小于 5% 为 1 级（高分化），6% ～ 50% 为 2 级（中分化），大于 50% 为 3 级（低分化）。高分化内膜样癌与不典型增生 / 子宫内膜上皮内瘤变的区别主要在于前者有间质浸润，表现为间质的缺失（腺体呈筛状、乳头状或融合生长）或结缔组织反应性增生等[8]。子宫肌层浸润深度是指从内膜结合带到肿瘤浸润最深处的距离。鳞状分化型和分泌分化型是子宫内膜样癌的两种变异型。10% ～ 25% 的子宫内膜样癌含有鳞状分化，但是鳞状分化不属于实性生长模式占比评估范围。在分泌分化型子宫内膜样癌中，柱状细胞具有单个大的核上或核下糖原空泡而非嗜酸性细胞质，类似于分泌期的子宫内膜；该型内膜样癌占比不足 2%，几乎都是高分化型。子宫内膜

样癌雌激素和孕激素受体的表达多呈阳性，从而有利于与宫颈起源的肿瘤相鉴别。

经阴道超声是简便易行且经济的 EC 检查方法，表现为子宫内膜增厚，与周围正常肌层相比，呈高或中等回声，但评估肌层浸润和宫颈受累的准确性低于 MRI，也不适用于转移淋巴结的评估。在增强 CT 上，与周围明显强化的子宫肌层相比，EC 多表现为低强化。增强 MRI 是评估 EC 子宫肌层浸润或宫颈有无受累的最佳影像学手段，典型 EC 表现为 T2WI 高信号，增强扫描信号低于子宫肌层或同时伴发的子宫肌瘤[9]。MRI、增强 CT 和 18F-FDG PET/CT 都可用于术前评估有无盆腔淋巴结转移[10-11]，而 18F-FDG PET/CT 还可同时评估有无腹主动脉旁淋巴结和其他远处转移[12]。

在 18F-FDG PET/CT 上，子宫内膜的代谢增高首先需要除外生理性摄取。绝经前子宫内膜对 18F-FDG 的生理性摄取呈周期性变化，高峰发生在排卵期和月经早期[13-14]，平均 SUV（SUV_{mean}）分别可达 5.0、3.7[14]。因此月经前 1 周或月经后 1 周行 18F-FDG PET/CT 显像有助于对子宫内膜异常摄取的判断。绝经后的子宫内膜对 18F-FDG 摄取一般不高，通常未接受雌激素替代治疗的子宫内膜 SUV_{mean} 约为 1.7[14]。此外，宫颈癌可能导致子宫内膜代谢轻度增高，但不代表内膜受侵[14]，具体机制尚不清楚。EC 组织学类型与分级是影响 18F-FDG 摄取的重要因素：通常 1 级子宫内膜样癌 18F-FDG 摄取高于不典型增生性病变[15]，非内膜样癌（如浆液性癌、癌肉瘤）的 18F-FDG 摄取高于内膜样癌[16]，1 级内膜样癌摄取程度低于 2 级或更高级别肿瘤[17-19]。此外，18F-FDG 的摄取程度还与 EC 雌 / 孕激素表达状态相关，雌 / 孕激素表达阳性者 18F-FDG 摄取程度通常低于表达阴性者[20]。因此，肿瘤 SUV 有助于 EC 组织学类型、分级和雌 / 孕激素表达状态的预测。此外，肿瘤代谢体积（metabolic tumor volume，MTV）和糖酵解总量（total lesion glycolysis，TLG），能较 SUV 更准确预测有无深部肌层浸润、宫颈受侵、淋巴结转移等[19, 21-24]，从而有助于子宫内膜癌的风险分层，指导临床治疗决策的制定。

（邱丽娟 董颖 付占立）

参考文献

[1] Kurman RJ, Carcangiu ML, Herrington CS, et al. WHO classification of tumors of female reproductive

organs. 4th ed. Lyon：IARC Press，2014.

［2］Bokhman JV. Two pathogenetic types of endometrial carcinoma. Gynecol Oncol, 1983, 15（1）：10-17.

［3］Pecorelli S. Revised FIGO staging for carcinoma of the vulva，cervix，and endometrium. Int J Gynaecol Obstet, 2009, 105（2）：103-104.

［4］Doll KM，Tseng J，Denslow SA，et al. High-grade endometrial cancer：revisiting the impact of tumor size and location on outcomes. Gynecol Oncol, 2014, 132(1)：44-49.

［5］Wright JD，Barrena Medel NI，Sehouli J，et al. Contemporary management of endometrial cancer. Lancet, 2012, 379（9823）：1352-1360.

［6］Cancer Genome Atlas Research Network，Kandoth C，Schultz N，et al. Integrated genomic characterization of endometrial carcinoma. Nature，2013，497（7447）：67-73.

［7］Murali R，Delair DF，Bean SM，et al. Evolving Roles of Histologic Evaluation and Molecular/Genomic Profiling in the Management of Endometrial Cancer. J Natl Compr Canc Netw, 2018, 16（2）：201-209.

［8］Kurman RJ and Norris HJ. Evaluation of criteria for distinguishing atypical endometrial hyperplasia from well-differentiated carcinoma. Cancer, 1982, 49（12）：2547-2559.

［9］Whitten CR，Desouza NM. Magnetic resonance imaging of uterine malignancies. Top Magn Reson Imaging, 2006, 17（6）：365-377.

［10］Fasmer KE，Gulati A，Dybvik JA，et al. Preoperative ^{18}F-FDG PET/CT tumor markers outperform MRI-based markers for the prediction of lymph node metastases in primary endometrial cancer. Eur Radiol, 2020, 30（5）：2443-2453.

［11］Atri M，Zhang Z，Dehdashti F，et al. Utility of PET/CT to Evaluate Retroperitoneal Lymph Node Metastasis in High-Risk Endometrial Cancer：Results of ACRIN 6671/GOG 0233 Trial. Radiology, 2017, 283（2）：450-459.

［12］Taskin S，Varli B，Ersoz CC，et al. Complementary role of ^{18}F-FDG PET/CT for sentinel lymph node algorithm in endometrial cancer with high-risk factors for lymphatic metastasis. Nucl Med Commun, 2020, 41（4）：389-394.

［13］Nishizawa S，Inubushi M and Okada H. Physiological ^{18}F-FDG uptake in the ovaries and uterus of healthy female volunteers. Eur J Nucl Med Mol Imaging, 2005, 32（5）：549-556.

［14］Lerman H，Metser U，Grisaru D，et al. Normal and abnormal ^{18}F-FDG endometrial and ovarian uptake in pre- and postmenopausal patients：assessment by PET/CT. J Nucl Med, 2004, 45（2）：266-271.

［15］Berg A，Gulati A，Ytre-Hauge S，et al. Preoperative imaging markers and PDZ-binding kinase tissue expression predict low-risk disease in endometrial hyperplasias and low grade cancers. Oncotarget, 2017, 8（40）：68530-68541.

［16］Kulkarni R，Bhat RA，Dhakharia V，et al. Role of Positron Emission Tomography/Computed Tomography in Preoperative Assessment of Carcinoma Endometrium-a Retrospective Analysis. Indian J Surg Oncol, 2019, 10（1）：225-231.

［17］Takagi H，Sasagawa T，Shibata T，et al. Association between ^{18}F-fluorodeoxyglucose-PET/CT and histological grade of uterine endometrial carcinoma. Taiwan J Obstet Gynecol, 2018, 57（2）：283-288.

［18］Nakamura K，Kodama J，Okumura Y，et al. The SUVmax of ^{18}F-FDG PET correlates with histological grade in endometrial cancer. Int J Gynecol Cancer, 2010, 20（1）：110-115.

［19］Husby JA，Reitan BC，Biermann M，et al. Metabolic Tumor Volume on ^{18}F-FDG PET/CT Improves Preoperative Identification of High-Risk Endometrial Carcinoma Patients. J Nucl Med, 2015, 56（8）：1191-1198.

［20］Wu C，Chen R，Xu L，et al. Relationship between the expression of oestrogen receptor and progesterone receptor and ^{18}F-FDG uptake in endometrial cancer. Aging（Albany NY），2020，12（13）：12921-12929.

［21］Ghooshkhanei H，Treglia G，Sabouri G，et al. Risk stratification and prognosis determination using ^{18}F-FDG PET imaging in endometrial cancer patients：a systematic review and meta-analysis. Gynecol Oncol, 2014, 132（3）：669-676.

［22］Kitajima K，Suenaga Y，Ueno Y，et al. Preoperative risk stratification using metabolic parameters of ^{18}F-FDG PET/CT in patients with endometrial cancer. Eur J Nucl Med Mol Imaging, 2015, 42（8）：1268-1275.

［23］Liu DD，Li J，Li X，et al. Prognostic value of metabolic tumor volume and total lesion glycolysis from ^{18}F-FDG PET/CT in lymph node metastases and risk stratification of endometrial carcinoma. J Gynecol Oncol, 2019, 30（6）：e89.

［24］Mapelli P，Ironi G，Bergamini A，et al. Synergic role of preoperative ^{18}F-fluorodeoxyglucose PET and MRI parameters in predicting histopathological features of endometrial cancer. Nucl Med Commun, 2020, 41(10)：1073-1080.

二、间叶源性肿瘤

在 2014 版 WHO 妇科肿瘤组织学分类中，子

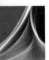

宫体间叶源性肿瘤分为平滑肌肿瘤（平滑肌瘤、恶性潜能未定的平滑肌瘤、平滑肌肉瘤）、子宫内膜间质和相关肿瘤、混合性上皮和间叶肿瘤与其他肿瘤。

（一）子宫平滑肌肿瘤

1.子宫平滑肌瘤伴肺转移

【简要病史】 女，46岁，体检发现双肺多发结节1周。6年前发现"子宫肌瘤"（未行治疗）；17年前行"左侧乳腺纤维瘤"切除术。

【影像所见】 胸部CT（图4-2-6）示双肺多发结节，增强扫描示结节明显强化；^{18}F-FDG PET/CT（图4-2-7）示子宫体前上方稍低密度肿物，代谢未见明显增高；双肺多发结节，部分较大结节代谢略增高。

【病理结果】 行右下肺结节穿刺活检术。术后病理：梭形细胞结节，细胞呈旋涡状排列，胞质丰富、红染，可见空泡，核呈梭形、椭圆形，可见核仁，部分细胞核有异型性；IHC（上皮细胞）：CKpan（＋），Vimentin（部分＋），P53（少数弱＋），Ki-67约1%，SMA、Desmin、钙调蛋白结合蛋白（Caldesmon）、S100（－）、CD56及CD34均（－）、信号转导和转录激活因子6（STAT6）、B细胞淋巴瘤因子2（BCL2）、β-catenin均（－）；IHC（梭形细胞）：SMA（＋），Desmin（＋），Vimentin（弱＋），P53（少数弱＋），Ki-67（＜2%），CKpan、Caldesmon、S100（－）、CD56（局灶＋）、CD34（－）、

STAT6、BCL2及β-catenin均（－）。结合IHC，符合平滑肌瘤，其中可见大小不等的腺腔，考虑为内陷的肺泡上皮。

【临床诊断】 子宫平滑肌瘤，（良性）子宫平滑肌瘤肺转移。

2.子宫平滑肌瘤术后肺转移

【简要病史】 女，43岁，胸闷、气短10余天，发现气胸5天；2年前因"子宫肌瘤"行子宫及一侧输卵管切除术。

【影像所见】 胸部CT（图4-2-8）示双肺多发大小不等薄壁气囊伴左侧气胸。^{18}F-FDG PET/CT（图4-2-9）示双肺多发气囊，代谢未见明显异常。

【手术病理结果】 （左肺肿物）楔形肺组织切除标本：肺内见一结节，大小0.8 cm×0.5 cm×0.5 cm，为梭形细胞呈束状及编织状排列，胞质嗜酸性，细胞形态温和，未见明确核分裂象，其间可见大小不一的腺管样结构，被覆单层立方上皮或假复层柱状上皮（图4-2-10），散在淋巴细胞及嗜酸性粒细胞浸润，并见个别多核巨细胞；IHC：ER（60%中强阳），PR（95%强阳），EMA（－，上皮细胞＋），Desmin（＋＋＋），Vimentin（＋＋＋），SMA（＋＋），Ki-67 8%，TTF-1（－，上皮细胞＋），唾液酸糖蛋白（D2-40）（－，淋巴管＋），CD31、S-100及HMB45均（－）。结合组织形态及IHC，考虑为平滑肌瘤；结合既往子宫平滑肌瘤病史及本次肿瘤ER和PR标记均可见阳性细胞的情况，符合良

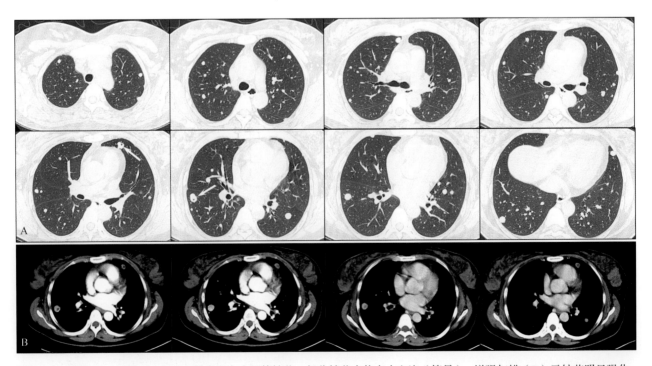

图4-2-6 胸部CT。平扫（A）示双肺多发大小不等结节，部分结节内伴有小空泡（箭号）；增强扫描（B）示结节明显强化

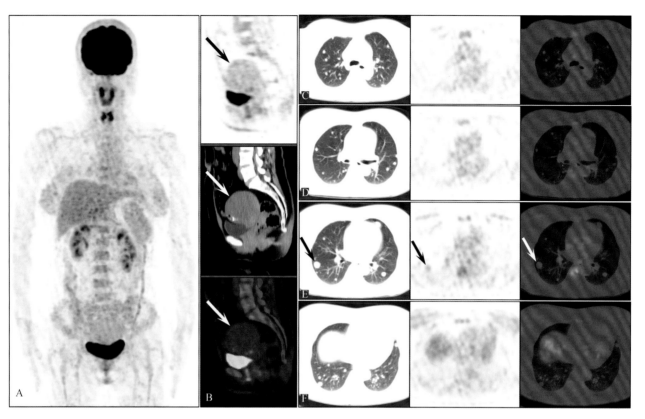

图 4-2-7　^{18}F-FDG PET/CT。MIP（**A**）、矢状断层（**B**）及横断层（**C ～ F**）图像示子宫体前上方稍低密度肿物（**B**，箭号），代谢未见明显增高；双肺多发结节（**C ～ F**），部分较大结节代谢略增高（**E**，箭号）

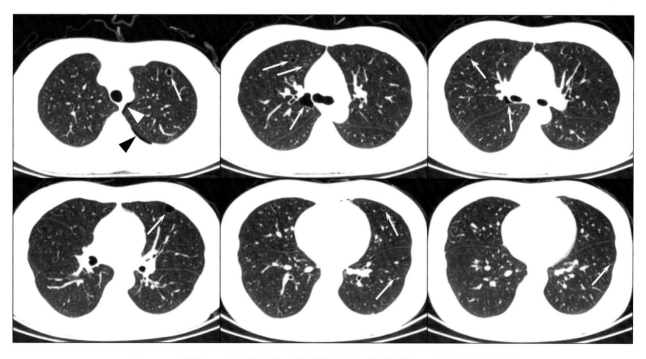

图 4-2-8　胸部 CT 示双肺多发大小不等薄壁气囊（箭号）；左侧气胸（箭头）

性转移性平滑肌瘤。

3. 静脉内平滑肌瘤病

【简要病史】　女，44 岁，双下肢水肿 3 年，发现心脏占位 1 天。

【相关检查】　血清 AFP、CEA、CA199、CA125、SCC 及 HCG 均正常。超声心动图示"下腔静脉、右心房团块，右室扩大，三尖瓣中度反流，肺动脉收缩压增高，LVEF 正常，二尖瓣轻度反流"。腹

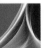
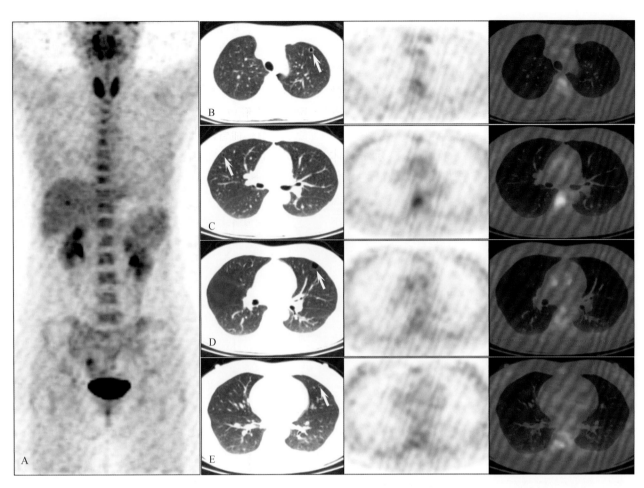

图 4-2-9 ^{18}F-FDG PET/CT。MIP（**A**）及横断层（**B**～**E**）图像示双肺多发气囊（箭号），代谢未见明显异常

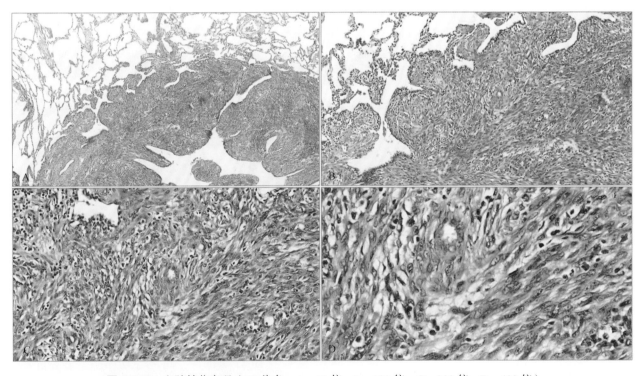

图 4-2-10 左肺结节病理（HE 染色；**A**，40 倍；**B**，100 倍；**C**，200 倍；**D**，400 倍）

部超声示"盆腔巨大肿物"。血管造影示"双侧髂内动脉远端分支迂曲紊乱，下腹-盆腔内可见一巨大肿块染色，双侧子宫动脉可见血管异常，呈包绕状，肿块两侧可见异常血管湖显影，右侧子宫动脉明显，可见引流静脉早显，并经下腔静脉引流；下腔静脉内可见附壁充盈缺损"。

【影像所见】　增强 CT（图 4-2-11）示子宫体后上方巨大囊实性肿物，其内可见厚薄不一之强化间隔；下腔静脉、左侧卵巢静脉及右心房可见多发不规则充盈缺损。18F-FDG PET/CT（图 4-2-12）示腹盆腔巨大囊实性肿物，代谢轻度增高；双侧髂血管迂曲、增粗，下腔静脉及左侧卵巢静脉增粗，双肺多发结节，代谢均未见增高。

【病理结果】　行全子宫＋左附件切除＋右房及下腔静脉取栓术＋下腔静脉滤网植入术。病理：子宫多发平滑肌源性肿瘤，位于肌壁间者体积较小（共3个，直径 0.8 ～ 1.8 cm），位于浆膜面者体积巨大，30 cm×19 cm×8 cm，并广泛累及子宫外组织；左

侧输卵管、卵巢周围的软组织内见增粗、扭曲的血管，管腔内见条索状、表面光滑的软组织肿块填塞。镜下：肿瘤间质广泛水肿、囊性变，未见坏死，细胞核轻度异型，核分裂象 3/10 HF，间质小血管增生，可见血栓形成、再通，于扩张的血管腔内可见平滑肌小结节；血管内外肿瘤有连续。IHC：SMA（＋＋＋），CD10（－），Ki-67 5% ～ 10%，血管内皮细胞 CD34（＋）。综上，考虑为静脉内平滑肌瘤病，肿瘤血管外成分呈舌状推挤式生长，广泛累及子宫外组织，呈分割性平滑肌瘤样生长方式；阔韧带血管内外均可见肿瘤累及，双侧宫旁断端可见肿瘤累及。

4. 子宫平滑肌肉瘤

【简要病史】　女，55 岁，绝经后阴道出血半年。

【相关检查】　Hb 104 g/L（参考值 115 ～ 150 g/L）。血清 CA19-9 56.7 U/ml（参考值＜ 37 U/ml），NSE 29.52 ng/ml（参考值＜ 16.3 ng/ml），AFP、CEA、CA15-3、HE4、CA125、SCC、CYFRA21-1、CA72-4、

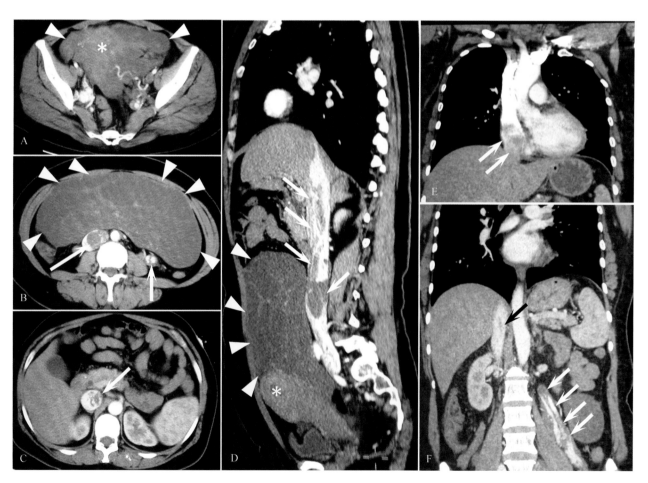

图 4-2-11　增强 CT。横断层（A～C）、矢状断层（D）及冠状断层（E、F）示子宫体（*）后上方巨大囊实性肿物（A、B、D，箭头），其内可见厚薄不一之强化间隔；下腔静脉（B～D、F）、左侧卵巢静脉（B、F）及右心房（E）可见多发不规则充盈缺损（箭号）

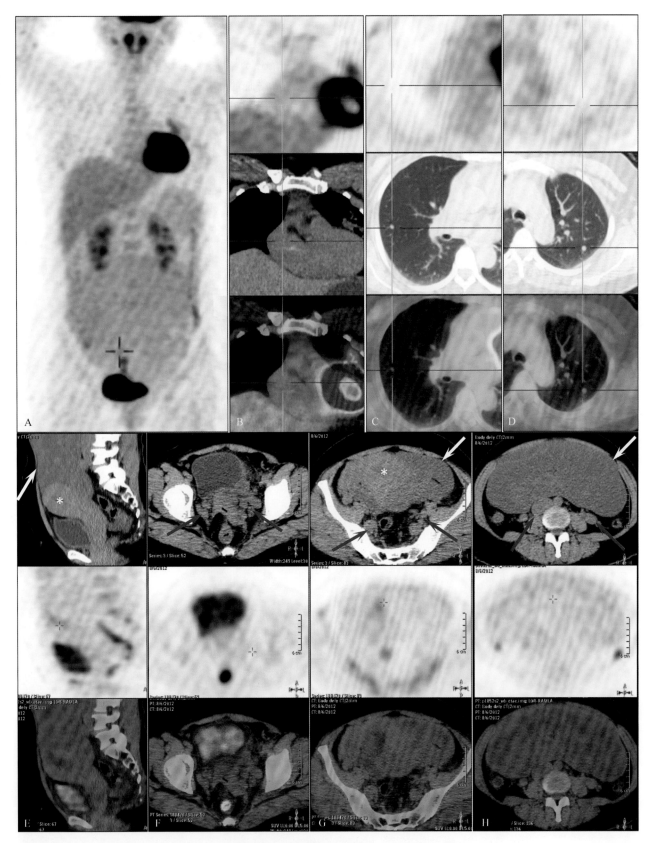

图 4-2-12 ^{18}F-FDG PET/CT。MIP（**A**）示腹盆腔巨大代谢轻度增高影；胸部冠状断层图像（**B**）示右心房内代谢未见明显异常；胸部横断层图像（**C、D**）示双肺多发软组织密度结节，代谢未见增高；腹盆腔矢状断层（**E**）及横断层（**F～H**）图像示子宫体（＊）后上方巨大囊实性肿物（**E、G、H**，白箭号），代谢轻度增高；双侧髂血管迂曲、增粗（**F、G**，红箭号），下腔静脉及左侧卵巢静脉增粗（**H**，红箭号），代谢未见明显异常

HCG、ProGRP 及 CA24-2 均正常。超声示宫腔内占位，盆腔及腹膜后多发淋巴结肿大。

【影像所见】 腹部 CT（图 4-2-13A ～ D）示子宫体占位，增强扫描可见不均匀强化；右侧髂血管旁淋巴结肿大伴强化；左肾上腺区不均匀强化肿物。盆腔 MRI（图 4-2-13E ～ I）示子宫体占位，增强扫描肿物不均匀强化；右侧髂血管旁淋巴结肿大伴强化。^{18}F-FDG PET/CT（图 4-2-14）示左肺、胰腺、左肾上腺、双肾皮质、腹部脂肪内、子宫体及右侧髂血管旁淋巴结、肌肉内多发高代谢灶。

【病理结果】（宫腔诊刮）病理：多量血凝块及散在肿瘤组织，瘤细胞高度异型及奇异型，核深

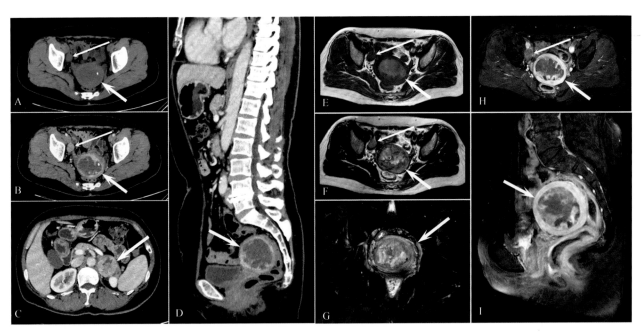

图 4-2-13 腹部 CT（A，平扫；B ～ D，增强）示子宫体占位（A、B、D，粗箭号），增强扫描可见不均匀强化；右侧髂血管旁淋巴结肿大伴强化（A、B，细箭号）；左肾上腺区不均匀强化肿物（C，箭号）。盆腔 MRI（E ～ I）示子宫体占位（粗箭号），横断层 T1WI（E）、T2WI（F）及冠状断层 FS T2WI（G）呈混杂信号，增强扫描（H，横断层；I，矢状断层）肿物不均匀强化；右侧髂血管旁淋巴结肿大伴强化（E、F、H，细箭号）

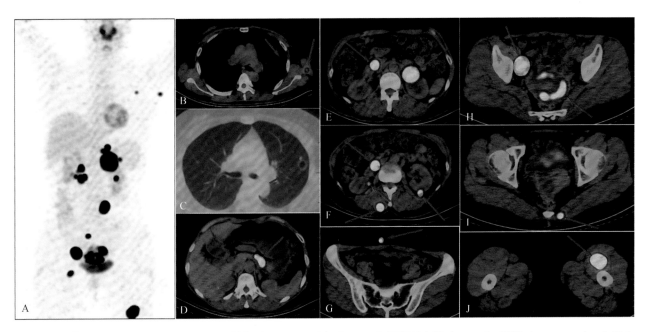

图 4-2-14 ^{18}F-FDG PET/CT。MIP（A）及横断层 PET/CT 融合（B ～ J）图像示左肺（B、C）、胰腺（D、E、F）、左肾上腺（E）、双肾皮质（F）、腹部脂肪内（G）、子宫体及右侧髂血管旁淋巴结（H）多发高代谢灶（箭号）；左侧小圆肌（B）、左侧臀大肌（I）、左侧股中间肌（J）内多发高代谢灶（箭号）

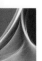

染，未见明显核分裂及坏死；IHC：Vimentin（＋＋＋），CKpan（－），SMA（＋＋＋），Desmin（＋），CD10（＋＋），ER（－），PR（个别弱＋），P53（＋），Ki-67 30%；综上，考虑平滑肌肉瘤。

【讨论】 子宫平滑肌瘤是起源于子宫肌层平滑肌的一种良性肿瘤，可具有不同的组织形态学特征，是最常见的子宫肿瘤。变异型子宫肌瘤约占10%，包括富细胞性平滑肌瘤、伴奇异细胞核的平滑肌瘤、有丝分裂活跃的平滑肌瘤、水肿型平滑肌瘤、卒中性平滑肌瘤、脂肪平滑肌瘤、上皮样平滑肌瘤、黏液样平滑肌瘤、叶状/分割性平滑肌瘤、静脉内平滑肌瘤病、弥漫性平滑肌瘤病、转移性平滑肌瘤等。子宫平滑肌瘤主要发生在40～50岁人群，绝经后逐渐萎缩。临床症状主要和肿瘤的大小、数量及位置有关；大多数患者无症状，1/3可表现为月经过多、盆腔疼痛；肿瘤发生变性或带蒂扭转可导致急性疼痛。子宫平滑肌瘤（75%）常呈多发。根据肿瘤的生长部位，FIGO将子宫平滑肌瘤分为4类：肌壁间肌瘤、黏膜下肌瘤、浆膜下肌瘤、宫颈肌瘤。黏膜下或浆膜下肌瘤可呈息肉样或有蒂的病灶，黏膜下肌瘤可发生扭转或脱垂，而浆膜下肌瘤可从最初部位脱落并依附于盆腔其他部位形成"寄生性平滑肌瘤"。大体病理上，平滑肌瘤大小不等、边界清楚、没有包膜，肿瘤切开后表现为凸起、坚实、螺旋状的白色切面（水肿型、富细胞性或上皮样平滑肌瘤则质地较软）；较大的肿瘤可有梗死、出血；偶尔可见囊变（尤其是水肿型或黏液样平滑肌瘤）；孕激素治疗可导致多灶性出血性坏死（即肌瘤卒中）；偶尔肿瘤呈水肿样改变从浆膜面突出，呈粗壮的球状（即叶状/分割性平滑肌瘤）；极少数情况下，子宫肌层内可见弥漫分布、界限不清、融合的小结节（即弥漫性平滑肌瘤病）；静脉内平滑肌瘤病则表现为从子宫肌层静脉或阔韧带静脉突出的"蠕虫样"栓子。组织病理上，大多数平滑肌瘤边界清楚，由交叉、束状排列的梭形细胞组成；细胞边界不清，胞质嗜酸性纤维状，细胞核呈"雪茄状"，核仁小，有丝分裂象不常见；偶见钙化、梗死与坏死；胶原沉积可导致显著玻璃样变；当肿瘤间质血管内有血栓形成时，局部可发生梗死伴出血，肉眼呈暗红色（即红色变性）。平滑肌瘤表达Desmin、高分子量钙结合蛋白（H-caldesmon）、SMA、去乙酰基转移酶8（HDAC8）、肌球蛋白（Myosin）、催产素受体（OXT-R）、ER、PR、WT1；CD10在40%的富细

胞性平滑肌瘤中阳性表达；P53和P16可在伴奇异细胞核的平滑肌瘤中有阳性表达。子宫平滑肌瘤通常呈良性病程，个别变异型临床经验较少。

超声图像上，子宫平滑肌瘤通常表现为实性、边界清楚的低回声肿块，有钙化时可见声影，囊变区域呈无回声表现[1-2]。CT价值有限，可用于评估急性腹痛患者有无浆膜下肌瘤扭转，还可显示有无钙化。MRI一般表现为边界清晰的T1WI低或等信号，T2WI及DWI低信号，而发生变性的肌瘤T1WI、T2WI表现为不均匀高低混杂信号。增强扫描肿瘤强化不一，富细胞性平滑肌瘤可呈早期强化，而变性的肌瘤一般呈低强化[2]。

^{18}F-FDG PET/CT上，子宫平滑肌瘤对^{18}F-FDG摄取程度不一，大多数表现为不摄取或轻度摄取[3]，摄取增高者（高于肝）比例约0.5%[4]。平滑肌瘤对^{18}F-FDG的摄取程度与患者年龄、月经周期、用药史、肌瘤的数量以及病理亚型有关。绝经前子宫平滑肌瘤中^{18}F-FDG摄取增高比例（10.4%）高于绝经后摄取增高比例（1.2%）[3, 5-7]；同一患者的子宫平滑肌瘤对^{18}F-FDG摄取可能会随月经周期不同而有变化，摄取增高多见于黄体期[7]；使用雌激素受体调节剂（如他莫昔芬）会降低肌瘤对^{18}F-FDG的摄取[5]；多发性肌瘤者更容易发生^{18}F-FDG摄取增高[6]；高度血管化的平滑肌瘤和伴奇异核的平滑肌瘤^{18}F-FDG摄取可明显增高[8-9]。

转移性平滑肌瘤用于描述子宫平滑肌瘤患者的宫外组织出现类似子宫平滑肌瘤的平滑肌增生，肿瘤细胞形态呈良性表现，核分裂不活跃。转移性平滑肌瘤平均发生在子宫切除术后15年[10]，也可与子宫肌瘤同时被发现；最常见的转移部位是肺，其他部位还有纵隔、腹膜后、下腔静脉、右心房及大脑等[11]。肺部转移性平滑肌瘤组织病理上常可见内陷的支气管肺泡上皮，除了形态与平滑肌肿瘤相似外，ER、PR阳性表达是诊断肺部转移性平滑肌瘤的重要指标[12]。肺部转移性平滑肌瘤患者常无明显临床症状，多在其他原因就诊时偶然发现，其临床病程缓慢，但严重者可导致呼吸衰竭。CT通常表现为单发或多发、圆形、边缘光整、密度均匀的软组织密度结节，CT增强扫描呈轻度强化或无强化；少数情况下也可表现为空洞或囊性结节[13-14]。^{18}F-FDG PET/CT肺部转移性平滑肌瘤多表现为无摄取或轻度增高[15]。

静脉内平滑肌瘤病（intravenous leiomyomatosis, IVL）是在子宫平滑肌瘤边界外的静脉血管腔内出

现的良性平滑肌瘤。肿瘤呈"蠕虫状"生长，漂浮于静脉管腔内或黏附于血管壁，通常血管丰富和伴有水肿。IVL可从子宫肌层静脉或阔韧带静脉突出并延伸至相应向心引流的静脉（包括卵巢静脉、髂静脉及下腔静脉）和右心房。IVL可发生于子宫切除术后15年（小于＜5%），70%的复发与下腔静脉或心脏受累相关。IVL更多是被超声心动图、增强CT和MRI发现，可见右心房内异常回声，或静脉管腔内"蠕虫样"充盈缺损。[18]F-FDG PET/CT可用于评估IVL累及范围，病灶常表现为[18]F-FDG无摄取或轻度摄取[16-17]，也可表现为明显高摄取[18]。

子宫平滑肌肉瘤是一种恶性平滑肌肿瘤，是最常见的子宫体肉瘤，占子宫恶性肿瘤的1%～2%。接受他莫昔芬治疗的乳腺癌患者发病率增加。发病年龄多大于50岁，主要临床症状为阴道出血、盆腔肿块和疼痛，与子宫平滑肌瘤表现有较大重叠。大体病理上，肿瘤平均直径约10 cm，多数位于肌层内，切面柔软、肉质、伴坏死、出血、边缘不规则。镜下多表现为梭形细胞特征，少数可有上皮或黏液样特征；组织学上分为三型：梭形细胞平滑肌肉瘤、上皮样平滑肌肉瘤、黏液样平滑肌肉瘤。IHC多数肿瘤表达Desmin、H-caldesmon、HDAC8、SMA，但分化差、上皮样和黏液样平滑肌肉瘤则表达较弱或丢失；约30%～40%表达ER、PR及雄激素受体；相对于子宫平滑肌瘤，平滑肌肉瘤的Ki-67多显著增高。子宫平滑肌肉瘤易发生局部扩散和（或）远处转移，最常见的是肺转移。子宫平滑肌肉瘤预后很差，5年生存率约15%～25%。多数梭形细胞平滑肌肉瘤2年内复发，而黏液样或上皮样平滑肌肉瘤则相对复发较晚。在多普勒超声上，较大或囊变的平滑肌肉瘤肿块内可见血流增加。CT主要用于术前分期和治疗后随访有无复发。在MRI图像上，平滑肌肉瘤表现为边界不清、信号不均的实性肿块，T1WI常可见代表出血或坏死的高信号，T2WI呈中-高信号，DWI呈高信号，增强扫描呈早期不均匀强化，中央坏死区无增强[2]。子宫平滑肌瘤和平滑肌肉瘤的MRI信号可有较大重叠[2]：T1WI高信号可见于平滑肌瘤病灶内脂肪信号（如脂肪平滑肌瘤）、出血性梗死引起的红色变性（常见于孕期或口服避孕药情况下），也可见于平滑肌肉瘤发生出血或坏死；T2WI高信号可见于平滑肌肉瘤坏死，也可见于平滑肌瘤囊变或黏液样平滑肌瘤；DWI高信号可见于平滑肌肉瘤，也可见于富细胞性平滑肌瘤。

^{18}F-FDG PET/CT上，子宫平滑肌肉瘤多呈[18]F-FDG明显高摄取（原发肿瘤SUV$_{max}$中位数14.0），其转移灶也多呈明显高摄取[19]。[18]F-FDG PET/CT可用于术前分期，其准确性达91%[20]。[18]F-FDG联合[18]F-雌二醇（16α-^{18}F-fluoro-17β-estradiol，[18]F-FES）PET/CT显像有助于鉴别子宫平滑肌瘤和平滑肌肉瘤：平滑肌瘤一般表达ER、PR，多表现为[18]F-FES高摄取、[18]F-FDG低摄取，而平滑肌肉瘤则由于GLUT-1高表达，ER、PR低表达，表现为[18]F-FES低摄取、[18]F-FDG高摄取[21]。

（邸丽娟 安彩霞 张万春 董颖 付占立）

参考文献

[1] Early HM，Mcgahan JP，Scoutt LM，et al. Pitfalls of Sonographic Imaging of Uterine Leiomyoma. Ultrasound Q，2016，32（2）：164-174.

[2] Sun S，Bonaffini PA，Nougaret S，et al. How to differentiate uterine leiomyosarcoma from leiomyoma with imaging. Diagn Interv Imaging，2019，100（10）：619-634.

[3] Kitajima K，Murakami K，Yamasaki E，et al. Standardized uptake values of uterine leiomyoma with ^{18}F-FDG PET/CT：variation with age，size，degeneration，and contrast enhancement on MRI. Ann Nucl Med，2008，22（6）：505-512.

[4] Tsukada H，Murakami M，Shida M，et al. ^{18}F-fluorodeoxyglucose uptake in uterine leiomyomas in healthy women. Clin Imaging，2009，33（6）：462-467.

[5] Lerman H，Bar-On S，Helpman L，et al. Estrogen-dependent variations in ^{18}F-fluorodeoxyglucose uptake in uterine leiomyomas. Int J Gynecol Cancer，2012，22（7）：1187-1191.

[6] Ma Y，Shao X，Shao X，et al. High metabolic characteristics of uterine fibroids in ^{18}F-FDG PET/CT imaging and the underlying mechanisms. Nucl Med Commun，2016，37（11）：1206-1211.

[7] Nishizawa S，Inubushi M，Kido A，et al. Incidence and characteristics of uterine leiomyomas with FDG uptake. Ann Nucl Med，2008，22（9）：803-810.

[8] Nunes RF，Queiroz MA，Buchpiguel CA，et al. Aberrant Hypermetabolism of Benign Uterine Leiomyoma on ^{18}F-FDG PET/CT. Clin Nucl Med，2019，44（6）：e413-e414.

[9] Hubelé F，Averous G，Rust E，et al. FDG-PET/CT findings of atypical（bizarre/symplastic）uterine leiomyoma in a patient with abdominal leiomyosarcoma. Radiol Case Rep，2012，7（3）：670.

[10] Kayser K，Zink S，Schneider T，et al. Benign metastasizing leiomyoma of the uterus：documentation of clinical，

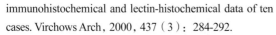

immunohistochemical and lectin-histochemical data of ten cases. Virchows Arch, 2000, 437（3）：284-292.

［11］Barnas E, Ksiazek M, Ras R, et al. Benign metastasizing leiomyoma：A review of current literature in respect to the time and type of previous gynecological surgery. PLoS One, 2017, 12（4）：e0175875.

［12］Huang L, Shi G, Wang Q, et al. Pulmonary and mediastinum metastasis of uterine leiomyoma：A case report. Medicine（Baltimore）, 2019, 98（49）：e18276.

［13］Aboualfa K, Calandriello L, Dusmet M, et al. Benign metastasizing leiomyoma presenting as cystic lung disease：a diagnostic pitfall. Histopathology, 2011, 59（4）：796-799.

［14］Choe YH, Jeon SY, Lee YC, et al. Benign metastasizing leiomyoma presenting as multiple cystic pulmonary nodules：a case report. BMC Womens Health, 2017,（1）：81.

［15］Nakajo M, Nakayama H, Sato M, et al. FDG-PET/CT finding of benign metastasizing leiomyoma of the lung. Acta Radiol Short Rep, 2012, 1（3）：arsr, 2012, 120012.

［16］Wang HC, Wang YB, Chen XH, et al. Uterine Intravenous Leiomyomatosis with Intracardiac Extension and Pulmonary Benign Metastases on FDG PET/CT：A Case Report. Korean J Radiol, 2016, 17（2）：289-294.

［17］Xiao J, Liu G, Cheng D, et al. The value of ^{18}F-FDG PET/CT in the diagnosis of uterine intravenous leiomyomatosis extended into the right atrium. Hell J Nucl Med, 2016, 19（2）：179-181.

［18］Jin X, Li F, Lu Z, et al. IV Leiomyomatosis on FDG PET/CT. Clin Nucl Med, 2016, 41（7）：580-582.

［19］Park JY, Lee JW, Lee HJ, et al. Prognostic significance of preoperative ^{18}F-FDG PET/CT in uterine leiomyosarcoma. J Gynecol Oncol, 2017, 28（3）：e28.

［20］Belissant O, Champion L, Thevenet H, et al. Value of ^{18}F-FDG PET/CT imaging in the staging, restaging, monitoring of response to therapy and surveillance of uterine leiomyosarcomas. Nucl Med Commun, 2018, 39（7）：652-658.

［21］Zhao Z, Yoshida Y, Kurokawa T, et al. ^{18}F-FES and ^{18}F-FDG PET for differential diagnosis and quantitative evaluation of mesenchymal uterine tumors：correlation with immunohistochemical analysis. J Nucl Med, 2013, 54（4）：499-506.

（二）子宫内膜间质性肿瘤

1. 低级别子宫内膜间质肉瘤

【简要病史】 女，43岁，下腹痛伴排尿困难半年。患者4年前行子宫肿物剔除术，术后病理提示"富细胞性平滑肌瘤"；术后第1、2年超声复查未见异常。

【相关检查】 CA15-3 52.77 U/ml（参考值＜28 U/ml），NSE及CA72-4正常。妇科超声提示子宫多发肌瘤。

【影像所见】 盆腔MRI（图4-2-15A～D）示子宫体及左宫旁占位，增强扫描可见强化。增强CT（图4-2-15E～H）示子宫体及左宫旁占位，腹主动脉旁淋巴结肿大，乙状结肠表面肿物，左肾上腺肿物，上述病变均明显强化。[18]F-FDG PET/CT（图4-2-16）示上述病变代谢不同程度增高。

【手术病理结果】 全子宫及双附件切除标本：黏膜下、肌壁间及浆膜下梭形细胞肿瘤3处，肿瘤最大者8 cm×7 cm×6 cm，主要位于黏膜下、肌壁间并突入宫腔生长，两个小者直径均为1.5 cm，位于浆膜下外生性生长，未突破表面浆膜间皮层。镜下该3处肿瘤均呈弥漫片状、结节状推挤周围组织并浸润性生长，细胞呈短梭形、圆形或卵圆形，可见小核仁，核分裂象7/10 HPF，部分侵犯脉管壁；IHC：Vimentin（＋＋），SMA（＋＋、少部分－），Desmin（＋/－），CD10（灶＋），Ki-67 20%，CKpan、Inhibinα、CD34、CD117及DOG1均（－）；综上，考虑为低级别子宫内膜间质肉瘤伴平滑肌分化。

（左侧腹膜肿物、腹主动脉左侧肿物、乙状结肠表面肿物）梭形细胞肿瘤，细胞轻-中度异型，核梭形或圆形，可见核分裂象，形态考虑为子宫内膜间质分化。结合临床病史，首先考虑为子宫内膜间质瘤，形态相对温和，考虑为低度恶性，平滑肌分化显著。IHC：SMA（＋＋/＋＋＋），钙调理蛋白（Calponin）（＋＋＋），CD34（－，血管＋），Ki-67 10%，CD10、CD117及DOG1均（－）。

2. 高级别子宫内膜间质肉瘤

【简要病史】 女，53岁，阴道不规律出血，伴下腹坠感、腰痛7个月。已绝经3.5年。

【相关检查】 超声、MRI提示子宫体占位，考虑"子宫肌瘤"。

【影像所见】 ^{18}F-FDG PET/CT（图4-2-17）子宫明显增大伴代谢弥漫性增高；双肺多发代谢增高结节。

【病理结果】 （宫体、宫颈）切除标本：镜下瘤细胞呈梭形，核明显异型，易见核分裂象，呈浸润性生长；IHC：CD10（＋），Vimentin（＋），β-actenin（部分核＋），CD31（示脉管内可见瘤栓），Ki-67约60%，CKpan、SMA、ER、PR、

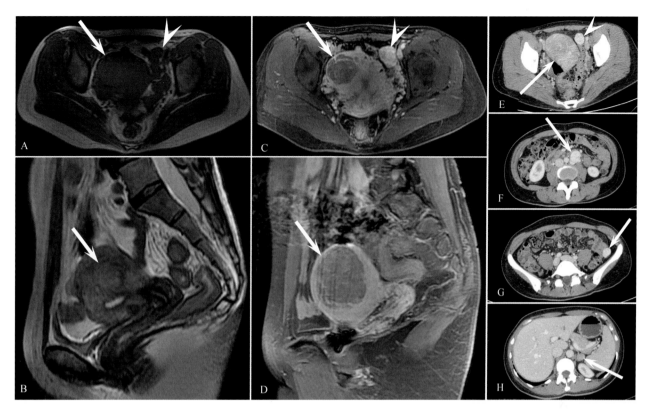

图 4-2-15　盆腔 MRI（**A**，T1WI；**B**，T2WI；**C**、**D**，增强）示子宫体（箭号）及左宫旁（箭头）占位，增强扫描可见强化。增强 CT（**E ～ H**）示子宫体（**E**，箭号）及左宫旁（**E**，箭头）占位，腹主动脉旁淋巴结肿大（**F**，箭号），乙状结肠表面肿物（**G**，箭号），左肾上腺肿物（**H**，箭号），上述病变均明显强化

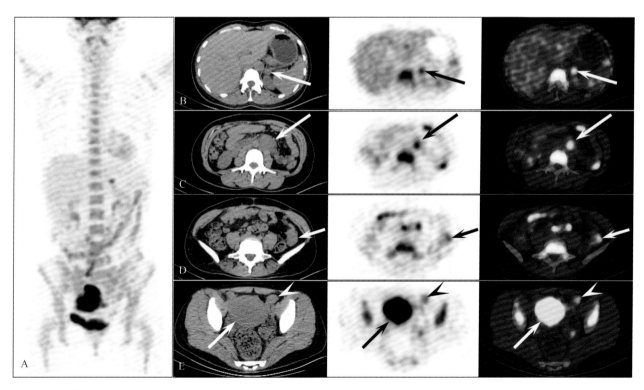

图 4-2-16　^{18}F-FDG PET/CT。MIP（**A**）及横断层（**B ～ E**）图像示左肾上腺肿物（**B**，箭号），腹主动脉旁肿大淋巴结（**C**，箭号），乙状结肠表面肿物（**D**，箭号），子宫体（**E**，箭号）及左宫旁（**E**，箭头）占位，上述病变代谢不同程度增高

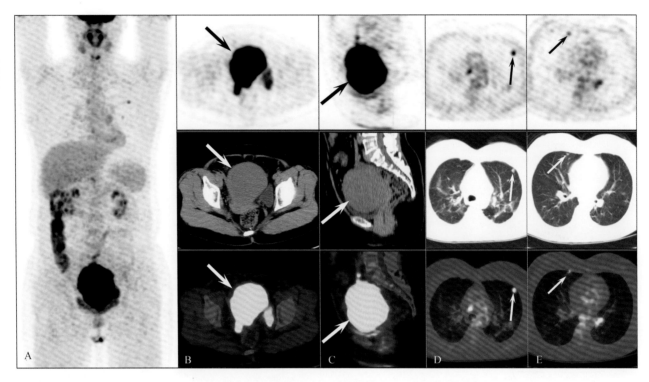

图 4-2-17 ^{18}F-FDG PET/CT。MIP（A）、盆腔横断层（B）及矢状断层（C）、胸部横断层（D、E）图像示子宫明显增大伴代谢弥漫性增高（B、C，箭号）；双肺多发代谢增高结节（D、E，箭号）

Caldesmon、D2-40、CD34 及 WT1 均（－）。 综上，符合高级别子宫内膜间质肉瘤，肿物大小 10 cm×7.5 cm×5 cm，脉管内可见瘤栓。

3. 未分化子宫肉瘤

【简要病史】 女，68 岁，腹胀、腰痛 2 个月。

【相关检查】 盆腔超声及 CT 示盆腔多发肿块。

【影像所见】 ^{18}F-FDG PET/CT（图 4-2-18）示子宫前上壁不规则肿物，代谢不均匀增高；双肺多发软组织密度结节，代谢增高；右股外侧肌内代谢增高灶。

【病理结果】 （子宫内膜活检）未分化子宫肉瘤。

【讨论】 在 2019 版 WHO 妇科肿瘤组织学分类中，子宫内膜间质和相关肿瘤分为：子宫内膜间质结节、低级别子宫内膜间质肉瘤（endometrial stroma sarcoma，ESS）、高级别 ESS、未分化子宫肉瘤。

低级别 ESS 由类似于增生期子宫内膜间质的肿瘤细胞组成，向子宫肌层或淋巴血管间隙浸润性生长，核分裂象通常＜ 5/10 HPF。低级别 ESS 是第二常见的子宫体恶性间叶肿瘤（仅次于平滑肌肉瘤），占子宫体恶性肿瘤不足 1%。低级别 ESS 发病年龄范围较广，平均 52 岁，但多较其他子宫体肉瘤患者年轻。低级别 ESS 主要临床表现为阴道异常出血、腹痛，偶尔以转移灶（常见为肺）为首发症状。大体病理表现为子宫腔内息肉样或壁内肿块，边界不清，有明显的肌层浸润（低倍镜下表现为不同大小肿瘤细胞岛"舌状"扩散到肌层），或肿瘤从肌层静脉或肌旁静脉突入血管内形成"蠕虫样"栓子改变。低级别 ESS 镜下可有不同形态，并可多种形态同时混合存在，如平滑肌分化、纤维黏液样改变、性索样分化、子宫内膜样腺体。低级别 ESS 免疫组化 CD10 呈弥漫强阳性，ER、PR 阳性。约 50% 低级别 ESS 发生 t（7p；17q）染色体易位，导致 JAZF1 和 JJAZ1 融合，产生 JAZF1/JJAZ1 基因融合蛋白。低级别 ESS 通常呈惰性，预后较好。分期是其主要预后因素，Ⅰ期和Ⅱ期 5 年生存率为 90%，而Ⅲ期和Ⅳ期为 50%。复发和转移可发生于术后多年，有术后 20 年局部复发[1]和术后 31 年肺转移[2]的个案报道。伴有平滑肌分化的低级别 ESS 影像学检查常被误诊为平滑肌瘤，而组织学也需要与富细胞性平滑肌瘤鉴别。有报道约 40%（6/15）的 ESS 组织病理学误诊为子宫平滑肌瘤、黏液样平滑肌瘤、富细胞性平滑肌瘤等[3]。此外，由于子宫内膜间质结节富含细胞，MRI 上 DWI 可呈高信号，^{18}F-FDG PET/CT 代谢可增高，易被误诊为低级别 ESS[4]。低级别 ESS 具有异质

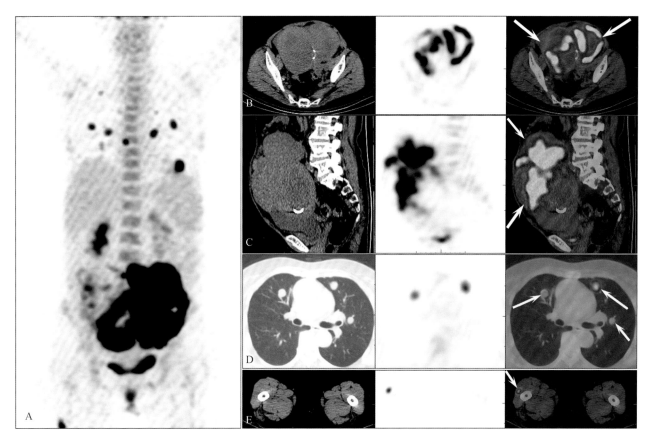

图 4-2-18 ^{18}F-FDG PET/CT。MIP（**A**）、盆腔横断层（**B**）及矢状断层（**C**）、胸部（**D**）及大腿（**E**）横断层图像示子宫前上壁不规则肿物，密度不均，代谢不均匀增高（**B、C**，箭号）；双肺多发软组织密度结节，代谢增高（**D**，箭号）；右股外侧肌内代谢增高灶（**E**，箭号），局部密度稍低

性，同一患者不同肿瘤的组织细胞学特征与增殖活性（Ki-67 水平）可不同，PET/CT 显像 ^{18}F-FDG 摄取程度也有差异，其中高增殖活性并伴有纤维黏液样改变或细胞间水肿的肿瘤 ^{18}F-FDG 摄取可明显增高（SUV$_{max}$ 13.28）[5]。^{18}F-FDG PET/CT 有助于评估术后有无局部复发[1]、肺转移[2, 6]以及静脉内瘤栓[6]等。

高级别 ESS 罕见，发病率未知。肿瘤具有高级别圆形细胞形态，可伴有低级别梭形细胞成分及纤维黏液样细胞。高级别 ESS 患者发病年龄 28～67 岁，平均 50 岁，常见临床表现为阴道异常出血与盆腔肿块。大体病理表现为子宫腔内息肉样和（或）黏膜肿块，平均直径 7.5 cm，切面黄色、肉质、可见出血和坏死。低倍镜下高级别 ESS 由不同比例的高级别圆形细胞（通常占优势）和低级别梭形细胞（通常具有纤维黏液样特征）紧密排列而成，常见坏死，核分裂象大于 10/10 HPF；呈融合性、浸润性和破坏性生长，常侵犯子宫肌层的外半部分，以及伴有淋巴、血管侵犯。在 IHC 上，肿瘤高级别成分 CD10、ER、PR 多呈阴性，Cyclin

D1 可以弥漫强阳性；低级别梭形细胞肿瘤成分呈典型的 CD10、ER、PR 强阳性。部分高级别 ESS 伴有 t（10；17）（q22；p13）染色体易位，从而产生 *YWHAE/FAM22* 基因融合。与低级别 ESS 相比，高级别 ESS 复发较早（多在 1 年内）。本节病例提示高级别 ESS 原发灶和转移灶可表现为 ^{18}F-FDG 明显高摄取。

未分化子宫肉瘤是发生于子宫体的恶性间叶性肿瘤，缺乏有特定类型的分化，具有高级别细胞学特征。未分化子宫肉瘤罕见，多发生于绝经后妇女，平均发病年龄 60 岁，临床主要表现为绝经后出血或宫外播散病灶引起的相应症状。大体病理表现为子宫腔内肿块，通常大于 10 cm，切面呈肉质，可见坏死和出血。低倍镜下肿瘤边界不清、破坏性浸润肌层，典型表现为席纹状或"人"字形片状生长，可见横纹肌样或黏液样背景。IHC 上，CD 10 阳性，ER 和 PR 弱阳性或阴性。约 2/3 的未分化子宫肉瘤发现时处于晚期（Ⅲ/Ⅳ 期），预后极差；即使处于 Ⅰ 期，也多于 2 年内死亡；辅助治疗似乎不能改善预后。未分化子宫肉瘤恶性程度高于上述高级别 ESS，PET/CT 显像 ^{18}F-FDG 摄取可呈明显增高表现[7]。

（邱丽娟　王玉华　张万春　董颖　付占立）

参考文献

[1] Gangireddy M，Chan Gomez J，Kanderi T，et al. Recurrence of Endometrial Stromal Sarcoma，Two Decades Post-Treatment. Cureus，2020，12（7）：e9249.

[2] Takizawa M，Tanaka N，Tsunezuka Y，et al. Solitary pulmonary metastasis of low-grade uterine endometrial stromal sarcoma resected 31 years before. Kyobu Geka，2014，67（4）：333-336.

[3] Amant F，Moerman P，Cadron I，et al. The diagnostic problem of endometrial stromal sarcoma：report on six cases. Gynecol Oncol，2003，90（1）：37-43.

[4] Maruyama S，Sato Y，Satake Y，et al. Diffusion-Weighted MRI and FDG-PET in Diagnosis of Endometrial Stromal Nodule. Case Rep Obstet Gynecol，2015，2015：540283.

[5] Fujiishi K，Nagata S，Kano R，et al. JAZF1-SUZ12 endometrial stromal sarcoma forming subserosal masses with extraordinary uptake of fluorodeoxyglucose on positron emission tomography：a case report. Diagn Pathol，2019，14（1）：110.

[6] Luo Y，Feng R，Li F. FDG PET/CT appearance of tumor thrombus of ovarian vessels masquerading as retroperitoneal fibrosis. Clin Nucl Med，2015，40（6）：501-503.

[7] Yim S，Yeo I，Lee M，et al. Case Report：Spontaneous perforation of a bicornuate uterus with concomitant sarcoma. F1000Res，2020，9：1143.

（三）混合性上皮和间叶肿瘤

【简要病史】 女，62岁，腹痛3个月。超声提示宫腔占位。

【影像所见】 ^{18}F-FDG PET/CT（图4-2-19）示子宫腔占位，代谢不均匀增高；双肺多发软组织密度结节，代谢增高。

【病理结果】 （子宫内膜活检）病理示癌肉瘤。

【讨论】 2014版WHO妇科肿瘤组织学分类把混合性上皮和间叶肿瘤分为腺肌瘤、不典型息肉样腺肌瘤、腺纤维瘤、腺肉瘤、癌肉瘤5类。最近2019版WHO将癌肉瘤放在子宫内膜癌章节最后进行讲述，认为癌肉瘤是子宫内膜癌发生了间叶性转化。

癌肉瘤（carcinosarcom），又称恶性混合性苗勒管瘤，是一种由高级癌和肉瘤成分组成的双相肿

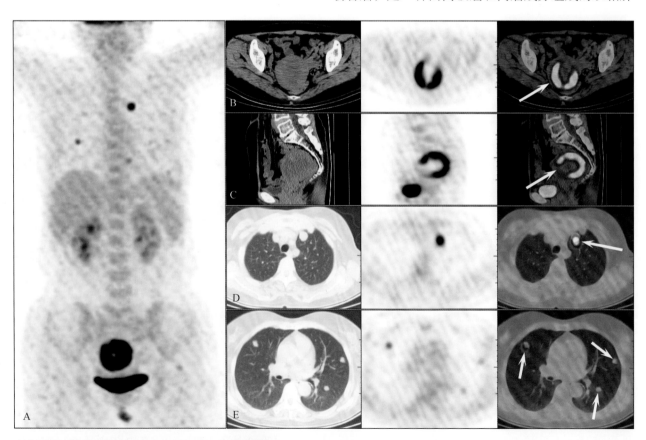

图4-2-19 ^{18}F-FDG PET/CT。MIP（**A**）、盆腔横断层（**B**）及矢状断层（**C**）、胸部横断层（**D**、**E**）图像示子宫腔占位，代谢不均匀增高（**B**、**C**，箭号）；双肺多发软组织密度结节，代谢增高（**D**、**E**，箭号）

瘤，在子宫恶性肿瘤中占比不足5%。癌肉瘤被认为起源于上皮，是上皮-间充质转化的典型例证；其他学说包括"碰撞瘤理论"，即双克隆起源的两种肿瘤融合在一起。癌肉瘤可能与他莫昔芬治疗或长期无对抗性雌激素使用、盆腔放疗有关；放疗和肿瘤发生的时间间隔约10～20年。癌肉瘤主要发生于绝经后妇女，常表现为阴道异常出血；常侵犯深部肌层和淋巴血管，1/2患者肿瘤会突出宫颈口，1/3患者在诊断时存在宫外播散。大体病理上，肿瘤通常较大并充满整个宫腔，多伴出血、囊变和坏死，常累及肌层，可累及宫颈。镜下，子宫内膜上皮癌成分以高级别浆液性癌最常见，其他还包括内膜样癌、透明细胞癌或腺癌伴鳞状分化等；高级别非特异性肉瘤成分可以是来源于子宫的同源性肉瘤（如子宫内膜间质肉瘤、平滑肌肉瘤），也可以是非子宫来源的异源性肉瘤（如横纹肌肉瘤、骨肉瘤、软骨肉瘤、纤维肉瘤、脂肪肉瘤等）。癌肉瘤预后极差，播散方式同高级别子宫内膜癌，容易发生盆腔和主动脉旁淋巴结转移，可伴有肺、脑、骨等远处转移。超过10%癌肉瘤患者因转移性病变就诊，60%的患者在分期检查时发现有子宫外病变。PET/CT癌肉瘤原发灶对^{18}F-FDG摄取较高（SUV_{max}中位数8.8～12.3）[1]。^{18}F-FDG PET/CT可用于评估淋巴结和远处转移，其诊断盆腔及腹主动脉旁淋巴结转移的准确性分别为87%、88.9%，尤其评估远处转移（包括肝、肺、锁骨上淋巴结和骨转移）的诊断准确性达98.2%[2]。

总之，子宫良性平滑肌瘤和恶性子宫肉瘤（平滑肌肉瘤、ESS、癌肉瘤等）临床表现有很大重叠，实验室检查缺乏特异性肿瘤标志物。平滑肌瘤最常见，多见于绝经前女性；子宫肉瘤罕见，多见于绝经后女性。临床上出现阴道异常出血或盆腔肿块时，通常先怀疑常见的良性平滑肌瘤和子宫内膜癌。子宫内膜活检有助于明确有无子宫内膜癌或增生，但对诊断子宫肉瘤敏感性低。子宫肉瘤的诊断多基于子宫切除术后病理。子宫良恶性肿瘤在超声、MRI影像学表现方面也存在很多重叠征象，鉴别诊断极具挑战性。^{18}F-FDG PET/CT在区分子宫良恶性肿物方面具有应用前景。虽然子宫肌瘤可能表现出不同程度的^{18}F-FDG摄取，但大多数患者表现为^{18}F-FDG不摄取或轻度摄取，而子宫肉瘤多呈明显摄取，且多可见宫外播散征象；此外，^{18}F-FDG PET/CT具有较高的阴性预测值，^{18}F-FDG摄取阴性可以除外子宫肉瘤。

（邱丽娟　董颖　付占立）

参考文献

[1] Lee JW, Heo EJ, Moon SH, et al. Prognostic value of total lesion glycolysis on preoperative ^{18}F-FDG PET/CT in patients with uterine carcinosarcoma. Eur Radiol, 2016, 26（11）: 4148-4154.

[2] Kim S, Kim YT, Kim S, et al. Diagnostic Value of ^{18}F-FDG PET/CT and MRI in the Preoperative Evaluation of Uterine Carcinosarcoma. Nucl Med Mol Imaging, 2018, 52（6）: 445-452.

第三节　宫颈癌

宫颈肿瘤根据组织学形态主要分为鳞状上皮肿瘤（宫颈鳞癌）、腺体肿瘤（宫颈腺癌）、混合性上皮和间叶肿瘤、生殖细胞肿瘤和其他肿瘤。

一、宫颈鳞癌

▉ 病例1　宫颈鳞癌，无转移

【简要病史】　女，55岁，绝经后出血2年，发现宫颈肿物1周。

【相关检查】　妇科检查：阴道壁薄；宫颈可见菜花样肿物，后穹隆消失；子宫前位，大小正常，质中，活动，无压痛，双宫旁增厚，未达侧盆壁。血清CEA 6.74 ng/ml（参考值＜5.0 ng/ml），SCC 6.7 μg/L（参考值＜1.5 μg/L）。液基薄层细胞学检查（thin-prep cytology test，TCT）：高级别鳞状上皮内病变（high-grade squamous intraepithelial lesion，HSIL）。人乳头瘤病毒（human papilloma virus，HPV）：HPV 16（＋）。病理：中分化鳞癌，可见脉管癌栓。

【影像所见】　盆腔MRI（图4-3-1）示子宫颈占位，增强扫描呈低强化。^{18}F-FDG PET/CT（图4-3-2）示子宫颈高代谢灶，余显像视野内未见明显异常。

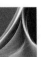

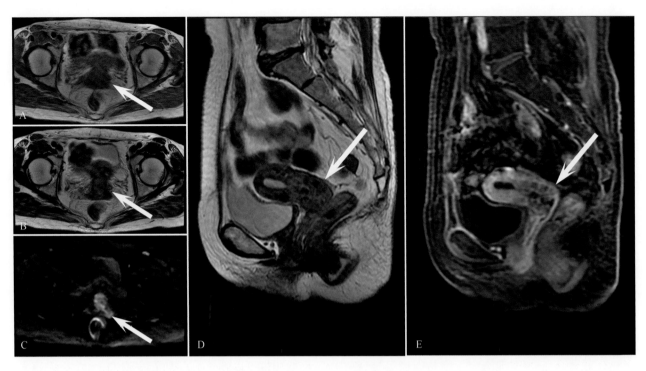

图 4-3-1 盆腔 MRI（横断层：**A**，T1WI；**B**，T2WI；**C**，DWI；矢状断层：**D**，T2WI；**E**，增强）示子宫颈 T1WI 等信号、T2WI 稍高信号占位，DWI 呈高信号，大小 2.6 cm×2.2 cm×3.4 cm，增强扫描呈低强化（箭号），肿物累及宫体下段及阴道穹隆，未达阴道下 1/3

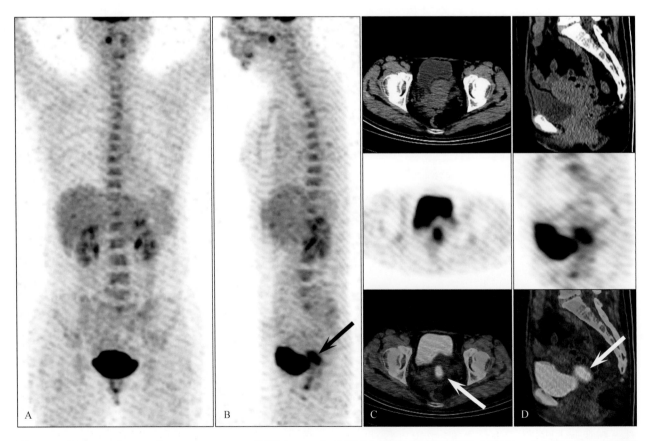

图 4-3-2 ^{18}F-FDG PET/CT（**A**、**B**，MIP；**C**，横断层；**D**，矢状断层）示子宫颈高代谢灶（箭号），余显像视野内未见明显异常

【临床诊断】 宫颈中分化鳞癌ⅡB期；宫颈高危型HPV感染。

病例2 宫颈鳞癌伴淋巴结转移

【简要病史】 女，44岁，间断阴道排液2月余。

【相关检查】 妇科检查：阴道通畅；宫颈菜花样肿物，直径约5 cm，质糟脆，易出血，累及阴道后穹隆及阴道前壁上1/3；子宫增大（孕3个月大小）。血清SCC 8.70 μg/L（参考值＜1.5 μg/L）。TCT：HSIL。HPV：HPV 16（＋）。病理：（阴道壁、宫颈）中分化鳞状细胞癌。

【影像所见】 盆腔MRI（图4-3-3）子宫颈肿物，增强扫描呈低强化，累及阴道后穹隆；子宫腺肌病伴子宫肌瘤。^{18}F-FDG PET/CT（图4-3-4）示子宫颈软组织密度肿物，代谢增高；双侧髂血管旁肿大淋巴结，代谢增高。

【临床诊断】 宫颈鳞癌（ⅡB期）；子宫腺肌病，子宫肌瘤。

二、宫颈腺癌

【简要病史】 女，51岁，腹痛伴阴道出血1个月，发现宫颈占位1周。

【相关检查】 血清CEA 11.69 ng/ml（参考值＜5.0 ng/ml），SCC 2.60 ng/ml（参考值＜1.5 ng/ml），CA125 9.22 U/ml（参考值＜35.0 U/ml）。病理：宫颈腺癌。

【影像所见】 盆腔MRI（图4-3-5）示子宫颈肿物，增强扫描明显强化；右侧髂血管旁肿大淋巴结。2017-2-28（治疗前）^{18}F-FDG PET/CT（图4-3-6A～D）示子宫颈软组织密度肿物，代谢增高；右侧髂血管旁肿大淋巴结，代谢增高。

【临床诊断及治疗转归】 子宫颈腺癌IB2期，盆腔淋巴结转移。患者接受同期放化疗，（2018-9-10）复查^{18}F-FDG PET/CT示原盆腔高代谢灶消失（图4-3-6E）。

【本节讨论】 宫颈癌发病率在全球女性肿瘤中位于乳腺癌、结直肠癌、肺癌之后，居第4位。大多数发达国家宫颈癌年龄标准化发病率小于10/10万，而发展中国家为（25～55）/10万，其中中国和印度宫颈癌患者占全球1/3以上。宫颈癌筛查［宫颈细胞学检查和（或）HPV检测］和HPV疫苗接种可以降低宫颈癌发病率和死亡率。

2018年全球癌症数据库中185个国家的癌症数据显示，宫颈癌诊断时的平均年龄为53岁[1]。宫颈癌主要临床表现为阴道异常出血、排液和盆腔疼痛；累及宫旁组织可引起尿路梗阻；向前或向后生长可引起尿频、尿痛、血尿、里急后重、膀胱阴道或直肠阴道瘘等。根据肿瘤局部累及范围以及淋巴结和远处转移情况进行的FIGO分期是宫颈癌预后判断的重要指标。FIGOⅠ期指肿瘤局限于宫颈，其中ⅠA期浸润性癌只能通过显微镜诊断，最大浸润深度小于5 mm，ⅠB期癌最大浸润深度大于5 mm，但局限于宫颈；Ⅱ期指癌组织侵及子宫外，但未达阴道下1/3或无宫旁受累；Ⅲ期指癌组织侵及阴道下1/3，和（或）延伸至盆壁和（或）引起肾积水或肾脏无功能，和（或）累及盆腔/腹主动脉旁淋巴结；Ⅳ期指癌组织扩散至盆腔外或活检证实累及膀胱/直肠。

80%～90%的宫颈癌为鳞癌，大多数宫颈鳞癌（90%～95%）与HPV感染相关，其中与HPV16、HPV18亚型相关的宫颈鳞癌约为70%。HPV相关宫颈鳞癌由高级别鳞状上皮内病变（HSIL）发展而来，从HSIL进展为宫颈癌可能需要15～20年。多个性伴侣、第一次性交年龄早、免疫抑制状态、多产、吸烟、口服避孕药与HPV感染风险增加相关。早期浸润性宫颈癌大体病理表现为红色、侵蚀性或隆起性病变；进展期肿瘤可外生性（乳头状或息肉样）或内生性生长，肿瘤组织通常有坏死、易碎特点。HPV相关宫颈鳞癌最常见的病理类型是非角化鳞癌和基底细胞样鳞癌，HIC有P16过表达；但组织病理学类型、分级及HPV亚型对预后的预测价值可能不大。另外5%～7%宫颈鳞癌为HPV不相关鳞癌，发病年龄较HPV相关宫颈鳞癌患者稍大，约60～70岁；临床表现、大体病理和组织学形态与HPV相关宫颈鳞癌相似，治疗方式也无差别，但HPV不相关鳞癌HIC多有较高p53基因异常表达，而P16表达多为阴性，发现时多为进展期，淋巴结转移率较高。

在宫颈癌筛查不完善的人群，宫颈腺癌大约占宫颈癌的5%，而在具有完善宫颈癌筛查体系的发达国家人群中，宫颈腺癌发病率高达10%～25%。宫颈腺癌包括HPV相关和不相关腺癌，其中HPV相关宫颈腺癌约占95%，好发于宫颈外口单层柱状上皮和复层鳞状上皮移行区；发病年龄约40～42岁，较HPV不相关宫颈腺癌人群低；约95%的

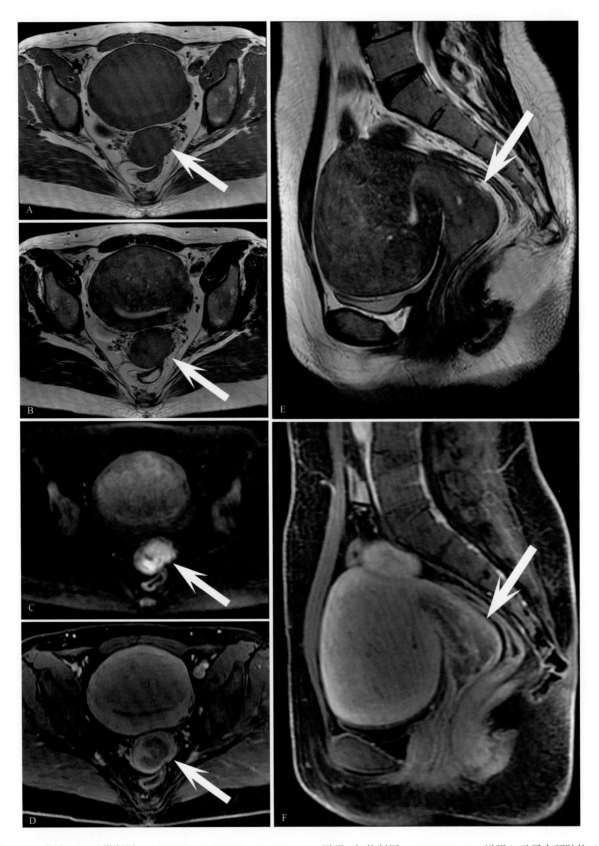

图 4-3-3 盆腔 MRI（横断层：**A**,T1WI；**B**,T2WI；**C**,DWI；**D**，增强；矢状断层：**E**,T2WI；**F**，增强）示子宫颈肿物（箭号），呈弥漫 T1WI 等信号、T2WI 稍高信号，DWI 呈高信号，增强扫描呈低强化，大小 2.5 cm×2.8 cm×6.5 cm，累及阴道后穹隆，未侵及阴道下 1/3。子宫前壁结合带明显增厚伴后上方子宫肌瘤

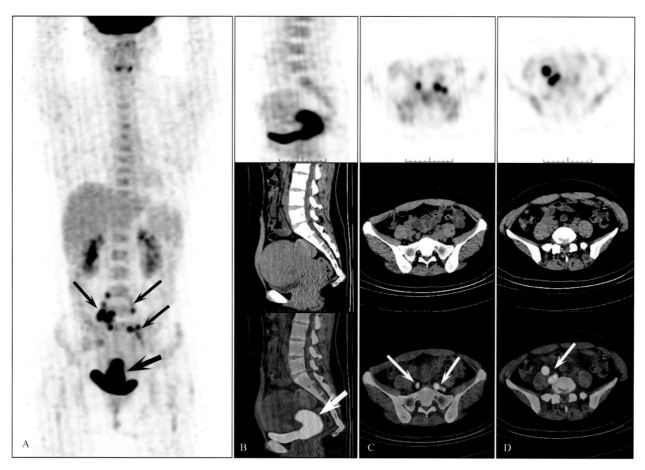

图 4-3-4 ^18^F-FDG PET/CT（**A**、MIP；**B**、矢状断层；**C**、**D**、横断层）示子宫颈软组织密度肿物，代谢增高（**A**、**B**、粗箭号）；双侧髂血管旁肿大淋巴结，代谢增高（**A**、**C**、**D**、细箭号）。子宫增大伴后上方子宫肌瘤，代谢未见异常

HPV 相关宫颈腺癌人群中可以检测到 HPV 16、18 或 45 亚型；大体病理可表现为宫颈外口外生性肿块或溃疡，内生弥漫型则表现为宫颈管壁膨胀变硬（桶状宫颈）。近年提出了 HPV 相关宫颈腺癌的 Silva 分型，即用肿瘤生长模式来预测预后[2]。Silva A 型腺体完整，分化较好，没有破坏间质，没有淋巴、血管浸润；Silva B 型间质出现促纤维结缔组织增生，可伴淋巴、血管浸润，但缺乏实性生长方式；Silva C 型表现为弥漫的间质浸润和破坏，出现广泛的促纤维结缔组织增生性、硬化性间质，淋巴、血管浸润常见，并可见实性生长区域。Silva 分型与肿瘤侵袭模式、淋巴结转移风险、复发和患者生存情况具有相关性：Silva A 型发生淋巴结转移和复发风险较低，5 年生存率最高、总生存时间最长；Silva B、C 型则 5 年生存率较低、总生存时间较短，C 型为甚[3]。HPV 不相关宫颈腺癌主要有胃型、透明细胞型、中肾管腺癌，其中胃型最常见，占所有宫颈腺癌的 10% ～ 15%。胃型宫颈腺癌侵袭性较 HPV 相关宫颈腺癌高，发现时

多有局部破坏性侵袭和宫外播散。其他 HPV 不相关宫颈腺癌研究数据有限。FIGO 分期也是宫颈腺癌最重要的预后预测因子。

早期宫颈癌回声和正常宫颈黏膜相似，超声难以发现；进展期则可表现为回声纹理的细微改变、正常宫颈带状解剖结构消失，宫颈形状扭曲，或被等/低回声边界不清的肿块完全代替；因宫颈管阻塞，宫腔或宫颈管可有积液[4]。

FIGO 推荐使用 CT 或 MRI 对宫颈癌进行治疗前分期评估。CT 对宫颈癌原发灶的评估劣于 MRI，但可用于探查转移灶。MRI 在治疗前评估原发灶侵袭范围，以及治疗后局部复发监测方面，灵敏度和特异度更高，可以评估病灶的大小、盆壁及盆腔脏器侵犯的范围[5]。早期宫颈癌信号与黏膜下纤维间质 T2 低信号相比，呈相对 T2 高信号，通过宫颈轴位 T2WI 观察宫颈间质环是否完整可以判断有无宫旁浸润。早期宫旁浸润表现为宫颈和宫旁间脂肪形态不规则，如毛刺样改变；晚期则表现为宫旁脂肪内肿块。宫颈和膀胱、直

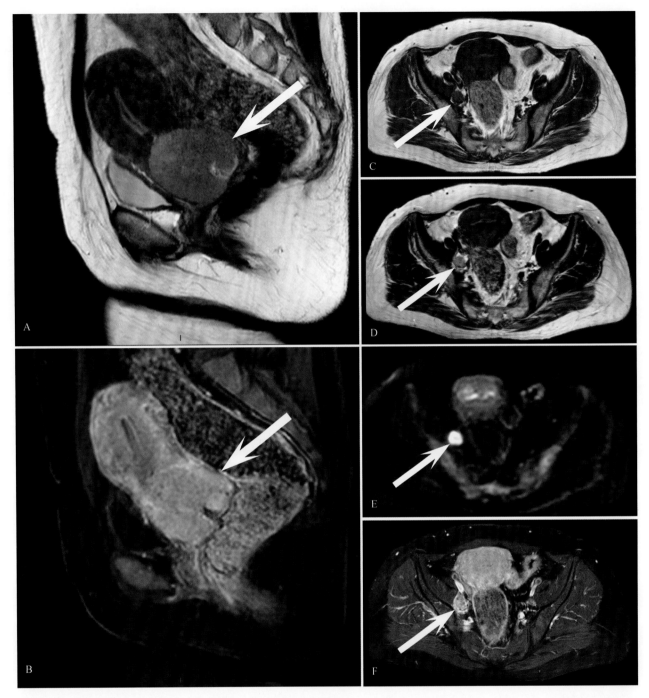

图 4-3-5 盆腔 MRI（矢状断层：**A**，T2WI；**B**，增强；横断层：**C**，T1WI；**D**，T2WI；**E**，DWI；**F**，增强）示子宫颈 T2WI 高信号肿物，增强扫描明显强化，病灶大小 5.3 cm×4.5 cm×4.6 cm（**A**、**B**，箭号），病灶局限于宫颈，未累及阴道，未见明确宫旁浸润；右侧髂血管旁肿大淋巴结，直径约 1.4 cm（**C ~ F**，箭号）

肠间完整的脂肪层可以除外膀胱和直肠受侵。膀胱或直肠受侵表现为其 T2 低信号壁的破坏、腔内肿块，或膀胱阴道瘘、直肠阴道瘘等。淋巴结转移多表现为短径大于 1 cm、内部信号不均匀、中央有坏死等。

宫颈癌 ^{18}F-FDG 摄取多呈明显增高[6]。宫颈癌摄取 ^{18}F-FDG 程度可能与肿瘤的组织学类型和分化程度相关，通常鳞癌的摄取程度高于腺癌，

低分化癌摄取高于高分化癌[7]。在宫颈癌患者治疗前盆腔淋巴结分期方面，[18]F-FDG PET/CT 和 MRI 诊断效能相似，二者探查盆腔淋巴结转移的灵敏度分别为 64%、64%，特异度分别为 69%、62%[8]。[18]F-FDG PET/CT 优势在于能够发现盆腔外淋巴结（如锁骨上、腹主动脉旁淋巴结）和远处（如骨、肝、肺）转移[9]。原发肿瘤 SUV$_{max}$ 可用于预测远处转移，高 SUV$_{max}$ 者发生远处转移的概

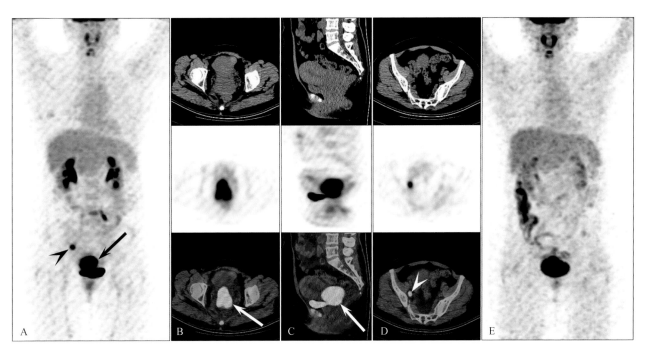

图 4-3-6 治疗前（2017-2-28）^{18}F-FDG PET/CT（**A**，MIP；**B**、**D**，横断层；**C**，矢状断层）示子宫颈软组织密度肿物，代谢增高（**A** ～ **C**，箭号）；右侧髂血管旁肿大淋巴结，代谢增高（**A**、**D**，箭头）。患者经放化疗后，（2018-9-10）复查 ^{18}F-FDG PET/CT（**E**，MIP）示原盆腔高代谢灶消失

率更大[10]。综合原发灶和转移灶的肿瘤代谢体积（MTV）还可用于预测放化疗效果，MTV 较高者提示无复发生存时间较短[11]。

（邱丽娟　董颖　付占立）

参考文献

［1］Arbyn M，Weiderpass E，Bruni L，et al. Estimates of incidence and mortality of cervical cancer in 2018：a worldwide analysis. Lancet Glob Health，2020，8（2）：e191-e203.

［2］Park KJ. Cervical adenocarcinoma：integration of HPV status，pattern of invasion，morphology and molecular markers into classification. Histopathology，2020，76(1)：112-127.

［3］Byun JM，Cho HJ，Park HY，et al. Clinical significance of the pattern-based classification in endocervical adenocarcinoma，usual and variants. Int J Clin Oncol，2019，24（10）：1264-1272.

［4］Woodfield CA. The Usefulness of Ultrasound Imaging in Gynecologic Oncology. PET Clin，2018，3（2）：143-163.

［5］Devine C，Viswanathan C，Faria S，et al. Imaging and Staging of Cervical Cancer. Semin Ultrasound CT MR，2019，40（4）：280-286.

［6］Kidd EA and Grigsby PW. Intratumoral metabolic heterogeneity of cervical cancer. Clin Cancer Res，2008，14（16）：5236-5241.

［7］Kidd EA，Spencer CR，Huettner PC，et al. Cervical cancer histology and tumor differentiation affect ^{18}F-fluorodeoxyglucose uptake. Cancer，2009，115（15）：3548-3554.

［8］Anner P，Mayerhofer M，Wadsak W，et al. ^{18}F-FDG PET/CT and MRI for initial pelvic lymph node staging in patients with cervical carcinoma：The potential usefulness of ^{18}F-FDG PET/MRI. Oncol Lett，2018，15（3）：3951-3956.

［9］Lin A，Ma S，Dehdashti F，et al. Detection of distant metastatic disease by positron emission tomography with ^{18}F-fluorodeoxyglucose（FDG-PET）at initial staging of cervical carcinoma. Int J Gynecol Cancer，2019，29（3）：487-491.

［10］Burchardt E，Burchardt W，Cegla P，et al. Pretreatment ^{18}F-FDG PET/CT Prognostic Factors in Patients with Squamous Cell Cervical Carcinoma FIGO IIIC1. Diagnostics（Basel），2021，11（4）：714.

［11］Du S，Sun H，Gao S，et al. Metabolic parameters with different thresholds for evaluating tumor recurrence and their correlations with hematological parameters in locally advanced squamous cell cervical carcinoma：an observational ^{18}F-FDG PET/CT study. Quant Imaging Med Surg，2019，9（3）：440-452.

第四节　妊娠滋养细胞肿瘤

【简要病史】　女，31岁，停经2月余，（腹腔镜下）右输卵管切除＋左卵巢囊肿剥除术＋刮宫术后4天，血清绒毛膜促性腺激素（HCG）持续升高。患者因停经2月余，剑突下疼痛、恶心、呕吐半月，于当地医院查HCG 43 364 mIU/ml（参考值＜2.9 mIU/ml），B超示右侧附件区不均质回声团，宫内未见胎囊；因考虑异位妊娠，2020-4-12于当地医院行腹腔镜探查，术中见盆腔内陈旧积血500 ml，右输卵管峡部局部增粗，未见破口，张力不大，伞端少许活动性出血，考虑右输卵管妊娠流产型，左卵巢囊性增大（直径约6 cm），遂行右输卵管切除＋左卵巢囊肿剥除术＋刮宫术，术中探查及术后病理均未见绒毛组织，术后血HCG持续升高。患者15岁月经初潮，平素月经规律（7/30天），近2年月经欠规律［7/（40～50）天］，量少，色红，无痛经；孕3产3（2014年、2016年、2017年各顺产1次）。

【相关检查】　（2020-4-15）血清HCG 60 596 mIU/ml。（2020-4-15）B超示肝、脾占位，宫腔积血，盆腔积液。

【影像所见】　（2020-4-17）[18]F-FDG PET/CT（图4-4-1）示右肺上叶占位，代谢增高；肝、脾低密度灶，代谢不均匀轻度增高。

【临床诊断及治疗经过】　临床诊断：妊娠滋养细胞肿瘤（Ⅳ期，17分）。给予化疗；期间复查增强CT（图4-4-2）示肺、肝、脾病灶逐渐缩小；血HCG逐渐降低。

【讨论】　妊娠滋养细胞疾病（gestational trophoblastic disease，GTD）是一组胎盘滋养细胞异常增生的相关病变。GTD包括非肿瘤性病变（超常胎

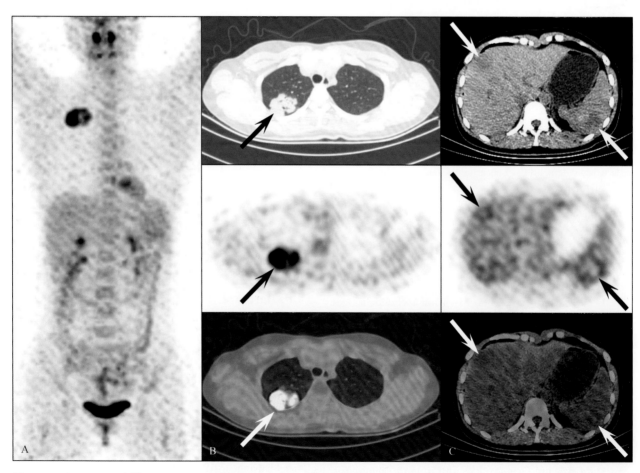

图4-4-1　（2020-4-17）[18]F-FDG PET/CT（**A**，MIP；**B**、**C**，横断层图像）示右肺上叶占位（**A**，箭号），代谢增高（SUV$_{max}$ 9.9）；肝、脾低密度灶（**C**，箭号），代谢不均匀轻度增高（SUV$_{max}$ 3.4）

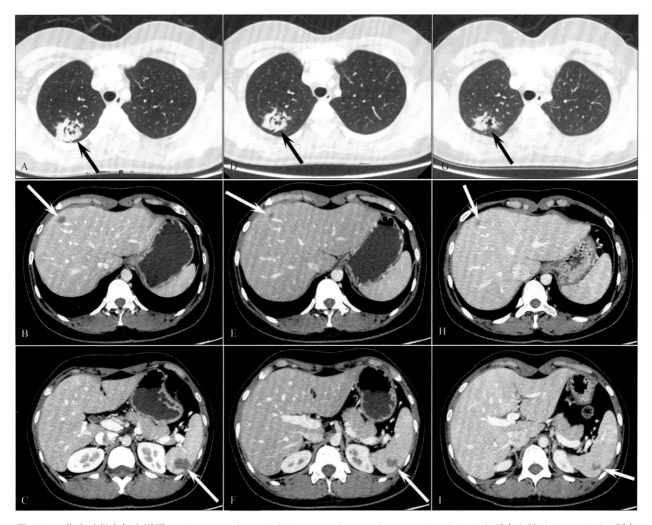

图 4-4-2 化疗过程中复查增强 CT，2020-7-8（**A ~ C**）、2020-9-7（**D ~ F**）、2020-11-27（**G ~ I**）示右上肺（**A、D、G**）、肝右叶（**B、E、H**）及脾（**C、F、I**）病灶逐渐缩小（箭号）；同期血 HCG 分别为 473.63 mIU/ml、48.55 mIU/ml、5.43 mIU/ml

盘部位、胎盘部位结节）、葡萄胎妊娠（完全性葡萄胎、部分性葡萄胎、侵袭性葡萄胎）和肿瘤性病变。肿瘤性病变即妊娠滋养细胞肿瘤（gestational trophoblastic neoplasms，GTN），起源于中间型滋养细胞（intermediate trophoblast），可分为四种组织学类型：绒癌（gestational choriocarcinoma）、胎盘部位滋养细胞肿瘤（placental site trophoblastic tumor，PSTT）、上皮样滋养细胞肿瘤（epithelioid trophoblastic tumor，ETT）、混合滋养细胞肿瘤（mixed trophoblastic tumor）。GTN 约 50% 继发于葡萄胎，25% 与自然流产或输卵管妊娠相关，25% 见于足月妊娠或早产。由于侵袭性葡萄胎会侵蚀子宫肌层和（或）子宫血管，也会发生宫外部位（如阴道壁和盆腔）转移，因此通常所说的 GTN 还包括侵袭性葡萄胎。

GTN 是一种少见的恶性肿瘤，侵袭性高；其中绒癌是最常见的 GTN 组织学类型，侵袭性最强，

早期即发生血行转移，最常见的转移部位是肺。绒癌和侵袭性葡萄胎对化疗非常敏感，治愈率接近100%，而 PSTT 和 ETT 对化疗相对抵抗，通常需要手术切除。

不同组织学类型 GTN 的 HCG 升高程度不同。通常绒癌 HCG 水平较高（甚至超过 10 万 mIU/ml），而 PSTT 和 ETT 的 HCG 水平较低（通常 < 1000 mIU/ml）。血 HCG 是 GTN 诊断、预后风险分层、评估疗效和疾病随访的有效和敏感标志物。

GTN 临床可表现为子宫异常出血或闭经、盆腔疼痛以及转移灶引起的相应症状（肺部转移可引起呼吸困难、胸痛、咳嗽或咯血；阴道转移可能出现阴道出血或脓性分泌物；颅内转移可出现头痛、头晕、恶心等）。此外，还可因 HCG 刺激效应出现内分泌症状，如甲状腺功能亢进症，以及因 HCG 长期刺激卵巢造成卵泡膜细胞增生，继而出

现睾酮水平升高而出现男性化表现。

GTN 可无须组织病理学结果进行临床诊断，血 HCG 升高，且排除妊娠及其他 HCG 升高的原因（如产生 HCG 的生殖细胞肿瘤，胃部、肝、胰腺和乳腺的肿瘤，垂体性 HCG 升高，试验结果假阳性等）即可诊断。GTN 来源于妊娠时期的滋养层细胞，含胎儿父系基因，因此可通过检测 GTN 中胎儿父系染色体或基因[1-2]，而与引起 HCG 升高的其他肿瘤（如非妊娠性绒癌和体细胞癌伴滋养层细胞分化）相鉴别。由于 GTN 病灶血供丰富，如果影像学检查提示转移灶，则支持诊断，不宜进行活检以免引起出血。

GTN 可根据 TNM/FIGO 进行分期和 WHO 预后评分系统进行预后风险分层。在 TNM/FIGO 分期系统中，肿瘤局限于宫体为 I 期，肿瘤延伸至其他生殖器结构（如阴道、卵巢、阔韧带、输卵管）为 II 期，转移至肺部为 III 期，其他远处脏器转移为 IV 期。WHO 预后评分系统根据患者年龄、前次妊娠情况（葡萄胎、流产、足月妊娠）、与前次妊娠间隔时间、治疗时 HCG 水平、最大肿瘤灶直径、转移灶部位及数量、之前的化疗情况进行评分：0～6 分提示对单药化疗耐药风险较低，大于 7 分提示对单药治疗的耐药风险较高，常需初始多药联合化疗，加或不加辅助放疗和手术。

怀疑 GTN 时，超声首要作用是除外正常或异位妊娠；GTN 超声可表现为子宫腔内肿块而没有胎儿结构，肿块可表现为低回声或混杂回声，血流丰富，可观察有无子宫肌层浸润[3]。CT 可用于探查 GTN 转移灶，转移灶多呈富血供；肺转移通常表现为多发圆形软组织密度结节，发生出血时在结节周围可见磨玻璃密度影[3]；脑转移灶表现为灰白质交界处结节伴周围白质水肿，出血时结节呈高密度[3]。MRI 在评估有无子宫肌层浸润、宫旁浸润和阴道转移方面较超声更具优势[3]。

GTN 原发肿瘤[4-5]及转移灶[6-8]多呈 18F-FDG 摄取增高，少数转移灶可不摄取 18F-FDG[9]（图4-4-3），坏死和出血可能是导致病变 18F-FDG 不摄取的原因[10]。治疗前，18F-FDG PET/CT 可探查 GTN 病灶的位置和数量[4, 6, 11]，能更准确对患者进行预后风险分层[12]，选择合适的治疗方案。治疗后，18F-FDG PET/CT 可进行 GTN 疗效评估[6]，探查复发和转移灶[7, 12]，对于化疗后有代谢活性的化疗抵抗病灶可实施手术或放疗[8, 13]。

（邱丽娟　董颖　付占立）

参考文献

[1] Savage J，Adams E，Veras E，et al. Choriocarcinoma in Women：Analysis of a Case Series With Genotyping. Am J Surg Pathol，2017，41（12）：1593-1606.

[2] Orisaka S，Kagami K，Mizumoto Y，et al. Successful

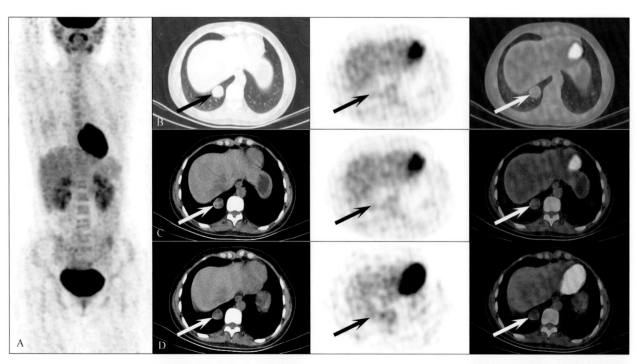

图4-4-3 （女，35岁）妊娠滋养细胞肿瘤肺转移（III 期，4分）。18F-FDG PET/CT（A，MIP；B～D，横断层图像），常规显像（A～C）示右肺下叶占位（B，C，箭号），代谢未见增高；延迟显像（D）示病灶代谢仍未见增高（箭号）

detection of SRY gene via fine needle biopsy: A case of extragenital gestational choriocarcinoma in the kidney. Mol Clin Oncol, 2017, 7（6）: 1057-1060.

［3］Dhanda S, Ramani S, Thakur M. Gestational trophoblastic disease: a multimodality imaging approach with impact on diagnosis and management. Radiol Res Pract, 2014, 2014: 842751.

［4］Sharma P. 18F-FDG PET/CT Demonstrating Chorioadenoma Destruens After Evacuation of Complete Hydatidiform Mole. Clin Nucl Med, 2017, 42（10）: 766-767.

［5］Bachmann J, Ernestus K, Werner T, et al. Detection of primary choriocarcinoma in the mediastinum by F-18 FDG positron emission tomography. Clin Nucl Med, 2007, 32（8）: 663-665.

［6］Patel T, Oldan J. Imaging of Metastatic Epithelioid Trophoblastic Tumor With 18F-FDG PET/CT. Clin Nucl Med, 2018, 43（6）: e200-e202.

［7］Chang TC, Yen TC, Li YT, et al. The role of 18F-fluorodeoxyglucose positron emission tomography in gestational trophoblastic tumours: a pilot study. Eur J Nucl Med Mol Imaging, 2006, 33（2）: 156-163.

［8］Thientunyakit T, Thongpraparn T, Siriprapa T, et al Head-to-head comparison of［18F］-fluorodeoxyglucose and［18F］-fluorocholine positron emission tomography/computed tomography in three patients with rare gestational trophoblastic neoplasms: A case series. World J Nucl Med, 2019, 19（1）: 72-77.

［9］Su HM, Hu C, Wu CS, et al. Poor FDG avidity in a case of metastatic pulmonary choriocarcinoma. Clin Nucl Med, 2011, 36（9）: 826-827.

［10］Maruoka Y, Abe K, Baba S, et al. A case of pulmonary choriocarcinoma metastasis with unusual FDG-PET and CT findings: correlation with pathology. Ann Nucl Med, 2012, 26（10）: 835-839.

［11］Sironi S, Picchio M, Mangili G, et al.［18F］fluorodeoxyglucose positron emission tomography as a useful indicator of metastatic gestational trophoblastic tumor: preliminary results in three patients. Gynecol Oncol, 2003, 91（1）: 226-230.

［12］Mapelli P, Mangili G, Picchio M, et al. Role of 18F-FDG PET in the management of gestational trophoblastic neoplasia. Eur J Nucl Med Mol Imaging, 2013, 40（4）: 505-513.

［13］Dhillon T, Palmieri C, Sebire NJ, et al. Value of whole body 18FDG-PET to identify the active site of gestational trophoblastic neoplasia. J Reprod Med, 2006, 51（11）: 879-887.

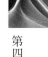

第五章　男性生殖系统肿瘤

第一节　前列腺癌

病例 1

【简要病史】　男，66 岁，体检发现血清总前列腺特异抗原（tPSA）升高 1 周。

【相关检查】　血清 tPSA 98.67 ng/ml（参考值 < 4.0 ng/ml）

【影像所见】　^{18}F-FDG 及 ^{68}Ga-PSMA-617 PET/CT（图 5-1-1）示前列腺病灶及全身多发转移灶，^{68}Ga-PSMA-617 摄取明显高于 ^{18}F-FDG。

【病理结果及临床诊断】　前列腺穿刺活检病理：前列腺癌；临床诊断：前列腺癌伴多发淋巴结、肺及骨转移。

病例 2

【简要病史】　男，80 岁，前列腺癌根治术及内分泌治疗 2 年余，血清 tPSA 渐进性升高 1.5 年。

【相关检查】　2020 年 1 月血清 tPSA 11.06 ng/ml（参考值 < 4.0 ng/ml）。

【影像所见】　（2020 年 1 月）^{18}F-FDG PET/CT（图 5-1-2A、B）示腰 4 椎体成骨性骨破坏，葡萄糖代谢轻度增高；同期 ^{68}Ga-PSMA-617 PET/CT（图 5-1-2C、D）示腰 4 椎体成骨性骨破坏，显像剂摄取明显增高，全身骨多发异常放射性浓聚灶。

【临床诊断及治疗转归】　临床诊断：前列腺癌术后及内分泌治疗后复发，多发骨转移。2020 年 4 月复查血清 tPSA > 100 ng/ml；同期复查 ^{68}Ga-PSMA-617 PET/CT 显像（图 5-1-2E）示骨病变较前明显进展。

病例 3

【简要病史】　男，73 岁，2015 年 11 月因"尿失禁"行前列腺 MRI 及穿刺活检确诊前列腺癌；全身骨显像（图 5-1-3）示多发骨转移；tPSA 最高 1073 ng/ml（参考值 < 4.0 ng/ml），给予内分泌治疗（具体不详）后 tPSA 明显下降，2016 年 6 月最低（1.83 ng/ml），之后 tPSA 逐渐升高，于 2017 年 5 月开始给予多西他赛＋顺铂化疗，共行 10 周期，tPSA 波动在 1 ～ 8 ng/ml。于 2018-2-28 开始行放射治疗，右侧肩胛骨、腰 5 椎体、右侧髂骨、右侧髋臼及坐骨转移灶局部 60 Gy/20 次 /28 天，放疗过程顺利，复查 tPSA 4.30 ng/ml。自 2018 年 5 月开始给予亮丙瑞林（抑那通）＋阿比特龙＋地塞米松治疗，复查 tPSA 持续下降：234 ng/ml（2018 年 10 月）→ 197 ng/ml（2018 年 11 月）→ 48 ng/ml（2018 年 12 月）→ 11 ng/ml（2019 年 1 月）→ 6.1 ng/ml（2019 年 2 月）→ 3.36 ng/ml（2019 年 4 月）→ 2.16 ng/ml（2019 年 5 月）→ 1.31 ng/ml（2019 年 7 月）；后 tPSA 逐渐升高：7.68 ng/ml（2019 年 11 月）→ 11.59 ng/ml（2019 年 12 月）→ 18.98 ng/ml（2020 年 1 月）。

【影像所见】　（2020 年 1 月）^{68}Ga-PSMA-617 PET/CT（图 5-1-4）示肩胛骨、肋骨、胸骨、脊柱及左侧股骨多发放射性异常浓聚灶，提示多发骨转移。

【临床诊断及治疗转归】　临床诊断：去势抵抗性前列腺癌（castration resistant prostate cancer）；分别于 2020 年 4 月及 5 月给予两周期化疗（多西他赛＋卡铂）；2020 年 9 月复查 tPSA 237 ng/ml；同期复查 ^{18}F-FDG PET/CT 显像（图 5-1-5）示全身多发骨破坏伴葡萄糖代谢增高，骨转移较前（2020 年 1 月）进展。

【讨论】　随着生活环境变化、人口老龄化及诊断水平的提高，我国前列腺癌发病率逐年上升，严重威胁中老年男性健康。根据 2019 年国家癌症中心发布的数据，前列腺癌在男性恶性肿瘤中所占比例为 3.35%，居第 6 位。

前列腺癌是一种具有明显异质性的恶性实体肿瘤，起病隐匿，早期无明显特异性症状。前列腺癌的诊断和分期目前主要依靠直肠指诊、血清 PSA、经直肠超声、CT、MRI 及骨扫描等检查，但这些检查方法均有各自的不足之处；尤其当患者 PSA 水

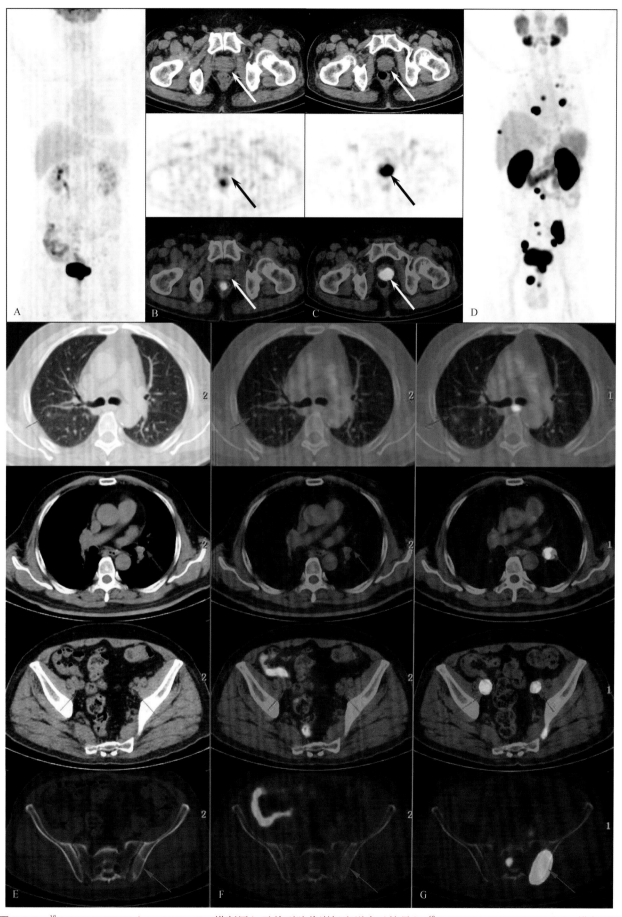

图 5-1-1 ^{18}F-FDG PET/CT（**A**，MIP；**B**，横断层）示前列腺代谢轻度增高（箭号）；^{68}Ga-PSMA-617 PET/CT（**C**，横断层；**D**，MIP）示前列腺区显像剂摄取明显增高（箭号）及全身多发放射性浓聚灶。横断层 CT（**E**）、^{18}F-FDG PET/CT 融合（**F**）及 ^{68}Ga-PSMA-617 PET/CT 融合（**G**）图像示右肺、左肺门及双侧髂血管旁淋巴结、左侧髂骨多发转移，^{18}F-FDG 摄取未见明显增高，^{68}Ga-PSMA-617 摄取明显增高（箭号）

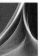

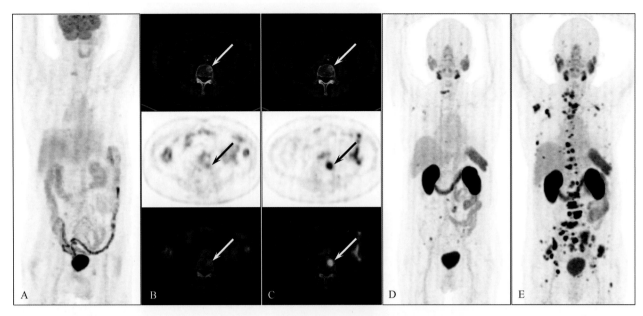

图 5-1-2 （2020 年 1 月）¹⁸F-FDG PET/CT（**A**，MIP；**B**，横断层）示腰 4 椎体成骨性骨破坏，葡萄糖代谢轻度增高（箭号）。同期 ⁶⁸Ga-PSMA-617 PET/CT 横断层（**C**）图像示腰 4 椎体成骨性骨破坏，显像剂摄取明显增高（箭号）；MIP 图像（**D**）示全身骨多发异常放射性浓聚灶。（2020 年 4 月）复查 ⁶⁸Ga-PSMA-617 PET/CT，MIP 图像（**E**）示骨病变较前明显进展

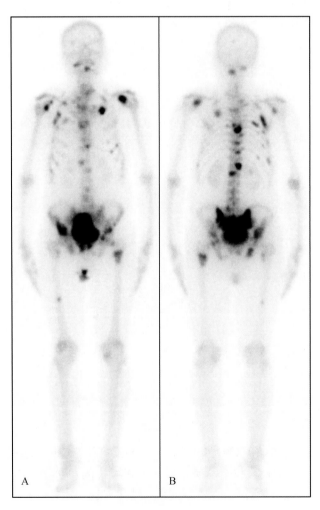

图 5-1-3 （2015 年 11 月）⁹⁹ᵐTc-MDP 全身骨显像（**A**，前位；**B**，后位）示多发骨转移

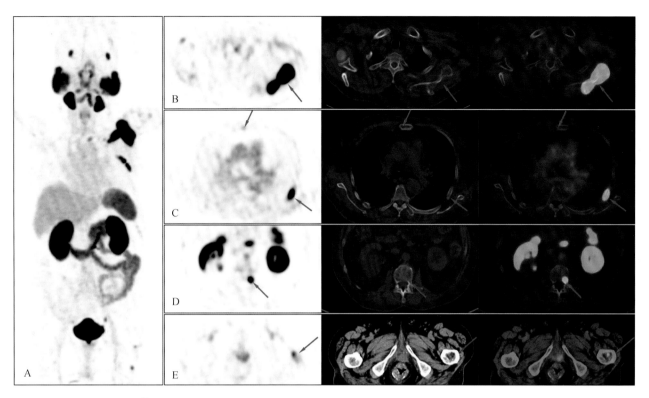

图 5-1-4 （2020 年 1 月）⁶⁸Ga-PSMA-617 PET/CT（**A**,MIP；**B ～ E**，横断层）示肩胛骨（**B**）、肋骨和胸骨（**C**）、脊柱（**D**）及左侧股骨（**E**）多发放射性异常浓聚灶（箭号）

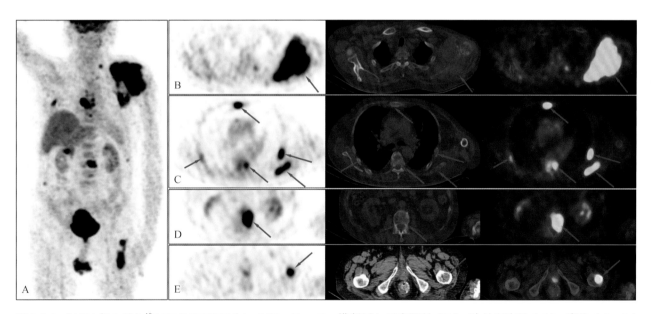

图 5-1-5 （2020 年 9 月）¹⁸F-FDG PET/CT（**A**，MIP；**B ～ E**，横断层）示肩胛骨（**B**）、肋骨和胸骨（**C**）、脊柱（**C、D**）及左侧股骨（**E**）多发骨破坏伴葡萄糖代谢增高（箭号）

平较低、前列腺癌病灶及其转移病灶体积较小、前列腺中央区病灶以及多脏器转移性肿瘤而难以明确原发灶时，常规影像学手段有时难以明确诊断。约 40% 的可切除病灶无法通过上述常规检查手段确诊。

前列腺特异性膜抗原（prostate-specific membrane antigen，PSMA）是一种位于前列腺癌细胞表面的跨膜糖蛋白，同时也存在于小肠、肾小管、腹腔神经节及唾液腺中。PSMA 在前列腺癌细胞中的表达较其在其他正常器官高 100 ～ 1000 倍^[1]，故 PSMA 可作为诊断和治疗前列腺癌的重要靶点。针对 PSMA 的小分子靶向抑制剂能在血液中被快速清除，因此 PSMA 已成为构建前列腺癌分子影像探针的首选靶点。据此开发的 PET 显像剂种类繁多，其中 ⁶⁸Ga 标记 PSMA 有 ⁶⁸Ga-PSMA-11、⁶⁸Ga-

PSMA-617、^{68}Ga-PSMA-I&T 等，^{18}F 标记 PSMA 有 ^{18}F-DCFBC、^{18}F-DCFPyL、^{18}F-PSMA-1007、^{18}F-CTT-1057 等，其在人体内的生理性分布、排泄途径及其他生物学特性不尽相同。

PSMA PET 已广泛应用于前列腺癌的诊断和分期。PSMA PET 能有效对前列腺病变进行定性诊断，而且 PSMA PET/MRI 诊断前列腺癌原发病灶的准确性、敏感性均高于单独的 PET 及 MRI[2]。^{68}Ga-PSMA PET/CT 较传统影像学手段及 ^{18}F-FDG PET/CT 对于原发病灶具有更高的检出率，能更好地诊断局部复发和远处转移[3]。此外，PSMA PET 对于前列腺癌的骨转移和淋巴结转移具有较高的敏感性和准确性，因而在前列腺癌分期方面具有独特的优势[4-5]，而且 PSMA PET 还能通过定位靶病灶，提高穿刺的准确性。

^{68}Ga-PSMA PET/CT 在对前列腺癌术后转移灶的评估方面也有着广泛应用[6]。临床工作中，约 15%～30% 接受前列腺癌根治性切除术的患者术后会出现生化复发，约 2%～6% 的患者死于前列腺癌复发。当出现生化复发时，传统影像学检查手段通常难以发现局部复发和远处转移灶，而局部穿刺又常因瘤负荷较低而呈阴性。在生化复发和 tPSA 水平较低的患者中，^{68}Ga-PSMA PET/CT 具有较高的病灶检出率[7]，故对于前列腺癌根治术后出现生化复发的患者（tPSA > 0.2 ng/ml），推荐行 ^{68}Ga-PSMA PET/CT 评估有无复发、转移病灶[8]。此外，PSMA PET 显像还可为 ^{177}Lu-PSMA 前列腺癌治疗提供指导。

（丁香香　李囡　杨志　付占立）

参考文献

［1］Wibmer AG，Burger IA，Sala E，et al. Molecular Imaging of Prostate Cancer. Radiographics，2016，36（1）：142-159.

［2］Eiber M，Weirich G，Holzapfel K，et al. Simultaneous ^{68}Ga-PSMA HBED-CC PET/MRI Improves the Localization of Primary Prostate Cancer. Eur Urol，2016，70（5）：829-836.

［3］Wang B，Liu C，Wei Y，et al. A Prospective Trial of ^{68}Ga-PSMA and ^{18}F-FDG PET/CT in Nonmetastatic Prostate Cancer Patients with an Early PSA Progression During Castration. Clin Cancer Res，2020，26（17）：4551-4558

［4］Rogasch JM，Cash H，Zschaeck S，et al. Ga-68-PSMA PET/CT in treatment-naïve patients with prostate cancer：Which clinical parameters and risk stratification systems best predict PSMA-positive metastases？Prostate，2018 Jul 5.［Epub ahead of print］.

［5］Pyka T，Okamoto S，Dahlbender M，et al. Comparison of bone scintigraphy and ^{68}Ga-PSMA PET for skeletal staging in prostate cancer. Eur J Nucl Med Mol Imaging，2016，43（12）：2114-2121.

［6］Giesel FL，Knorr K，Spohn F，et al. Detection Efficacy of ^{18}F-PSMA-1007 PET/CT in 251 Patients with Biochemical Recurrence of Prostate Cancer After Radical Prostatectomy. J Nucl Med，2019，60（3）：362-368.

［7］Morigi JJ，Stricker PD，van Leeuwen PJ，et al. Prospective Comparison of ^{18}F-Fluoromethylcholine Versus ^{68}Ga-PSMA PET/CT in Prostate Cancer Patients Who Have Rising PSA After Curative Treatment and Are Being Considered for Targeted Therapy. J Nucl Med，2015，56（8）：1185-1190.

［8］Cornford P，van den Bergh RCN，Briers E，et al. EAU-EANM-ESTRO-ESUR-SIOG Guidelines on Prostate Cancer. Part II-2020 Update：Treatment of Relapsing and Metastatic Prostate Cancer. Eur Urol，2020，S0302-2838（20）：30773-30779.

第二节　男性生殖细胞肿瘤

一、睾丸精原细胞瘤

■ 病例1　睾丸精原细胞瘤

【简要病史】　男，38 岁，发现左侧睾丸肿大 6 个月。6 个月前无意中发现左侧睾丸增大，内可触及固定硬结，约鸽蛋大小，后左侧睾丸肿物逐渐增大。

【相关检查】　查体：左侧阴囊增大，内可触及增大的左侧睾丸，大小约 6 cm×6 cm，睾丸与附睾分界不清。血清 AFP 2.51 ng/ml（参考值＜10.9 ng/ml），HCG 7.05 mIU/ml（参考值＜2.0 mIU/ml）。

【影像所见】　MRI（图 5-2-1）示左侧睾丸肿大，信号不均匀，T2WI 以等－稍高信号为主，增强扫描可见不均匀明显强化。^{18}F-FDG PET/CT（图 5-2-2）示左侧睾丸肿大，局部代谢增高。

【病理结果】　（左）睾丸根治标本：精原细胞瘤，大小 5.5 cm×5.0 cm×5.0 cm，可见片状坏死；

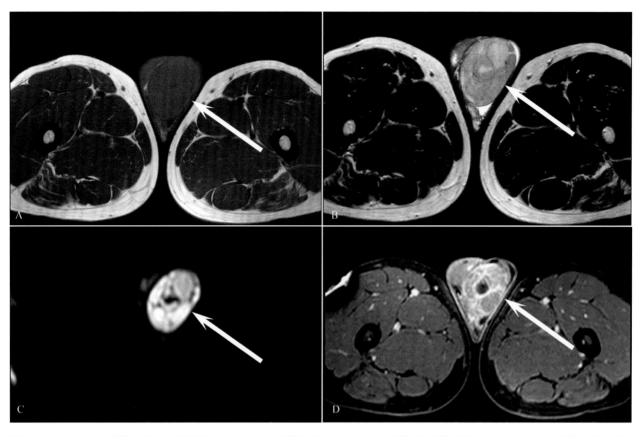

图 5-2-1 MRI 示左侧睾丸肿大（箭号），T1WI（**A**）呈低信号，T2WI（**B**）以等-稍高信号为主，DWI（**C**）呈不均匀高信号，增强扫描（**D**）可见不均匀明显强化，以分隔为著

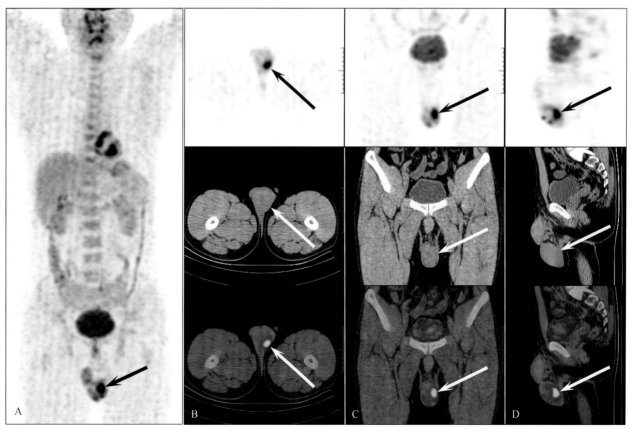

图 5-2-2 ¹⁸F-FDG PET/CT（**A**，MIP；**B**，横断层；**C**，冠状断层；**D**，矢状断层）示侧左睾丸肿大，局部代谢增高（箭号）

IHC：PLAP（＋），CD117（＋），CD34（＋），Vimentin（＋／－），CKpan、CD30、HCG 及 AFP 均（－）。

病例2 隐睾精原细胞瘤

【简要病史】 男，68岁，腹痛1周。1周前自觉弯腰后突发腹痛，为广泛全腹持续性胀痛，伴排便停止、排气减少。

【相关检查】 查体：左下腹可扪及一直径约10 cm包块，质韧，活动度可；左侧阴囊空虚。血清乳酸脱氢酶（LDH）478 IU/L（参考值100～240 IU/L），AFP 2.92 ng/ml（参考值＜10.9 ng/ml），HCG 24.90 mIU/ml（参考值＜2.0 mIU/ml）。平扫CT 示盆腔内 10.5 cm×7.4 cm大小椭圆形软组织密度肿物，密度均匀，边界清楚，小肠不完全肠梗阻。MRI 提示盆腔内异常信号，边界尚清，病变与邻近小肠肠管分界不清，DWI 信号增高，增强后可见较均匀强化。

【影像所见】 ¹⁸F-FDG PET/CT（图5-2-3）示盆腔软组织密度肿物，代谢增高。

【病理结果】（左侧隐睾）精原细胞瘤，大小9.5 cm×8.0 cm×6.5 cm，伴大片坏死，浸透白膜生长；IHC：PLAP（＋），CD117（＋），Vimentin（＋），Ki-67 约10%，CKpan、CD30、HCG 及AFP 均（－）。

二、睾丸卵黄囊瘤（内胚窦瘤）

【简要病史】 男，34岁，左侧睾丸增大伴疼痛4月余。20余年前曾因"隐睾"于外院行手术治疗。

【相关检查】 查体：左侧睾丸区可触及一肿物，大小约 10 cm×8 cm，质地硬，活动欠佳，有触痛。血清 AFP 9751.00 ng/ml（参考值＜10.9 ng/ml）。

【影像所见】 CT（图5-2-4）示左侧睾丸不规则肿大，增强扫描其内可见斑片状轻度强化灶。¹⁸F-FDG PET/CT（图5-2-5）示左侧睾丸不规则肿大，代谢不均匀增高。

【病理结果】（左）睾丸根治标本：睾丸卵黄囊瘤（内胚窦瘤），大小 6.5 cm×5.0 cm×4.5 cm，伴大片坏死，IHC 提示不除外有精原细胞成分，但形态上不明确；IHC：CKpan（＋＋＋），AFP（＋＋），Inhibin α（＋），CD117（＋），PLAP（＋／－），CD30、八聚体结合转录因子3（OCT3）及 HCG 均（－）。

三、纵隔精原细胞瘤

【简要病史】 男，25岁，头颈部肿胀5月余。

【相关检查】 血清 AFP 3.58 ng/ml（参考值＜10.9 ng/ml），HCG 4.05 mIU/ml（参考值＜2.0 mIU/ml）。

【影像所见】 胸部CT（图5-2-6）示前纵隔软

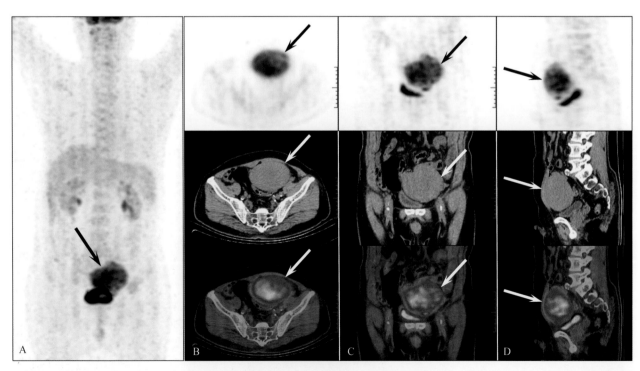

图 5-2-3 　¹⁸F-FDG PET/CT（**A**，MIP；**B**，横断层；**C**，冠状断层；**D**，矢状断层）示盆腔软组织密度肿物，代谢增高（箭号）

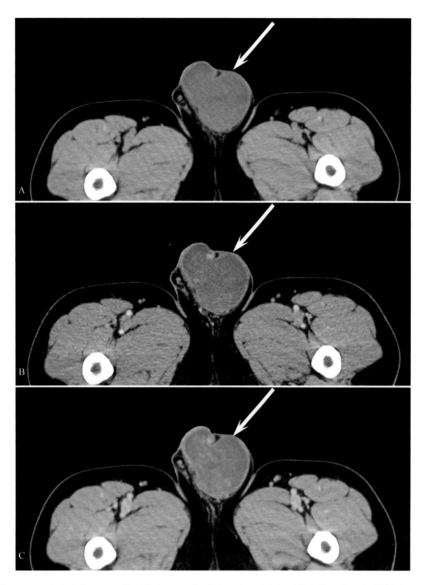

图 5-2-4　CT（**A**，平扫；**B**，动脉晚期；**C**，静脉期）示左侧睾丸不规则肿大（箭号），增强扫描其内可见斑片状轻度强化灶，大部分未见明显强化

组织密度肿物，压迫上腔静脉，增强扫描可见轻度强化。^{18}F-FDG PET/CT（图 5-2-7）示前纵隔软组织密度肿物，代谢不均匀增高。

【病理结果】　行 CT 引导下纵隔肿物穿刺活检术。病理：（前纵隔）胶原化的纤维组织内有多灶的肿瘤组织，瘤细胞呈上皮样，胞质空亮，核轻-中度异型，呈巢团或条索样排列，间质少量小淋巴细胞浸润；IHC：CKpan（散在＋），Vimentin（＋＋），LCA（灶＋），SALL4（＋＋），PLAP（＋＋＋），CD117（＋），CD30（－），Ki-67 50%；结合形态及 IHC，符合生殖细胞肿瘤，考虑为精原细胞瘤。

【本节讨论】　睾丸原发恶性肿瘤占男性所有实体恶性肿瘤的 1%，是 15～34 岁男性最常见的恶性实体肿瘤[1]，发病率为 5/10 万[2]。睾丸原发恶性肿瘤主要有生殖细胞瘤（germ cell tumor，GCT）和性索间质肿瘤（sex cord-stromal tumor，SCST），其中 GCT 约占 95%[3]。2016 年版 WHO 睾丸肿瘤分类[4] 将 GCT 分为"起源于原位生殖细胞瘤变的 GCT"和"与原位生殖细胞瘤变无关的 GCT"两大类（表 5-2-1）。原位生殖细胞瘤变（germ cell neoplasia in situ，GCNIS）指发生于生精生态龛（spermatogonial niche）中的恶性生殖细胞。"起源于 GCNIS 的 GCT"具有相似的流行病学特点，通常发生于睾丸发育异常的个体中，并出现 12 号染色体单臂遗传物质的扩增[4]。"与 GCNIS 无关的 GCT"缺乏与 GCNIS 的联系，这类肿瘤间的分子生物学特征差异大，无统一的前驱病变和发病机制[4]。

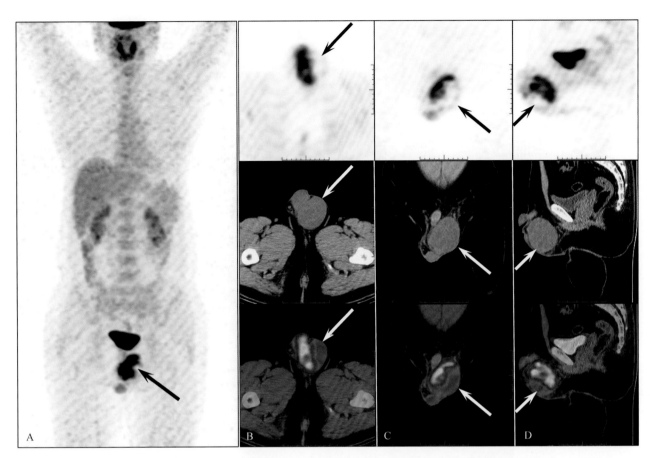

图 5-2-5 ^{18}F-FDG PET/CT（**A**，MIP；**B**，横断层；**C**，冠状断层；**D**，矢状断层）示左侧睾丸不规则肿大，代谢不均匀增高（箭号）

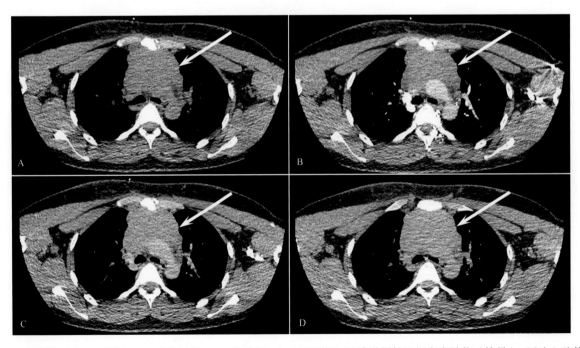

图 5-2-6 胸部 CT（**A**，平扫；**B**，动脉早期；**C**，静脉期；**D**，延迟期）示前纵隔软组织密度肿物（箭号），压迫上腔静脉，增强扫描可见轻度强化

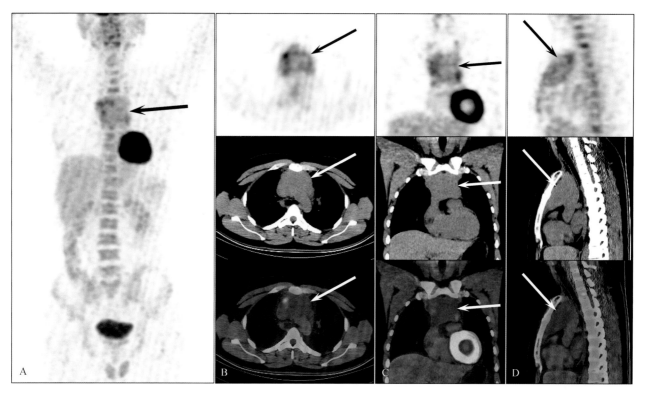

图 5-2-7 ^{18}F-FDG PET/CT（**A**，MIP；**B**，横断层；**C**，冠状断层；**D**，矢状断层）示前纵隔软组织密度肿物，代谢不均匀增高（箭号）

表 5-2-1 2016 年 WHO 睾丸生殖细胞肿瘤分类[4]

1. 起源于原位生殖细胞瘤变的生殖细胞肿瘤（germ cell tumours derived from germ cell neoplasia in situ）

非侵袭性生殖细胞瘤

　原位生殖细胞瘤变（germ cell neoplasia in situ）

　特定形态的生精小管内生殖细胞瘤变（specific forms of intratubular germ cell neoplasia）

单一组织类型的肿瘤

　精原细胞瘤（seminoma）

　精原细胞瘤伴有合体滋养细胞（seminoma with syncytiotrophoblast cell）

非精原细胞肿瘤

　胚胎癌（embryonal carcinoma）

　卵黄囊瘤，青春期后型（yolk sac tumor, postpubertal-type）

　滋养细胞肿瘤（trophoblastic tumours）

　畸胎瘤，青春期后型（teratoma, postpubertal-type）

　畸胎瘤伴体细胞型恶性肿瘤（teratoma with somatic-type malignancy）

一种组织类型以上非精原生殖细胞肿瘤

　混合生殖细胞肿瘤（mixed germ cell tumours）

不明类型生殖细胞瘤

续表

　退化性生殖细胞肿瘤（regressed germ cell tumours）

2. 与原位生殖细胞瘤变无关的生殖细胞肿瘤（germ cell tumours unralted to germ cell neoplasia in situ）

　精母细胞肿瘤（spermatocytic tumour）

　畸胎瘤，青春期前型（teratoma, prepubertal-type）

　混合型畸胎瘤和卵黄囊瘤，青春期前型（mixed teratoma and yolk sac tumour, prepubertal-type）

　卵黄囊瘤，青春期前型（yolk sac tumour, prepubertal-type）

　　睾丸精原细胞瘤属于"起源于 GCNIS 的 GCT"，为最常见的睾丸恶性肿瘤，约占睾丸 GCT 的 50%，平均发病年龄约为 40 岁，确切病因未明，主要危险因素有隐睾（睾丸未下降至阴囊者发病风险高 10 ~ 40 倍）、接触某些化学物质（有机氯化物、多氯联苯、聚氯乙烯、邻苯二甲酸盐、大麻和烟草等化合物）、感染腮腺炎病毒、外伤、睾丸疾病家族史、胎儿期母体内雌激素暴露、间性综合征（intersex syndromes）（包括雄激素不敏感综合征和性腺发育不全）、对侧睾丸肿瘤病史等[2]。白种人发病率明显高于其他种族[2]。精原细胞瘤具有坚实、均匀的外观，镜下肿瘤细胞大小一致、胞质清晰类似原始生殖细胞，肿瘤细胞被纤维性间隔分隔成巢状或不规则腺腔状，纤维间隔呈细线状，其内富含淋巴细胞和微血管[2]。5%～15%的睾丸精原细胞瘤和7%～18%纵隔原发精原细胞瘤含有合体滋养细胞，这类细胞可产生人绒毛膜促性腺激素（HCG）[5]。

睾丸卵黄囊瘤分为青春期前型和青春期后型，分属于"与GCNIS无关的GCT"和"起源于GCNIS的GCT"。青春期前型卵黄囊瘤好发于3岁以下幼儿，约占该年龄段GCT的30%[6]。青春期后型卵黄囊瘤好发于成年人，单一成分的卵黄囊瘤罕见，约40%的成人混合性GCT含有卵黄囊瘤成分[6]。青春期前型和青春期后型卵黄囊瘤形态学上无显著差异，大体上为柔软的实性肿块，呈黄褐色、黄色或灰色，外观呈黏液状，可见坏死、囊变和出血，囊变区液体呈均匀透明胶样、果冻样[7]；镜下由原始肿瘤细胞组成，组织结构多样，包括微囊/网状、内胚窦样、透明小体、腺体及腺样结构、乳头状和囊状结构等，其中微囊/网状结构最常见，且同一瘤体内一般以1种或2种组织结构为主[6-7]。

原发性腺外GCT占GCT的1%～5%[8]，典型者位于躯体中线区，其原因不清，主流推论是胚胎期生殖细胞前体迁移过程中出现陷落和异位存活后恶变所致[9]，成人常见部位依次为：纵隔、腹膜后、松果体和鞍上区；婴幼儿以骶尾部和颅内最常见[10]。原发性纵隔GCT以前纵隔多见，占所有纵隔肿瘤的10%～15%，超过1/3为恶性肿瘤，恶性中以精原细胞瘤（16%～37%）最为常见[10-11]。由于精原细胞瘤恶性程度相对较低、生长缓慢，加之位置隐匿，原发性纵隔精原细胞瘤通常早期难以发现，多在肿瘤引起周围组织脏器压迫或阻塞症状时而被发现，故就诊时一般瘤体较大，发病年龄多在20～50岁[12]。

睾丸GCT通常表现为一侧睾丸结节或无痛性肿大[13]。约30%～40%的患者主诉下腹部、肛周区或阴囊有钝痛或沉重感，约10%的患者主诉急性疼痛，约10%的患者以转移性疾病作为首发表现[13]。此外，GCT患者可伴有男性乳腺发育[13]和副肿瘤性甲状腺功能亢进症[14]，二者均与肿瘤内合体滋养细胞分泌HCG相关。高水平HCG能使雄激素生成减少、雌激素生成增加，从而导致男性乳腺发育[15]；约5%的睾丸GCT患者可出现男性乳腺发育[13，15]。副肿瘤性甲状腺功能亢进是因为促甲状腺激素（TSH）与HCG具有相同的α亚

基和同源性相当高的β亚基，因此HCG具有轻微的促甲状腺激素活性[14]。

与GCT明确相关的血清肿瘤标志物有3种：①β-HCG，HCG由α和β两个亚基组成，但多种垂体激素中存在相同的α亚基，因此一般血清分析中检测的是HCG的β亚基（β-HCG）。β-HCG是睾丸GCT最常升高的肿瘤标志物，精原细胞瘤伴有合体滋养细胞的患者可见血清β-HCG轻度升高，一般不超过50 mIU/ml[9，16]；胚胎癌也可出现血清β-HCG轻度升高，但一般不超过100 mIU/ml[9，17]；滋养细胞肿瘤（特别是绒毛膜癌）血清β-HCG可明显升高[18-19]，通常高于100 000 mIU/ml[19-20]；卵黄囊瘤一般不产生β-HCG。②甲胎蛋白（AFP），正常情况下AFP主要由胎儿卵黄囊和肝细胞产生，在正常成年男性血清中基本检测不到[16]。卵黄囊瘤和胚胎性癌均可产生AFP，几乎所有卵黄囊瘤都伴有血清AFP增高，且通常大于100 ng/ml。精原细胞瘤一般不会引起血清AFP升高，若出现较高水平的血清AFP，则表明肿瘤中具有非精原细胞瘤成分或是发生了肝转移[21]。③乳酸脱氢酶（LDH），40%～60%的睾丸GCT患者血清LDH水平升高[16]，而且可能是某些精原细胞瘤患者唯一升高的标志物。

睾丸精原细胞瘤阴囊超声多表现为界限明确的均匀低回声占位。CT扫描肿瘤密度较均匀，呈结节或分叶状；增强扫描可见瘤体内纤维间隔强化。由于精原细胞瘤的肿瘤细胞排列致密，含水量多低于正常睾丸生精细胞，故MRI扫描T2WI信号多低于正常睾丸组织，增强扫描亦可见肿瘤间隔明显强化[22-23]。

睾丸卵黄囊瘤阴囊超声呈边界清晰的实性或混合性回声包块，局部可有蜂窝状或囊袋状改变[24]。CT平扫肿瘤呈囊实性肿块，可伴出血；增强扫描呈明显不均匀强化，典型者呈微囊状或蜂窝状改变，并伴多发小血管影。MRI平扫T1WI呈等、低信号，FS T2WI呈不均匀高信号；增强扫描呈不均匀明显强化，未强化区多为囊变区和出血、坏死区[25]。

睾丸GCT区域性转移多首先出现于腹膜后淋巴结，CT扫描是评估腹膜后转移情况的首选影像学方法。怀疑脑转移时可行头颅MRI。

^{18}F-FDG PET/CT在睾丸GCT分期、疗效评估和复发判断等方面具有一定的临床价值[26-28]，但由于精原细胞瘤生长相对缓慢、恶性程度相对较

低，加之睾丸自身的生理性摄取，^{18}F-FDG PET/CT 对于早期睾丸精原细胞瘤（特别是病灶直径＜ 3 cm）的诊断以及晚期患者分期中的价值有限。此外，美国国立综合癌症网（NCCN）指南不推荐 ^{18}F-FDG PET/CT 在卵黄囊瘤以及其他 GCT 中的常规应用[29]。

睾丸 GCT 的治疗方案随分期不同而异，主要的治疗手段包括手术、放疗和化疗。精原细胞瘤一般呈局限性缓慢生长，除腹膜后淋巴结转移外，很少血行转移至其他区域，对放疗相对敏感，预后较好[2]，美国癌症协会的数据显示精原细胞瘤Ⅰ～Ⅲ期患者 5 年生存率分别为 99%、96% 和 73%[2]。卵黄囊瘤极具侵袭性，早期即可发生血行转移，预后较差；手术和化疗是主要治疗手段；青春期前型相对青春期后型化疗效果好[6-7]。

（廖栩鹤　付占立）

参考文献

[1] Siegel R L, Miller K D, Jemal A. Cancer statistics, 2020. CA Cancer J Clin, 2020, 70（1）: 7-30.

[2] Lamichhane A, Mukkamalla SKR. Seminoma. 2021. In: StatPearls［Internet］. Treasure Island（FL）: Stat Pearls Publishing, 2022.

[3] Dilworth JP, Farrow GM, Oesterling JE. Non-germ cell tumors of testis. Urology, 1991, 37（5）: 399-417.

[4] Moch H, Cubilla AL, Humphrey PA, et al. The 2016 WHO classification of tumours of the urinary system and male genital organs-part A: renal, penile, and testicular tumours. Eur Urol, 2016, 70（1）: 93-105.

[5] Williamson SR, Delahunt B, Magi-Galluzzi C, et al. The World Health Organization 2016 classification of testicular germ cell tumours: a review and update from the International Society of Urological Pathology Testis Consultation Panel. Histopathology, 2017, 70（3）: 335-346.

[6] Kattuoa ML, Kumar A. Yolk Sac Tumors. 2022. In: StatPearls［Internet］. Treasure Island（FL）: StatPearls Publishing, 2022.

[7] Cornejo KM, Frazier L, Lee RS, et al. Yolk Sac Tumor of the testis in infants and children: a clinicopathologic analysis of 33 Cases. Am J Surg Pathol, 2015, 39（8）: 1121-1131.

[8] Hainsworth JD, Greco FA. Germ cell neoplasms and other malignancies of the mediastinum. Cancer Treat Res, 2001, 105: 303-325.

[9] Sadiq Q, Khan F A. Germ cell seminoma. 2021. In: StatPearls［Internet］. Treasure Island（FL）: StatPearls Publishing, 2022.

[10] Petrova D, Kraleva S, Muratovska L, et al. Primary seminoma localized in mediastinum: case report. Open Access Maced J Med Sci, 2019, 7（3）: 384-387.

[11] Kang J, Mashaal H, Anjum F. Mediastinal germ cell tumors. 2021. In: StatPearls［Internet］. Treasure Island（FL）: StatPearls Publishing, 2022.

[12] Bokemeyer C, Nichols C R, Droz J P, et al. Extragonadal germ cell tumors of the mediastinum and retroperitoneum: results from an international analysis. J Clin Oncol, 2002, 20（7）: 1864-1873.

[13] Bosl G J, Motzer R J. Testicular germ-cell cancer. N Engl J Med, 1997, 337（4）: 242-253.

[14] Oosting SF, de Haas EC, Links TP, et al. Prevalence of paraneoplastic hyperthyroidism in patients with metastatic non-seminomatous germ-cell tumors. Ann Oncol, 2010, 21（1）: 104-108.

[15] Tseng AJ, Horning SJ, Freiha FS, et al. Gynecomastia in testicular cancer patients. Prognostic and therapeutic implications. Cancer, 1985, 56（10）: 2534-2538.

[16] Gilligan TD, Seidenfeld J, Basch EM, et al. American society of clinical oncology clinical practice guideline on uses of serum tumor markers in adult males with germ cell tumors. J Clin Oncol, 2010, 28（20）: 3388-3404.

[17] Matsutani M, Sano K, Takakura K, et al. Primary intracranial germ cell tumors: a clinical analysis of 153 histologically verified cases. J Neurosurg, 1997, 86（3）: 446-455.

[18] Idrees M T, Kao C S, Epstein J I, et al. Nonchoriocarcinomatous trophoblastic tumors of the testis: the widening spectrum of trophoblastic neoplasia. Am J Surg Pathol, 2015, 39（11）: 1468-1478.

[19] Humphrey PA. Choriocarcinoma of the testis. J Urol, 2014, 192（3）: 934-935.

[20] Alvarado-Cabrero I, Hernández-Toriz N, Paner GP. Clinicopathologic analysis of choriocarcinoma as a pure or predominant component of germ cell tumor of the testis. Am J Surg Pathol, 2014, 38（1）: 111-118.

[21] Javadpour N. Significance of elevated serum alphafetoprotein（AFP）in seminoma. Cancer, 1980, 45（8）: 2166-2168.

[22] 李子园，管民，史立刚，等. 睾丸精原细胞瘤与非精原生殖细胞瘤的影像表现. 中华放射学杂志, 2015, 49（6）: 445-448.

[23] Ueno T, Tanaka Y O, Nagata M, et al. Spectrum of germ cell tumors: from head to toe. Radiographics, 2004, 24（2）: 387-404.

[24] 林琳，于诗嘉，史铁梅. 彩色超声诊断卵巢内胚窦瘤的应用价值探讨. 中国超声医学杂志, 2012, 28（8）: 764-766.

［25］李旭，李庚武，胡克非，等．儿童睾丸卵黄囊瘤的 MRI 表现与病理结果对照．实用放射学杂志，2020，36（3）：448-451.

［26］Treglia G，Sadeghi R，Annunziata S，et al. Diagnostic performance of fluorine-18-fluorodeoxyglucose positron emission tomography in the postchemotherapy management of patients with seminoma：systematic review and meta-analysis. Biomed Res Int, 2014, 2014：852681.

［27］Ambrosini V，Zucchini G，Nicolini S，et al. ^{18}F-FDG PET/CT impact on testicular tumours clinical management. Eur J Nucl Med Mol Imaging, 2014, 41（4）：668-673.

［28］Cook G J，Sohaib A，Huddart R A，et al. The role of ^{18}F-FDG PET/CT in the management of testicular cancers. Nucl Med Commun, 2015, 36（7）：702-708.

［29］Gilligan T，Lin D W，Aggarwal R，et al. Testicular Cancer，Version 2.2020，NCCN Clinical Practice Guidelines in Oncology［EB/OL］.（2019-11-20）［2019-11-20］https：//www.nccn.org/professionals/physician_gls/default.aspx.

第六章　软组织肿瘤

第一节　脂肪性肿瘤

一、冬眠瘤

【简要病史】　女，46岁，体检胸部X线片发现左侧胸膜结节1年余。

【相关检查】　血常规、肝肾功能均未见明显异常；血清结核抗体阴性；血清CEA、NSE、ProGRP、SCC均在正常范围。

【影像所见】　胸部X线正位片（图6-1-1）示左侧胸膜结节，1年来大小变化不明显；胸部CT（图6-1-2A）示左侧胸膜单发结节；18F-FDG PET/CT（图6-1-2B、C）示左侧胸膜孤立性结节，代谢明显增高。

【病理结果】　术后病理:（肌间）冬眠瘤，嗜酸细胞亚型。

【讨论】　冬眠瘤（hibernoma）是一种罕见的良性软组织肿瘤，又称棕色脂肪瘤，起源于胎儿残留的棕色脂肪组织，占良性脂肪类肿瘤的1.6%[1]。发病

原因可能与染色体11q13和15q21结构异常有关。冬眠瘤好发于棕色脂肪丰富的部位，如颈部、腋窝、肩胛区及纵隔等，亦可发生于胸壁及腹股沟等[2]；男性多见[3]，好发年龄30～50岁，临床表现为缓慢生长的无痛肿块。镜下，肿瘤细胞胞质丰富，内含嗜酸性颗粒及小脂滴；免疫组化S-100阳性，CD34阴性。根据主要细胞成分不同，病理分为以下亚型：颗粒状或嗜酸细胞型、混合型、浅染型、脂肪瘤样型、黏液样型、梭形细胞型[3]。肿瘤以良性多见，部分具有侵袭性，侵袭周围肌肉组织，极少数有恶性报道。CT一般表现为边界清楚的富血供占位，密度介于脂肪和骨骼肌之间[4]。MRI常表现为T1WI、T2WI信号略低于脂肪，压脂序列信号高于脂肪，可看到血管穿通的流空效应[5]。由于冬眠瘤源于棕色脂肪，有丰富的线粒体成分，18F-FDG PET/CT代谢一般明显增高，多高于脂肪瘤甚至脂肪肉瘤，为其特征

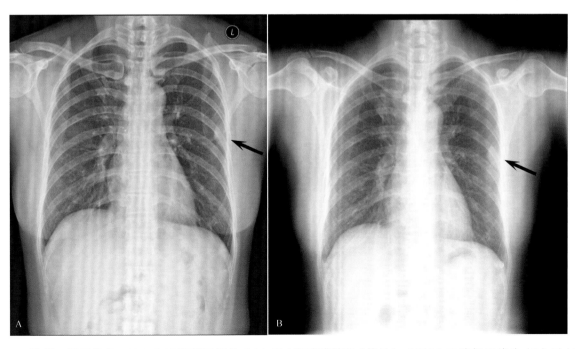

图6-1-1　胸部X线正位片。2015-2-28胸部X线片（**A**）示左侧胸膜结节（箭号）；2016-2-26胸部X线片（**B**）示左侧胸膜结节较前未见明显变化（箭号）

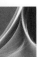

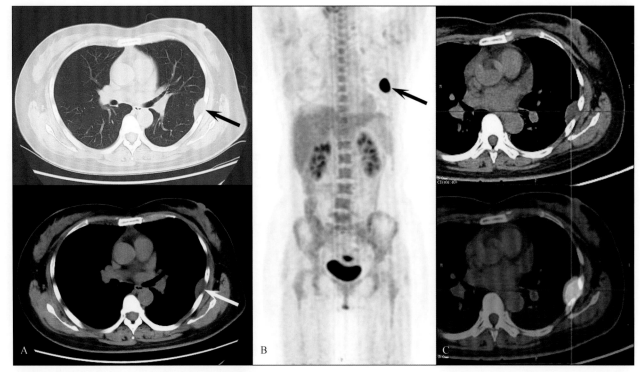

图 6-1-2 胸部 CT 平扫（**A**）示左侧胸膜单发结节，胸膜面光滑、边界清楚（箭号）。^{18}F-FDG PET/CT MIP 图像（**B**）示左侧胸壁孤立性高代谢灶（箭号）；横断层图像（**C**）示左侧胸膜孤立性结节，代谢明显增高（SUV$_{max}$ 35.5）（十字线）

性表现[6-7]。治疗以手术切除为主，完整切除后一般不复发，个别有不完整切除后再复发的报道[3]。

（赵梅莘）

参考文献

［1］Daubner D, Spieth S, Pablik J, et al. Hibernoma—two patients with a rare lipoid soft-tissue tumour. BMC Med Imaging, 2015, 15：4.

［2］Bonar SF, Watson G, Gragnaniello C, et al. Intraosseous hibernoma：characterization of five cases and literature review. Skeletal Radiol, 2014, 43（7）：939-946.

［3］Furlong MA, Fanburg-Smith JC, Miettinen M. The morphologic spectrum of hibernoma：a clinicopathologic study of 170 cases. Am J Surg Pathol, 2001, 25（6）：809-814.

［4］Anderson SE, Schwab C, Stauffer E, et al. Hibernoma：imaging characteristics of a rare benign soft tissue tumor. Skeletal Radiol, 2001, 30（10）：590-595.

［5］Vijgen GH, Bouvy ND, Smidt M, et al. Hibernoma with metabolic impact？ BMJ Case Rep, 2012, 2012：bcr2012006325.

［6］Nishida J, Ehara S, Shiraishi H, et al. Clinical findings of hibernoma of the buttock and thigh：rare involvements and extremely high uptake of FDG-PET. Med Sci Monit, 2009, 15（7）：CS117-122.

［7］Smith CS, Teruya-Feldstein J, Caravelli JF, et al. False-positive findings on ^{18}F-FDG PET/CT：differentiation of hibernoma and malignant fatty tumor on the basis of fluctuating standardized uptake values. AJR Am J Roentgenol, 2008, 190（4）：1091-1096.

二、脂肪肉瘤

（一）高分化脂肪肉瘤

【简要病史】 女，58 岁，腹膜后"高分化脂肪肉瘤术后第 3 次复发"2.5 年。既往于 2006 年、2010 年、2015 年曾因"腹膜后高分化脂肪肉瘤"3 次行手术治疗。

【相关检查】 血清 NSE 19.1 ng/ml（参考值 ≤ 16.3 ng/ml），CEA、CA19-9、CA125、CA15-3 及 CYFRA21-1 均正常。

【影像所见】 腹部 CT（图 6-1-3）示腹盆腔肿物，未见明显强化；^{18}F-FDG PET/CT（图 6-1-4）示腹盆腔肿物，代谢不均匀轻度增高。

【病理结果】 术后病理:（腹膜后）高分化脂肪肉瘤，以炎症性脂肪肉瘤成分为主。

（二）去分化脂肪肉瘤

▰ 病例 1

【简要病史】 男，61 岁，发现左侧大腿后外

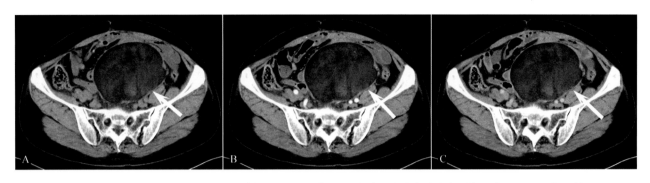

图 6-1-3　腹部 CT（**A**，平扫；**B**，动脉期；**C**，延迟期）示腹盆腔脂肪密度为主肿物，未见明显强化（箭号）

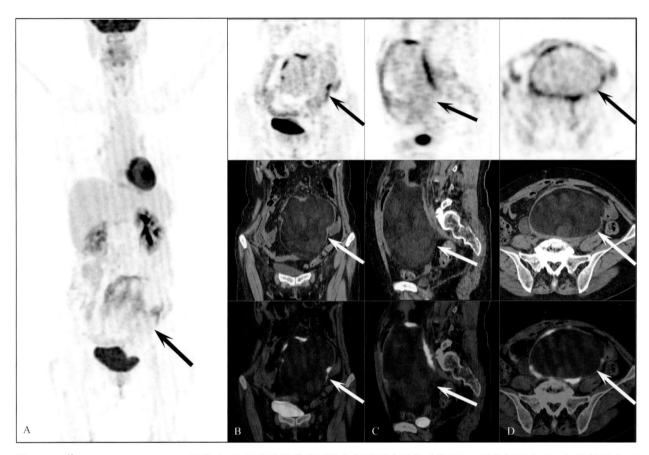

图 6-1-4　^{18}F-FDG PET/CT。MIP 图像（**A**）示腹盆腔代谢不均匀轻度增高肿物（箭号）；冠状断层（**B**）、矢状断层（**C**）及横断层（**D**）图像示腹盆腔脂肪密度为主肿物，代谢不均匀轻度增高（SUV$_{max}$ 3.1）（箭号），病灶周边条状代谢增高灶为粘连的肠管

侧肿物 5 个月；肿物质软，逐渐增大，伴腹部胀痛不适。既往于 2015 年、2016 年、2018 年曾 3 次行腹膜后"去分化脂肪肉瘤"切除术。

【相关检查】　血清 NSE16.9 ng/ml（参考值≤ 16.3 ng/ml），CEA、CA19-9、CA125、CA15-3及 CYFRA21-1 均正常。

【影像所见】　左大腿 MRI（图 6-1-5）示左大腿后外侧肌间隙内肿物。^{18}F-FDG PET/CT（图 6-1-6）示右中上腹肿物伴中央坏死，周围代谢明显增高；

左股后肌群肌间隙内软组织密度肿物，代谢不均匀增高。

【病理结果】　术后病理:（腹膜后）去分化脂肪肉瘤复发，去分化成分为纤维肉瘤;（左侧大腿）去分化脂肪肉瘤转移，去分化成分为纤维肉瘤。

■ 病例 2

【简要病史】　女，65 岁，进食后恶心呕吐、

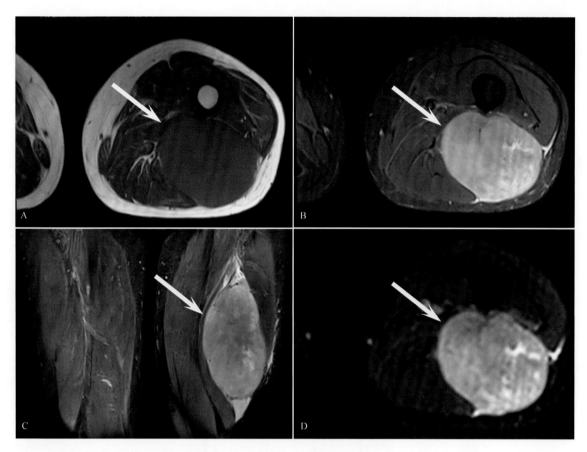

图 6-1-5　左大腿 MRI。左大腿后外侧肌间隙内肿物（箭号），横断层 T1WI（**A**）呈低信号，横断层（**B**）、冠状断层（**C**）FS T2WI 及横断层 DWI（**D**）呈不均匀高信号

发现腹膜后占位 1 周。既往于 2017 年、2019 年 2 次行腹膜后"去分化脂肪肉瘤"切除术，期间曾行化疗。

【相关检查】　血清 CYFRA21-1 4.06 ng/ml（参考值 ≤ 3.30 ng/ml），CEA、NSE、CA19-9、CA125 及 CA15-3 均正常。

【影像所见】　腹部 CT（图 6-1-7）示右中上腹腹膜后巨大软组织密度肿物，呈不均匀明显持续强化；^{18}F-FDG PET/CT（图 6-1-8）示右中上腹部软组织密度肿物，代谢增高。

【病理结果】　术后病理：（腹膜后）去分化脂肪肉瘤复发，去分化成分为纤维肉瘤，部分区域为黏液纤维肉瘤，局灶伴肌源性分化，肿瘤伴片状坏死。

病例 3

【简要病史】　男，57 岁，腹膜后"脂肪肉瘤"切除术后复发，中药治疗控制不佳。2 年前因腹膜后肿物行手术切除，术后病理"硬化性脂肪肉瘤，部分区域有恶性纤维组织细胞分化倾向"；术后 5 个月复发，再次行手术切除，术中肿瘤侵

及左侧髂血管，行肿瘤部分切除（髂血管处肿瘤未切除），术后病理"去分化脂肪肉瘤"；术后口服中药治疗 1 年，肿瘤逐渐增大，伴左下腹部不适。术后无放化疗。

【影像所见】　腹部 CT（图 6-1-9）示左侧腹膜后间隙不规则软组织密度肿物影，不均匀持续强化；该肿物前内侧另见脂肪密度灶，未见明显强化；^{18}F-FDG PET/CT（图 6-1-10）示左侧腹膜后软组织密度肿物，代谢不均匀增高；该肿物前内侧另见脂肪密度肿物，代谢轻度增高。

【病理结果】　术后病理：（腹膜后）肿物切除标本，符合去分化脂肪肉瘤，去分化成分为多形性未分化肉瘤。

（三）黏液样脂肪肉瘤

【简要病史】　男，39 岁，突发腹痛 1 周。腹痛为间断性全腹胀痛，伴恶心、呕吐，当地医院行诊断性腹腔穿刺抽出不凝血。既往 1 年前曾行右大腿"脂肪肉瘤"切除，术后未行辅助治疗。

【相关检查】　血清 CEA、NSE、CA19-9、CA125、CA15-3 及 CYFRA21-1 均正常。

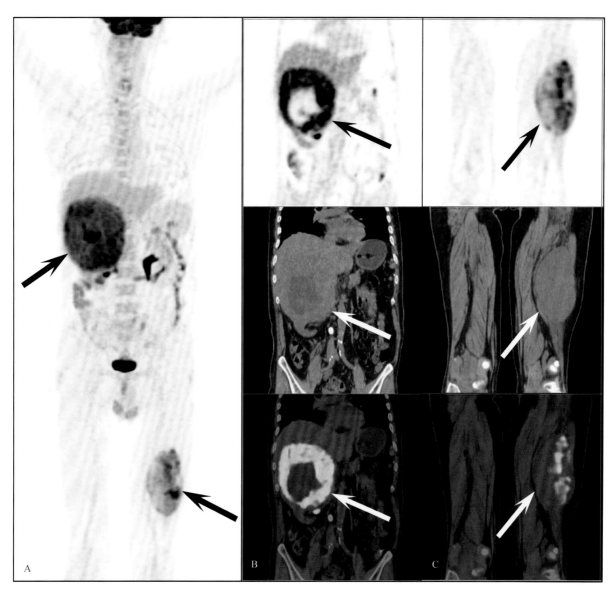

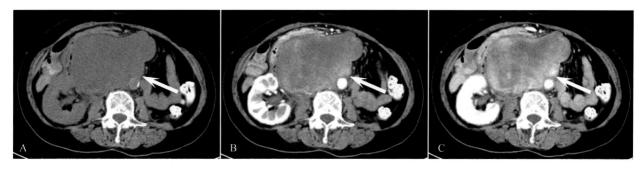

图 6-1-6 ^{18}F-FDG PET/CT。MIP 图像（**A**）示右中上腹及左大腿代谢增高肿物（箭号）。冠状断层图像（**B**）示右中上腹肿物伴中央坏死，周围代谢明显增高（SUV$_{max}$ 8.2）（箭号）；冠状断层图像（**C**）示左股后肌群肌间隙内软组织密度肿物，代谢不均匀增高（SUV$_{max}$ 8.3）（箭号）

图 6-1-7 腹部 CT（**A**，平扫；**B**，动脉期；**C**，静脉期）示右中上腹腹膜后巨大软组织密度肿物，呈不均匀明显持续强化（箭号）

【**影像所见**】　腹部 CT（图 6-1-11）示腹腔积液，左中上腹囊实性肿物，未见明显强化。^{18}F-FDG PET/CT（图 6-1-12）示腹腔内多发囊实性占位，部分代谢增高；右侧坐骨及耻骨代谢明显增高，局部骨质未见骨破坏征象。

【**病理结果及临床诊断**】　术后病理：（左上腹）

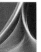

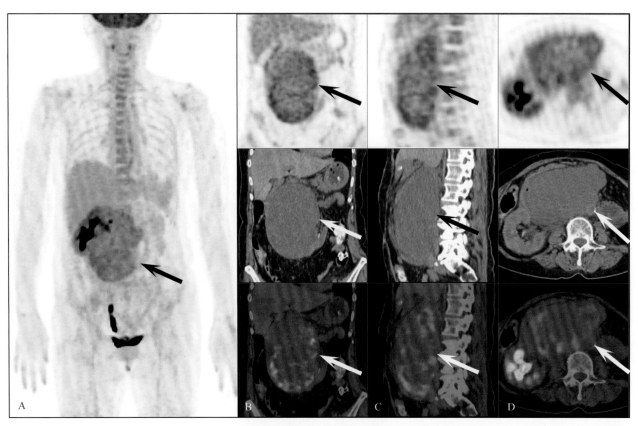

图 6-1-8　^{18}F-FDG PET/CT。MIP 图像（**A**）示右中上腹部代谢增高肿物（箭号）。冠状断层（**B**）、矢状断层（**C**）及横断层（**D**）图像示右中上腹部软组织密度肿物（CT 值 29 Hu），代谢增高（SUV$_{max}$ 6.0）（箭号）

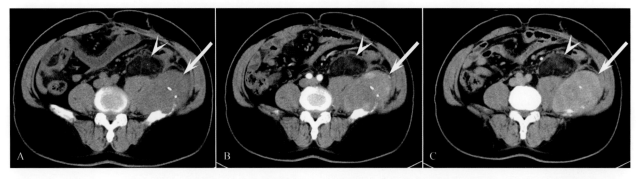

图 6-1-9　腹部 CT（**A**，平扫；**B**，动脉期；**C**，延迟期）示左侧腹膜后间隙不规则软组织密度肿物影，增强扫描呈不均匀持续强化（箭号），肿物累及左侧髂骨翼；该肿物前内侧另见脂肪密度灶，未见明显强化（箭头）

高级别黏液样脂肪肉瘤；临床诊断：右大腿脂肪肉瘤术后，腹腔及右侧坐骨、耻骨多发转移。

（四）多形性脂肪肉瘤

【简要病史】　男，55 岁，后背不适 1 年余，伴进食下咽困难 4 个月。

【相关检查】　血清 NSE 22.4 ng/ml（参考值 ≤ 16.3 ng/ml），CEA、CA19-9，CA125、CA15-3 及 CYFRA21-1 均正常。

【影像所见】　胸部 CT（图 6-1-13）及 MRI（图 6-1-14）示后下纵隔巨大肿物，增强扫描肿物周边可见强化；右侧胸腔积液。^{18}F-FDG PET/CT（图 6-1-15）示后下纵隔巨大软组织密度肿物，肿物周边代谢增高；右侧胸腔积液。

【病理结果】　活检病理：梭形细胞和多形性恶性肿瘤，伴大片坏死，局灶有脂母细胞分化；IHC：CKpan（－），Vimentin（＋），S-100（少数＋），P16（＋），周期蛋白依赖性激酶 4（CDK4）（＋），鼠双微体基因 2 蛋白（MDM2）（＋），STAT6（胞质＋），肌源性调节蛋白 1（MyoD1）（－），Ki-67 30%；综上，考虑多形性脂肪肉瘤。

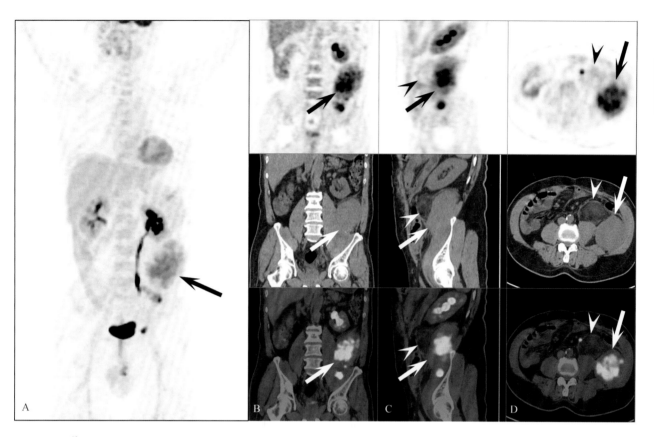

图 6-1-10 ^{18}F-FDG PET/CT。MIP 图像（**A**）示左腹盆部代谢增高肿物（箭号）；冠状断层（**B**）、矢状断层（**C**）及横断层（**D**）图像示左侧腹膜后软组织密度肿物，代谢不均匀增高（SUV$_{max}$ 7.6）（箭号）；该肿物前内侧另见脂肪密度肿物（**C、D**、箭头），代谢轻度增高（SUV$_{max}$ 2.4）

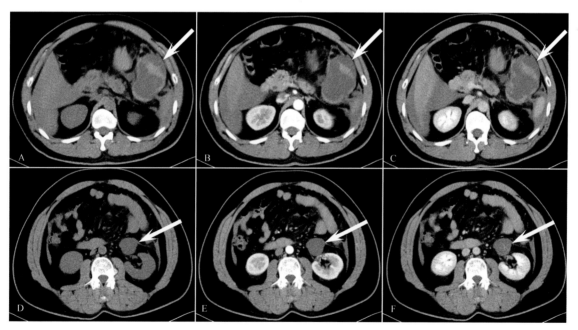

图 6-1-11 腹部 CT。平扫（**A**）、动脉期（**B**）及延迟期（**C**）示腹腔积液，左中上腹囊实性肿物，未见明显强化（箭号）；平扫（**D**）、动脉期（**E**）及延迟期（**F**）示左肾门前方囊性肿物，未见明显强化（箭号）

（五）混合型脂肪肉瘤

病例 1

【简要病史】 女，58 岁，绝经 8 年，阴道出血 5 个月，加重 1 周。既往 11 年前外院 B 超提示"子宫增大 9.0 cm×7.2 cm×7.0 cm，近子宫前壁至宫颈处可见 7.6 cm×6.0 cm 较低回声结节，边界清，内回声不均"，未诊治，未复查。近期超声示"盆腔实

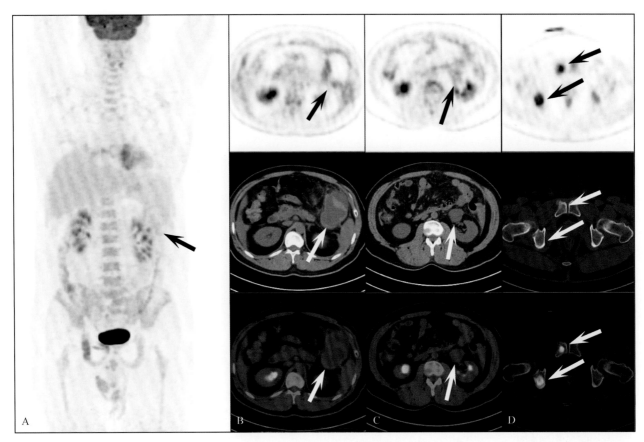

图 6-1-12　^{18}F-FDG PET/CT。MIP 图像（**A**）示左中上腹代谢轻度增高肿物（箭号）。横断层图像（**B**）示左肾上极旁混杂密度肿物（箭号），周围部分代谢轻度增高（SUV_{max} 4.1）；横断层图像（**C**）示左肾门前方结节（箭号），代谢轻度增高（SUV_{max} 2.5）；横断层图像（**D**）示右侧坐骨及耻骨代谢明显增高（SUV_{max} 7.6），局部骨质未见骨破坏征象（箭号）

性肿物"。

【影像所见】 ^{18}F-FDG PET/CT（图 6-1-16）示盆腔混杂密度肿物，代谢不均匀轻度增高。

【手术病理结果】 手术中见宫颈生长一肿物，直径约 25 cm，表面光滑无破口，突入右侧阔韧带，子宫位于肿物左上部，稍大，表面光滑。大体标本：宫颈肿物，与周围包膜界限清楚，肿物呈灰黄相间色，质地软，部分可见坏死和水泡状组织，未见明显漩涡状结构。病理：（子宫肿物）混合型脂肪肉瘤，可见高分化、黏液样及多形性脂肪肉瘤混合成分，侵及子宫平滑肌内。

病例 2

【简要病史】 男，12 岁，发现腹部膨隆 1 周。

【影像所见】 腹部 CT（图 6-1-17）示腹膜后巨大混杂密度肿物，增强扫描可见不均匀强化；腹盆腔积液。^{18}F-FDG PET/CT（图 6-1-18）示腹腔内巨大软组织密度肿物伴坏死，代谢增高；腹盆腔积液。

【手术病理结果】 （腹膜后）肿物切除标本：间叶源性恶性肿瘤，伴大片出血、坏死及囊性变；

IHC：MDM2（＋），Vimentin（部分＋），转录因子结合 IGHM 增强子 3（TFE3）（部分＋），Syn（部分＋），CD56（局灶＋），CDK4（少数＋），S-100（少数＋），CD34（血管＋），Ki-67 热区约 30%，CKpan、CgA、类固醇生成因子 1（SF-1）、黑色素 A（Melan A）、P53、SMA、Desmin、MyoD1、SOX10、P16、肌形成蛋白（Myogenin）、SALL4、OCT4 及 Inhibin α 均（－）；形态学结合 IHC 结果，考虑为混合型脂肪肉瘤（多形性黏液性脂肪肉瘤），法国癌症中心联盟（FNCLCC）组织学分级：Ⅲ级。

【讨论】 脂肪肉瘤是罕见的原始间叶组织来源恶性肿瘤，发病率占全部恶性肿瘤的 1% 以下，是成人第二常见软组织恶性肿瘤（仅次于纤维肉瘤）。脂肪肉瘤好发于四肢、腹膜后，精索、睾丸、胸腔、乳房、纵隔、网膜、肠系膜等处也可发病，其中原发灶位于腹膜后的患者复发、转移率高于原发灶位于四肢的患者[1]。脂肪肉瘤可见于任何年龄，以中老年多见，男性略多于女性[2-4]。

2013 年 WHO "骨和软组织肿瘤分类"中，脂肪肉瘤分为：①非典型脂肪瘤样肿瘤/高分化脂肪

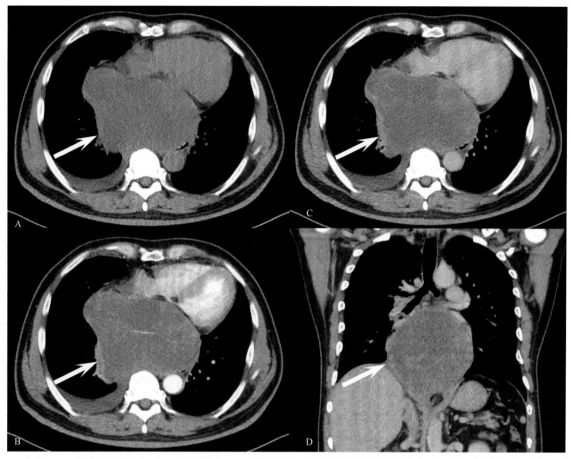

图 6-1-13 胸部 CT。横断层平扫（**A**）、动脉期（**B**）、延迟期（**C**）及冠状断层延迟期（**D**）示后下纵隔巨大软组织密度肿物（箭号），边缘清楚，呈分叶状，内部密度不均匀，增强扫描肿物周边可见轻中度强化，病灶内可见小血管穿行（**B**），肿物中央未见明显强化；右侧胸腔积液

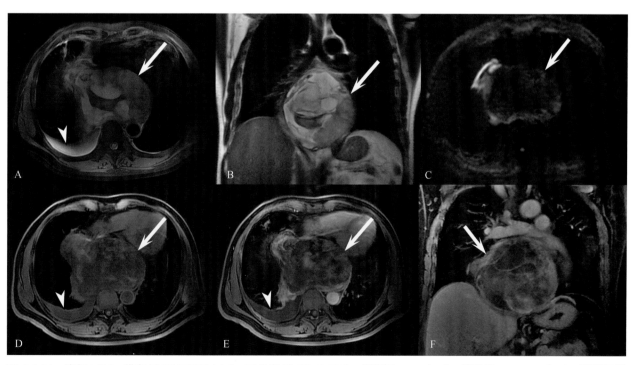

图 6-1-14 胸部 MRI。横断层 FS T2WI（**A**）、冠状断层 T2WI（**B**）、横断层 DWI（**C**）、横断层 FS T1WI（**D**）、横断层增强（**E**）及冠状断层增强（**F**）示后下纵隔混杂信号肿物（箭号），其内可见多发分隔样结构，增强扫描肿瘤不均匀强化，其中分隔可见明显强化；右侧胸腔积液（**A**、**D**、**E**，箭头）

核医学病例图谱——肿瘤分册

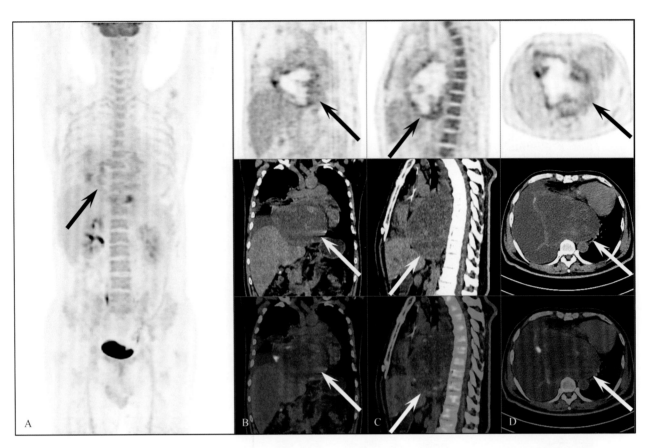

图 6-1-15 ^{18}F-FDG PET/CT。MIP 图像（**A**）、冠状断层（**B**）、矢状断层（**C**）及横断层（**D**）示后下纵隔巨大软组织密度肿物（箭号），肿物周边代谢增高（SUV$_{max}$ 8.9），中央为代谢减低、缺损区；右侧胸腔积液

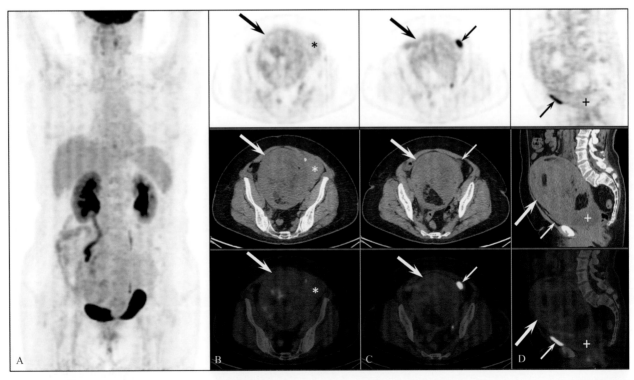

图 6-1-16 ^{18}F-FDG PET/CT。MIP（**A**）、横断层（**B**、**C**）及矢状断层（**D**）图像示盆腔巨大肿物（大箭号），以软组织密度实性成分为主，中间夹杂不均匀脂肪成分，肿物下部近盆底可见液体密度（**D**，＋号），肿物代谢不均匀轻度增高；子宫体被推压至肿物左上方（**B**，＊），膀胱和左侧输尿管受压（**C**、**D**，小箭号）

168

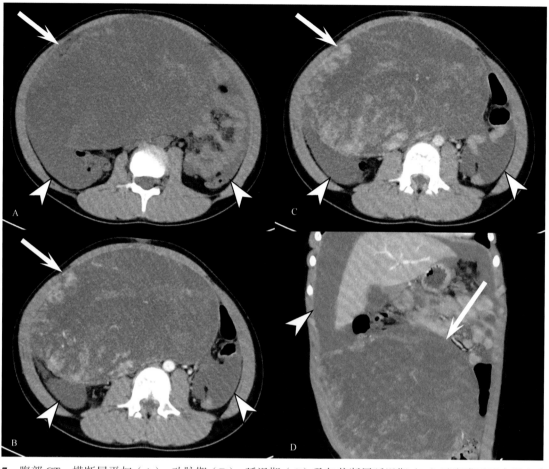

图 6-1-17　腹部 CT。横断层平扫（**A**）、动脉期（**B**）、延迟期（**C**）及矢状断层延迟期（**D**）示腹膜后巨大混杂密度肿物（箭号），大小约 24 cm×22 cm×12 cm，增强扫描可见不均匀强化；腹盆腔积液（箭头）

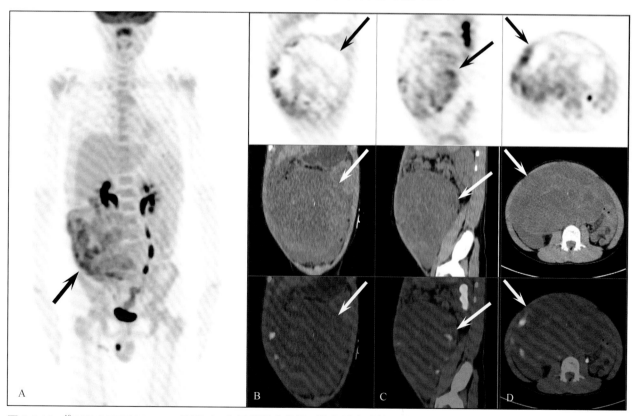

图 6-1-18　^{18}F-FDG PET/CT。MIP 图像（**A**）示腹腔内代谢不均匀增高肿物（箭号）；冠状断层（**B**）、矢状断层（**C**）及横断层（**D**）图像示腹腔内巨大软组织密度肿物伴坏死，代谢不均匀增高（SUV_{max} 5.2）（箭号）；腹盆腔积液

肉瘤（atypical lipomatous tumor/well-differentiated liposarcoma，ALT/WDLPS）；②去分化脂肪肉瘤（dedifferentiated liposarcoma，DDLPS）；③黏液样脂肪肉瘤（myxoid liposarcoma，MLPS）；④多形性脂肪肉瘤（pleomorphic liposarcoma，PLPS）；⑤混合型脂肪肉瘤（mixed-type liposarcoma）；⑥脂肪肉瘤，无其他特异性（liposarcoma，not otherwise specified）。高分化脂肪肉瘤通常含有超过 75% 的脂肪组织；目前普遍认为应用荧光原位杂交（FISH）检测 MDM2 基因的扩增是诊断非典型脂肪瘤样肿瘤/高分化脂肪肉瘤和去分化脂肪肉瘤的"金标准"。去分化脂肪肉瘤的病理诊断需在同一肿瘤内同时见到高分化脂肪肉瘤和富于细胞的非脂肪性肉瘤成分。黏液样脂肪肉瘤主要由分化程度不一的异形脂肪母细胞组成，内含丰富的黏液样基质；有部分黏液样脂肪肉瘤分化差，由形态较为一致的增生性小圆形细胞组成，瘤细胞无特异的排列方式，多呈片状或团块状排列，以前称为"圆细胞型脂肪肉瘤"（小圆形细胞比例 > 5% 或 25%，不同学者存在争议）[5]，现归类于黏液样脂肪肉瘤；圆细胞型脂肪肉瘤与黏液型脂肪肉瘤区域之间多有渐变移行，提示黏液样和圆细胞型是黏液样脂肪肉瘤在组织学上相连续的两种病变[6]。多形性脂肪肉瘤表现出高度的细胞多形性，有时仅包含局灶性脂肪分化，属于高度恶性病变。混合型脂肪肉瘤同时具有黏液样、高分化型和去分化型脂肪肉瘤的病理特征或同时具有黏液样和多形性病理特征的脂肪肉瘤。

法国癌症中心联盟（FNCLCC）组织学分级将脂肪肉瘤分为 G1 ～ G3，非典型脂肪瘤样肿瘤/高分化脂肪肉瘤为 G1，黏液样脂肪肉瘤为 G2，圆细胞型、多形性、去分化型脂肪肉瘤为 G3。

腹膜后脂肪肉瘤的治疗以手术切除为主，其他治疗方法的有效性目前尚不明确。腹膜后脂肪肉瘤容易复发，其中去分化脂肪肉瘤患者的术后局部复发率高达 83%[7]。脂肪肉瘤淋巴结转移少见，少数可伴腹膜、肝、肺等远处转移。

非典型脂肪瘤样肿瘤/高分化脂肪肉瘤 CT 平扫大部分表现为脂肪性密度，内有增厚的间隔（通常 > 2 mm）、结节或条片状软组织成分；MRI 通常在 T1WI 和 T2WI 呈高信号，间隔等软组织成分在 T2WI 呈相对低信号，FS T2WI 表现为混杂信号（脂肪呈等-低信号，软组织成分及包膜呈高信号）；增强扫描脂肪成分多表现为无强化，间隔及软组织成分可以轻度延迟强化。黏液样脂肪肉瘤在 CT 上

表现为囊性或囊实性肿块；MRI 上 T1WI 呈等或低信号，部分夹杂线状、絮状高信号脂肪影，T2WI 以高信号为主；增强扫描分化好的肿瘤不强化或轻度强化，分化较差的肿瘤实性部分可见明显强化。去分化脂肪肉瘤影像学通常表现为体积较大的不均质肿物，多数呈分叶状或多结节状，病灶内包含不同比例的脂肪成分和非脂肪成分，多数情况下脂肪和非脂肪成分分界清楚；MRI 上 FS T2WI 呈混杂或中高信号，DWI 呈高信号或中高信号；增强扫描呈中度及明显不均匀强化。多形性脂肪肉瘤的 CT 密度及 MRI 信号多不均匀，肿瘤边界不规则，无明显包膜，与周围结构分界模糊；位于四肢的多形性脂肪肉瘤病灶周围在 FS T2WI 上常见条片状高信号区（组织水肿）；增强扫描病变呈不均匀强化，其内坏死或出血区无强化。

在 ^{18}F-FDG PET/CT 上，非典型脂肪瘤样肿瘤/高分化脂肪肉瘤（G1）的间隔、结节或条片状软组织成分可有轻度代谢增高；黏液样脂肪肉瘤（G2）代谢一般为轻、中度代谢增高；圆细胞型、多形性、去分化型脂肪肉瘤（G3）代谢多表现为不均匀明显增高。有研究表明，G1 ～ G3 脂肪肉瘤的 SUV_{max} 与肿瘤的分级呈正相关[8-9]，提示术前 ^{18}F-FDG PET/CT 检查可初步判断脂肪肉瘤的病理亚型及分级。有学者指出腹膜后脂肪肉瘤患者病灶 SUV_{max} > 4.5 提示预后较差[10]。

（袁婷婷　李眉　李小东　付占立）

参考文献

［1］Smith CA，Martinez SR，Tseng WH，et al. Predicting survival for well-differentiated liposarcoma：the importance of tumor location. J Surg Res，2012，175（1）：12-17.

［2］Ducimetière F，Lurkin A，Ranchère-Vince D，et al. Incidence of sarcoma histotypes and molecular subtypes in a prospective epidemiological study with central pathology review and molecular testing. PLoS One，2011，6（8）：e20294.

［3］Renne SL，Iwenofu OH. Pathology of retroperitoneal sarcomas：A brief review. J Surg Oncol，2018，117（1）：12-24.

［4］杨雷，方志伟，樊征夫，等. 1999-2013 年北京市软组织肉瘤发病特征及趋势分析. 中华肿瘤杂志，2017，39（6）：471-476.

［5］Moreau LC，Turcotte R，Ferguson P，et al. Myxoid\round cell liposarcoma（MRCLS）revisited：an analysis of 418 primarily managed cases. Ann Surg Oncol，2012，19（4）：1081-1088.

[6] 张继新，崔力方，昌红，等. 黏液样脂肪肉瘤 15 例影像学及病理学分析. 临床与实验病理学杂志，2014，30（2）：205-207.

[7] Singer S, Antonescu CR, Riedel E, et al. Histologic subtype and margin of resection predict pattern of recurrence and survival for retroperitoneal liposarcoma. Ann Surg，2003，238（3）：358-370；discussion 370-351.

[8] 周妮娜，李囡，王雪鹃，等. 腹膜后脂肪肉瘤的 PET/CT 影像学特点. 肿瘤防治研究，2018，45（5）：316-
319.

[9] 付涧兰，宋法寰，程爱萍. 脂肪肉瘤的 ^{18}F-氟代脱氧葡萄糖 PET-CT 显像特征. 浙江大学学报（医学版），2019，48（2）：193-199.

[10] Rhu J, Hyun SH, Lee KH, et al. Maximum standardized uptake value on ^{18}F-fluorodeoxyglucose positron emission tomography/computed tomography improves outcome prediction in retroperitoneal liposarcoma. Sci Rep，2019，9（1）：6605.

第二节　成纤维细胞-肌成纤维细胞肿瘤

一、背部弹力纤维瘤

【简要病史】　女，70 岁，直肠黏液腺癌根治术 6 年，术后 3 次盆腔局部复发行手术治疗；近期 CT 发现"右胸壁肿物"。

【影像所见】　^{18}F-FDG PET/CT（图 6-2-1）示右肩胛下区软组织密度肿物，代谢轻度增高。

【手术病理结果】　行右胸壁肿物切除术。病理：弹力纤维瘤（图 6-2-2）。

【讨论】　背部弹力纤维瘤（elastofibroma dorsi，EFD）是一种好发于肩胛下角区深层的少见良性软组织肿瘤，由 Jarvi 和 Saxen 于 1961 年首先报道[1]。EFD 并非真正意义上的肿瘤，而是由变性的弹力纤维增生、聚集形成的"假瘤"（pseudotumor），其病因可能与局部持续性摩擦所致微创伤以及遗传因素有关。EFD 好发于老年妇女及劳动者，可以发生在双侧（图 6-2-3）或单侧，但多以右侧为著和常见，可能与右利手人群较多有

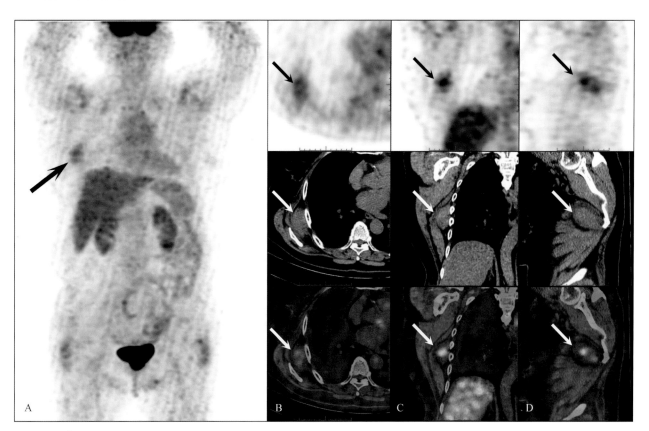

图 6-2-1　^{18}F-FDG PET/CT。MIP（A）示右肩胛下区异常放射性浓聚影（箭号）；横断层（B）、冠状断层（C）及矢状断层（D）图像示右肩胛下角前方与前锯肌下方软组织密度肿物（箭号），大小 6.2 cm×2.6 cm×4.9 cm，边界欠清晰，密度尚均匀（35 Hu），^{18}F-FDG 摄取轻度增高（SUV_{max} 2.6）

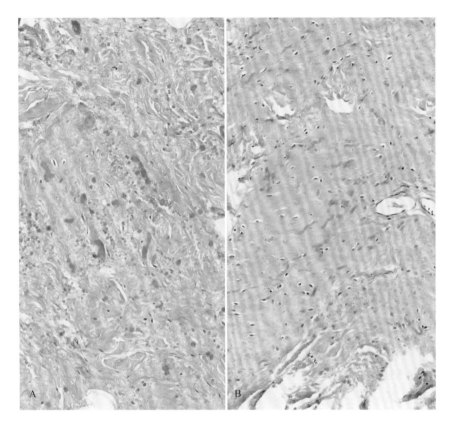

图 6-2-2 （右胸壁肿物）病理图像（**A**，**B**：HE 染色，×200）示镜下细胞稀疏，可见丰富胶原成分与脂肪组织穿插生长，胶原纤维束交错排列，其间可见小条索及点状弹力纤维结构，符合弹力纤维瘤表现

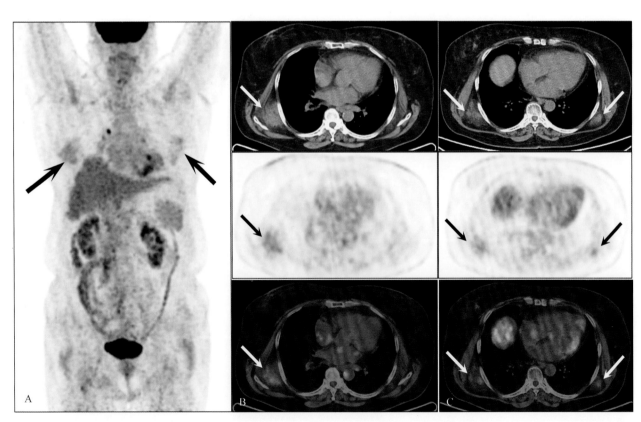

图 6-2-3 ^{18}F-FDG PET/CT（女，61 岁，双侧背部弹力性纤维瘤）。MIP 图像（**A**）示双侧肩胛下区异常放射性浓聚影（箭号）；横断层图像（**B**、**C**）示双侧肩胛下角前方与前锯肌后方软组织密度肿物（箭号），右侧大小 4.9 cm×3.8 cm×4.6 cm，左侧大小 2.1 cm×1.7 cm×3.1 cm，边界欠清晰，密度尚均匀（CT 值 45 Hu），^{18}F-FDG 摄取轻度增高（SUV$_{max}$ 2.6），右侧为著

关。多数患者无症状，仅少数有局部隐痛、酸胀感或肩关节活动障碍。在无症状老年人群的胸部CT检查中，EFD的检出率为2%；在55岁以上人群尸检中，EFD的发生率女性为24%，男性为11%[2]。EFD生长缓慢，瘤体多呈椭圆或梭形，贴于胸廓，长轴与人体一致；肿瘤无包膜，较固定，可延伸至周围肌肉组织内；EFD镜下细胞成分少，可见弹力纤维与胶原纤维增生以及成熟脂肪组织的插入[3]。在日常 ^{18}F-FDG PET/CT检查中，EFD的偶然检出率为0.2% ～ 1.7%[2-6]。CT表现为肩胛下区边界不清的软组织肿物，密度与周围肌肉组织相似，有时瘤体内可见脂肪成分；PET显像可见轻、中度 ^{18}F-FDG摄取[2-7]，可能与局部血管增生及糖代谢增高有关[5]。熟悉EFD的CT形态学表现与PET代谢特征，可避免因误诊为恶性病变而造成的不必要手术与活检[8]。

（付占立　刘瑶　任方远）

参考文献

[1] Järvi OH, Saxén AE, Hopsu-Havu VK, et al. Elastofibroma-a degenerative pseudotumor. Cancer, 1969, 23（1）：42-63.

[2] Erhamamci S, Reyhan M, Nursal GN, et al. Elastofibroma dorsi incidentally detected by ^{18}F-FDG PET/CT imaging. Ann Nucl Med, 2015, 29（5）：420-425.

[3] Davidson T, Goshen E, Eshed I, et al. Incidental detection of elastofibroma dorsi on PET-CT: initial findings and changes in tumor size and standardized uptake value on serial scans. Nucl Med Commun, 2016, 37（8）：837-842.

[4] Fang N, Wang YL, Zeng L, et al. Characteristics of elastofibroma dorsi on PET/CT imaging with ^{18}F-FDG. Clin Imaging, 2016, 40（1）：110-113.

[5] Onishi Y, Kitajima K, Senda M, et al. FDG-PET/CT imaging of elastofibroma dorsi Skeletal Radiol, 2011, 40（7）：849-853.

[6] Blumenkrantz Y, Bruno GL, González CJ, et al. Characterization of Elastofibroma Dorsi with [18]FDG PET/CT: a retrospective study. Rev Esp Med Nucl, 2011, 30（6）：342-345.

[7] Martin SP, Gariani J, Tabouret VC. Unusual presentation of elastofibroma dorsi on ^{18}F-FDG-PET/CT: A Case Report. Medicine（Baltimore）, 2016, 95（7）：e2832.

[8] 付占立，刘萌，范岩，等. 直肠癌术后肺转移合并背部弹力纤维瘤 ^{18}F-FDG PET/CT 显像一例. 中华核医学与分子影像杂志, 2018, 38（5）：353-354.

二、钙化性纤维性肿瘤

【简要病史】 女，42岁，间歇性上腹胀痛伴嗳气2周，无恶心呕吐。

【影像所见】 ^{18}F-FDG PET/CT（图6-2-4）示胃窦部肿物，边缘见钙化，代谢增高。

【手术病理结果】 胃窦大弯侧黏膜下结节性肿物，切面灰白色，实性，编织状，可见灶性钙化及表面溃疡；IHC：Vimentin（＋），SMA（血管＋），CD34（血管＋），Ki-67 2%，BCL2、Desmin、

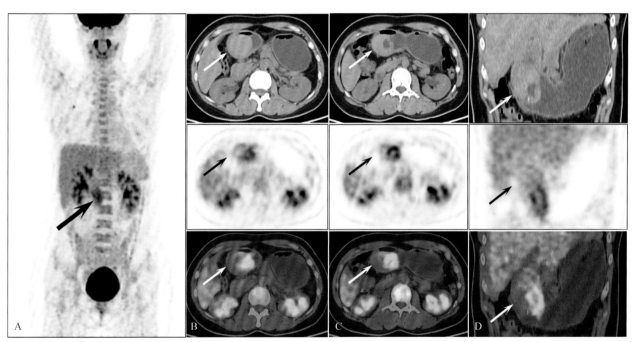

图6-2-4 ^{18}F-FDG PET/CT。MIP（A）示中腹部代谢增高灶（箭号）。横断层（B、C）、冠状断层（D）图像示胃窦部软组织密度肿物（箭号），大小3.7 cm×4.8 cm×6.2 cm，密度尚均匀（CT值30 Hu），边缘局部凹陷伴粗大钙化，代谢增高（SUVmax 4.1）（箭号）

CD117、DOG1、S-100、SOX10、Calponin 均（－）；结论：（胃窦）钙化性纤维性肿瘤。

【讨论】 钙化性纤维性肿瘤（calcifying fibrous tumor，CFT）是一种少见的良性成纤维细胞/肌成纤维细胞来源肿瘤[1]。CFT 多发生于四肢、躯干、颈部或腹股沟的皮下或深部软组织内，近年报道的 CFT 病例以消化道居多，尤以胃多见[2-3]。CFT 的临床表现缺乏特异性，约 70% 的病例无明显临床症状，多为缓慢生长的无痛性肿块，较大时引起局部不适而偶然发现[4]。另外，CFT 临床表现与发生部位有关，位于内脏者可有相应器官受累症状，如胃 CFT 常表现为消化不良、胀气等，发生在空腔器官且肿瘤较大者可因扭转而引起急腹症[5-6]。CFT 的病理特征是大量胶原化的纤维组织内散在分布砂砾体性和（或）营养不良性钙化，并且肿瘤间质内常伴慢性炎性细胞浸润，以淋巴细胞和浆细胞为主[7-8]。CT 平扫肿瘤呈均匀等或稍高密度，肿块内部可见粗大条状钙化或散在不规则点状钙化，坏死囊变不明显[9]。由于肿瘤富含大量玻璃样变的胶原纤维，MRI 上 T1WI 与 T2WI 均呈相对较低信号，出现较多钙化时则呈明显低信号；同时肿块内胶原纤维排列致密，缺少自由水分子，DWI 可呈相对低信号。另外玻璃样变的胶原纤维缺乏血供，增强扫描表现为自肿块边缘逐渐向中央渐进性轻度强化或无明显强化。PET/CT 上 CFT 可表现为 ^{18}F-FDG 高摄取[10]，但其病理上为良性肿瘤，预后良好。目前认为单纯局部切除治疗是 CFT 的最佳治疗方法[11]，内镜下黏膜剥离术（ESD）对胃 CFT 的治疗安全有效[12]。

（刘瑶 任方远 付占立）

参考文献

[1] Jo VY, Fletcher CD. WHO classification of soft tissue tumours：an update based on the 2013（4th）edition. Pathology, 2014, 46（2）：95-104.

[2] Luques L, Atlan KA, Shussman N. A Rare Benign Gastrointestinal Lesion Identified as a Calcifying Fibrous Tumor. Clin Gastroenterol Hepatol, 2017, 15（2）：A25.

[3] Li BJ, Yang XD, Chen WX, et al. Calcifying fibrous tumor of stomach：A case report. Medicine（Abingdon），2017, 96（47）：e8882.

[4] Pezhouh MK, Rezaei MK, Shabihkhani M, et al. Clinicopathologic study of calcifying fibrous tumor of the gastrointestinal tract：a case series. Hum Pathol, 2017, 62：199-205.

[5] Sotiris S, Theodosios P, Prodromos H. Calcifying Fibrous Tumor of Small Bowel Causing Intussusception. Clin Gastroenterol Hepatol, 2019, 17（8）：e95.

[6] Zhang H, Jin Z, Ding S. Gastric calcifying fibrous tumor：A case of suspected immunoglobulin G4-related gastric disease. Saudi J Gastroenterol, 2015, 21（6）：423-426.

[7] Pezhouh MK, Rezaei MK, Shabihkhani M, et al. Clinicopathologic study of calcifying fibrous tumor of the gastrointestinal tract：a case series. Hum Pathol, 2017, 62：199-205.

[8] Zhang X, Liu K, Li J. CT Features of Calcifying Fibrous Tumor of the Stomach. J Gastrointest Surg, 2018, 22（8）：1455-1456.

[9] Wesecki M, Radziuk D, Niemiec S, et al. Calcifying fibrous tumor of the small bowel mesentery in a 27-year old male patient-case report. Pol Przegl Chir, 2014, 86（9）：436-439.

[10] Kimura M, Kato H, Sekino S, et al. Radical resection of a giant retroperitoneal calcifying fibrous tumor combined with right hepatectomy and reconstruction of the inferior vena cava and bilateral renal veins. Surg Case Rep, 2018, 4（1）：7.

[11] George SA. Gastric Calcifying Fibrous Tumor Resembling Gastrointestinal Stromal Tumor：A Case Report. Iran J Pathol, 2015, 10（4）：306-309.

[12] Ogasawara N, Izawa S, Mizuno M, et al. Gastric calcifying fibrous tumor removed by endoscopic submucosal dissection. World J Gastrointest Endosc, 2013, 5（9）：457-460.

三、韧带样型纤维瘤病

（一）腹外型韧带样型纤维瘤病

【简要病史】 男，18 岁，右髋疼痛 1 年余。

【影像所见】 右大腿增强 MRI（图 6-2-5）示右侧大收肌-股四头肌间隙肿物伴不均匀强化。^{18}F-FDG PET/CT（图 6-2-6）示病灶代谢增高。

【手术病理结果】 （右髋关节周围）肿物切除标本：梭形细胞肿瘤，细胞无明显异型，呈束状排列；IHC：Desmin、S-100、CD34、β-catenin 均（－），Ki-67 5%；综上，符合韧带样型纤维瘤病。

（二）腹壁型韧带样型纤维瘤病

【简要病史】 女，31 岁，8 月余前行左腹壁韧带样型纤维瘤病切除术，现自觉左侧腹股沟疼痛 6 月余。

【影像所见】 ^{18}F-FDG PET/CT（图 6-2-7）示左侧腹壁团块状肿物伴代谢增高，右侧腹壁小片状软组织密度影伴代谢轻度增高。

【手术病理结果】 行左侧腹壁肿物扩大切除

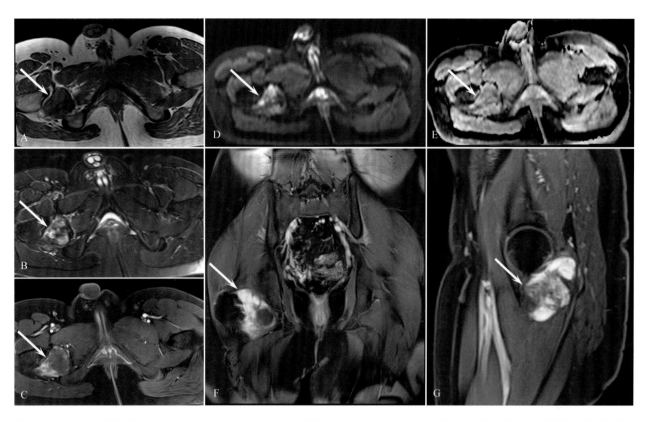

图 6-2-5　MRI。横断层（**A**，T1WI；**B**，FS T2WI；**C**，增强；**D**，DWI；**E**，ADC 图）、冠状断层（**F**，增强）及矢状断层（**G**，增强）示右侧大收肌－股四头肌间隙肿物，T1WI 呈等、低信号，T2WI 呈不均匀高信号，DWI 呈高信号，ADC 图呈等信号，增强扫描肿物不均匀强化；周围肌肉组织受压变形移位，相邻骨质未见异常信号

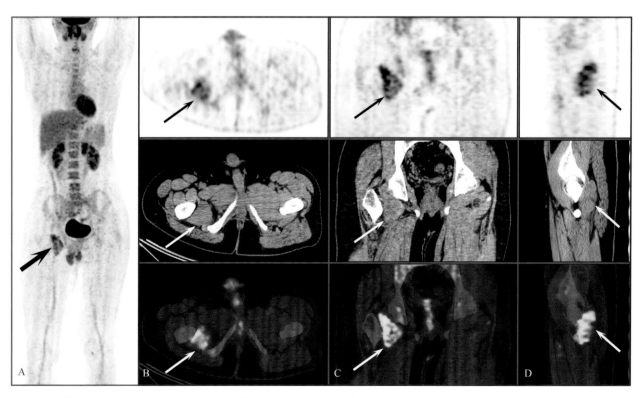

图 6-2-6　^{18}F-FDG PET/CT。MIP（**A**）示右侧髋关节内侧异常放射性浓聚影（箭号）。横断层（**B**）、冠状断层（**C**）及矢状断层（**D**）示不规则软组织密度肿物（箭号），大小 4.7 cm×5.6 cm×8.4 cm，密度欠均匀，代谢增高（SUV$_{max}$ 4.7）

术＋右侧腹壁肿物切除术。病理：左侧及右侧下腹壁均见肿瘤组织，呈交织状排列，边界不清，瘤细胞梭形，胞质丰富，核梭形，轻度异型，未见核分裂象，胶原纤维增生，间质小血管增生，结合病史，考虑韧带样型纤维瘤病复发。

（三）腹内型韧带样型纤维瘤病

【简要病史】 男，34岁，6周前因右下肢水肿于外院行腹部CT检查发现右侧腹膜后占位累及右侧输尿管，继发右肾积水；1个月前行右侧输尿管D-J管置入。

【影像所见】 增强CT（图6-2-8A、B）示右侧腰大肌内侧软组织密度肿物，呈延迟强化；MRI（图6-2-8C、D）示病变呈T1WI等信号，FS T2WI不均匀高信号。^{18}F-FDG PET/CT（图6-2-9）示病灶代谢轻度增高。

【病理结果】（右腹膜后肿物）梭形细胞肿瘤，细胞纤细，呈束状、交织状排列，细胞密度低，形态温和，罕见核分裂，部分区域可见较粗大的胶原束，累及周围脂肪组织；小血管周围灶性中性粒细胞浸润，未见明显的淋巴、浆细胞。IHC:

Vimentin（＋＋＋），SMA（＋＋），Desmin（＋），β-catenin（个别细胞核＋），Ki-67 3%，CKpan、CD34及S-100均（－）。结论：纤维/肌纤维细胞增生性病变，考虑为韧带样型纤维瘤病。

【讨论】 韧带样型纤维瘤病（desmoid-type fibromatosis，DTF）又称硬纤维瘤或侵袭性纤维瘤，是一种少见的起源于筋膜、肌肉腱膜和深部软组织的间叶组织肿瘤，发病高峰年龄25～40岁，女性多见，可多发[1]。DTF细胞异型性不明显，组织学上呈良性表现，不发生远处转移，但具有向邻近组织浸润生长及局部复发等与恶性肿瘤生物学行为相似的特性[2]，因此被归类为中间性（局部侵袭性）成纤维细胞-肌成纤维细胞性肿瘤。DTF病因不明，可能与外伤、手术（图6-2-10）、妊娠、激素及遗传等因素有关。临床上根据发病部位可将其分为腹外型（约60%）、腹壁型（约25%）及腹内型（约15%）[3]。DTF组织病理学上由平行排列的成纤维/肌成纤维细胞和胶原纤维组成，少数病例内间质呈黏液样变性；免疫组化SMA、Desmin、β-catenin和P16阳性，Ki-67小于3%[4]。腹外型DTF主要为浸润性生长，影像学主要表现为不规则

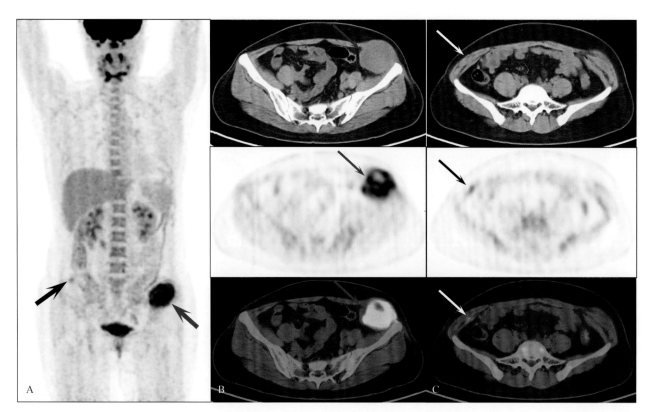

图6-2-7 ^{18}F-FDG PET/CT。MIP（**A**）示两侧下腹壁异常放射性浓聚灶（箭号）。横断层图像（**B**）示左侧腹壁腹内斜肌与腹横肌间类圆形团块状软组织密度肿物（箭号），大小5.6 cm×5.3 cm×6.2 cm，边界清晰，密度尚均匀（CT值30 Hu），代谢增高（SUV$_{max}$ 5.5）。横断层图像（**C**）示右侧腹壁腹内斜肌与腹横肌间隙小片状软组织密度影（箭号），代谢轻度增高（SUV$_{max}$ 2.3）

软组织密度或信号团块，病灶累及皮下脂肪层时可见受压的薄层脂肪组织呈"脂肪裂隙"样改变[5]。DTF 长轴常与肌纤维走行平行，病灶可沿周围筋膜延伸，易见"筋膜尾征"[6]，可能与肿瘤细胞浸润邻近筋膜并沿筋膜向肿瘤主体外生长有关[7]。肿瘤内致密纤维束及黏液变性在 CT 上呈小斑片状、条状稍低密度影，T2WI 以不均匀高信号为主[8]；增强扫描大部分呈不均匀中度或显著强化。腹壁型

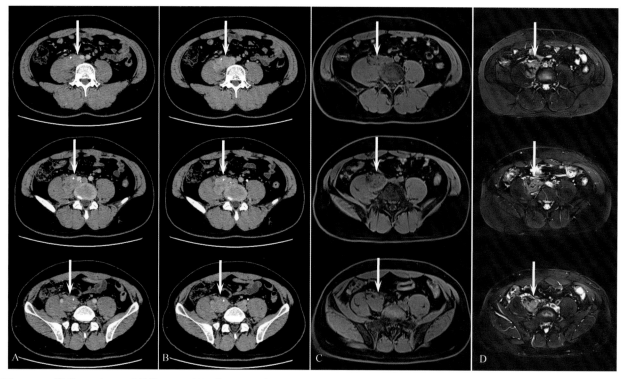

图 6-2-8　增强 CT（**A**，动脉期；**B**，排泌期）示右侧输尿管 D-J 管置入术后，右侧腰大肌内侧软组织密度肿物，病变包绕右侧输尿管，增强扫描呈延迟强化（箭号）；MRI（**C**，T1WI；**D**，FS T2WI）示病变呈 T1WI 等信号，FS T2WI 不均匀高信号（箭号）

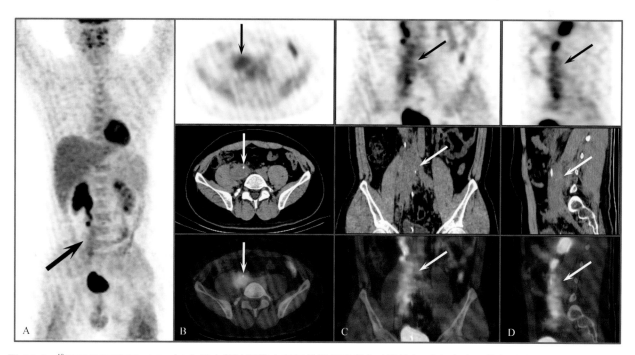

图 6-2-9　[18]F-FDG PET/CT。MIP（**A**）示右侧输尿管走行区代谢轻度增高（箭号），右肾积水；横断层（**B**）、冠状断层（**C**）及矢状断层（**D**）图像示右侧腰大肌内侧（约腰 4 至骶 1 椎体水平）软组织密度占位（箭号），大小 4.4 cm×3.3 cm×11.5 cm，病灶包绕右侧输尿管，代谢轻度增高（SUV_{max} 2.7）

DTF 主要表现为膨胀性生长，影像学主要表现为沿腹壁肌肉走行的软组织肿块，与邻近肌肉密度或信号接近，密度或信号欠均匀，增强扫描呈渐进性轻中度强化。腹内型 DTF 因早期无明显临床症状，发现较晚，肿瘤体积常较大（图 6-2-11），病灶多呈不规则肿块浸润性生长并包绕、侵犯邻近组织，少数可伴有坏死或钙化（图 6-2-12），增强扫描大部分呈渐进性不均匀中度或显著强化，瘤体内的

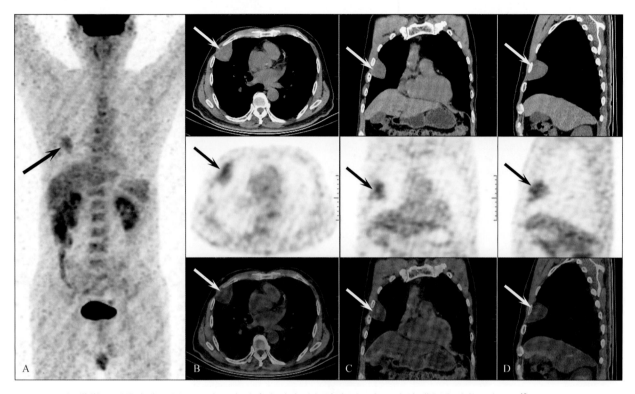

图 6-2-10 韧带样型纤维瘤病（男，62岁，右肺癌右肺中叶切除术后4年，右胸膜新发肿物1年）。^{18}F-FDG PET/CT（**A**，MIP；**B**，横断层；**C**，冠状断层；**D**，矢状断层）示右胸膜不规则软组织密度肿物（箭号），代谢轻度增高（SUV$_{max}$ 3.4）

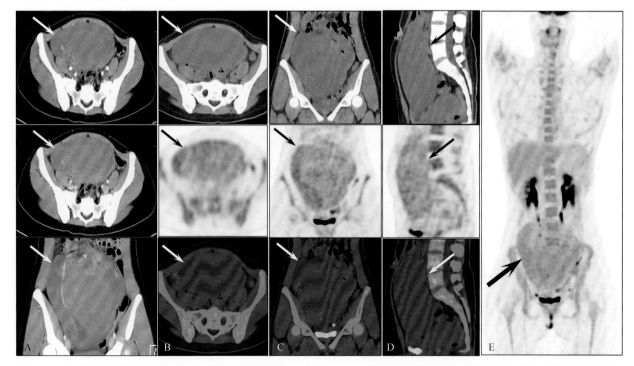

图 6-2-11 韧带样型纤维瘤病（女，24岁）。腹部增强CT（**A**）示中下腹部巨大软组织密度肿物（箭号），增强扫描肿物呈不均匀中度强化，瘤体内见血管穿行。^{18}F-FDG PET/CT（**B**，横断层；**C**，冠状断层；**D**，矢状断层；**E**，MIP）示中下腹部巨大肿物，代谢轻度增高（箭号）

间质黏液样变性表现为无明显强化[2]。在 PET/CT 上，DTF 对 18F-FDG 一般为轻度至中度摄取[9-10]，也有部分报道指出 DTF 的 SUV_{max} 可高达 20[11]。

本病术后易复发，首次手术切除时应尽可能于影像学上充分评估病灶范围，确保手术切缘阴性[12]。

（刘瑶　任方远　袁婷婷　张娟　郝攀　付占立）

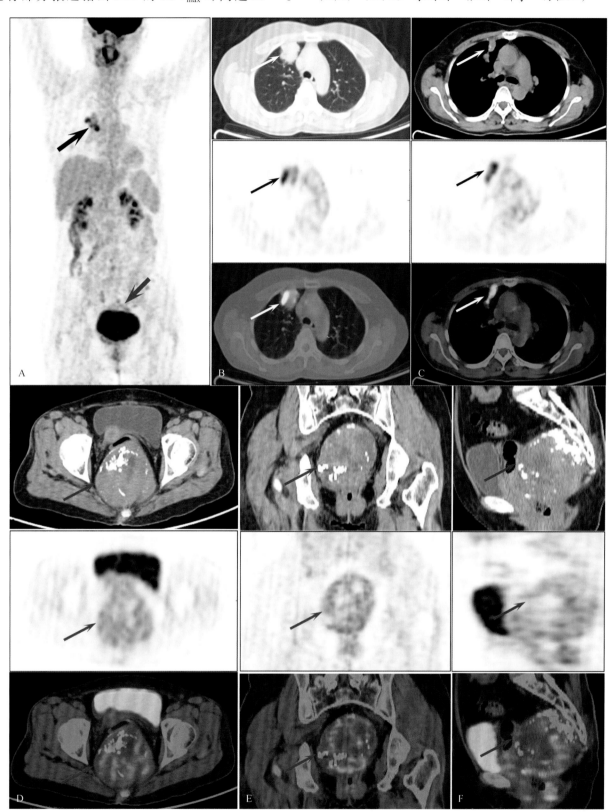

图 6-2-12　18F-FDG PET/CT（女，57 岁，韧带样型纤维瘤病）。MIP（A）示右肺（黑箭号）及膀胱后方（红箭号）放射性异常浓聚影。横断层（B、C）图像示右上肺前段胸膜下不规则软组织密度肿物伴点状钙化灶（箭号），大小 3.8 cm×3.0 cm×3.9 cm，代谢增高（SUV_{max} 5.7）。横断层（D）、冠状断层（E）及矢状断层（F）图像示骶前区类圆形肿物（箭号），大小 10.3 cm× 7.0 cm×9.2 cm，其内密度不均匀伴多发钙化，代谢不均匀增高（SUV_{max} 3.0）

参考文献

［1］McCarville MB, Hoffer FA, Adelman CS, et al. MRI and biologic behavior of desmoid tumors in children. AJR Am J Roentgenol, 2007, 189（3）：633-640.

［2］Khanna M, Ramanathan S, Kambal AS, et al. Multiparametric（mp）MRI for the diagnosis of abdominal wall desmoid tumors. Eur J Radiol, 2017, 92：103-110.

［3］Wirth L, Klein A, Baur-Melnyk A, et al. Desmoid Tumours of the extremity and trunk. A retrospective study of 44 patients. BMC Musculoskelet Disord, 2018, 19（1）：2.

［4］Martínez Trufero J, Pajares Bernad I, Torres Ramón I, et al. Desmoid-Type Fibromatosis：Who, When, and How to Treat. Curr Treat Options Oncol, 2017, 18（5）：29.

［5］郝光宇，张静，姚沉非，等. 腹外型韧带样纤维瘤病的CT、MRI 表现. 中国CT 和MRI 杂志，2016, 14（4）：84-86.

［6］Gondim Teixeira PA, Chanson A, Verhaeghe J-L, et al. Correlation between tumor growth and hormonal therapy with MR signal characteristics of desmoid-type fibromatosis：A preliminary study. Diagn Interv Imaging, 2019, 100（1）：47-55.

［7］刘壮盛，黄云海，王建明，等. MRI 筋膜尾征诊断结节性筋膜炎的价值. 中华放射学杂志，2015, 49（7）：531-534.

［8］Milos RI, Moritz T, Bernathova M, et al. Superficial desmoid tumors：MRI and ultrasound imaging characteristics. Eur J Radiol, 2015, 84（11）：2194-2201.

［9］Lo KW. Mesenteric fibromatosis as a potential source of false-positive interpretation of FDG-PET：report of a case. Dis Colon Rectum, 2007, 50（6）：924-926.

［10］Xu H, Koo HJ, Lim S, et al. Desmoid-Type Fibromatosis of the Thorax：CT, MRI, and FDG PET Characteristics in a Large Series From a Tertiary Referral Center. Medicine（Baltimore），2015, 94（38）：e1547.

［11］Xu F, Liu ML, Pastakia B, et al. Abdominal Wall Desmoid Fibromatosis Mimics Sarcoma With Intense FDG Uptake on FDG PET/CT. Clin Nucl Med, 2015, 40（8）：e423-425.

［12］Hood B, Benglis DM, Levi AD, et al. Occiput to thoracic fusion after surgical resection of desmoid tumor. World Neurosurg, 2013, 79（1）：207.e15-18.

四、孤立性纤维性肿瘤

（一）胸膜孤立性纤维性肿瘤

【简要病史】 男，32 岁，胸痛 4 天。

【影像所见】 胸部动脉期 CT（图 6-2-13A）示左下肺占位伴不均匀强化。^{18}F-FDG PET/CT（图 6-2-13B ～ C）示左下肺占位，代谢轻度增高。

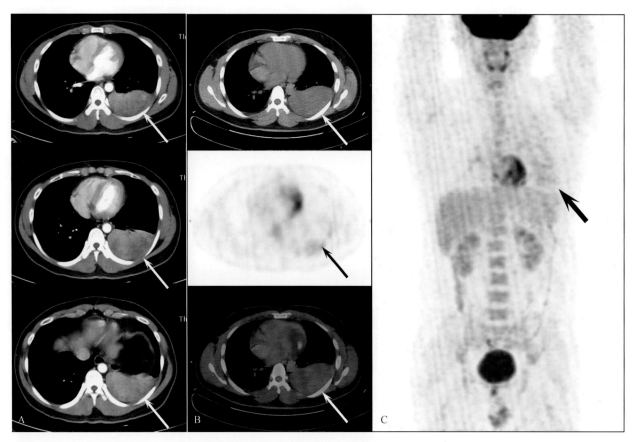

图 6-2-13 胸部动脉期 CT（**A**）示左下肺后方软组织密度占位，边界清楚，包膜完整，紧贴邻近胸膜（箭号），呈不均匀明显强化；^{18}F-FDG PET/CT（**B**，横断层；**C**，MIP）示左下肺占位，病变摄取不均匀轻度增高（SUV$_{max}$ 2.3）（箭号）

【手术病理结果】 行胸腔镜下左侧胸腔内肿瘤切除术，术中见肿瘤直径约 12 cm，为实质性肿物，包膜完整，起源于左下肺脏层胸膜。（胸膜肿瘤）病理：镜下见梭形细胞结节状增生，肿瘤细胞无明显异型性，部分区见上皮细胞内陷；IHC：CD34（＋），CD99（＋），BCL2（灶性＋），TTF-1（表面上皮＋），Ki-67 小于 1%，SMA、Desmin、S-100、CD68、Calretinin 均（－）；综上，符合孤立性纤维性肿瘤。

（二）腹部孤立性纤维性肿瘤

【简要病史】 男，39 岁，发现腹部包块 1.5 年余，餐后腹胀 5 月余。

【影像所见】 腹部 CT（图 6-2-14A ～ D）示腹部软组织密度肿物伴不均匀强化。腹部 MRI（图 6-2-14E ～ F）示肿物呈 T1WI 等信号，FS T2WI 不均匀高信号。¹⁸F-FDG PET/CT（图 6-2-15）示肿物代谢轻度增高。

【手术病理结果】 大体标本:（腹部）肿物大小 18 cm×12 cm×16 cm，表面被覆包膜，光滑，切面灰白、实性、质韧硬，分叶状；IHC：CD34（＋），CD68（＋），S-100（±），Ki-67 1%，CD31、SMA 及 Desmin 均（－）。病理诊断：符合孤立性纤维性肿瘤。

（三）盆底孤立性纤维性肿瘤

【简要病史】 男，55 岁，体检发现盆腔肿物 2 周。

【影像所见】 腹部 CT（图 6-2-16A）示盆腔左侧软组织密度肿物，边界清晰，病灶内密度不均匀；增强扫描肿物呈明显不均匀强化。¹⁸F-FDG PET/CT（图 6-2-16B、C）示肿物代谢轻度增高。

【手术病理结果】 （盆底）肿物切除标本：脂肪瘤样孤立性纤维性肿瘤，核分裂象 1 ～ 2/10 HP。IHC：BCL2（＋），STAT6（＋），CD34（＋），P16（部分＋），MDM2（少数弱＋），P53（野生型表达），Ki-67 约 3%，S-100、CDK4、Desmin、SMA、MyoD1、CD117、DOG1 及 CD99 均（－）。

【讨论】 孤立性纤维性肿瘤（solitary fibrous tumor，SFT）是一种成纤维细胞性的软组织肿瘤，生物学行为大多为惰性或中间型，少数为恶性（12% ～ 22%）；好发年龄为 20 ～ 70 岁，可起源于胸膜、腹膜、脑膜及四肢软组织等身体各部位，其中最常见于胸膜[1]。SFT 组织学亚型以普通型最常见，少见亚型包括巨细胞亚型（巨细胞血管纤维瘤 / 巨细胞型 SFT）、成脂肪亚型（脂肪瘤样 SFT）以及黏液样亚型；免疫表型上，80% ～ 90% 的 SFT 表达 CD34，其他阳性标志物包括 CD99（70%）、BCL2（30%）、EMA（30%）以及肌动蛋白（20%）；新近研究发现，SFT 存在高度特征性的 *NAB2/STAT6* 融合基因过表达，且 IHC 染色信号转导与转录激活因子 6（STAT6）弥漫核表达与肿瘤

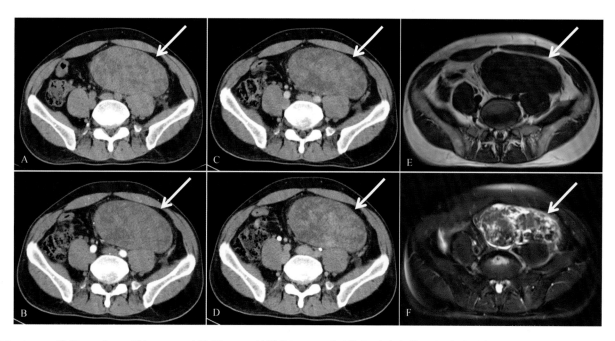

图 6-2-14　腹部 CT（**A**，平扫；**B**，动脉期；**C**，静脉期；**D**，延迟期）示腹部软组织密度肿物，不均匀强化（箭号）；MRI 示肿物呈 T1WI 等信号（**E**），FS T2WI 不均匀高信号（**F**）（箭号）

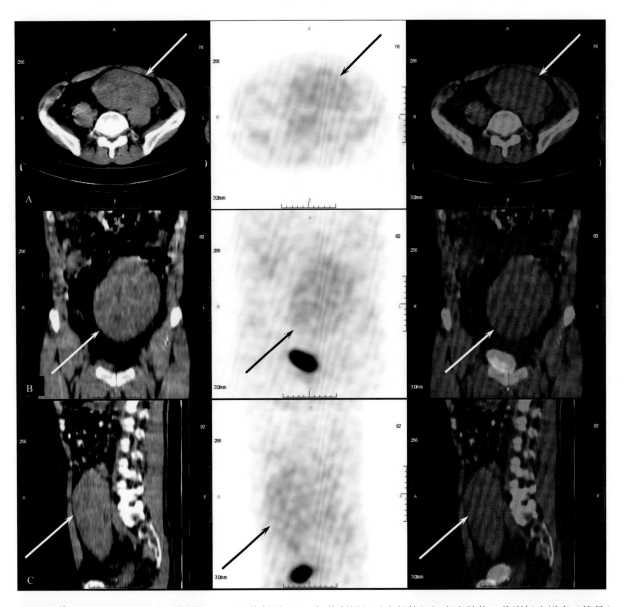

图 6-2-15 ^{18}F-FDG PET/CT（**A**，横断层；**B**，冠状断层；**C**，矢状断层）示腹部软组织密度肿物，代谢轻度增高（箭号）

内存在 *NAB2/STAT6* 基因融合具有高度一致性，STAT6 阳性表达对于诊断 SFT 具有高度的特异性（97.5%～100.0%）和敏感性（97%～100%）[2]。脂肪瘤样 SFT，肿瘤通常界限清楚，部分带包膜，组织学上表现为典型的 SFT 背景中混杂有分化成熟的脂肪组织，后者通常为镜下所见，比例多少不等，随意分布于肿瘤组织内；生物学行为上通常为惰性[2]。

SFT 可无任何临床症状，而在体检时被发现；随着肿瘤体积的增大以及恶性程度增加，可出现相应部位的压迫和（或）侵犯症状，如咳嗽、呼吸困难、腹痛等；少数胸部 SFT 患者可出现肺性肥大性骨关节病（图 6-2-17）和顽固性低血糖等副肿瘤综合征[3]。

SFT 在 CT 上表现为类圆形肿块，边缘光滑，其密度随着胶原纤维增多而增高；当肿瘤体积较大时，因出血、坏死、囊变或黏液变性，密度多不均匀，以等密度为主，钙化少见[4]（图 6-2-18）。MRI 多表现为 T1WI 等或稍低信号，T2WI 稍高信号，其内可见致密胶原纤维的低信号。SFT 强化方式与肿瘤血管和胶原纤维的分布及比例有关，大多数表现为中等程度以上"地图样"强化[5-7]。在 PET/CT 上，SFT 对 ^{18}F-FDG 多表现为低、中度摄取，但恶性 SFT 摄取 ^{18}F-FDG 多明显增高[8]。SFT 确诊最终依靠病理，手术切除是治疗 SFT 的最佳选择。

（蒋冲　彰金　周通　王红艳　张晓明
申强　刘瑶　任方远　付占立）

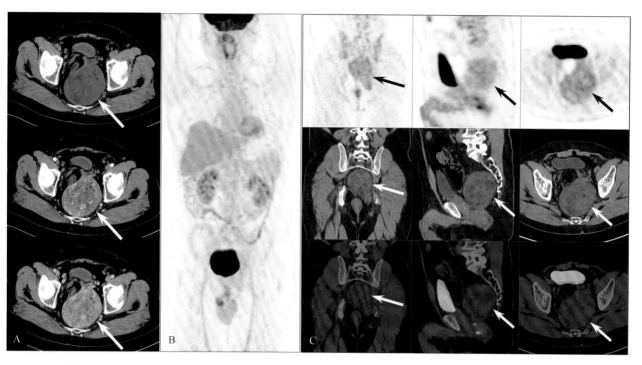

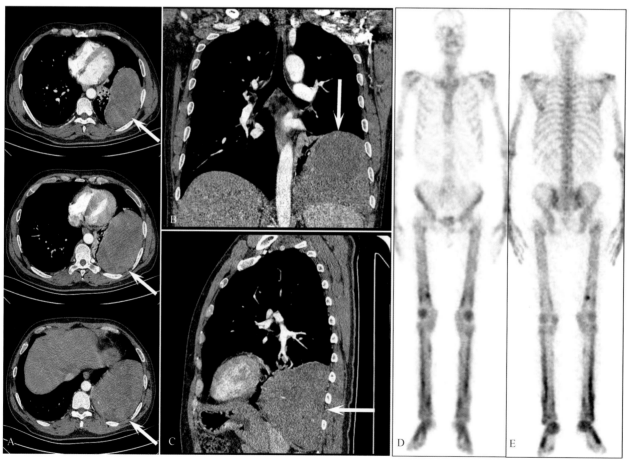

图 6-2-16 腹部CT（**A**，平扫、动脉期、静脉期）盆底腹膜外间隙左侧软组织密度肿物，大小 10.0 cm×8.0 cm×12.4 cm，边界清晰，病灶内密度不均匀；增强扫描肿物呈明显不均匀强化（箭号）。¹⁸F-FDG PET/CT（**B**，MIP；**C**，冠状断层、矢状断层、横断层）示肿物代谢轻度增高（箭号）

图 6-2-17 胸膜SFT伴肺性肥大性骨关节病（男，46岁）。胸部动脉期CT图像（**A**，横断层；**B**，冠状断层；**C**，矢状断层）示左下肺肿物，呈不均匀强化（箭号）；全身骨显像（**D**，前位；**E**，后位）示四肢长骨骨膜弥漫性摄取增高，远端为著

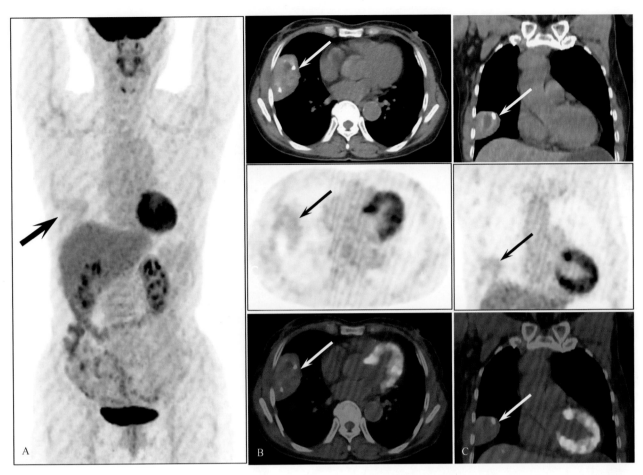

图 6-2-18 ¹⁸F-FDG PET/CT（女，66岁，胸膜SFT）。MIP（**A**）图像示右下胸部轻度放射性浓聚影（箭号）；横断层（**B**）及冠状断层（**C**）图像示右侧胸壁软组织密度占位，大小 4.2 cm×7.1 cm×3.9 cm，病灶紧贴胸膜，内见坏死及粗大钙化灶，代谢轻度增高（SUV$_{max}$ 2.4）（箭号）

参考文献

［1］DeVito N，Henderson E，Han G，et al. Clinical Characteristics and Outcomes for Solitary Fibrous Tumor（SFT）：A Single Center Experience. PLoS One, 2015, 10（10）：e0140362.

［2］赵明，杨泽然，王宇彬，等. 少见组织学类型的胸膜外孤立性纤维性肿瘤七例临床病理学分析. 中华病理学杂志，2018，47（1）：51-56.

［3］Saynak M，Veeramachaneni NK. Solitary Fibrous Tumors of Chest：Another Look with the Oncologic Perspective. Balkan Med J, 2017, 34（3）：188-199.

［4］Wang H，Zhang W，Yan L，et al. Clinical pathological analysis and immunohistochemical study of ten solitary fibrous tumors. Chin Med J（Engl），2002，115（9）：1412-1414.

［5］You X，Sun X，Yang C，et al. CT diagnosis and differentiation of benign and malignant varieties of solitary fibrous tumor of the pleura. Medicine（Baltimore），2017, 96（49）：e9058.

［6］Yeom YK，Kim MY，Lee HJ，et al. Solitary Fibrous Tumors of the Pleura of the Thorax：CT and FDG PET Characteristics in a Tertiary Referral Center. Medicine（Baltimore），2015，94（38）：e1548.

［7］Nagata S，Nishimura H，Amrami KK，et al. The Value of MRI and Clinical Features in Differentiating Between Cellular and Fibrous Solitary Fibrous Tumors. AJR Am J Roentgenol, 2017, 208（1）：10-17.

［8］Tazeler Z，Tan G，Aslan A，et al. The utility of ¹⁸F-FDG PET/CT in solitary fibrous tumors of the pleura. Rev Esp Med Nucl Imagen Mol, 2016, 35（3）：165-170.

五、炎性肌成纤维细胞瘤

（一）肺炎性肌成纤维细胞瘤

【简要病史】 男，23岁，体检发现右肺占位1周。

【影像所见】 胸部CT（图6-2-19A、B）示右上肺结节。¹⁸F-FDG PET/CT（图6-2-19C、D）示

病灶代谢明显增高。

【手术病理结果】（右肺上叶）梭形细胞肿瘤伴大量浆细胞浸润，其间见分化较好的肺泡结构，肿瘤大小 1.5 cm×1.5 cm×0.8 cm，未侵及肺膜；IHC：CKpan（肺泡上皮＋），TTF-1（肺泡上皮＋），CK7（肺泡上皮＋），CK5（－），P63（－），Vimentin（＋），SMA（部分＋），ALK（＋），β-catenin（胞质＋），Ki-67 10%；结合 IHC 结果，考虑为炎性肌成纤维细胞瘤。

（二）右心房炎性肌成纤维细胞瘤

【简要病史】 男，9 岁，发热、贫血 1 月余。

【相关检查】 白细胞（WBC）11.81×10⁹/L，红细胞（RBC）3.27×10¹²/L，血小板（PLT）462×10⁹/L。血清 CEA 及 AFP 正常；结核菌素试验阳性。超声心动图示右心房占位。

【影像所见】 胸部增强 CT（图 6-2-20A）示右心房肿物伴强化。¹⁸F-FDG PET/CT（图 6-2-20B、C）示肿物代谢呈环形增高。

【病理结果】（右心房）炎性肌成纤维细胞瘤。

（三）上颌窦炎性肌成纤维细胞瘤

【简要病史】 女，56 岁，右面部麻木 3 个月，疼痛 10 余天。

【影像所见】 ¹⁸F-FDG PET/CT（图 6-2-21）示右侧上颌窦软组织密度肿物，代谢不均匀增高。

【手术病理结果】（右侧上颌窦肿物）呼吸性黏膜组织，局部上皮鳞状化生，间质梭形细胞弥漫增生，交织排列，细胞轻度异形，核梭形或卵圆形，核质细腻，可见核仁，核分裂象易见（21/10 HPF），伴坏死及变性，穿插于固有腺体生长，局部围绕神经束，伴较多淋巴细胞、浆细胞及少许中性粒细胞浸润；IHC：Vimentin（＋＋＋），肌特异性肌动蛋白（MSA）（灶＋），Ki-67 40%，SMA、ALK（D5F3）、CD34 及 S-100 均（－）；综上，考虑炎性肌成纤维细胞瘤（肿瘤生长活跃，生物学行为可能更具侵袭性）。

【讨论】 炎性肌成纤维细胞瘤（inflammatory myofibroblastic tumor，IMT），旧称炎性假瘤、浆细胞肉芽肿或纤维黄色瘤，由梭形成纤维细胞及肌成纤维细胞组成，常伴大量炎性细胞（淋巴细胞、巨噬细胞、浆细胞和嗜酸性粒细胞）浸润，具有交界性或低度恶性生物学特点[1]。IMT 好发于儿童至青少年，最常见于肺、肠系膜、大网膜和腹膜后[2]，心脏少见[3]。IMT 生物学行为差异较大，绝大部分 IMT 临床过程表现为良性，少部分可出现局部复发及浸润邻近结构，偶可发生转移（＜5%）[4]。IMT 病因及发病机制不明，可能与创伤、异常

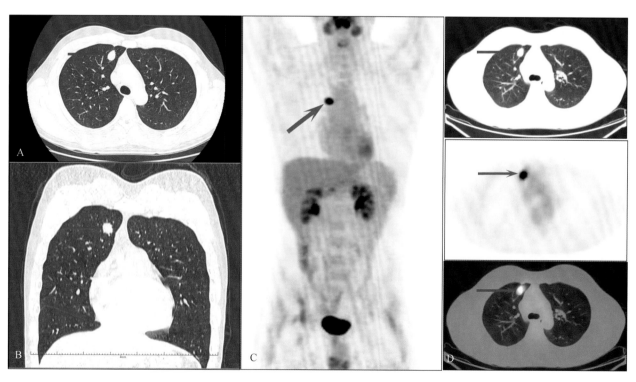

图 6-2-19 胸部 CT（**A**，横断层；**B**，冠状断层）示右上肺前段胸膜下孤立性类圆形软组织密度结节（箭号），邻近胸膜轻度牵拉（**A**），边缘见浅分叶（**B**）。¹⁸F-FDG PET/CT（**C**，MIP；**D**，横断层）示病灶代谢明显增高（箭号，SUVmax 18.6）

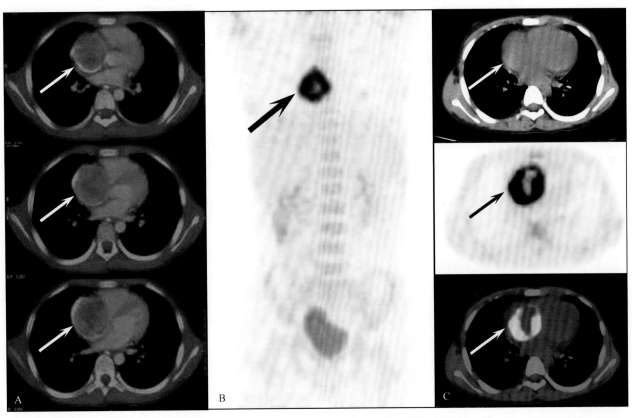

图 6-2-20 胸部增强 CT（**A**）示右心房增大，其内见软组织密度肿物，不均匀强化（箭号）；^{18}F-FDG PET/CT（**B**，MIP；**C**，横断层）示右心房肿物，代谢呈环形增高（箭号，SUV$_{max}$ 12.2）

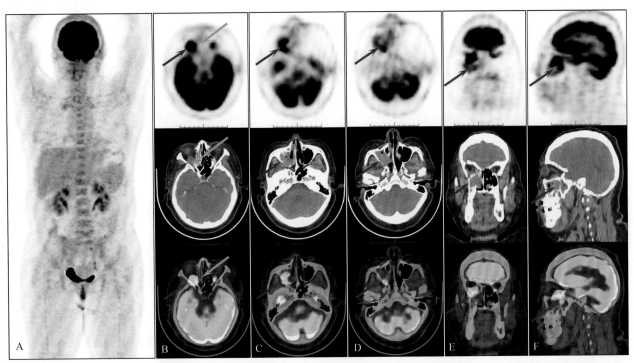

图 6-2-21 ^{18}F-FDG PET/CT（**A**，MIP；**B～D**，横断层；**E**，冠状断层；**F**，矢状断层）示右侧上颌窦软组织密度肿物，累及右侧眼眶及下直肌，右侧上颌窦窦壁可见骨质破坏，代谢不均匀增高（红箭号）；右侧筛窦黏膜增厚，代谢未见增高（筛窦炎，绿箭号）

修复、EB 病毒及单纯疱疹病毒感染等有关。IMT 的临床表现多为非特异性，包括发热、贫血、CRP 升高、ESR 加快等[5]；部分临床表现与肿瘤所在 部位有关，比如发生在心脏者可有胸痛、瓣膜反流、心脏杂音、心力衰竭等。CT 平扫下 IMT 多呈均匀低密度肿物，边界较清晰，少数病例有钙化，如发生坏死液化或继发感染可形成囊实性改变；MRI 多呈 T1WI 等或低信号，T2WI 等或稍高信号；增强扫描病灶强化方式与瘤内组织成分比例有关，可从无明显强化到持续性明显强化。[18]F-FDG PET/CT 多表现为高代谢，但不同 IMT 之间 SUV$_{max}$ 的变异性较大，文献报道范围为 3.3 至 20.8，可能与肿瘤的细胞密度与增殖活性有关[6]。[18]F-FDG PET/CT 虽然在准确诊断 IMT 上无明显优势，但是可以很好地显示病灶位置、大小及有无远处转移等，还可以评价肿瘤生长及生物学行为，有助于术前肿瘤分期与预后评估[7-8]。

（刘瑶　任方远　张雯杰　王庆胜　付占立）

参考文献

[1] Gonzalez-Crussi F，Vanderbilt BL，Miller JK. Unusual intracardiac tumor in a child. Inflammatory pseudotumor or "granulomatous" variant of myxoma. Cancer，1975，36（6）：2214-2226.

[2] Zhao JJ，Ling JQ，Fang Y，et al. Intra-abdominal inflammatory myofibroblastic tumor：Spontaneous regression. World J Gastroenterol，2014，37：13625-13631.

[3] D'Angelo T，Mazziotti S，Inserra MC，et al. Cardiac Inflammatory Myofibroblastic Tumor. Circ Cardiovasc Imaging，2019，12（9）：e009443.

[4] Coffin CM，Hornick JL，Fletcher CDM，et al. Inflammatory myofibroblastic tumor：comparison of clinicopathologic，histologic，and immunohistochemical features including ALK expression in atypical and aggressive cases. Am J Surg Pathol，2007，31（4）：509.

[5] Jo VY，Fletcher CD. WHO classification of soft tissue tumours：an update based on the 2013（4th）edition. Pathology，2014，46（2）：95-104.

[6] Dong A，Wang Y，Dong H，et al. Inflammatory Myofibroblastic Tumor：FDG PET/CT Findings With Pathologic Correlation. Clin Nucl Med，2014，39（2）：113-121.

[7] Chong A，Ha J，Hong R，et al. Inflammatory Myofibroblastic Tumor Mimicking Gastric Gastrointestinal Stromal Tumor on ^{18}F-FDG PET/CT. Clin Nucl Med，2014，39（8）：725-727.

[8] 黄伟，吴丽玲，黎宏斐，等. 炎性肌纤维母细胞瘤的 ^{18}F-FDG PET/CT 表现. 医学影像学杂志，2019，29（1）：58-61.

六、黏液纤维肉瘤

【简要病史】　男，68 岁，持续性左下腹疼痛 3 个月。

【影像所见】　腹部 CT（图 6-2-22）示左侧腰大肌前方及左侧髂窝软组织密度肿物，增强扫描可见强化。[18]F-FDG PET/CT（图 6-2-23）示病灶代谢不均匀增高。

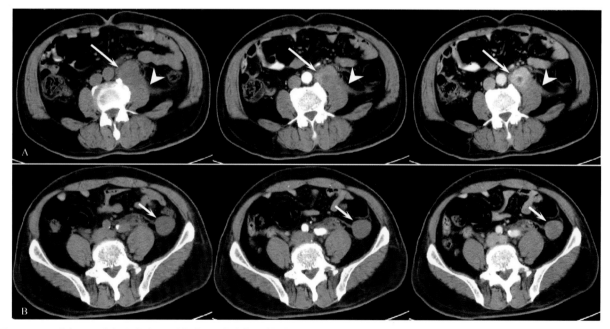

图 6-2-22　腹部 CT（自左向右：平扫期、动脉期、静脉期）示左侧腰大肌前方类圆形软组织密度肿物（**A**，箭号），大小 3.8 cm×3.6 cm×3.9 cm，密度欠均匀，肿物明显强化（平扫、动脉期、静脉期 CT 值分别为 38、98、104 Hu），中央见无强化低密度区，肿块包绕左输尿管中段，与左侧腰大肌分界欠清，周围脂肪间隙密度增高，呈"筋膜尾征"（**A**，箭头）。左侧髂窝另见一软组织密度肿物（**B**，箭号），大小 3.3 cm×3.5 cm×3.3 cm，密度尚均匀，增强扫描可见中度强化（平扫、动脉期、静脉期 CT 值分别为 25、31、66 Hu）

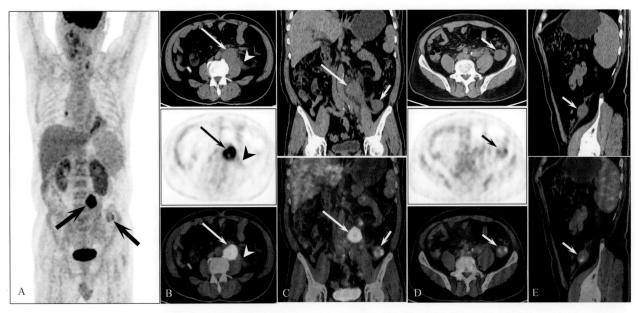

图 6-2-23 ^{18}F-FDG PET/CT。MIP（**A**）示左侧腰大肌前方及左侧髂窝代谢增高灶（箭号）。横断层（**B**）及冠状断层（**C**）示左侧腰大肌前方软组织密度肿物，代谢呈环形增高（SUV$_{max}$ 7.9）（长箭号），周围脂肪间隙密度增高区代谢轻度增高（SUV$_{max}$ 2.5）（箭头）。冠状断层（**C**）、横断层（**D**）及矢状断层（**E**）图像示左侧髂窝软组织密度肿物，代谢不均匀增高（SUV$_{max}$ 3.5）（短箭号）

【**手术病理结果**】 输尿管周围见 2 个灰白色肿物，大小分别为 9 cm×6 cm×4 cm 及 3.5 cm×3 cm×2 cm，大者切面灰白色，实性，小者切面灰黄色，质软；另见脂肪组织一块，大小 3 cm×2 cm×1 cm，切面见一肿物，大小 1.5 cm×1 cm×1 cm。病理：腹膜后肿瘤组织排列成交织状，瘤细胞短梭形，质较丰富，核异型明显，可见瘤巨细胞，间质黏液变性，并有灶性淋巴细胞浸润；IHC：Vemintin（＋），MDM2（＋），SMA（少部 ＋），Ki-67 10%，Desmin、S-100、HMB45、CD34 均（－）；结论：结合形态学，提示（腹膜后）间叶源性肿瘤，考虑为黏液纤维肉瘤。

【**讨论**】 黏液纤维肉瘤（myxofibrosarcoma，MFS）是一种少见的恶性成纤维细胞性/肌成纤维细胞性肿瘤[1-2]，多见于中老年人，多为单发，常见于四肢躯干，腹膜后罕见，多以局部缓慢增大的无痛性肿物及肿物增大引起的压迫症状就诊。MFS内部密度/信号混杂，与瘤内病理成分多样有关，坏死、囊变及瘤周水肿在中高度恶性 MFS 中较为多见[3-4]；当 MFS 向周围浸润时，可形成"筋膜尾征"。^{18}F-FDG PET/CT 上 MFS 多表现为 ^{18}F-FDG高摄取，因此有助于 MFS 的诊断与鉴别诊断，以

及监测局部复发和远处转移[5-7]。

（刘瑶 任方远）

参考文献

［1］Neagu TP，Sinescu RD，Enache V，et al. Metastatic high-grade myxofibrosarcoma：review of a clinical case. Rom J Morphol Embryol，2017，58（2）：603-609.

［2］王坚，朱雄增. 2013 版 WHO 软组织肿瘤新分类解读. 中华病理学杂志，2013，42（6）：363-365.

［3］Li Z，Liu X，Zhang Q，et al. Myxofibrosarcoma of the mandible：a case report and review of the literature. BMC Oral Health，2020，20（1）：113.

［4］何珏，王天科，韩巧秀. 黏液纤维肉瘤临床病理观察. 中华肿瘤防治杂志，2015，22（15）：1235-1239.

［5］Enomoto K，Inohara H，Hamada K，et al. FDG PET Imaging of Myxofibrosarcoma on the Sphenoid Sinus. Clin Nucl Med，2008，33（6）：421-422.

［6］Ito K，Masuda-Miyata Y，Wada S，et al. F-18 FDG PET/CT Imaging of Bulky Myxofibrosarcoma in Chest Wall. Clin Nucl Med，2011，36（3）：212-213.

［7］Erdogan EB，Asa S，Aksoy SY，et al. Appearance of Recurrent Cardiac Myxofibrosarcoma on FDG PET/CT. Clin Nucl Med，2014，36（6）：559-560.

第三节　腱鞘巨细胞瘤

病例 1

【简要病史】　男，68 岁，间断右髋关节不适 6 年余，加重近 1 个月。

【相关检查】　查体：右髋部肿物；血常规及血清肿瘤标志物未见异常。

【影像所见】　^{18}F-FDG PET/CT（图 6-3-1）示右侧髋关节区巨大软组织密度肿物，代谢明显增高。^{18}F-FDG PET/MRI（图 6-3-2）示右侧大腿根部内后侧肌群区不规则混杂信号肿物，代谢明显增高。

【病理结果】　术后病理：弥漫性腱鞘巨细胞瘤。

病例 2

【简要病史】　女，14 岁，发现颈后包块 1 月余，无明显不适。

【相关检查】　B 超：颈后部皮下软组织内实性低回声包块，大小 5.4 cm×5.1 cm×2.3 cm。颈部MRI：颈 3、4 椎体左侧附件，棘突骨质破坏伴软组织肿物形成。

【影像所见】　^{18}F-FDG PET/CT（图 6-3-3）示颈 3、4 椎体左后方软组织密度肿物，伴邻近颈 3、4 椎体左侧附件骨质破坏，代谢明显增高。

【病理结果】　术后病理：弥漫性腱鞘巨细胞瘤。

【讨论】　腱鞘巨细胞瘤（tenosynovial giant cell tumour，TGCT）是一类起源于关节滑膜、关节囊及腱鞘的软组织肿瘤，同时具有反应性炎性病变和肿瘤克隆性增生的特征[1]，归类于"软组织和骨肿瘤"中的"所谓纤维组织细胞性肿瘤"亚类[2]。

TGCT 可发生于关节内、外，根据肿瘤生长方式分为局限型（localized TGCT，L-TGCT）和弥漫型（diffuse TGCT，D-TGCT）[2]。L-TGCT 是一种良性肿瘤，表现为局限性滑膜样单个核细胞增生，伴有数量不等的多核破骨细胞样细胞、泡沫细胞、含铁血黄素巨噬细胞和炎性细胞[2]。D-TGCT 是局限性侵袭性肿瘤，又称色素沉着绒毛结节性滑膜

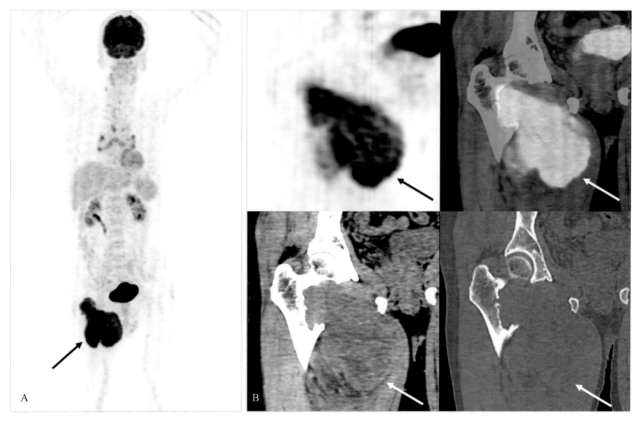

图 6-3-1　^{18}F-FDG PET/CT。MIP（**A**）示右侧髋关节区异常放射性浓聚影（箭号）；冠状断层图像（**B**）示右侧髋关节区巨大软组织密度肿物，代谢明显增高（SUV$_{max}$ 11.70）（箭号），邻近右侧股骨骨质破坏伴边缘硬化

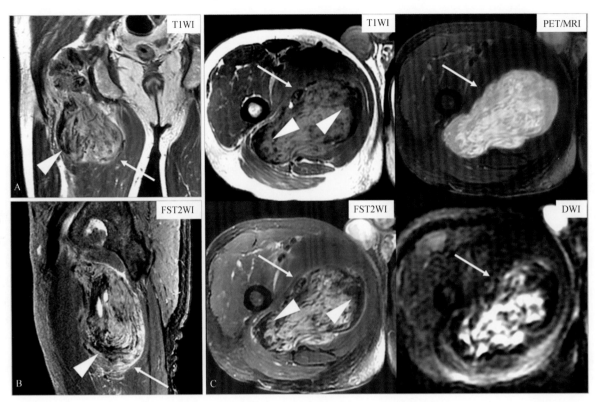

图6-3-2 ^{18}F-FDG PET/MRI。冠状断层（**A**）、矢状断层（**B**）和横断层（**C**）图像示右侧大腿根部内后侧肌群区不规则肿物（箭号），边界尚清，代谢明显增高，邻近部分肌肉受压移位，病灶内信号混杂，肿物主体呈T1WI及FS T2WI高信号，DWI不均匀高信号，内见多发条片状T1WI和FS T2WI双低信号（箭头）

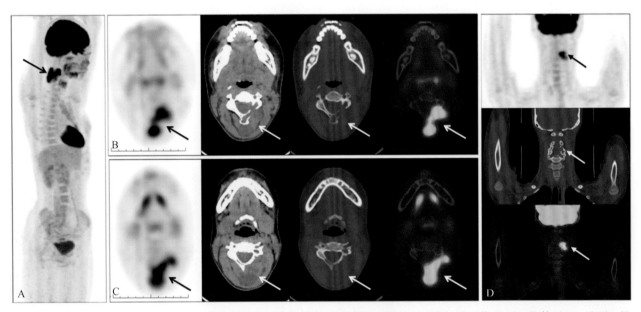

图6-3-3 ^{18}F-FDG PET/CT。MIP（**A**）示左后颈部异常放射性浓聚影（箭号）；横断层图像示颈3椎体（**B**）及颈4椎体（**C**）左后方不规则稍低密度软组织密度肿物，边界不清，邻近颈3、4椎体左侧附件骨质破坏，代谢明显增高（SUV$_{max}$ 12.3）（箭号）；冠状断层图像（**D**）示颈3~4左侧关节突关节局部骨质破坏（箭号），且位于病灶中心

炎（pigmented villonodular synovitis，PVNS），表现为滑膜样单个核细胞破坏性增生，内混多核巨细胞、泡沫细胞、含铁血黄素巨噬细胞和炎性细胞[2]；恶性TGCT较罕见，为D-TGCT的一种亚型，可以是良性TGCT伴有恶性成分，或是典型TGCT转化为肉瘤[2]。L-TGCT和D-TGCT的细胞学、免疫组化和超微结构特征相似（D-TGCT破骨细胞样巨细胞相对少见），但二者生长方式不同：L-TGCT呈局限性生长，一般瘤体偏小（直径0.5~4 cm），界限清晰、边缘分叶；D-TGCT多具

有浸润性，呈弥漫性、膨胀性生长，通常瘤体较大（直径＞5cm），为实性或海绵状，界限不清[2]。

TGCT在美国发病率为1/180万人[3]，可在任何年龄发病，但多见于30～50岁患者，D-TGCT发病年龄相对较小（＜40岁），两型均是女性发病率稍高[2]。L-TGCT相对常见，好发于手指（85%），靠近腱鞘滑膜或指间关节，肿瘤通常不会侵及邻近骨组织，受累关节多表现为无痛性肿胀[2]。D-TGCT则多见于大关节，关节内D-TGCT最常好发于膝关节（75%），其次是髋关节（15%），受累关节表现为肿胀、疼痛、压痛、活动受限以及血性关节积液；关节外D-TGCT最多见于膝部，其次为股骨和足部，表现为关节周围肌肉内或皮下软组织肿物。脊柱TGCT更为罕见，最常累及颈椎，其次为胸椎和腰椎，病变主要集中在关节突关节、椎弓根、神经孔和椎板，部分患者可通过影像学检查确定关节突关节起源，但多数病例由于发现时病灶范围过大而掩盖其关节突关节起源[4]。两型TGCT的病程均较长，多可持续数年[2]。

TGCT在CT图像上多表现为非特异性关节周围软组织肿块和邻近骨质受压迫或受侵袭改变，关节内受累时可伴有关节间隙增宽[5]。L-TGCT的骨质改变非常少见，多表现为压迫性骨质吸收，边缘清晰，不伴骨膜反应；D-TGCT的骨质改变较为常见，多为侵袭性骨质破坏，由于病程长，破坏区多伴有轻度硬化边，骨膜反应罕见[2]。MRI扫描有助于显示病灶内的不同组织学成分。TGCT起源于滑膜，病变区增生肥厚的滑膜具有丰富的毛细血管，易导致反复出血，造成顺磁性的含铁血黄素沉积，因此MRI上可出现特征性的T1WI和T2WI双低信号；此外，肿瘤囊变、坏死、纤维组织增生会导致病灶内MRI信号不均匀[6-7]。TGCT病灶内大量新生毛细血管使MRI增强扫描时病灶中-重度强化[6]。目前文献报道的TGCT病例[18]F-FDG PET/CT均显示病灶为高代谢（SUV_{max} 6.3～19.8）[5, 8-10]。[18]F-FDG PET/CT有助于明确病灶范围和周围组织受

累情况，但与炎性和其他恶性病变较难鉴别，需要结合临床病史、影像学和组织病理学进行综合诊断[5]。

（廖栩鹤　段影　颜兵　李眉　付占立）

参考文献

[1] West RB，Rubin BP，Miller MA，et al. A landscape effect in tenosynovial giant-cell tumor from activation of CSF1 expression by a translocation in a minority of tumor cells. Proc Natl Acad Sci U S A，2006，17；103（3）：690-695.

[2] Fletcher CD，Bridge JA，Hogendoorn PC，et al. WHO Classification of tumours of soft tissue and bone. Lyon：IARC Press，2013：100-103.

[3] Myers B W，Masi A T. Pigmented villonodular synovitis and tenosynovitis：a clinical epidemiologic study of 166 cases and literature review. Medicine（Baltimore），1980，59（3）：223-238.

[4] Motamedi K，Murphey MD，Fetsch JF，et al. Villonodular synovitis（PVNS）of the spine. Skeletal Radiol，2005，34（4）：185-195.

[5] Tang K，Zheng X，Lin J，et al. Diffuse-Type Tenosynovial giant cell tumor of the shoulder evaluated by FDG PET/CT. Clin Nucl Med，2019，44（4）：310-312.

[6] De Beuckeleer L，De Schepper A，De Belder F，et al. Magnetic resonance imaging of localized giant cell tumour of the tendon sheath（MRI of localized GCTTS）. Eur Radiol，1997，7（2）：198-201.

[7] Wan J M，Magarelli N，Peh W C，et al. Imaging of giant cell tumour of the tendon sheath. Radiol Med，2010，115（1）：141-151.

[8] Rezaee A，Chen W，Dilsizian V，et al. Giant cell tumor of the tendon sheath with discordant metabolism as a false positive on staging of mantle cell lymphoma. Clin Nucl Med，2015，40（10）：814-815.

[9] Hu Y，Kuang B，Chen Y，et al. Imaging features for diffuse-type tenosynovial giant cell tumor of the temporomandibular joint：A case report. Medicine（Baltimore），2017，96（26）：e7383-e7383.

[10] Shen G，Ma H，Pan L，et al. Diffuse-type tenosynovial giant cell tumor of the thoracic spine：appearance on FDG PET/CT. Clin Nucl Med，2019，44（8）：e477-e478.

第四节　横纹肌肉瘤

▬ 病例1

【简要病史】　男，2岁，周身黄染伴小便发黄、大便发白2周。

【影像所见】　腹部CT（图6-4-1A、B）示肝门区低密度肿物，增强扫描不均匀强化；MRI FS T2WI（图6-4-1C）示肿物呈高信号。[18]F-FDG PET/

CT（图 6-4-1D ～ F）示肝门区高代谢肿物。

【病理结果】 行胆道肿物切除术。病理：（胆道）横纹肌肉瘤，组织形态符合胚胎型。IHC：Vimentin（＋），SMA（＋），CD99（＋），Myogenin（局灶＋），MyoD1（局灶＋），Desmin（局灶＋），GPC3（局灶＋），Ki-67 40%，Syn、S-100、CgA、EMA、CKpan、AFP、CK19 及 CD1a 均（－）。

病例 2

【简要病史】 女，43 岁，右侧鼻塞 2 个月，右颌面部肿胀 2 周。

【影像所见】 MRI（图 6-4-2）示右侧鼻腔及上颌窦占位，增强扫描不均匀强化。^{18}F-FDG PET/CT（图 6-4-3）示右侧鼻腔及上颌窦占位，代谢增高；双侧颈部淋巴结肿大，代谢增高。

【病理结果】 （右鼻腔肿物）活检病理：鳞-柱状上皮黏膜组织，间质内异型小蓝肿瘤细胞浸润，核质细腻，胞质少-中等，嗜酸，呈实性片状或松散腺泡样排列；IHC：CKpan（－），Vimentin（＋＋＋），Desmin（＋＋＋），MyoD1（＋＋＋），Myogenin（＋＋＋），S-100（＋），P53（＋），视网膜母细胞瘤蛋白（Rb）（＋＋＋），CD56（＋＋＋），Ki-67 约 60%；FISH：检测到 FOXO1（FKHR）基因断裂；综上，符合腺泡状横纹肌肉瘤。

病例 3

【简要病史】 男，77 岁，发现左大腿肿物 4 个月，肿物进行性增大。

【影像所见】 大腿 MRI（图 6-4-4）示左大腿中下段内侧肌肉软组织内梭形软组织密度肿物，信号欠均匀，增强扫描呈不均匀明显强化。^{18}F-FDG PET/CT（图 6-4-5）示左大腿中下段内侧梭形软组织密度肿物，代谢呈环形增高。

【病理结果】 行左大腿肿物切开活检。病理：梭形细胞软组织肉瘤，细胞异型性较明显，可见瘤巨细胞及核分裂象；IHC：Vimentin（＋），Desmin（＋），Myogenin（＋），P16（＋），INI1（＋），S-100（弱＋），CD68（部分＋），Ki-67 约 80%，SMA、MyoD1、Actin 及 CKpan 均（－）；病理诊断：分化差的肉瘤，结合 IHC 染色结果，符合多形性横纹肌肉瘤。

【讨论】 横纹肌肉瘤（rhabdomyosarcoma，RMS）是起源于具有向横纹肌细胞分化潜能的原始间叶细胞的恶性肿瘤，它是儿童最常见的软组织肉瘤，占所有儿童癌症的 3% 左右[1]，亚洲人发病率约为 2.9/ 百万[2]。组织学分为胚胎性 RMS（embryonal RMS，eRMS）、腺泡状 RMS（alveolar RMS，aRMS）、梭形细胞 / 硬化性 RMS（spindle cells/sclerosing RMS，ssRMS）及 多形性 RMS

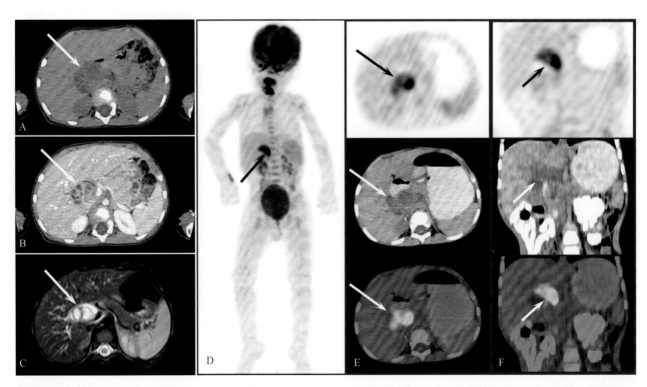

图 6-4-1　腹部 CT（A，平扫；B，增强）示肝门区（左右肝管汇合部）低密度肿物，增强扫描不均匀强化（箭号）；MRI（C，FS T2WI）示肿物呈高信号（箭号）。^{18}F-FDG PET/CT（D，MIP；E，横断层；F，冠状断层）示肝门区高代谢肿物（箭号）

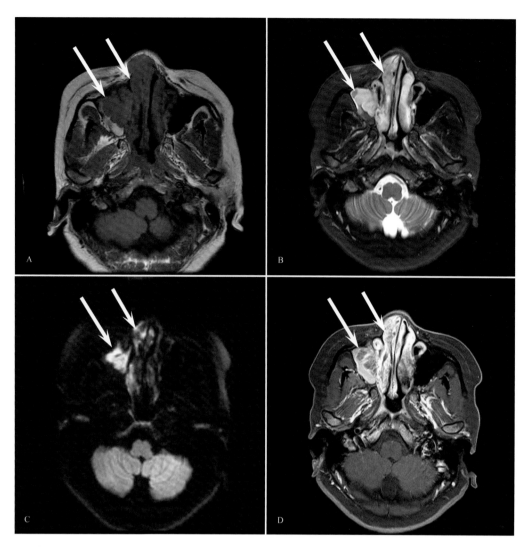

图 6-4-2 MRI（**A**，T1WI；**B**，FS T2WI；**C**，DWI；**D**，增强）示右侧鼻腔及上颌窦占位，增强扫描不均匀强化（箭号）

（pleomorphic RMS，pRMS）[3]，其中 eRMS 和 aRMS 是最常见的两种病理类型[4]。RMS 可原发于全身各个部位，常见部位有头颈部（36%）、泌尿生殖道（23%）和四肢（20%）；约 10% ~ 20% 的患者发现时已有远处转移，常见的转移部位有肺、骨和淋巴结[5]。

RMS 病理亚型与患病年龄、原发部位及预后有关[6]。eRMS 主要由原始的小圆形间叶细胞和不同分化程度的横纹肌母细胞构成，常可见疏松的黏液基质；好发于患儿的头颈部、腹膜后以及阴道、胆道、膀胱和鼻部等覆盖黏膜的空腔脏器，约占 60% ~ 70%，总体预后较好[5]。aRMS 镜下表现为肿瘤细胞沿纤维血管间隔排列成腺泡状或管状结构；好发于大龄儿童及青少年，约占 15%，多见于四肢、躯干、会阴和肛周区域，预后不良[5]。ssRMS 以含有玻璃样变基质与梭形细胞成分为特征，是少见的 RMS 组织学亚型，常发生于男性儿

童，偶见于成人，男女比例 6 : 1，儿童最好发于睾丸旁，成人好发于头颈部；儿童和成人 ssRMS 临床生物学行为不同，一般儿童预后较好，5 年生存率达 95.5%，而成人预后较差，复发和转移率较高[7]。pRMS 由大量非典型、多形性和多核的肿瘤细胞组成，肿瘤细胞具有丰富的嗜酸性胞质和多形性细胞核；pRMS 发病率低，好发于 40 ~ 60 岁的中老年男性，成人 RMS 多为此种病理类型；下肢深部组织多见，恶性度高，就诊时 50% ~ 60% 存在转移病灶，死亡率高达 70%[8-9]。

分子遗传学发现多个染色体畸变和遗传变异与 RMS 的发生和发展有关[10]。凋亡抑制基因 *survivin* 过度表达引起的细胞凋亡失调可能是导致 eRMS 发病的主要原因之一[11]。其他如 *DICER1* 基因突变、miR-1 和 miR-133a 水平的降低和 *N-ras* 和 *K-ras* 癌基因的点突变也被发现与 eRMS 肿瘤发生有关[12-13]。约 80% 的 aRMS 具有特异性的染色

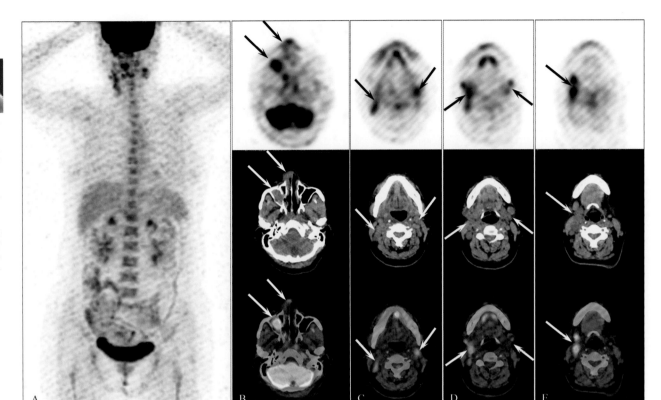

图 6-4-3 ^{18}F-FDG PET/CT（**A**，MIP；**B** ～ **E**，横断层）示右侧鼻腔及上颌窦占位，代谢增高（**B**，箭号），双侧颈部淋巴结肿大，代谢增高（**C** ～ **E**，箭号）

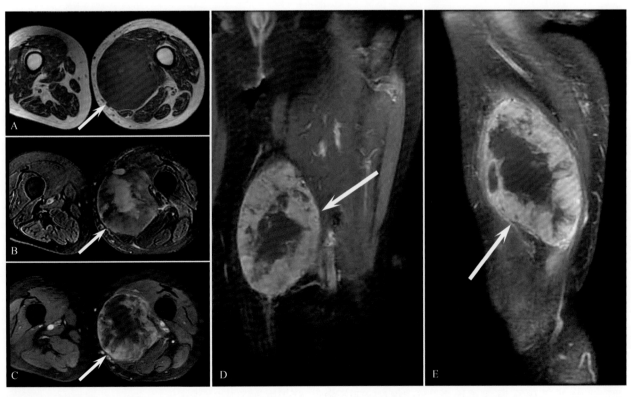

图 6-4-4 大腿 MRI。横断层（**A**，T1WI；**B**，FS T2WI；**C**，增强）、冠状断层（**D**，增强）及矢状断层（**E**，增强）图像示左大腿中下段内侧肌肉软组织内梭形软组织密度肿物，信号欠均匀，呈 T1WI 等信号，T2WI 不均匀高信号影，增强扫描呈不均匀明显强化，边界清晰，大小 10.0 cm×9.1 cm×12.8 cm（箭号）

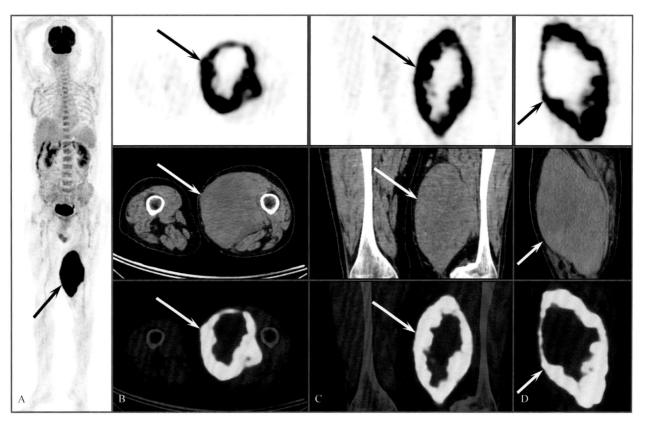

图 6-4-5 ¹⁸F-FDG PET/CT（**A**，MIP；**B**，横断层；**C**，冠状断层；**D**，矢状断层）示左大腿中下段内侧梭形软组织密度肿物（箭号），边界清晰，代谢呈环形增高（SUV$_{max}$ 22.40），其内可见大片密度及代谢减低区

体异位［t（2；13）（q35；q14）异位或t（1；13）（q36；q14）异位］，即 *FOXO1* 基因（位于13号染色体）可以分别与 *PAX3*（位于2号染色体）或 *PAX7* 基因（位于1号染色体）形成 *PAX3/FOXO1* 或 *PAX7/FOXO1* 融合基因[14]。*PAX3/FOXO1* 和 *PAX7/FOXO1* 融合基因分别约占75%和25%[15]。具有 *PAX3/FOXO1* 融合基因的 aRMS 侵袭性更高、预后更差，而不具有该融合基因的 aRMS 的临床特征和分子特点与 eRMS 无明显差别。因此，RMS 分子分型的临床意义大于其组织学分型。ssRMS 基因表型分为 *VGLL2* 融合基因相关的婴儿梭形细胞 RMS 亚群[16]，与硬化形态学相关的 *MYOD1* 突变亚群和 *MYOD1* 野生型3种亚型[17]。*MYOD1* 突变的亚群是迄今发现该类肿瘤中发生率最高的细胞遗传学改变，约有40%~50%的 ssRMS 含有 *MYOD1* 基因突变。*MYOD1* 突变型 ssRMS 较野生型 ssRMS 更具侵袭性，预后也更差。因此，对 ssRMS 进行 *MYOD1* 基因突变检测，不仅有助于诊断，而且对预后也有一定的预测作用[18]。pRMS 目前无特异性的分子遗传学改变[18]。

　　RMS 缺乏特征性影像学表现，诊断主要依据手术或活检病理。超声可用于儿童局部软组织密度肿物与区域淋巴结的初步评估和随访监测，是评估儿童 RMS 的首选影像方式。CT 表现为等、低密度肿物，钙化较为少见，增强扫描动脉期多呈轻、中度不均匀强化，病灶边界相对清晰。MRI 上 T1WI 多呈等或低信号，T2WI 及 DWI 呈高信号，部分病灶伴有出血、坏死、囊变而呈混杂信号，增强扫描多呈中等程度不均匀强化。

　　绝大部分 RMS 病灶（包括原发及转移病灶）在 ¹⁸F-FDG PET/CT 表现为高代谢（高于肝），原发灶 SUV$_{max}$ 范围为 0.6~48.3，中位 SUV$_{max}$ 为 6.8[19]。在检出淋巴结受累和远处转移方面，¹⁸F-FDG PET/CT 的敏感性和特异性均高于传统影像学，可提高 RMS 分期的准确率[20]。此外，¹⁸F-FDG PET/CT 还可以评估患者预后，病灶 SUV$_{max}$/肝 SUV$_{max}$ 比值 > 4.6 是 RMS 预后不良的因素[21]。

（张新超　罗莎　郝攀　付占立）

参考文献

[1] Amer KM, Thomson JE, Congiusta D, et al. Epidemiology, Incidence, and Survival of Rhabdomyosarcoma Subtypes: SEER and ICES Database Analysis. J Orthop Res, 2019, 37（10）: 2226-2230.

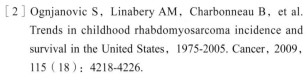

[2] Ognjanovic S, Linabery AM, Charbonneau B, et al. Trends in childhood rhabdomyosarcoma incidence and survival in the United States, 1975-2005. Cancer, 2009, 115（18）：4218-4226.

[3] Jo VY, Fletcher CD. WHO classification of soft tissue tumours：An update based on the 2013（4th）edition. Pathology, 2014, 46（2）：95-104.

[4] Amer KM, Thomson JE, Congiusta D, et al. Epidemiology, Incidence, and Survival of Rhabdomyosarcoma Subtypes：SEER and ICES Database Analysis. J Orthop Res, 2019, 37（10）：2226-2230.

[5] Jawad N, McHugh K. The clinical and radiologic features of paediatric rhabdomyosarcoma. Pediatr Radiol, 2019, 49（11）：1516-1523.

[6] Dziuba I, Kurzawa P, Dopierała M, et al. Rhabdomyosarcoma in children-current pathologic and molecular classification. Pol J Pathol, 2018, 69（1）：20-32.

[7] Nascimento AF, Fletcher CD. Spindle cell rhabdomyosarcoma in adults. Am J Surg Pathol, 2005, 29（8）：1106-1113.

[8] Egas-Bejar D, Huh WW. Rhabdomyosarcoma in adolescent and young adult patients：current perspectives. Adolesc Health Med Ther, 2014, 5：115-125.

[9] Mentzel T, Kuhnen C. Spindle cell rhabdomyosarcoma in adults：clinicopathological and immunohistochemical analysis of seven new cases. Virchows Arch, 2006, 449（5）：554-560.

[10] Pandey PR, Chatterjee B, Olanich ME, et al. PAX3-FOXO1 is essential for tumour initiation and maintenance but not recurrence in a human myoblast model of rhabdomyosarcoma. J Pathol, 2017, 241（5）：626-637.

[11] 曹娟, 杨国城, 张欢, 等. Survivin 基因在胚胎性横纹肌肉瘤 RD 细胞中的作用. 临床与病理杂志, 2019, 39（3）：486-492.

[12] Huang HJ, Liu J, Hua H, et al. MiR-214 and N-ras regulatory loop suppresses rhabdomyosarcoma cell growth and xenograft tumorigenesis. Oncotarget, 2014, 5（8）：2161-2175.

[13] Mohamed AD, Shah N, Hettmer S, et al. Analysis of the relationship between the KRAS G12V oncogene and the Hippo effector YAP1 in embryonal rhabdomyosarcoma. Sci Rep, 2018, 8（1）：15674.

[14] Sorensen PH, Lynch JC, Qualman SJ, et al. PAX3-FKHR and PAX7-FKHR gene fusions are prognostic indicators in alveolar rhabdomyosarcoma：a report from the children's oncology group. J Clin Oncol, 2002, 20（11）：2672-2679.

[15] Marshall AD, Grosveld GC. Alveolar rhabdomyosarcoma-The molecular drivers of PAX3/7-FOXO1-induced tumorigenesis. Skelet Muscle, 2012, 2（1）：25.

[16] Alaggio R, Zhang L, Sung YS, et al. A Molecular Study of Pediatric Spindle and Sclerosing Rhabdomyosarcoma：Identification of Novel and Recurrent VGLL2-related Fusions in Infantile Cases. Am J Surg Pathol, 2016, 40（2）：224-235.

[17] Agaram NP, LaQuaglia MP, Alaggio R, et al. MYOD1-mutant spindle cell and sclerosing rhabdomyosarcoma：an aggressive subtype irrespective of age. A reappraisal for molecular classification and risk stratification. Mod Pathol, 2019, 32（1）：27-36.

[18] 杨丽, 张红娟, 杨守京. 梭形细胞 / 硬化性横纹肌肉瘤 20 例临床病理学观察. 中华病理学杂志, 2020, 49（4）：336-342.

[19] 唐文芳, 张建, 王辉, 等. 儿童横纹肌肉瘤的 ^{18}F-FDG PET/CT 表现. 中华核医学与分子影像杂志, 2019, 39（1）：6-9.

[20] Norman G, Fayter D, Lewis-Light K, et al. An emerging evidence base for PET-CT in the management of childhood rhabdomyosarcoma：systematic review. BMJ Open, 2015, 5（1）：e006030.

[21] Baum SH, Frühwald M, Rahbar K, et al. Contribution of PET/CT to prediction of outcome in children and young adults with rhabdomyosarcoma. J Nucl Med, 2011, 52（10）：1535-1540.

第五节　神经鞘瘤与恶性外周神经鞘膜瘤

一、多发神经鞘瘤

【简要病史】　男，30 岁，发现双下肢肿物 3 月余。既往 5 年前曾行"椎管内良性肿瘤切除术"。

【相关检查】　查体：右臀部及双下肢皮下多发肿物。血清 AFP、CEA、CA199 及 NSE 均正常。

【影像所见】　双下肢 MRI（图 6-5-1）示右臀部及右侧大腿上段肌肉、软组织内多发结节状高信号影。[18]F-FDG PET/CT（图 6-5-2）示全身多发结节样软组织密度肿物，代谢增高。

【手术病理结果】　行（右臀、右大腿及左膝后）肌肉病损切除术。病理：（右臀部、右大腿前、左腘窝肿物）富于细胞性神经鞘瘤；（右大腿后肿物）神经鞘瘤。

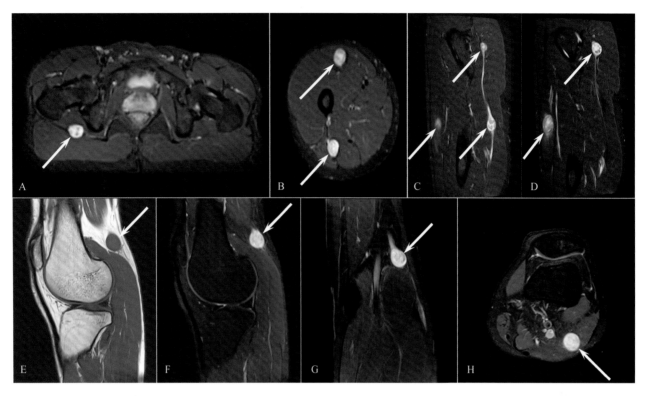

图 6-5-1　双下肢 MRI。横断层（**A**、**B**）及矢状断层（**C**、**D**）质子密度加权像（PDWI）示右臀部（**A**）及右侧大腿上段（**B～D**）肌肉、软组织内多发结节状高信号影（箭号）；左膝关节 T1WI（**E**，矢状断层）及 PDWI（**F**，矢状断层；**G**，冠状断层；**H**，横断层）示左膝关节后方软组织内结节（箭号），T1WI 呈等信号，PDWI 呈高信号

二、多发神经鞘瘤伴恶性外周神经鞘膜瘤

【简要病史】　男，55 岁，全身多发肿物 3 年，饮水呛咳、声嘶 6 个月。

【影像所见】　头颈部 CT（图 6-5-3）示左咽旁间隙及右颈部肿物，增强扫描可见强化。¹⁸F-FDG PET/CT（图 6-5-4）示左咽旁间隙、右颈部、左前上臂、右侧腋窝、右侧肩胛下肌、右侧竖脊肌及左后臀部皮下多发肿物及结节，代谢增高。

【手术病理结果】　（右颈深部肿物）神经鞘瘤；（左咽旁肿物）恶性外周神经鞘膜瘤。

【本节讨论】　神经鞘瘤（Schwannoma），又称施万细胞瘤，起源于神经鞘的施万细胞，是一种最常见的周围神经良性肿瘤。神经鞘瘤生长缓慢，单发常见，多发者极为少见；大多数发生在 20～50 岁，最好发于四肢，亦可发生于全身其他部位（图 6-5-5，图 6-5-6）；肿瘤一般呈偏心性生长，由于其不累及神经实质故一般不会造成神经支配区域的运动或感觉异常，约 4% 的患者可出现局部疼痛。手术是治疗神经鞘瘤的唯一方法，应最大限度切除肿瘤而又避免损伤神经，以减少复发率[1]。极少数周围神经鞘瘤可发生恶变，转化为恶性周围神经鞘膜瘤

（malignant peripheral nerve sheath tumor，MPNST）。

在病理上，根据神经鞘瘤细胞含量及黏液变性程度，分为 Antoni A 区和 Antoni B 区，二者可并存于一个肿瘤内，也可单独存在。Antoni A 区富含细胞，由密集的梭形细胞构成，细胞核排列为栅栏状或漩涡状，境界不清，不易发生囊变；CT 表现为等密度区，MRI 上 T1WI 与 T2WI 均为等信号。Antoni B 区瘤细胞稀疏，排列呈网状，基质含水量高，可有富脂区存在，常发生黏液变、囊变或出血，囊变区 CT 平扫为低密度区，MRI 上 T1WI 为低信号、T2WI 为高信号，出血区 MRI 上 T1WI 呈等或高信号、T2WI 呈高信号。外周神经走行区多发边界清晰的病灶，需考虑多发神经鞘瘤可能；当神经鞘瘤病灶出现分叶状、边界模糊及周围棘状突起样改变时，需警惕恶性转化的可能。

富于细胞性神经鞘瘤是一种较为少见的神经鞘瘤亚型，占所有良性神经鞘瘤的 5%，局部复发率可达 5%～40%[2]。富于细胞性神经鞘瘤主要是由交织条束状排列的梭形细胞组成的，缺乏神经鞘瘤典型的栅栏状排列以及 Antoni A 和 B 区，部分病例还可见到少量的核分裂象，加上部分肿瘤的体积可达 10 cm 或以上，并有局部复发等特点，故本病

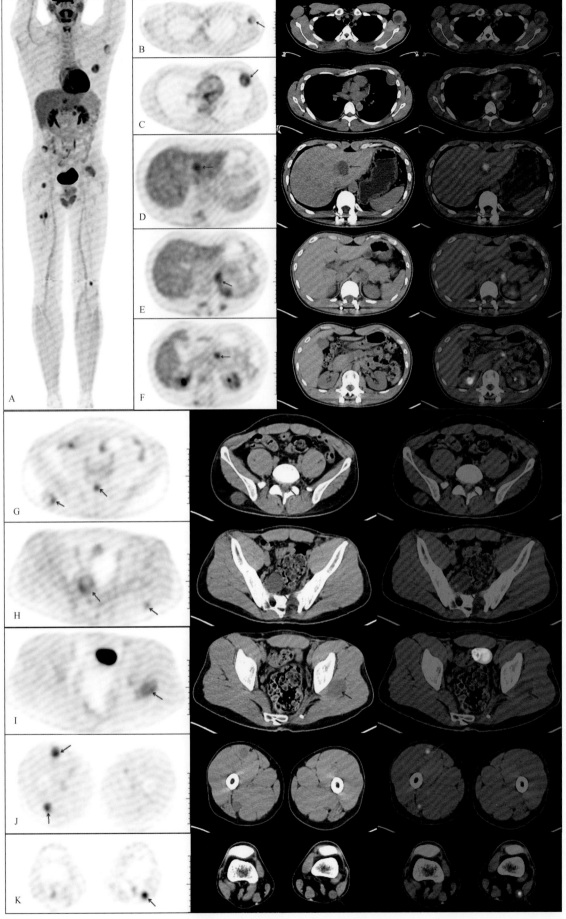

图 6-5-2　^{18}F-FDG PET/C。MIP（**A**）及横断层（**B ～ K**）图像示左肩大圆肌肌间隙（**B**）、左前胸壁（**C**）、肝 S3（**D**）、腹膜后（**E**、**F**）、腰 5 椎体水平椎管内及右臀部皮下脂肪内（**G**）、右骶前及左臀大肌（**H**）、左臀中肌（**I**）及双大腿肌间隙内（**J**、**K**）多发结节样软组织密度肿物，代谢增高（箭号）

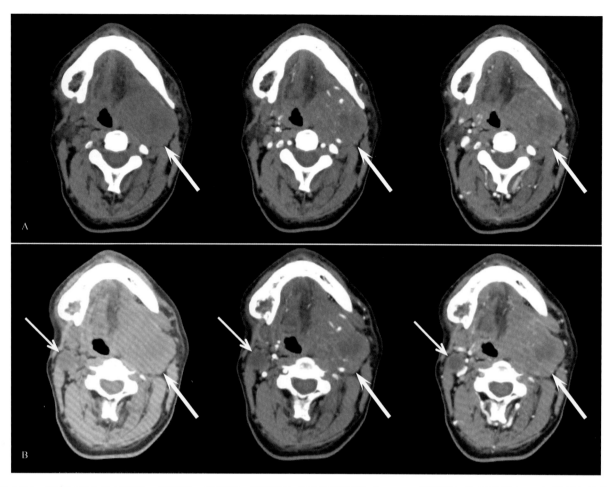

图 6-5-3　颈部 CT（自左向右：横断层、动脉期、静脉期）示左咽旁间隙（**A**、**B**，粗箭号）及右颈部（**B**，细箭号）肿物，增强扫描可见强化（左咽旁间隙肿物为著）

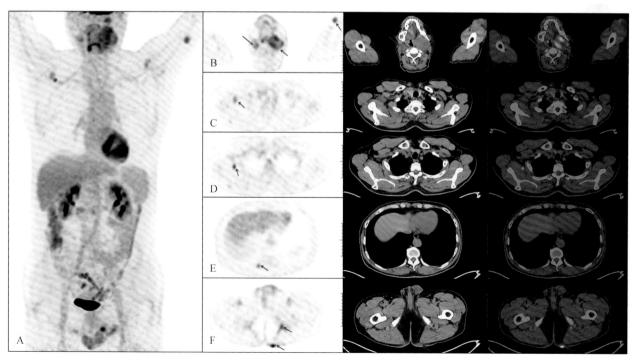

图 6-5-4　^{18}F-FDG PET/CT。MIP（**A**）及横断层（**B ～ F**）图像示左咽旁间隙、右颈部及左前上臂（**B**）、右侧腋窝（**C**）、右侧肩胛下肌（**D**）、右侧竖脊肌（**E**）、左后臀部皮下（**F**）多发肿物及结节，代谢增高（箭号）

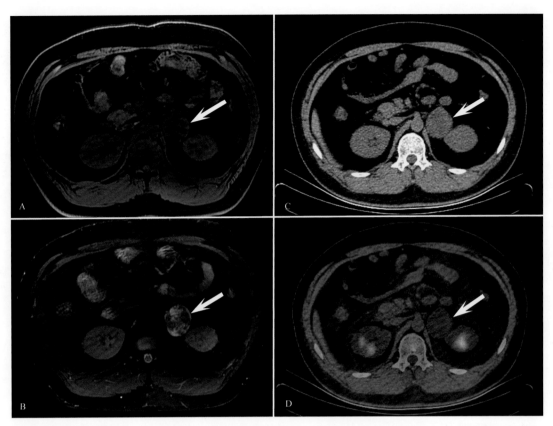

图 6-5-5 （左）肾上腺神经鞘瘤（男，29 岁）。MRI 横断层图像（**A**，FS T1WI；**B**，FS T2WI）示左肾上腺占位（箭号），T1WI 呈不均匀低信号，FS T2WI 呈不均匀高信号；¹⁸F-FDG PET/CT 横断层 CT（**C**）及 PET/CT 融合（**D**）图像示左肾上腺肿物代谢轻度增高（箭号）

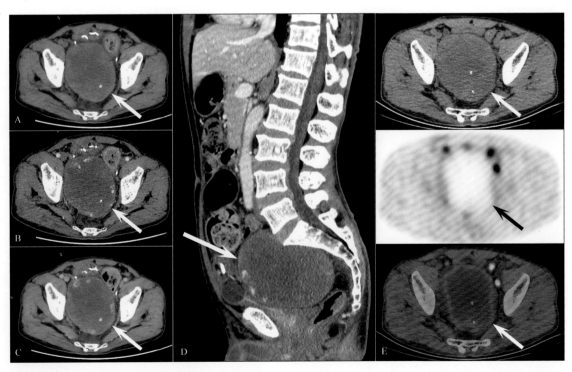

图 6-5-6 （盆腔）神经鞘瘤伴大范围出血机化（男，65 岁）。CT 横断层（**A**，平扫；**B**，动脉期；**C**，静脉期）及矢状断层（**D**，动脉期）图像示盆腔较大软组织密度肿物（箭号），边界清晰、光滑，中央密度稍低伴少许钙化，增强扫描外周少量组织可见明显强化；¹⁸F-FDG PET/CT 横断层图像（**E**）示盆腔肿物周边代谢轻度增高，中央大部分为放射性分布缺损区（箭号）

易被误诊为MPNST[3]；影像学上多表现为境界清楚的圆形或椭圆形肿物，体积可较大，CT可表现为混杂密度，MRI上多为T1WI等信号、T2WI混杂信号。

MPNST是一种具有神经分化潜能的恶性软组织肿瘤，约占全部软组织肉瘤的2%～5%；约50%来自于神经纤维瘤或1型神经纤维瘤病（NF1）的恶变[4]，由神经鞘瘤恶变者较少见[5]。MPNST对放、化疗不敏感，预后差，根治性手术切除是主要治疗方法[6]，术后复发率高达60%，30%～60%发生远处转移[7]。

良、恶性神经鞘瘤鉴别需综合影像学、临床表现及病理。良性神经鞘瘤通常瘤体直径小于5cm，病灶有完整包膜、边缘光整，密度及信号常不均匀，可伴囊变，实性部分均匀强化；显微镜下肿瘤细胞疏密不均及核栅栏状排列。MPNST一般直径大于5cm，部分病灶有包膜，呈分叶状，周围常有毛刺征或棘状突起，边缘模糊，密度及信号多不均匀，伴大片状坏死区，呈明显不均匀强化；镜下可见细胞异型性和核分裂象；S-100蛋白是恶性神经鞘瘤较为敏感和特异的标志物，其阳性率在70%以上[8]。

^{18}F-FDG PET/CT上神经鞘瘤代谢差异较大（SUV_{max} 1.5～17.3）[9-11]。良、恶性神经鞘瘤代谢差异（SUV_{max}）不明显[12]。^{18}F-FDG PET/CT可用于多发性神经鞘瘤的病灶评估以及MPNST的分期和再分期[13]。熟悉神经鞘瘤在^{18}F-FDG PET/CT的高代谢影像特征可避免将其误诊为恶性病变[14]。

（陈珍英　缪蔚冰　付占立）

参考文献

[1] Roger P A, Berna P, Merlusca G, et al. Schwannoma of the vagus nerve：diagnostic strategy and therapeutic approach. Rev Mal Respir, 2012, 29（1）：70-73.

[2] Woodruff JM, Godwin TA, Erlandson RA, et al. Cellular schwannoma：a variety of schwannoma sometimes mistaken for a malignant tumor. Am J Surg Pathol, 1981, 5（8）：733-44.

[3] White W, Shiu MH, Rosenblum MK, et al. Cellular schwannoma. A clinicopathologic study of 57 patients and 58 tumors. Cancer, 1990, 66（6）：1266-1275.

[4] Louis DN, Ohgaki H, Wiestler OD, et al. The 2007 WHO classification of tumours of the central nervous system. Acta Neuropathol, 2007, 114（2）：97-109.

[5] Carter JM, O'Hara C, Dundas G, et al. Epithelioid malignant peripheral nerve sheath tumor arising in a schwannoma, in a patient with "neuroblastoma-like" schwannomatosis and a novel germline SMARCB1 mutation. Am J Surg Pathol, 2012, 36（1）：154-160.

[6] Pauwels P, Dal Cin P, Sciot R, et al. Primary malignant peripheral nerve sheath tumour of the heart. Histopathology, 1999, 34（1）：56-59.

[7] Assadi M, Velez E, Najafi MH, et al. PET imaging of peripheral nerve tumors. PET Clin, 2019, 14（1）：81-89.

[8] Heatley N, Kolson Kokohaare E, Strauss DC, et al. Epithelioid malignant peripheral nerve sheath tumor arising in schwannoma. Rare Tumors, 2020, 12：2036361320950862.

[9] Bai X, Wang X. Solitary benign schwannoma mimics residual malignancy on FDG PET/CT. Clin Nucl Med, 2018, 43（10）：782-784.

[10] Ohbatake Y, Makino I, Kitagawa H, et al. A case of pancreatic schwannoma-the features in imaging studies compared with its pathological findings：report of a case. Clin J Gastroenterol, 2014, 7（3）：265-270.

[11] Miyake KK, Nakamoto Y, Kataoka TR, et al. Clinical, morphologic, and pathologic features associated with increased FDG uptake in schwannoma. AJR Am J Roentgenol, 2016, 207（6）：1288-1296.

[12] Benz MR, Czernin J, Dry SM, et al. Quantitative F18-fluorodeoxyglucose positron emission tomography accurately characterizes peripheral nerve sheath tumors as malignant or benign. Cancer, 2010, 116（2）：451-458.

[13] Khiewvan B, Macapinlac HA, Lev D, et al. The value of ^{18}F-FDG PET/CT in the management of malignant peripheral nerve sheath tumors. Eur J Nucl Med Mol Imaging, 2014, 41（9）：1756-1766.

[14] Bore P, Descourt R, Ollivier L, et al. False positive ^{18}F-FDG positron emision tomography findings in schwannoma-a caution for reporting physicians. Front Med（Lausanne）, 2018, 5：275.

第六节　胃肠间质瘤

病例1

【简要病史】　男，38岁，黑便4天，不伴腹痛、恶心、呕吐、黄疸、腹泻、便血、里急后重感；既往1年前曾行甲状腺癌根治术。

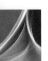

【相关检查】 血清 AFP、CEA、PSA、SCC、CYFRA21-1、NSE、CA72-4、TPA、ProGRP、CA24-2 均正常。胃镜未见明显异常。

【影像所见】 腹部 CT（图 6-6-1）示左上腹约第 3 组小肠占位，增强扫描可见不均匀强化。^{18}F-FDG PET/CT（图 6-6-2）示肿物代谢增高。

【手术病理结果】 行小肠部分切除术。病理：小肠梭形细胞肿瘤，大小 4.3 cm×3 cm×2.5 cm，肿瘤细胞呈束状或编织状排列，轻–中度异型，核分裂象 1/5 mm²，肿瘤主体位于黏膜下层至浆膜层，局灶累及黏膜层，黏膜溃疡形成，肿瘤主体未见破裂。小肠两侧断端净；IHC：CD117（＋＋＋），DOG1（＋＋＋），CD34（＋），琥珀酸脱氢酶 B（SDHB）（阳性），Ki-67 1%～2%，S-100、平滑

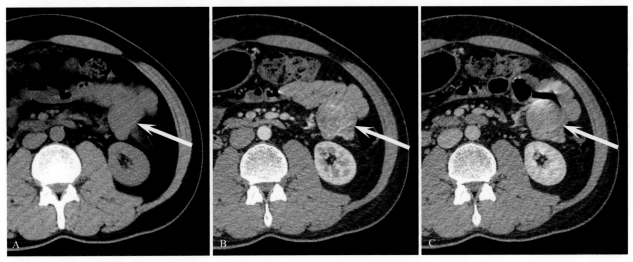

图 6-6-1 腹部 CT 平扫（A）、动脉期（B）及延迟期（C）示左上腹约第 3 组小肠团块状软组织密度占位（箭号），边缘较光整，大小 4.0 cm×3.5 cm×2.7 cm，并向小肠腔内及小肠轮廓外突出；增强扫描可见不均匀强化

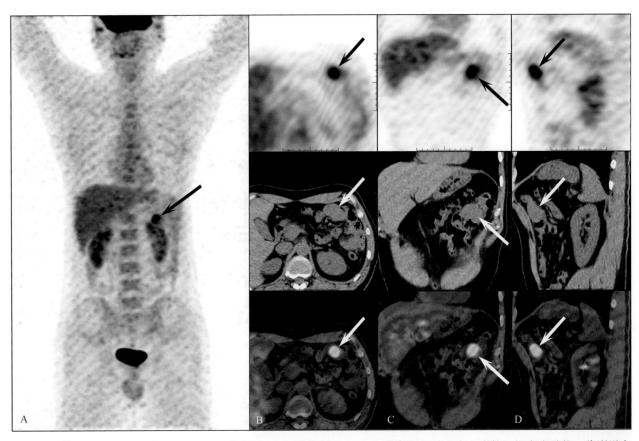

图 6-6-2 ^{18}F-FDG PET/CT（A，MIP；B，横断层；C，冠状断层；D，矢状断层）示左中上腹软组织密度肿物，代谢增高（箭号）

肌肌动蛋白（SMA）、Desmin 均（－）；综上，并结合 IHC，符合小肠胃肠间质瘤，生物学行为属低度危险性（2010 年 WHO 消化系统肿瘤分类中预后分组为 2）。

病例 2

【简要病史】 男，62 岁，因尿痛行超声检查发现盆腔占位 1 周。

【相关检查】 血清 CEA 7.46 ng/ml（参考值 ＜ 5.0 ng/ml），CA19-9 及 CA72-4 正常。

【影像所见】 盆腔 CT（图 6-6-3）示盆腔多发软组织密度肿物，增强扫描不均匀强化。^{18}F-FDG PET/CT（图 6-6-4）示盆腔多发肿物，代谢不均匀增高。

【手术病理结果】 行腹腔镜探查及肿瘤切除术；病理：梭形肿瘤细胞呈束状、漩涡状密集排列，部分细胞呈上皮样，中度异型，核分裂象多见（最多处 32/5 mm^2），伴出血、坏死及囊性变。IHC：CD117（＋＋＋），DOG1（＋＋＋），CD34（－），S-100（－），SMA（－），Desmin（－），Ki-67 40%。综上，符合胃肠间质瘤，生物学行为属高度危险性。

病例 3

【简要病史】 女，55 岁，间断中上腹痛半年余。

【相关检查】 血清 NSE 31.0 ng/ml（参考值 ≤ 16.3 ng/ml），CYFRA21-1、CEA、CA125、CA15-3、AFP 及 CA19-9 均正常。

【影像所见】 腹部 CT（图 6-6-5）示右上腹肿物伴中心坏死，增强扫描可见不均匀强化；肝内多发低密度灶，可见轻度边缘强化。^{18}F-FDG PET/CT（图 6-6-6）示右上腹肿物，代谢呈环形不均匀增高；冠状、矢状及横断层 CT 及其相应 PET/CT 融合图像示肝内多发低密度灶，部分代谢增高。

【病理结果】 行腹腔肿物穿刺活检：梭形细胞肿瘤，细胞中度异型性，核分裂象易见；IHC：CD117（＋），DOG1（＋），P16（＋/－），细胞周期蛋白依赖性激酶 4（CDK4）（＋/－），Desmin（局灶＋），P53（部分＋），Ki-67（热点区约 20%），CKpan、CD34、S-100、鼠双微体基因 2 蛋白（MDM2）、SMA、肌形成蛋白（myogenin）、肌源性调节蛋白 1（MyoD1）均（－）。综上，符合胃肠间质瘤。

【讨论】 胃肠间质瘤（gastrointestinal stromal tumor，GIST）是源于胃肠道间叶组织、以梭形细胞为主、非定向分化的一类独立肿瘤，是胃肠道最常见的间叶源性肿瘤，占所有胃肠道恶性肿瘤的 1%～3%，占小肠恶性肿瘤的 20% 和全部软组织肉瘤的 5%，发病率约（1～2）/10 万人[1]。GIST 起源于消化道 Cajal 间质细胞或其同源干细胞，其发生主要与 *c-kit* 基因突变（80%～85%）或血小板源性生长因子受体 α（platelet-derived growth factor receptor alpha，PDGFRA）基因突变（10%～15%）有关。在 IHC 上，GIST 主要表达 CD117（KIT 蛋白）（约 95%）、DOG1（75%～98%）和 CD34（60%～70%）。依据肿瘤细胞形态可将 GIST 分为

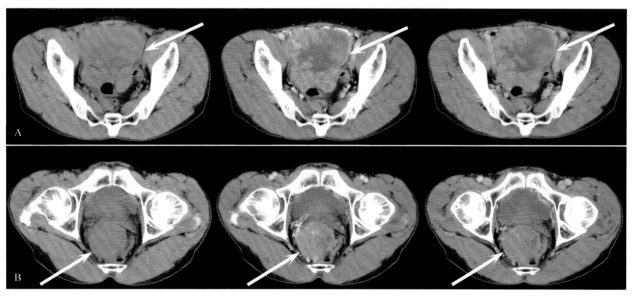

图 6-6-3 盆腔 CT（从左向右：平扫、动脉期及延迟期）。膀胱上方（**A**）及直肠与乙状结肠交界区右侧（**B**）软组织密度肿物（箭号），增强扫描不均匀强化

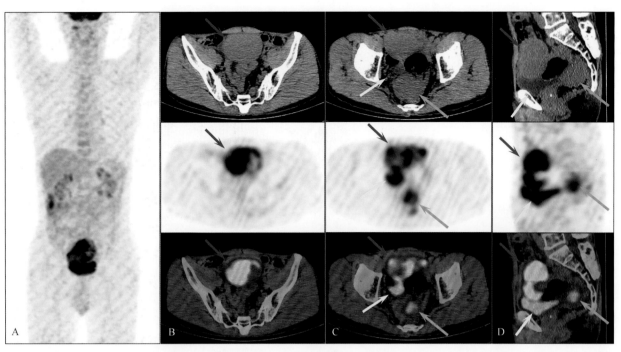

图 6-6-4 ¹⁸F-FDG PET/CT（**A**，MIP；**B**、**C**，横断层；**D**，矢状断层）示膀胱上方（**B ～ D**，红箭号）及直肠与乙状结肠交界区右侧（**C**、**D**，蓝箭号）软组织密度肿物，代谢不均匀增高（黄箭号所指为膀胱）

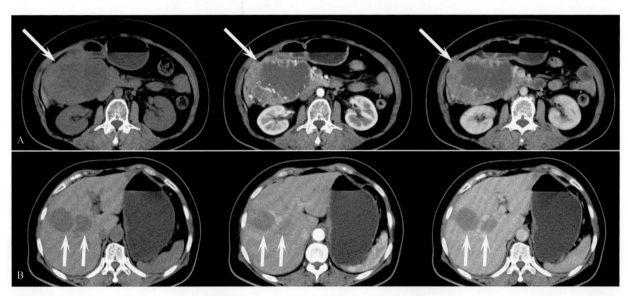

图 6-6-5 腹部 CT（从左向右：平扫、动脉期及延迟期）示右上腹肿物伴中心坏死，周围实性部分明显强化（**A**，箭号）；肝内多发低密度灶，可见轻度边缘强化（**B**，箭号）

3 类：梭形细胞型（70%）、上皮样细胞型（20%）和梭形细胞–上皮样细胞混合型（10%）[2]。根据肿瘤大小、高倍镜下有丝分裂数和原发部位等指标，将 GIST 的生物学行为分为极低危、低危、中危和高危 4 组。所有 GIST 均有恶性潜能，一般肿瘤直径大，有丝分裂数高，以及肿瘤破裂或非胃部起源 GIST 的恶性程度较高[3]。

GIST 发病年龄以 50 ～ 65 岁多见，无性别差异；多见于胃（50%～70%）和小肠（25%～35%），也见于结直肠（5% ～ 10%）和食管（＜5%），偶发于网膜、肠系膜或腹膜后[4]；转移最常发生在腹膜和肝，少数可见于淋巴结、骨和肺。GIST 生长缓慢，临床上可表现为腹部不适或肿块、血便、腹痛等。未发生转移的 GIST 首选手术完整切除；部分中–高危 GIST 发现时已失去手术机会，即使行手术治疗，复发率也较高。复发转移者可选择靶向药物伊马替尼治疗，其通过抑制 *c-kit/PDGFRA* 基因编码的受体酪氨酸激酶活性而发挥抗肿瘤作用。GIST 的生存期差异较大，低危 GIST 中位生存期可达 16 年，高危患者的中位生存期约 1.5 ～ 3.4 年[5-6]。

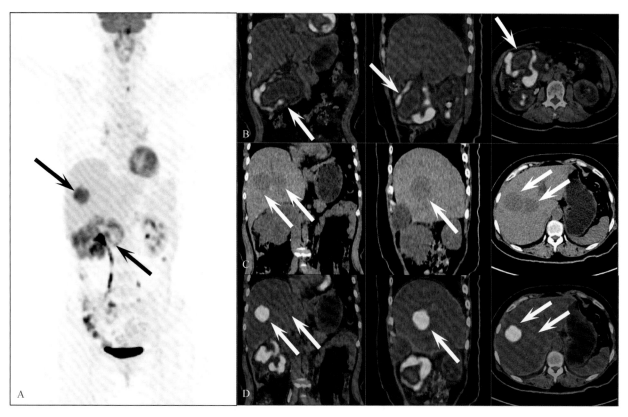

图 6-6-6　^{18}F-FDG PET/CT。MIP 图像（**A**）示右上腹及肝内多发高代谢灶（箭号）；冠状、矢状及横断层 PET/CT 融合图像（**B**）示右上腹肿物，代谢呈环形不均匀增高（箭号）；冠状、矢状及横断层 CT（**C**）及其相应 PET/CT 融合（**D**）图像示肝内多发低密度灶，部分代谢增高（箭号）

　　CT 平扫 GIST 多表现为向消化道腔内、腔外或同时向腔内外突出的圆形或类圆形肿物，较大者可伴坏死[7]。MRI 上多呈实性或囊实性肿块，实性成分 T1WI 为等或低信号、T2WI 为偏高信号、DWI 呈高信号；囊性部分（坏死区）位于中央或呈偏心性，呈 T1WI 低信号、T2WI 高信号、DWI 低信号。CT 及 MRI 增强扫描，肿瘤实性部分通常动脉期呈轻、中度强化，静脉期与延迟期为持续强化。^{18}F-FDG PET-CT 显像，肿瘤实性部分可表现为轻度至明显代谢增高；SUV_{max} 与 GIST 危险度分级相关，SUV_{max} 越大，GIST 恶性潜能越高[8-9]。

（袁婷婷　农琳　许玉峰　付占立）

参考文献

［1］Mucciarini C，Rossi G，Bertolini F，et al. Incidence and clinicopathologic features of gastrointestinal stromal tumors. A population-based study. BMC Cancer, 2007, 7：230.

［2］2017 年中国胃肠道间质瘤病理共识意见专家组 . 中国胃肠道间质瘤诊断治疗专家共识（2017 年版）病理解读 . 中华病理学杂志，2018, 47（1）：2-6.

［3］Joensuu H. Risk stratification of patients diagnosed with gastrointestinal stromal tumor. Hum Pathol, 2008, 39（10）：1411-1419.

［4］Huang RX，Xiang P，Huang C. Gastrointestinal stromal tumors：current translational research and management modalities. Eur Rev Med Pharmacol Sci, 2014, 18（20）：3076-3085.

［5］Nilsson B，Bümming P，Meis-Kindblom JM，et al. Gastrointestinal stromal tumors：the incidence, prevalence, clinical course, and prognostication in the preimatinib mesylate era--a population-based study in western Sweden. Cancer, 2005, 103（4）：821-829.

［6］Rubió J，Marcos-Gragera R，Ortiz MR，et al. Population-based incidence and survival of gastrointestinal stromal tumours（GIST）in Girona，Spain. Eur J Cancer, 2007, 43（1）：144-148.

［7］Kim JS，Kim HJ，Park SH，et al. Computed tomography features and predictive findings of ruptured gastrointestinal stromal tumours. Eur Radiol, 2017, 27（6）：2583-2590.

［8］李生栩，唐明灯，林端瑜，等 . ^{18}F-FDG PET-CT 显像评价胃肠间质瘤恶性潜能的价值 . 中华肿瘤杂志，2017, 39（11）：821-827.

［9］Kim SJ，Lee SW. Performance of F-18 FDG PET/CT for predicting malignant potential of gastrointestinal stromal tumors：A systematic review and meta-analysis. J Gastroenterol Hepatol, 2018, 33（3）：576-582.

第七节　促结缔组织增生性小圆细胞肿瘤

病例 1

【简要病史】　男，17岁，反复右腹胀痛1个月；B超示"腹盆腔多发占位"。

【影像所见】　腹部CT（图6-7-1）示腹盆腔多发软组织密度结节及肿物，部分伴钙化，增强扫描呈渐进性轻中度强化。^{18}F-FDG PET/CT（图6-7-2）示肝内及腹盆腔多发代谢增高灶。

【病理结果】　（腹腔肿物）穿刺活检病理：促结缔组织增生性小圆细胞肿瘤；IHC：CKpan（＋），CD99（弱＋），Desmin（部分＋），Ki-67 50%，WT1及Syn（－）。FISH：检测到 *EWSR1* 基因相关易位。

病例 2

【简要病史】　男，33岁，腹胀1月余。B超示"肝内多发占位，部分伴液化坏死；大量腹水"。

【相关检查】　血清AST 40.5 U/L（参考值15～40 U/L），ALP 207 U/L（参考值45～125 U/L），GGT 217 U/L（参考值10～60 U/L）；hs-CRP 31.55 mg/L（参考值0～3 mg/L）。血清CA125 287.2 U/ml（参考值＜35 U/ml），CYFRA21-1 49.59 ng/ml（参考值＜3.3 ng/ml），NSE 72.75 ng/ml（参考值＜16.3 ng/ml），CEA、AFP、ProGRP、CA50、CA19-9、CA72-4、CA24-2、PSA、SCC及HCG均正常。

【影像所见】　腹部增强CT（图6-7-3）示肝内多发占位，部分呈环形强化；腹膜多发结节状及团块状软组织密度肿物；腹盆腔大量积液。^{18}F-FDG PET/CT（图6-7-4）示肝内多发低密度占位，代谢不同程度增高；腹膜多发结节状及团块状软组织密度占位，代谢不均匀增高；腹盆腔大量积液。

【病理结果】　（左侧腹腔肿物）穿刺活检病理：疏松纤维组织中见小蓝肿瘤细胞巢片状浸润生长，局灶绕血管排列，肿瘤细胞重度异型，核浆比例高，易见凋亡，间质纤维黏液样，伴成纤维/肌成纤维细胞增生。IHC：CKpan（灶＋），P53（＋），CD99（＋＋＋），NSE（灶＋），Desmin（核旁点状＋），BCL2（＋/－），WT1（核旁点状＋），断裂1转导蛋白样增强子（TLE1）（弱＋＋），Ki-67 40%～60%，Vimentin、LCA、CK7、Syn、S-100及CK5/6均（－）。FISH：检测到 *EWSR1* 基因断裂；检测到 *EWSR1/WT1* 基因融合，并见 *EWSR1* 基因和 *WT1* 基因拷贝数增加（占43%）。综上，恶性小圆细胞肿瘤，结合免疫蛋白标记及分子检测结果，可符合促结缔组织增生性小圆细胞肿瘤。

【讨论】　促结缔组织增生性小圆细胞肿瘤

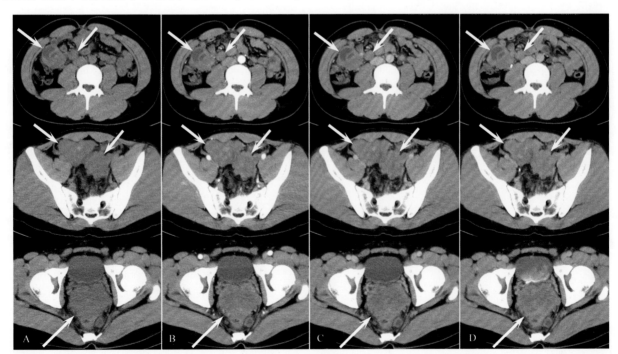

图6-7-1　腹部CT（**A**，平扫；**B**，动脉期；**C**，静脉期；**D**，延迟期）示腹盆腔多发软组织密度结节及肿物（箭号），部分伴钙化，增强扫描呈渐进性轻中度强化

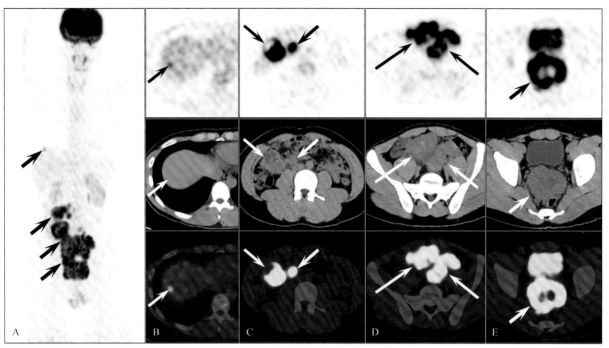

图 6-7-2 ¹⁸F-FDG PET/CT。MIP 图像（**A**）示肝内及腹盆腔多发代谢增高灶（箭号）；横断层图像（**B ～ E**）示肝右叶近膈顶高代谢灶（**B**，箭号），腹盆腔多发软组织密度结节及肿块伴钙化（**C ～ E**，箭号），代谢不均匀增高（SUV$_{max}$ 9.8）

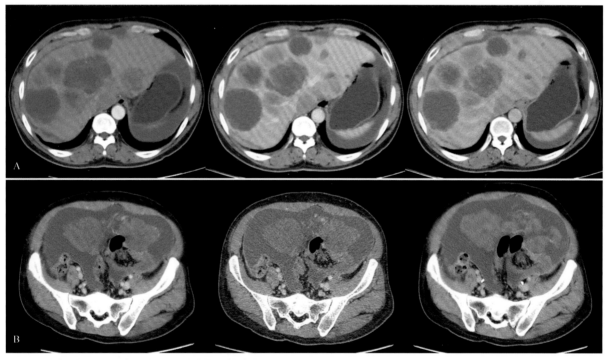

图 6-7-3 腹部增强 CT（自左向右：动脉期、静脉期、延迟期）示肝内多发环形强化及无强化占位（**A**），部分融合，大者直径 8.2 cm；腹膜多发结节状及团块状软组织密度肿物（**B**）；腹盆腔大量积液（**A、B**）

（desmoplastic small round cell tumor，DSRCT）是一种罕见的高度侵袭性恶性肿瘤，1989 年 Gerald 和 Rosai 首次将该病描述为一种独立的疾病实体[1]。DSRCT 属于小圆细胞肿瘤家族，该家族由尤因肉瘤肿瘤家族（ESFT）、横纹肌肉瘤、神经母细胞瘤、淋巴瘤等组成[2-3]。DSRCT 组织病理学上存在独特的高级别、多表型的恶性特征，表现为边界清晰的小圆细胞巢镶嵌于大量纤维结缔组织间质中，局灶肿瘤细胞可有横纹肌样特征，瘤内出血、囊变和坏死常见；间质主要是成纤维细胞，有不同程度的胶原沉积与血管增生。DSRCT 表达 Desmin、Vimentin、EMA 和细胞角蛋白，Vimentin 和 Desmin 的核周点状染色模式是 DSRCT 的一个特征性表现；多数情况下还表达神经标志物，如

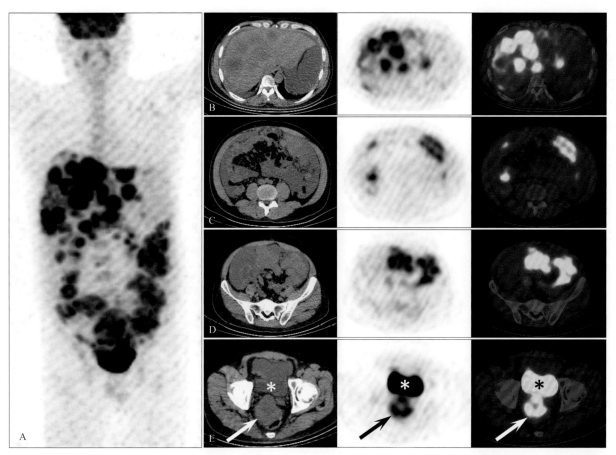

图 6-7-4 ^{18}F-FDG PET/CT（**A**，MIP；**B ~ E**，横断层）示肝内多发低密度占位，代谢不同程度增高（**B**），部分呈环形代谢增高；腹膜多发结节状及团块状软组织密度占位（**C**、**D**）、膀胱直肠间隙软组织密度肿物（**E** 箭号），代谢不均匀增高（SUV$_{max}$10.5）；腹盆腔大量积液（**B ~ E**）；* 为膀胱

神经元特异性烯醇化酶（NSE）和 CD57，少数表达嗜铬粒素 A（CgA）、突触素（Syn）、CD56、CD117、神经丝蛋白（NF）、S100、肌特异性肌动蛋白（MSA）或平滑肌肌动蛋白（SMA）。DSRCT 特征性分子病理改变是 t（11：22）（p13：q12）易位，即位于 22 号染色体上的 *EWSR1* 基因与位于 11 号染色体上的 *WT1* 基因融合，产生 *EWSR1/WT1* 嵌和转录因子，其独特的 DNA 结合特性，能调节特定靶基因的表达、产生融合蛋白、改变细胞进程，从而促进 DSRCT 的发生[2-4]。

DSRCT 最常累及白种人，5 ~ 53 岁均可发病，15 ~ 25 岁青少年男性多见（68% 发病年龄小于 25 岁），男 / 女比 3 : 1 至 9 : 1[2-3, 5-7]，最常累及腹膜[2]，偶有腹膜外（如中枢神经系统、肾、胰腺、睾丸、卵巢、肺、腮腺、骨和纵隔等）受累报道[2, 8-16]。患者通常有腹痛、便秘、腹胀伴腹水、背痛等症状，或罕见表现为与腹腔外累及部位相关的症状[2-3, 17]。多数 DSRCT 患者初诊时已出现多发转移，常见转移途径有种植转移、淋巴转移和血行转移。腹膜和网膜种植转移最常见，可侵犯膈肌和腹膜后，并可发生腹膜后淋巴结转移；DSRCT 转移至胸部可表现为淋巴结肿大、胸水和肺转移，其中淋巴结转移最常见（发生频率由高到低依次是膈肌前淋巴结、左锁骨上淋巴结、内乳淋巴结和纵隔淋巴结），其次是胸膜和肺转移；肝脏是最常见的血行转移脏器，此外，骨与颅内也可发生转移[2]。

腹部 DSRCT 通常表现为腹膜多发软组织肿块，90% 为多发，大小 2 ~ 27 cm，肿瘤与腹膜、网膜及肠系膜紧密粘连，与周围器官无明显起源关系；优势肿块多位于膀胱后或直肠子宫陷凹，可能与肿瘤容易种植于腹腔最低位置生长有关[2, 6, 18]；肿瘤压迫周围组织脏器可出现尿路梗阻、胆道梗阻和肠梗阻等[2, 10, 19]。CT 表现为累及腹膜表面、网膜和肠系膜的软组织密度结节或肿块，内部低密度区提示可能有出血、坏死或显著增生的纤维组织，肿瘤内可见点片状无定形钙化灶（发生率 13% ~ 29%）[2, 6]；由于肿瘤由密集的细胞和结缔组织间质构成，增强 CT 动脉期多表现为轻度强化，门静脉期和延迟期呈持续强化[7, 20]。MRI 上，肿瘤 T1WI 表现为相对于骨骼肌的低或等信号，肿块内斑片状轻度 T1WI 高信号区反映瘤内出血；T2WI 上肿瘤通常表现为不均匀高信号，偶为低信号（提示瘤内纤维间质较多或肿瘤细胞密集），出现液-液平面则提示出血性坏死；肿瘤 DWI 呈高信号，由于 DWI 提高了腹膜病变和脏器的对比差异，而有助于细微病变的检出[7, 21]；MRI 增强扫描肿瘤表现为不均匀持续强化。^{18}F-FDG PET/CT 肿瘤代谢不同程度增高（SUV_{max} 3.7～15.0），可检测 CT、MRI 未能发现的隐匿性转移病灶，并能够提示病变范围、评估全身情况及治疗效果[2, 6, 7]。

综上，青少年男性、广泛腹膜肿块、无明确原发病灶、优势肿块位于膀胱后方（女性患者位于直肠子宫陷凹）、病变内出现钙化以及伴有肝转移时，有助于 DSRCT 的诊断。

DSRCT 具有高度侵袭性的临床过程，预后差，5 年生存率低于 15%，60%～70% 的患者在诊断后的 3 年内死亡[3, 22]。

（颜兵　董有文　康磊　付占立）

参考文献

[1] Gerald WL, Rosai J. Case 2. Desmoplastic small cell tumor with divergent differentiation. Pediatr Pathol, 1989, 9（2）: 177-183.

[2] Morani AC, Bathala TK, Surabhi VR, et al. Desmoplastic Small Round Cell Tumor: Imaging Pattern of Disease at Presentation. AJR Am J Roentgenol, 2019, 212（3）: W45-W54.

[3] Lae ME, Roche PC, Jin L, et al. Desmoplastic small round cell tumor: a clinicopathologic, immunohistochemical, and molecular study of 32 tumors. Am J Surg Pathol, 2002, 26（7）: 823-835.

[4] Gerald WL, Haber DA. The EWS-WT1 gene fusion in desmoplastic small round cell tumor. Semin Cancer Biol, 2005, 15（3）: 197-205.

[5] Bellah R, Suzuki-Bordalo L, Brecher E, et al. Desmoplastic small round cell tumor in the abdomen and pelvis: report of CT findings in 11 affected children and young adults. AJR Am J Roentgenol, 2005, 184（6）: 1910-1914.

[6] Arora VC, Price AP, Fleming S, et al. Characteristic imaging features of desmoplastic small round cell tumour. Pediatr Radiol, 2013, 43（1）: 93-102.

[7] Zhang WD, Li CX, Liu QY, et al. CT, MRI, and FDG-PET/CT imaging findings of abdominopelvic desmoplastic small round cell tumors: correlation with histopathologic findings. Eur J Radiol, 2011, 80（2）: 269-273.

[8] Lee JC, Villanueva-Meyer JE, Ferris SP, et al. Clinicopathologic and molecular features of intracranial desmoplastic small round cell tumors. Brain Pathol, 2020,

30（2）: 213-225.

[9] Eklund MJ, Cundiff C, Shehata BM, et al. Desmoplastic small round cell tumor of the kidney with unusual imaging features. Clin Imaging, 2015, 39（5）: 904-907.

[10] Subasinghe D, Keppetiyagama CT, Sudasinghe H, et al. Pancreatic desmoplastic small round cell tumour--a rare presentation of painful obstructive jaundice. JOP, 2014, 15（6）: 618-621.

[11] Best O, Brooks M, Gassner P, et al. An unusual testicular mass: a case of desmoplastic small round cell tumour. Pathology, 2021: S0031-3025（21）00475-X.

[12] Atef A, Gaballa K, Zuhdy M, et al. Primary desmoplastic small-round-cell tumor of the ovary. J Egypt Natl Canc Inst, 2019, 31（1）: 4.

[13] Ariza-Prota MA, Pando-Sandoval A, Fole-Vazquez D, et al. Desmoplastic small round cell tumor of the lung: A case report and literature review. Respir Med Case Rep, 2015, 16: 112-116.

[14] Hatanaka KC, Takakuwa E, Hatanaka Y, et al. Desmoplastic small round cell tumor of the parotid gland-report of a rare case and a review of the literature. Diagn Pathol, 2019, 14（1）: 43.

[15] Xuesong D, Hong G, Weiguo Z. Primary desmoplastic small round cell tumor of the tibia: PET/CT and MRI presentation of a rare case and review of the literature. J Bone Oncol, 2020, 20: 100272.

[16] Wilkinson MD, Fulham MJ. FDG PET imaging of metastatic gastrointestinal stromal tumor. Clin Nucl Med, 2003, 28（9）: 780-781.

[17] Hayes-Jordan A, Green H, Fitzgerald N, et al. Novel treatment for desmoplastic small round cell tumor: hyperthermic intraperitoneal perfusion. J Pediatr Surg, 2010, 45（5）: 1000-1006.

[18] Kis B, O'Regan KN, Agoston A, et al. Imaging of desmoplastic small round cell tumour in adults. Br J Radiol, 2012, 85（1010）: 187-192.

[19] Hayes-Jordan A, LaQuaglia MP, Modak S. Management of desmoplastic small round cell tumor. Semin Pediatr Surg, 2016, 25（5）: 299-304.

[20] Saleh D, Al-Maghrabi S, Al-Maghrabi H, et al. Desmoplastic Small Round Cell Tumor of Pancreatic Origin in a Young Child: A Case Report and Review of Literature. Am J Case Rep, 2020, 21: e922762.

[21] Gorospe L, Gomez T, Gonzalez LM, et al. Desmoplastic small round cell tumor of the pelvis: MRI findings with histopathologic correlation. Eur Radiol, 2007, 17（1）: 287-288.

[22] Hayes-Jordan A, Green HL, Lin H, et al. Complete cytoreduction and HIPEC improves survival in desmoplastic small round cell tumor. Ann Surg Oncol, 2014, 21（1）: 220-224.

第七章　骨肿瘤

第一节　软骨肉瘤

病例 1

【简要病史】 女，60 岁，咽喉部不适 8 个月；CT 发现鼻咽顶部占位伴钙化。

【影像所见】 副鼻窦 MRI（图 7-1-1）示鼻中隔后部及双侧蝶窦内团块状混杂信号影，增强扫描不均匀强化。头颅 ^{18}F-FDG PETCT（图 7-1-2）示鼻中隔后部及双侧蝶窦内软组织密度肿物，其内可见多发钙化，代谢轻度增高。

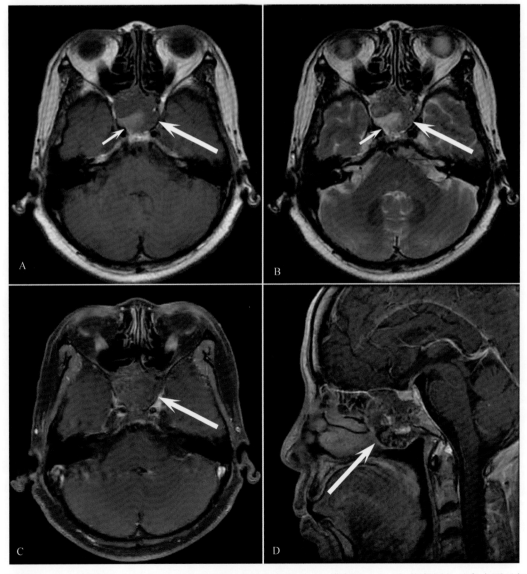

图 7-1-1　副鼻窦 MRI。横断层 T1WI（**A**）、T2WI（**B**）及增强扫描（**C**，横断层；**D**，矢状断层）示鼻中隔后部及双侧蝶窦内团块状 T1WI、T2WI 低信号影（大箭号），增强扫描不均匀强化（大箭号），范围 2.6 cm×2.9 cm×3.5 cm，其内见片状 T1WI、T2WI 高信号影（**A**、**B**，小箭号）；病变向后累及斜坡，与双侧海绵窦分界清晰

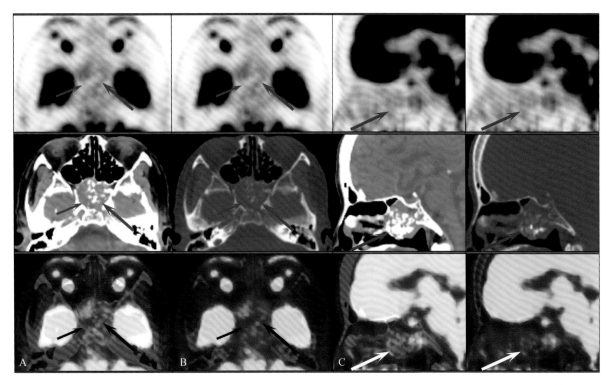

图 7-1-2　头颅 ^{18}F-FDG PETCT（**A**、**B**，横断层；**C**、**D**，矢状断层）示鼻中隔后部及双侧蝶窦内软组织密度肿物伴钙化，代谢轻度增高（大箭号），其中 MRI（图 7-1-1）所示的 T1WI、T2WI 高信号区呈代谢减低缺损表现（小箭号）

【病理结果】　软骨肉瘤（Ⅱ级），Ki-67 2%。

病例 2

【简要病史】　女，24 岁，发现右背部肿块 3 个月，逐渐增大伴疼痛 2 个月。

【影像所见】　胸部 CT（图 7-1-3）示右第 9 后肋骨质破坏伴软组织密度肿物，增强扫描肿物不均匀强化。^{18}F-FDG PET/CT（图 7-1-4）示右第 9 后肋膨胀性骨质破坏伴软组织密度肿物，代谢轻度增高。

【病理结果】　软骨肉瘤（Ⅱ级）。

病例 3

【简要病史】　女，53 岁，右下肢步态不稳 4 月余；外院 CT、MRI 发现右髂骨占位；近期体重下降 2 kg。

【影像所见】　^{18}F-FDG PET/CT（图 7-1-5）示右侧髂骨骨破坏伴代谢增高。

【病理结果】　手术切除病理：（右髂骨）去分化型软骨肉瘤，去分化成分呈多形性未分化肉瘤与骨肉瘤表现，Ki-67 40%。

病例 4

【简要病史】　男，45 岁，左臀部针刺样疼痛伴左小腿肌肉萎缩 2 个月。

【影像所见】　盆腔 CT（图 7-1-6A ～ F）示左侧骶尾骨前肿物；全身骨显像（图 7-1-6G、H）未见明显异常。^{18}F-FDG PET/CT（图 7-1-7）示左侧骶尾骨前软组织密度肿物，肿物周边轻度代谢增高。

【病理结果】　手术切除标本大体检查：灰白、质脆分叶状肿块，大小 10 cm×8 cm×7 cm，切面灰白、部分区域呈胶冻样；病理：（左骨盆骶尾部肿物）结合影像学，考虑为骨膜型软骨肉瘤（Ⅱ级）。

【讨论】　软骨肉瘤（chondrosarcoma）发病率是继骨髓瘤和骨肉瘤之后第三位好发的原发恶性骨肿瘤，约占原发恶性骨肿瘤的 9.2%，年发病率约 1/200 000，发病高峰年龄 40 ～ 70 岁，男性多于女性（55%/45%）[1-2]，常见发病部位依次是骨盆（髂骨最常受累）、股骨近端、肱骨近端、股骨远端和肋骨。软骨肉瘤分为原发性和继发性。原发性软骨肉瘤包括经典型（又称普通型，85%）、去分化型（10%）、皮质旁型（2%）、间叶型（2%）及透明细胞型（1% ～ 2%）[1, 3]。继发性软骨肉瘤是指继发于遗传性多发骨软骨瘤病、多发性内生软骨瘤病（Ollier 病）和内生软骨瘤病伴软组织血管瘤（Maffucci 综合征）[4]；继发性软骨肉瘤大多为经典型，通常恶性程度低，转移率低[5]。

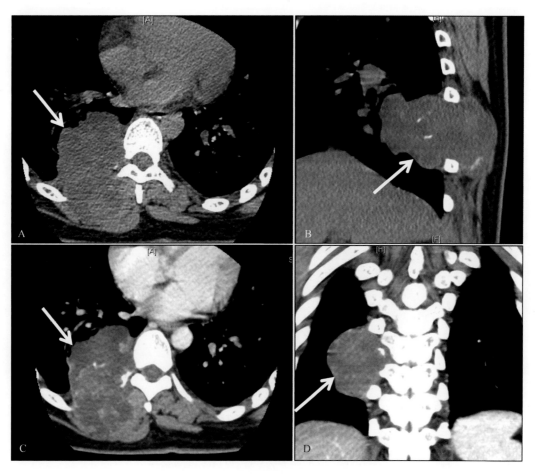

图 7-1-3 胸部 CT。横断层（**A**）及矢状断层（**B**）平扫图像示右第 9 后肋膨胀性骨质破坏，伴软组织密度肿物，其内密度不均匀，可见多发斑片状低密度影、残存骨嵴及钙化灶，向后侵及周围软组织（箭号）；横断层（**C**）及冠状断层（**D**）增强扫描图像示肿物不均匀强化（箭号）

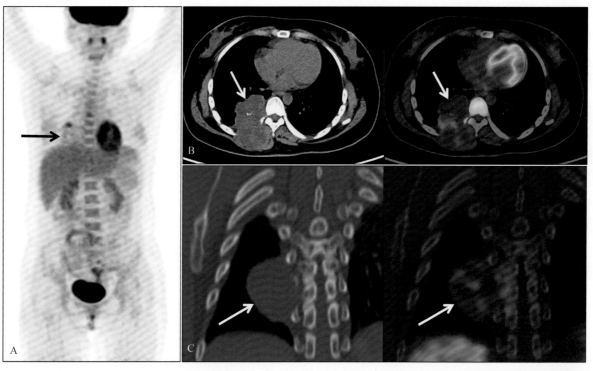

图 7-1-4 ^{18}F-FDG PET/CT（**A**，MIP；**B**，横断层；**C**，冠状断层）示右第 9 后肋膨胀性骨质破坏伴软组织密度肿物，代谢轻度增高（SUV$_{max}$ 2.2）（箭号）

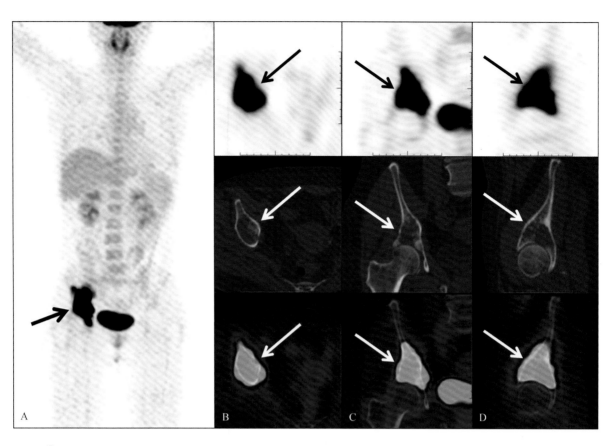

图 7-1-5 ^{18}F-FDG PET/CT。MIP（**A**）图像示右侧髂骨异常放射性浓聚灶（箭号）；横断层（**B**）、冠状断层（**C**）及矢状断层（**D**）图像示右侧髂骨溶骨性骨破坏，代谢增高（箭号）

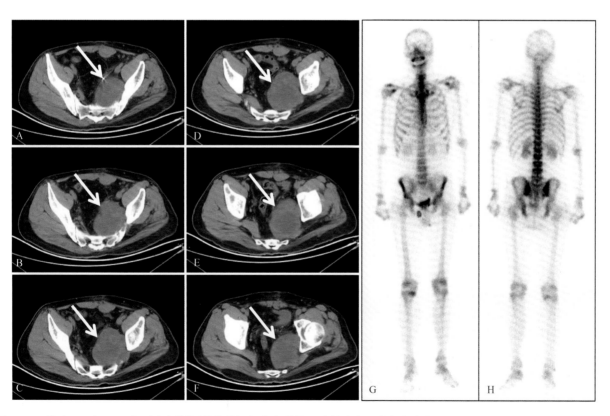

图 7-1-6　盆腔 CT（**A ～ F**）示左侧骶尾骨前软组织密度肿物，边界清晰，内部密度欠均匀（箭号）；全身骨显像（**G**，前位；**H**，后位）未见明显异常（前位右坐骨前方浓聚影为尿液污染所致伪影）

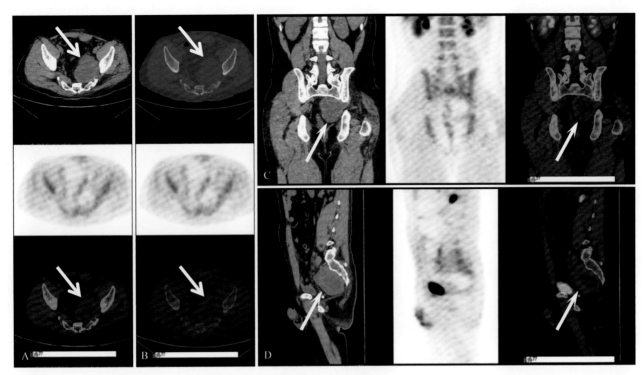

图 7-1-7 ^18^F-FDG PET/CT（**A**、**B**，横断层；**C**，冠状断层；**D**，矢状断层）示左侧骶尾骨前软组织密度肿物，肿物周边呈环形轻度代谢增高（箭号）

经典型软骨肉瘤（包括原发和继发）占所有软骨肉瘤的 85%，根据软骨细胞丰富程度、异型性、核分裂象以及黏液变性程度，经典型软骨肉瘤分为Ⅰ～Ⅲ级，其中Ⅰ级软骨肉瘤属于交界性肿瘤[6]。去分化型软骨肉瘤有高度致死性，组织学上呈"双态现象"，即由低级别软骨肉瘤合并去分化成分组成，镜下两种成分界限分明；去分化成分可为恶性纤维组织细胞瘤、骨肉瘤和纤维肉瘤等[7-8]。皮质旁型软骨肉瘤又称为骨膜型或骨旁型软骨肉瘤，起源于骨表面，是发生于骨膜的少见肿瘤；在人群监测、流行病学及最终结果（SSER）数据库中，667例软骨肉瘤中仅有 3 例为骨膜型软骨肉瘤[6]。间叶型软骨肉瘤可起源于骨或软组织，病理上由未分化间变性小细胞和软骨性病变组成，骨内病灶易累及中轴骨及颅面骨，骨外病灶则好发于下肢和头颈部。透明细胞型软骨肉瘤是一种罕见的软骨肉瘤亚型，含有大量透明软骨细胞，可见显著骨化生，类似于骨母细胞瘤；生物学行为属低度恶性肿瘤，好发于长骨干骺端，股骨最多见。

软骨肉瘤整体 5 年生存率为 70% 左右，预后与分级和亚型密切相关。大多数原发软骨肉瘤为Ⅰ级或Ⅱ级，Ⅲ级软骨肉瘤较少见。Ⅰ级软骨肉瘤生长缓慢，转移较少见，5 年生存率可达 90%；Ⅱ、Ⅲ级软骨肉瘤 5 年生存率为 40%～50%；去分化型软骨肉瘤预后最差，5 年生存率仅为 1%～20%[9]。

软骨肉瘤的影像学特征是肿瘤软骨基质钙化，可呈多发钙化，以环状、弓状钙化最具有定性诊断价值[10]。肿瘤边缘常有轻度骨质硬化，骨膜反应少见，软组织肿块多见，且通常软组织肿块较大而骨破坏相对较轻。X 线平片能够清晰显示各种形态的骨质破坏、钙化、骨化及骨膜反应，但对髓腔浸润、软组织肿块及周围组织侵犯情况显示欠佳。CT 能准确识别肿瘤的出血、坏死、囊变、钙化及骨化，可以明确显示肿瘤的生长方式、新生瘤软骨及钙化的分布；增强扫描可以清晰显示肿瘤的血供、坏死及与周围组织的关系。软骨肉瘤 MRI 通常 T1WI 呈低信号或等信号，T2WI 呈明显高信号，信号常不均匀；软骨肉瘤小叶在 T2WI 多为显著高信号，信号常高于脂肪[11]，使病灶与正常组织的分界面呈"扇贝状"或"花边状"，与软骨肉瘤小叶边缘的推压有关；小叶间隔呈弓形或环状低信号，与小叶间隔内的胶原纤维及钙化有关[12]。CT 或 MRI 增强扫描显示肿瘤中心多呈轻中度强化，周缘及分隔强化相对明显，且分隔强化自周边伸向中心[13]。

^18^F-FDG PET/CT 除了能提供软骨肉瘤上述 CT 诊断信息外，还能显示其代谢水平。软骨肉瘤对 ^18^F-FDG 的摄取差异较大（SUV_{max} 范围 1.3～13.2）[14]；

^{18}F-FDG 摄取程度与病理分级相关，SUV$_{max}$ 越高越倾向于病理高分级且预后越差，故 ^{18}F-FDG PET/CT 可对软骨肉瘤分化程度及预后提供一定的有价值信息[15]。

（宋娟娟　王爽　孙贞魁　张卫方　付占立）

参考文献

[1] Gelderblom H, Hogendoorn PC, Dijkstra SD, et al. The clinical approach towards chondrosarcoma. Oncologist, 2008, 13（3）: 320-329.

[2] Riedel RF, Larrier N, Dodd L, et al. The clinical management of chondrosarcoma. Curr Treat Options Oncol, 2009, 10（1-2）: 94-106.

[3] Meijer D, de Jong D, Pansuriya TC, et al. Genetic characterization of mesenchymal, clear cell, and dedifferentiated chondrosarcoma. Genes Chromosomes Cancer, 2012, 51（10）: 899-909.

[4] Verdegaal SH, Bovée JV, Pansuriya TC, et al. Incidence, predictive factors, and prognosis of chondrosarcoma in patients with Ollier disease and Maffucci syndrome: an international multicenter study of 161 patients. Oncologist, 2011, 16（12）: 1771-1779.

[5] Ahmed AR, Tan TS, Unni KK, et al. Secondary chondrosarcoma in osteochondroma: report of 107 patients. Clin Or thop Relat Res, 2003, 411: 193-206.

[6] Fletcher CD, Bridge JA, Hogendoorn PC, et al. WHO Classification of tumours of soft tissue and bone. Lyon: IARC Press, 2013: 264-268.

[7] Murphey MD, Walker EA, Wilson AJ, et al. From the archives of the AFIP: imaging of primary chondrosarcoma: radiologic pathologic correlation. Radiographics, 2003, 23（5）: 1245-1278.

[8] MacSweeney F, Darby A, Saifuddin A, et al. Dedifferentiated chondrosarcoma of the appendicular skeleton: MRI-pathological correlation. Skeletal Radiol, 2003, 32（12）: 671-678.

[9] 郭卫, 姬涛, 杨毅, 等. 165 例骨盆软骨肉瘤外科治疗的疗效分析. 中华外科杂志, 2014, 34（11）: 1079-1087.

[10] 周建军, 丁建国, 王建华, 等. 骨盆软骨肉瘤影像特征及其病理基础. 中华放射学杂志, 2008, 42（6）: 632-635.

[11] 唐浩, 邹丹凤, 赵静, 等. 软骨肉瘤的影像诊断. 实用放射学杂志, 2010, 26（12）: 1795-1797.

[12] 周建军, 丁建国, 曾蒙苏, 等. 原发性软骨肉瘤影像学表现与病理关系. 放射学实践, 2008, 23（1）: 62-65.

[13] Geirnaerdt MJ, Hogendoorn PC, Bloem JL, et al. Cartilaginous tumors: fast contrast-enhanced MR imaging. Radiology, 2000, 214（2）: 539-546.

[14] Brenner W, Conrad EU, Eary JF. FDG PET imaging for grading and prediction of outcome in chondrosarcoma patients. Eur J Nucl Med Mol Imaging, 2004, 31（2）: 189-195.

[15] Zhang Q, Xi Y, Li D, et al. The utility of ^{18}F-FDG PET and PET/CT in the diagnosis and staging of chondrosarcoma: a meta-analysis. J Orthop Surg Res, 2020, 15（1）: 229.

第二节　骨样骨瘤与骨母细胞瘤

一、骨样骨瘤

【简要病史】 男，23 岁，腰骶部疼痛 1 年余。夜间为著，服用布洛芬有效。

【影像所见】 腰椎 MRI（图 7-2-1A、B）示腰 5 左侧附件见片、絮状 T2WI 稍高信号，左侧骶 1 神经根水肿；增强扫描见左侧腰 5-骶 1 小关节囊、临近多裂肌、左侧骶 1 神经根、棘上及棘间韧带高强化。^{18}F-FDG PET/CT（图 7-2-1C ～ E）示腰 5 椎体左侧椎弓根低密度灶伴代谢增高，周边可见硬化带。

【病理结果】（腰 5）穿刺活检病理：骨样骨瘤。

二、骨母细胞瘤

【简要病史】 女 28 岁，腰背痛，伴下肢麻木感 5 个月。

【影像所见】 腰椎 MRI（图 7-2-2A、B）示胸 11 椎体及附件内团块状混杂信号影，部分病变突入椎管内，局部椎管变窄；胸 11 椎体信号减低。^{18}F-FDG PET/CT（图 7-2-2C ～ E）示胸 11 椎体及附件内低密度肿物，代谢增高，胸 11 椎体骨质明显硬化。

【病理结果】（胸 11 椎体）穿刺活检病理：送检组织中可见不规则骨小梁形成，小梁表明被覆骨母细胞，无细胞异型性，间质疏松水肿，形态符合骨母细胞瘤。

【本节讨论】 骨样骨瘤（osteoid osteoma）是一种良性成骨性肿瘤，是继内生软骨瘤和非骨化性纤维瘤后第三位常见的良性骨肿瘤，通常肿瘤体

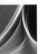

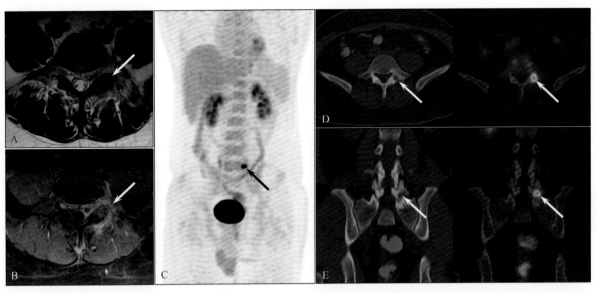

图 7-2-1 腰椎 MRI（**A**，T2WI；**B**，增强）示腰 5 左侧附件见片、絮状 T2WI 稍高信号（箭号），左侧骶 1 神经根水肿；增强扫描见左侧腰 5-骶 1 小关节囊、临近多裂肌、左侧骶 1 神经根、棘上及棘间韧带高强化（箭号）。^{18}F-FDG PET/CT（**C**，MIP；**D**，横断层；**E**，冠状断层）示腰 5 椎体左侧椎弓根低密度灶伴代谢增高（SUV$_{max}$ 6.9），周边可见硬化带（箭号）

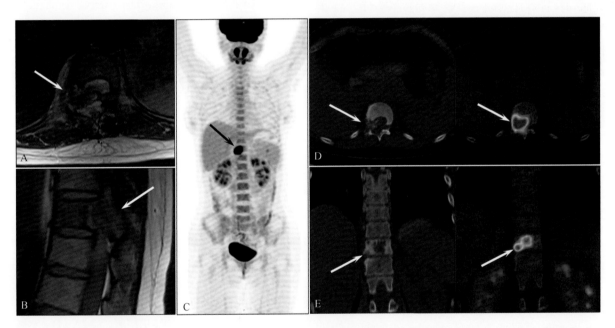

图 7-2-2 腰椎 MRI（**A**，横断层；**B**，矢状断层）T1WI 示胸 11 椎体及附件内团块状混杂信号影（箭号），部分病变突入椎管内，压迫脊髓，局部椎管变窄；胸 11 椎体信号减低。^{18}F-FDG PET/CT（**C**，MIP；**D**，横断层；**E**，冠状断层）示胸 11 椎体及附件内低密度肿物，代谢增高（SUV$_{max}$ 19.7）（箭号），其内可见少量高密度影，胸 11 椎体骨质明显硬化

积小，具有生长自限性[1]。骨样骨瘤中央区瘤巢（nidus）含有分化的骨母细胞，骨母细胞产生呈放射状或网状排列的骨样组织，可伴有不同程度的钙化或骨化，但不会分化为成熟骨小梁，骨样组织间是富于血管的结缔组织；瘤巢直径多小于 1.5 cm，周围环以弥漫增生硬化的致密骨（成熟骨）[1-2]。骨样骨瘤好发于 10～20 岁年轻人[1, 3-4]，男女之比为（2～3）：1[3, 5]，最常见于下肢，尤其是股骨近端，其他常见部位有胫骨、股骨的其他部位和

脊柱；脊柱发生率为 10%～20%[2]，腰椎附件多见[6-7]。骨样骨瘤的主要临床表现为疼痛，具有逐渐加重、夜间为著以及与活动无关等特点，可能与病灶产生前列腺素有关：一方面，前列腺素可引起瘤巢内血管扩张充血、张力增高，压迫瘤巢内的无髓神经纤维导致剧烈疼痛，另一方面，前列腺素还可引起周围组织的炎症反应；因此具有抑制前列腺素合成作用的非甾体抗炎药可迅速缓解疼痛[1, 8]。在 X 线平片和 CT 上，骨样骨瘤中央瘤巢表现为低

密度透亮区伴或不伴骨化或钙化影，周围增生硬化致密骨表现为高密度硬化带，有时硬化带可占据瘤体大部。MRI上瘤巢表现为T1WI低信号和T2WI高信号，增强扫描可有强化；边缘硬化带T1WI、T2WI均呈低信号，不伴强化；部分瘤体周围可伴有骨髓及软组织水肿（斑片状T1WI低信号、T2WI高信号）。^{18}F-FDG PET/CT瘤巢多表现为代谢增高的低密度灶，伴周围代谢不高的硬化带[9]。

骨母细胞瘤（osteoblastoma）是一种少见的中间型（局部侵袭性）成骨性肿瘤[1]。骨母细胞瘤约占所有骨肿瘤的1%，发病年龄10～30岁，男女之比为2.5∶1[1]。骨母细胞瘤好发于脊柱（28%～36%）[10]，特别是后侧附件和骶骨（占所有脊柱骨母细胞瘤的40%～55%）[1]，其次是股骨近端、股骨远端和胫骨近端，再次是跗骨（距骨和跟骨）[1]。骨母细胞和骨样骨瘤均属于成骨性肿瘤，可产生骨样基质，且具有非常相似的组织病理学特征，但二者临床和影像学表现以及生物学行为均有所不同，因此目前认为是两种不同的骨肿瘤[1]。骨母细胞瘤含有较多增生的骨母细胞，且可见核分裂象，骨样组织可形成分化成熟的骨小梁，瘤体内可散布破骨细胞样多核巨细胞[1]。骨母细胞瘤患者常诉有慢性疼痛，但非甾体抗炎药疗效不如骨样骨瘤；发生于脊柱的骨母细胞瘤和骨样骨瘤均可出现跛行、脊柱侧凸、局部压痛、活动受限和（或）椎旁肌痉挛[3]。骨母细胞瘤影像学表现与骨样骨瘤类似，呈圆形或椭圆形溶骨性破坏，边界清楚，周围伴不同程度骨质硬化带，但硬化程度多较骨样骨瘤轻，且病灶直径通常＞2cm，可具有类似动脉瘤样骨囊肿的膨胀性生长特点，或具有酷似恶性骨肿瘤的侵袭性特征，但很少累及软组织[1]。在^{18}F-FDG PET/CT上，骨母细胞瘤同样表现为^{18}F-FDG高摄取，且延迟显像^{18}F-FDG摄取进一步增高，有别于骨样骨瘤延迟显像多无明确进一步增高的特点[11-12]。

（廖栩鹤　张卫方　付占立　农琳）

参考文献

[1] de Andrea C E，Bridge J A，Schiller A. Osteoblastoma. In：WHO classification of tumors of soft tissue and bone（Eds. CD Fletcher，JA Bridge，PC Hogendoorn，F Mertens）. Lyon：IARC Press，2013，277-282.

[2] Bhure U，Roos J E，Strobel K. Osteoid osteoma：multimodality imaging with focus on hybrid imaging. Eur J Nucl Med Mol Imaging，2019，46（4）：1019-1036.

[3] Orlowski J P，Mercer R D. Osteoid osteoma in children and young adults. Pediatrics，1977，59（4）：526-532.

[4] Kaweblum M，Lehman W B，Bash J，et al. Diagnosis of osteoid osteoma in the child. Orthop Rev，1993，22（12）：1305-1313.

[5] Cohen M D，Harrington T M，Ginsburg W W. Osteoid osteoma：95 cases and a review of the literature. Semin Arthritis Rheum，1983，12（3）：265-281.

[6] Graham G N，Browne H. Primary bony tumors of the pediatric spine. Yale J Biol Med，2001，74（1）：1-8.

[7] Healey J H，Ghelman B. Osteoid osteoma and osteoblastoma. Current concepts and recent advances. Clin Orthop Relat Res，1986，204：76-85.

[8] Greenspan A. Benign bone-forming lesions：osteoma，osteoid osteoma，and osteoblastoma. Clinical，imaging，pathologic，and differential considerations. Skeletal Radiol，1993，22（7）：485-500.

[9] Kong J，Xiao H，Liu T，et al. The valuation of using FDG PET-CT in detecting osteoid osteoma of the cervical spine. J Spinal Disord Tech，2015，28（2）：E67-E73.

[10] Wu M，Xu K，Xie Y，et al. Diagnostic and Management Options of Osteoblastoma in the Spine. Med Sci Monit，2019，25：1362-1372.

[11] Lim C H，Park Y H，Lee S Y，et al. F-18 FDG uptake in the nidus of an osteoid osteoma. Clin Nucl Med，2007，32（8）：628-630.

[12] Imperiale A，Moser T，Ben-Sellem D，et al. Osteoblastoma and osteoid osteoma：morphofunctional characterization by MRI and dynamic F-18 FDG PET/CT before and after radiofrequency ablation. Clin Nucl Med，2009，34（3）：184-188.

第三节　骨肉瘤

病例1

【简要病史】　女，39岁，颈痛1月余，CT发现颈2椎体占位。

【影像所见】　颈椎CT（图7-3-1A）示颈1～2椎体骨破坏；病变累及颈1～3节段椎管，局部脊髓受压。^{18}F-FDG PET/CT（图7-3-1B、C）示病变代谢增高。

【病理结果】　颈2椎体骨组织穿刺病理：肿瘤

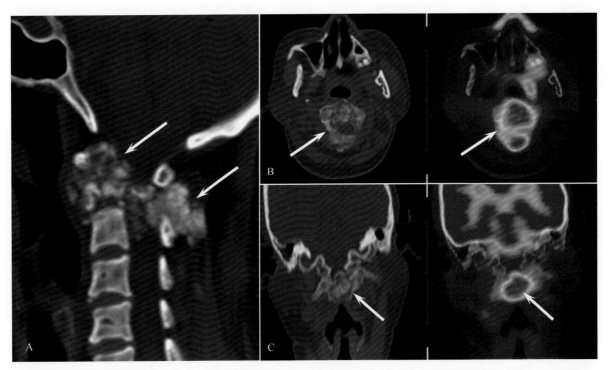

图 7-3-1　颈椎 CT 矢状位图像（**A**）示 C1 ～ 2 椎体对位差，颈 2 椎体形态失常，压缩变扁；颈 1 前弓、颈 2 椎体及齿突、右侧椎板、横突、棘突局部可见膨胀性骨破坏（箭号），呈棉絮状高密度；颈 1 ～ 3 节段椎管狭窄，局部脊髓受压。^{18}F-FDG PET/CT（**B**，横断层；**C**，冠状断层）示病变代谢增高（SUV$_{max}$ 7.4）（箭号）

性病变，以短梭形细胞增生为主，间质有较弥漫蓝染钙盐沉积，血管稍丰富；细胞异型性不显著，似有核沟，未见明显核分裂象；偶见多核巨细胞；IHC：骨粘连蛋白（Osteonectin）（＋），SOX9（部分＋），Ki-67（热区 20%）；结合 IHC，病变符合骨肉瘤。

病例 2

【简要病史】　男，65 岁，左大腿近端肿胀、疼痛，活动受限 2 月余。

【影像所见】　平扫 CT（图 7-3-2A）示左股骨中上段后内侧肌间软组织密度肿物；MRI 增强扫描（图 7-3-2B）示肿物不均匀强化。^{18}F-FDG PET/CT（图 7-3-3）示肿物代谢不均匀增高。

【病理结果】　手术切除病理：（骨外）骨肉瘤伴坏死，肿瘤呈浸润性生长，浸润周围横纹肌组织。

【讨论】　骨肉瘤（osteosarcoma）又称为成骨肉瘤（osteogenic sarcoma），主要起源于骨原始间充质细胞，极少数起源于软组织[1]，占原发骨肿瘤的 15%，男 / 女比 2.3 : 1，是儿童和青少年最常见的原发恶性骨肿瘤[2-3]。骨肉瘤具有双峰年龄分布的特点，发病高峰分别为青少年和老年，青少年的高峰集中在 15 岁左右，主要为原发性骨肉瘤，第二个高峰集中在 75 岁左右，主要是继发性骨肉瘤[3]。原发性骨肉瘤 80% ～ 90% 发生于四肢

长骨干骺端，尤其是股骨远端、胫骨近端和肱骨近端；扁骨和不规则骨中以髂骨受累最多见，其次为骶骨、胸骨、肋骨、脊椎和颅骨；手足短管骨最少见[4]。骨肉瘤主要表现为局部疼痛、肿胀和运动障碍三大症状，以疼痛最为常见。血清碱性磷酸酶（ALP）可有不同程度的升高[5]。

骨肉瘤根据瘤骨的多寡可分为成骨型、溶骨型和混合型；具体包括以下病理类型：低级别中心型（＜ 1%）、普通型（包括成软骨型、成纤维型和成骨型）（＞ 50%）、毛细血管扩张型（1.2% ～ 7.0%）、小细胞型（1%）、继发性（15%）骨肉瘤，以及骨旁（5%）、骨膜（1.5%）、高级别表面（0.4%）骨肉瘤[6-7]。骨肉瘤主要成分为瘤性成骨细胞、瘤性骨样组织和肿瘤骨；部分肿瘤还可见多少不等的瘤性软骨组织和纤维肉瘤样结构。肿瘤细胞大小不一，染色质丰富，常见核分裂象；肿瘤细胞分泌的基质将其包埋并连接起来，形成大小不等、形态各异的片状结构，即瘤性骨样组织，如有较多钙盐沉积即为肿瘤骨[4]。

原发性骨肉瘤 X 线平片及 CT 的主要影像学特征包括[4, 8]：①溶骨性骨质破坏；②瘤骨，包括象牙质瘤骨、棉絮状瘤骨和针样瘤骨；③软组织肿块，内可有瘤骨；④骨膜反应，可出现骨膜三角

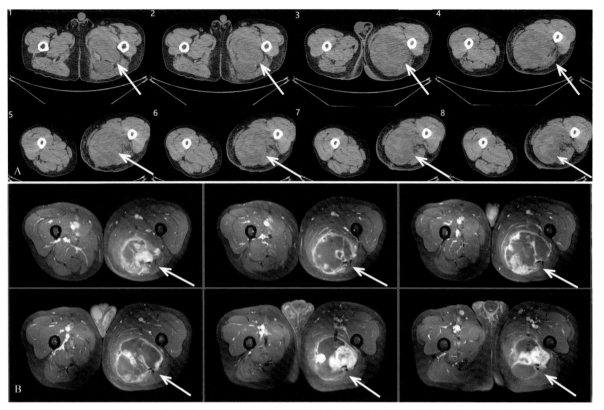

图 7-3-2 平扫 CT（**A**）示左股骨中上段后内侧肌间软组织密度肿物，密度欠均匀，与周围肌肉边界不清（箭号）；MRI 增强扫描（**B**）示肿物不均匀强化（箭号）

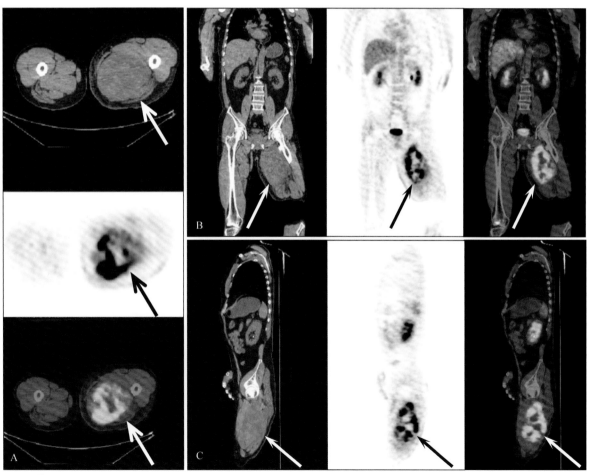

图 7-3-3 ^{18}F-FDG PET/CT（**A**，横断层；**B**，冠状断层；**C**，矢状断层）示左股骨中上段后内侧肌间软组织密度肿物，代谢不均匀增高（箭号）

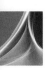
（Codman's triangle）；⑤侵犯骨骺和关节；⑥病理性骨折；⑦远处转移，肺为最常见的转移部位，20% 的骨肉瘤在初诊时即有远处转移[9]。骨肉瘤 MRI 多表现为不均匀 T1WI、T2WI 低信号，边缘清楚、外形不规则；增强扫描由于肿瘤边缘强化时间明显早于中心部位，而表现为中心充盈延迟。

继发性骨肉瘤多发生在 Paget 病、放疗后、慢性骨髓炎、骨纤维结构不良以及良性骨肿瘤或肿瘤样病变基础上，近年来假体和置入的金属部件所引起的继发性骨肉瘤也有个例报道[10-12]。继发性骨肉瘤的发病年龄多较大，病理类型多为高级别骨肉瘤，预后极差。继发性骨肉瘤的影像学表现多样，多有原发基础病变的背景，并与之关系密切。

骨外骨肉瘤（extraskeletal osteosarcoma，EOS）是一种软组织恶性间叶性肿瘤，发生于骨骼以外，又称软组织骨肉瘤；肿瘤不附着于骨，能产生类骨质或软骨基质[13-14]。EOS 发病率极低，占全部软组织肿瘤的 1%～2%，占全部骨肉瘤的 2%～5%[13]。EOS 发病年龄偏大，多为 40 岁以上的中老年人，高发年龄在 50～70 岁，男/女比约 1.9:1[15]。肿瘤好发于四肢深部的软组织内，其中发生于大腿者最为常见（约 50%），其他常见部位有肩胛带区、躯干、腹膜后等[16]。

EOS 根据起源分为原发性与继发性两种：原发性 EOS 是指发生于骨外器官和软组织的骨肉瘤，不依附于骨或骨膜，且无全身骨起源的原发骨肉瘤存在；继发性 EOS 多为骨起源的骨肉瘤向骨外器官和软组织内转移而来，或继发于某些原发疾病，如继发于骨化性肌炎的 EOS 等[17]。

原发性 EOS 起病隐匿，无典型临床表现，首发症状多为进行性肿大的软组织肿块，伴或不伴疼痛，肿块可压迫周围脏器，产生相应的症状和体征。CT 平扫通常表现为骨外软组织内非均质性软组织密度肿物，可伴有不同程度钙化或瘤骨成分，约有 10% 的病例表现为广泛的出血囊性变[16]。MRI 上，肿瘤实质呈 T1WI 中等或偏低信号，T2WI 中等或偏高信号，信号多不均匀；钙化或瘤骨成分呈低信号区；此外，肿瘤内坏死、囊变及出血更使得 MRI 信号混杂、多变；增强扫描 EOS 多呈明显不均匀强化。

由于骨肉瘤能产生数量不等的新生骨样组织且血供丰富，99mTc-MDP 骨显像原发病灶和转移病灶均可表现出对骨显像剂的高度摄取[18-19]，故全身骨显像不仅可用于了解原发肿瘤的局部侵犯情况，同时还可检出肺或其他软组织的转移病灶。18F-FDG PET/CT 可对骨肉瘤的恶性程度进行评价，通常 18F-FDG 摄取越高，肿瘤恶性程度（分级）越高[20]。此外，18F-FDG PET/CT 显像还可用于骨肉瘤的分期、疗效评估以及系统治疗后局部复发或远处转移的监测（图 7-3-4）[21]。

（宋娟娟　孙贞魁　张卫方　付占立）

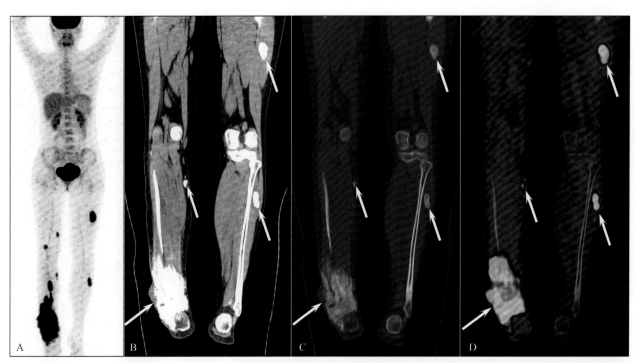

图 7-3-4　18F-FDG PET/CT（女，35 岁，右小腿骨旁骨肉瘤复发）。MIP 图像（**A**）示双下肢多发代谢增高灶；双下肢冠状位（**B**，软组织窗；**C**，骨窗；**D**，PET/CT 融合）图像示双下肢多发骨化灶，代谢增高（箭号）

参考文献

[1] Ritter J，Bielack SS. Osteosarcoma. Ann Oncol, 2010, 21（Suppl 7）: vii 320-325.

[2] ESMO/European Sarcoma Network Working Group. Bone sarcomas. ESMO clinical practice guidelines for diagnosis, treatment and follow-up. Ann Oncol, 2014, 25（Suppl 3）: iii113-123.

[3] Mirabello L，Troisi RJ，Savage SA. Osteosarcoma incidence and survival rates from 1973 to 2004: data from the Surveillance, Epidemiology, and End Results Program. Cancer, 2009, 115（7）: 1531-1543.

[4] 曹来宾，刘吉华. 骨肉瘤的影像学诊断（一）. 放射实践学, 2001, 16（3）: 193-195.

[5] Adamkova Krakorova D，Vesely K，Zambo I，et al. Analysis of prognostic factors in osteosarcoma adult patients, a single institution experience. Klin Onkol, 2012, 25（5）: 346-58.

[6] Klein MJ，Siegal GP. Osteosarcoma: anatomic and histologic variants. Am J Clin Pathol, 2006, 125（4）: 555-581.

[7] Yarmish G，Klein MJ，Landa J，et al. Imaging characteristics of primary osteosarcoma: nonconventional subtypes. Radiographics, 2010, 30（6）: 1653-1672.

[8] 梁碧玲. 骨与关节疾病影像诊断学. 北京: 人民卫生出版社, 2006: 433-447.

[9] Kager L，Zoubek A，Pötschger U，et al. Primary metastatic osteosarcoma: presentation and outcome of patients treated on neoadjuvant Cooperative Osteosarcoma Study Group protocols. J Clin Oncol, 2003, 21（10）: 2011-2018.

[10] Picci P，Sieberova G，Alberghini M，et al. Late sarcoma development after curettage and bone grafting of benign bone tumors. Eur J Radiol, 2011, 77（1）: 19-25.

[11] Gómez Herrera JJ，Hayoun C，Manjón Luengo P, et al. Chondroblastic osteosarcoma over a total hip prosthesis. Radiologia, 2011, 53（4）: 368-371.

[12] Kavalar R，Fokter SK，Lamovec J. Total hip arthroplasty related osteogenic osteosarcoma: case report and review of the literature. Eur J Med Res, 2016, 21: 8.

[13] Allan CJ，Soule EH. Osteogenic sarcoma of the somatic soft tissues: clinicopathologic study of 26 cases and review of literature. Cancer, 1971, 27（5）: 1121-1133.

[14] Doyle LA. Sarcoma classification: an update based on the 2013 World Health Organization Classification of Tumors of Soft Tissue and Bone. Cancer, 2014, 120（12）: 1763-1774.

[15] Bane BL，Evans HL，Ro JY，et al. Extraskeletal osteosarcoma: a clinicopathologic review of 26 cases. Cancer, 1990, 65（12）: 2762-2770.

[16] Fletcher CDM，Bridge JA，Hogendoorn P，et al. WHO Classification of tumours of soft tissue and bone. 4th ed. Lyon: IARC Press, 2013.

[17] Murphey MD，Robbin MR，McRae GA，et al. The many faces of osteosarcoma. Radiographics, 1997, 17（5）: 1205-1231.

[18] Hu B，Liu Y，Cheng L，et al. SPECT/CT imaging of retroperitoneal extraskeletal osteosarcoma. Clin Nucl Med, 2014, 39（2）: 200-202.

[19] 彭京京，张清，蔡伯，等. 放射性核素显像在骨肉瘤诊断中的应用. 中华核医学杂志, 2000, 20（2）: 65-67.

[20] Eary JF，O'Sullivan F，Powitan Y，et al. Sarcoma tumor FDG uptake measured by PET and patient outcome: a retrospective analysis. Eur J Nucl Med Mol Imaging, 2002, 29（9）: 1149-1154.

[21] Palmerini E，Colangeli M，Nanni C，et al. The role of FDG PET/CT in patients treated with neoadjuvant chemotherapy for localized bone sarcomas. Eur J Nucl Med Mol Imaging, 2017, 44（2）: 215-223.

第四节　骨巨细胞瘤

▰ 病例 1

【简要病史】　男，68 岁，活动后右背部疼痛 1 个月；影像学检查发现胸椎占位。18 年前因"骨巨细胞瘤"行右侧腓骨截骨术。

【影像所见】　^{18}F-FDG PET/CT（图 7-4-1）示胸 9 椎体骨质破坏伴软组织密度灶，代谢明显增高（SUV_{max} 12.2）。

【病理结果】　手术病理示"骨巨细胞瘤"。

▰ 病例 2

【简要病史】　女，49 岁，胸闷 1 月余。

【相关检查】　血清 CA125 123.6 U/ml（参考值 < 35 U/ml），ProGRP 61.97 pg/ml（参考值 < 50 pg/ml）。

【影像所见】　胸部 CT（图 7-4-2）示胸 11 椎体骨质破坏伴椎体左旁不均匀软组织密度肿物。^{18}F-FDG PET/CT（图 7-4-3）示胸 11 椎体骨质破坏伴软组织密度灶，代谢轻度增高。

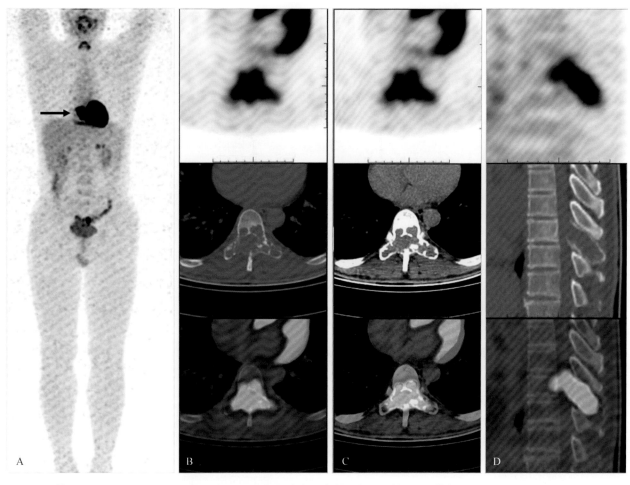

图 7-4-1 ^{18}F-FDG PET/CT。MIP 图像（**A**）示下胸部心脏水平代谢增高灶（箭号）；横断层骨窗（**B**）及软组织窗（**C**）图像示胸 9 椎体及双侧附件骨质破坏伴膨胀和边缘轻度硬化，破坏区可见软组织密度灶填充，代谢明显增高；矢状断层骨窗图像（**D**）示胸 9 棘突骨质破坏伴膨胀，代谢明显增高

【病理结果及后续治疗】（椎旁肿物）穿刺活检病理：纤维及血管中可见较多梭形细胞及巨细胞成分为主的病变，并可见残存及反应性骨组织，结合形态及病史，倾向于骨巨细胞瘤。给予狄诺赛麦（denosumab）静脉注射治疗半年后，椎体内病灶缩小、硬化，椎旁病灶明显硬化（图 7-4-4）。后予以手术治疗：首先行后入路胸 9、胸 10 ～ 12、腰 1 椎弓根螺钉固定，胸 11 附件整块切除，胸 10 ～ 11、胸 11 ～ 12 椎间盘切除术；1 周后再行左侧侧前方入路胸 11 骨巨细胞瘤整块切除，3D 打印人工椎体植入。

【讨论】骨巨细胞瘤（giant cell tumor of bone，GCTB）因肿瘤组织中出现大量破骨样多核巨细胞而得名，是一类具有局部侵袭性、偶见转移的中间型骨肿瘤[1-2]。GCTB 主要由多核巨细胞、基质细胞和单核细胞（mononuclear monocyte cells，MNMC）构成，其中基质细胞才是真正意义上的肿瘤细胞，而多核巨细胞和 MNMC（巨噬细胞和破骨细胞前体）仅为 GCTB 的反应性成分[3]。目

前尚无能够有效预测 GCTB 局部复发、转移或预后的病理学指标[1]。

GCTB 好发于年轻人，发病高峰年龄 20 ～ 45 岁，女性发病率（51.5% ～ 60%）稍高于男性[1]。西方人群中，经活检证实的 GCTB 约占原发性骨肿瘤的 5%[4-6]，而中国人群中则为 20%[7]。GCTB 好发部位依次为膝关节周围（股骨远端和胫骨近端）、股骨近端、桡骨远端、胫骨远端以及骶骨（图 7-4-5），且多发生于骨骺或干骺端，可侵犯关节腔。临床主要表现为局部疼痛和触痛，部分患者局部可触及肿块，此外邻近或直接受累的关节可出现活动受限、活动时疼痛以及关节积液[1]。除骶骨外的脊柱其他部位 GCTB 发病率仅为 2% ～ 4%[8]，发病率从高到低依次为胸椎、颈椎和腰椎。GCTB 可偶尔发生转移，以肺转移最常见（图 7-4-6），来源于四肢 GCTB 的肺转移率为 1.8% ～ 9.1%[1]，来源于脊柱 GCTB 的肺转移率为 13.7%[9]。

GCTB 的 X 线及 CT 影像特点有[10]：①骨端

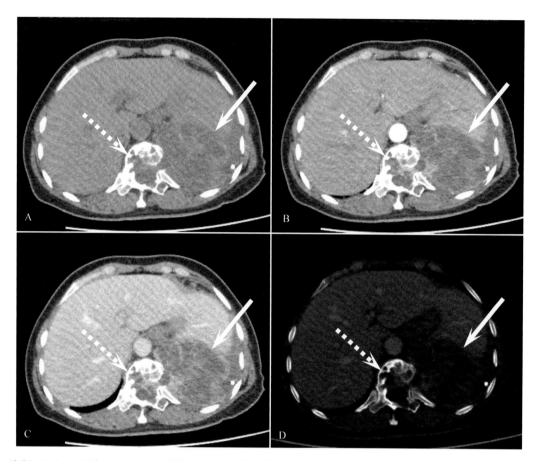

图 7-4-2 胸部 CT（**A**，平扫；**B～D**，增强）示胸 11 椎体骨质破坏（虚线箭号）伴椎体左旁不均匀软组织密度肿物（箭号），椎体骨破坏可见硬化边（**D**），软组织密度肿物内可见分隔；增强扫描，肿物周边及内部分隔可见轻度强化

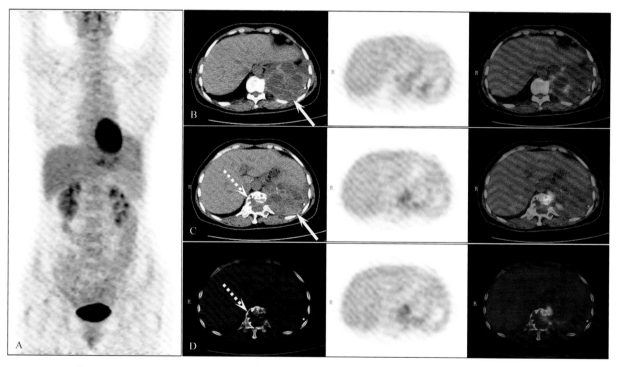

图 7-4-3 ^{18}F-FDG PET/CT（**A**，MIP；**B～D**，横断层）示胸 11 椎体骨质破坏伴软组织密度灶，代谢轻度增高

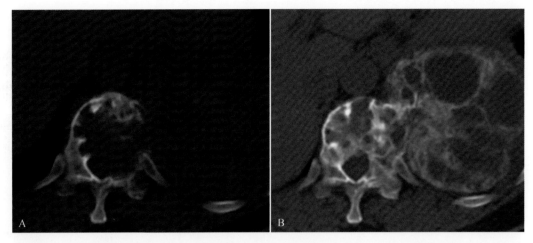

图 7-4-4 治疗前 CT（**A**）示胸 11 椎体骨质破坏；狄诺赛麦治疗半年后 CT（**B**）示椎体内病灶缩小、硬化，椎旁病灶明显硬化

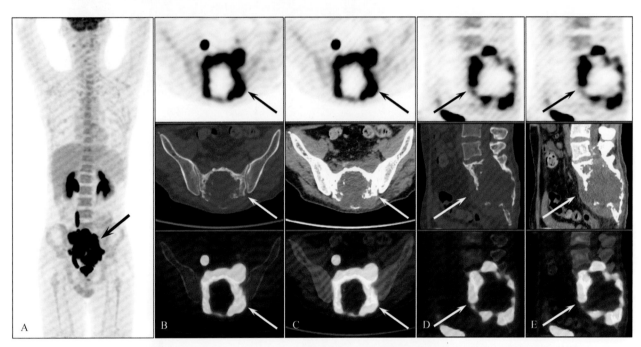

图 7-4-5 ^{18}F-FDG PET/CT（男，42 岁，骶骨 GCTB，γ 刀治疗后 7 年）。MIP（**A**）及横断层（**B**、**C**）及矢状断层（**D**、**E**）图像示骶骨巨大骨质破坏，残余骨质硬化，呈环形代谢增高（箭号，SUV$_{max}$ 22.5）

病变，肿瘤可直达骨性关节面下，以致骨性关节面成为肿瘤的部分骨性包壳；②膨胀性、偏心性生长，可造成多发性骨质吸收，典型者呈"皂泡样"改变，骨皮质变薄、连续性中断；③肿瘤横向膨胀倾向，其最大径线往往与骨干垂直；④肿瘤边界清晰，伴或不伴硬化边，多无骨膜反应。MRI 多表现为膨胀性的富血供包块，呈囊性改变，T1WI 呈低–中信号，T2WI 呈不均匀中–高信号；此外，由于瘤体内的富血供区常伴有出血，造成大量含铁血黄素沉着，故 T1WI 和 T2WI 上常可见低信号区[11]。^{18}F-FDG PET/CT 上 GCTB 多表现为 ^{18}F-FDG 高摄取（SUV$_{max}$ 9.2±3.8）[12]，可能与肿瘤内细胞的己

糖激酶 -2 过度表达有关[13]。

（廖栩鹤　刘晓飞　周晓红　张卫方
付占立）

参考文献

［1］Amanatullah DF，Clark TR，Lopez M J，et al. Giant cell tumor of bone. Orthopedics，2014，37（2）：112-120.

［2］Fletcher CD，Bridge JA，Hogendoorn PC，et al. WHO Classification of tumours of soft tissue and bone. Lyon：IARC Press，2013.

［3］Werner M. Giant cell tumour of bone：morphological，biological and histogenetical aspects. Int Orthop，2006，30（6）：484-489.

［4］Hoch B，Inwards C，Sundaram M，et al. Multicentric giant

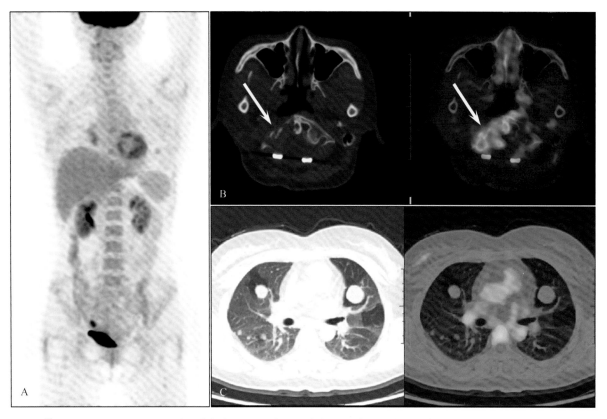

图 7-4-6　^{18}F-FDG PET/CT（女，39 岁，寰枢椎 GCTB 术后及放疗后 10 年，局部复发伴肺转移）。MIP（**A**）及横断层（**B**、**C**）图像示寰椎右侧局部骨质破坏伴软组织密度影，代谢增高（**B**，箭号）；双肺多发结节及肿块，代谢未见明显增高（**C**）

cell tumor of bone. Clinicopathologic analysis of thirty cases. J Bone Joint Surg Am, 2006, 88（9）：1998-2008.

［5］Donthineni R，Boriani L，Ofluoglu O，et al. Metastatic behaviour of giant cell tumour of the spine. Int Orthop，2009，33（2）：497-501.

［6］Lewis VO，Wei A，Mendoza T，et al. Argon beam coagulation as an adjuvant for local control of giant cell tumor. Clin Orthop Relat Res, 2007, 454：192-197.

［7］Sung HW，Kuo DP，Shu WP，et al. Giant-cell tumor of bone：analysis of two hundred and eight cases in Chinese patients. J Bone Joint Surg Am, 1982, 64（5）：755-761.

［8］Thangaraj R，Grimer RJ，Carter SR，et al. Giant cell tumour of the sacrum：a suggested algorithm for treatment. Eur Spine J, 2010, 19（7）：1189-1194.

［9］Donthineni R，Boriani L，Ofluoglu O，et al. Metastatic behaviour of giant cell tumour of the spine. Int Orthop，2009，33（2）：497-501.

［10］张立云，沈丽荣，黄聪. 骨巨细胞瘤的 X 线、CT 表现及临床意义. 影像研究与医学应用，2020，4（14）：56-58.

［11］Murphey M D，Nomikos G C，Flemming D J，et al. From the archives of AFIP. Imaging of giant cell tumor and giant cell reparative granuloma of bone：radiologic-pathologic correlation. Radiographics, 2001, 21（5）：1283-1309.

［12］Muheremu A，Ma Y，Huang Z，et al. Diagnosing giant cell tumor of the bone using positron emission tomography/computed tomography：A retrospective study of 20 patients from a single center. Oncol Lett，2017，14（2）：1985-1988.

［13］Hoshi M，Takada J，Oebisu N，et al. Overexpression of hexokinase-2 in giant cell tumor of bone is associated with false positive in bone tumor on FDG-PET/CT. Arch Orthop Trauma Surg, 2012, 132（11）：1561-1568.

第五节　脊索瘤

■■■ 病例 1

【简要病史】　女，21 岁，颈肩部隐痛不适 2 月余。

【影像所见】　颈椎 MRI（图 7-5-1）示颈 3 椎体压缩变扁，骨质破坏，伴周围软组织密度肿物形成，增强扫描呈不均匀明显强化。^{18}F-FDG PET/CT

（图 7-5-2）示颈 3 椎体骨质破坏，代谢明显增高。

【病理结果】 术后病理：脊索瘤（经典型）；IHC：CKpan（＋），EMA（＋），S100（＋），Vimentin（＋），短尾畸形蛋白（Brachyury）（＋），NSE（个别＋），Ki-67 5%，CEA 及 CD57 均（－）。

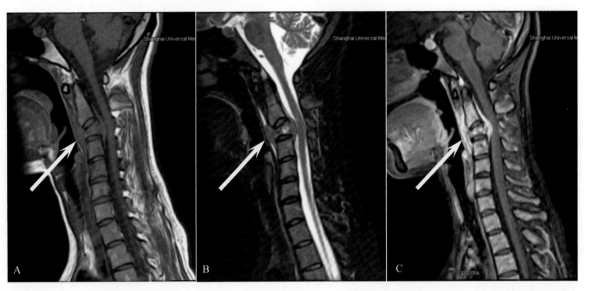

图 7-5-1 颈椎 MRI 矢状断层（**A**，T1WI；**B**，FS T2WI；**C**，增强）示颈椎曲度局部反弓，颈 3 椎体压缩变扁，骨质破坏，伴周围软组织密度肿物形成，T1WI 呈等信号，FS T2WI 呈稍高信号，增强扫描呈不均匀明显强化，病灶向四周膨出，同水平硬脊膜及局部颈髓受压，椎管继发性狭窄

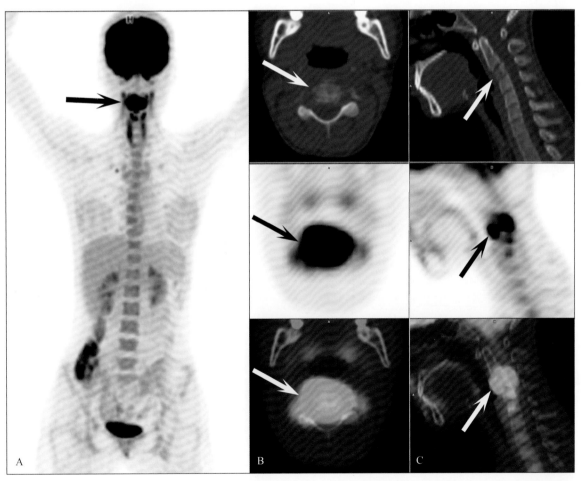

图 7-5-2 ¹⁸F-FDG PET/CT（**A**，MIP；**B**，横断层；**C**，矢状断层）示颈 3 椎体骨质破坏伴周围软组织密度肿物形成，代谢明显增高（SUV_{max}16.7）

病例2

【简要病史】 男，54岁，骶尾部疼痛15个月伴尿失禁10个月。1年前发现骶前肿物并于外院行肿物切除，因切除困难终止手术，术后病理为"脊索瘤"；半年前行局部放疗。

【影像所见】 盆腔MRI（图7-5-3）示骶2～5椎体、尾骨及左侧髂骨骨质破坏伴团块状混杂信号影，增强扫描不均匀轻度强化。[18]F-FDG PET/CT（图7-5-4）示骶骨溶骨性破坏伴软组织密度肿物，代谢轻度增高。

【病理结果】 再次行肿物完整切除，术后病理：（骶2～5、尾骨）脊索瘤，肿瘤侵犯骨及周围软组织，部分区域可见出血、坏死、纤维化及细胞退变等放疗反应性改变（约20%）；IHC：S-100（＋），CKpan（＋），EMA（少数＋），Brachyury（个别弱＋），Ki-67 3%。

【讨论】 脊索瘤（chordoma）是一类起源于胚胎残余脊索组织的原发恶性骨肿瘤[1]。在胚胎发育的胚层分化期，脊索大部分退化消失，残留部分演化为椎间盘髓核，有部分脊索细胞可散落于椎体内，当这些残余脊索细胞发生恶变时即为脊索瘤[2-3]。脊索瘤发病率小于百万分之一（0.08/100 000）[4]，占原发性恶性骨肿瘤的1%～4%[5]；多于30岁以后发病，50～60岁高发（占30%），20岁以前极罕见（1%），男/女比1.8:1[6]；可发生于由颅底至骶尾部的中轴骨的任何部位，以脊椎两端的骶骨（60%）和颅底（蝶-枕/鼻部）（25%）最常见，其次为颈椎（10%）和胸、腰椎（5%）[6]。

根据2020年WHO发布的最新版（第五版）软组织与骨肿瘤分类[7]，脊索瘤可分成三种亚型：①传统型（conventional chordoma）：由以往WHO分类的经典型和软骨样型合并而成，占脊索瘤病例的90%以上，以肿瘤内含有的空泡状上皮细胞为特征，此外瘤体内还含有黏液基质和形成瘤体内分隔的纤维组织，部分传统型（以往的软骨样型）含有多少不等的透明软骨样基质；传统型高表达Brachyury蛋白，可作为区分软骨肉瘤等其他肿瘤的依据；该型呈低-中度恶性，生长缓慢、起病隐匿，症状不典型。②去分化型（dedifferentiated chordoma）：占脊索瘤的不到5%，该型由表达Brachyury蛋白的传统型脊索瘤细胞和不表达

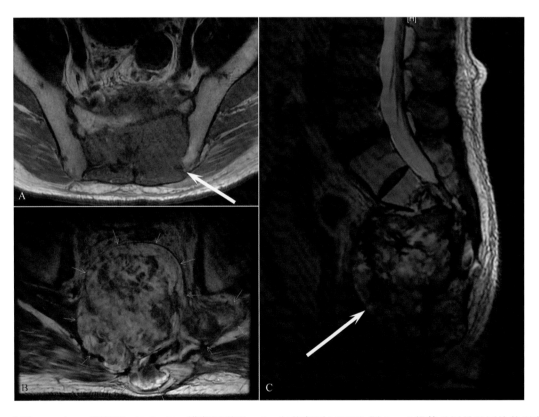

图7-5-3 盆腔MRI（A，横断层T1WI；B，横断层增强；C，矢状断层T2WI）骶2～5椎体及尾骨见团块状混杂信号影（箭号），以T1WI等、T2WI高信号为主，其内见多发T1WI高、T2WI低信号影，范围10.0 cm×11.2 cm×10.7 cm，增强扫描不均匀轻度强化，呈"蜂窝状"改变；肿物向前方突出压迫直肠，向上向后破坏骶骨后突入骶管内且上缘高于前方肿瘤上缘，呈"反引号征"（C），向后局部突向皮下，向左累及左侧髂骨（B）

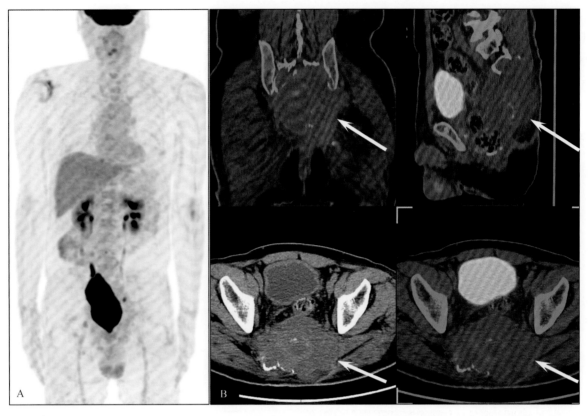

图 7-5-4　^{18}F-FDG PET/CT（**A**，MIP；**B**，断层）示骶骨溶骨性破坏伴软组织密度肿物（箭号），代谢轻度增高（SUV_{max}2.9）

Brachyury 蛋白的类似高级别肉瘤的细胞构成，比传统型侵袭性强，生长快、易发生转移。③低分化型（poorly differentiated chordoma，PDC）：为罕见亚型，该型在第五版 WHO 分类中首次得到正式确认，典型特征是 SMARCB1（SWI/SNF 相关基质相关肌动蛋白依赖性染色质亚家族 B 成员 1 调节因子）/INI1（整合酶相互作用子 1）基因缺失，且没有去分化的证据；53 例 PDC 的临床分析报告显示该型多见于年轻患者（3 个月至 42 岁）、女性多见（女 / 男比 1.4：1）、多发生在颅底和颈椎，侵袭性强，生长快、易发生转移，放化疗效果不佳，预后极差[8]。

脊索瘤的临床表现与病变部位和侵犯程度相关。骶骨脊索瘤最常见的症状是骶尾部疼痛，确诊时多数肿瘤体积较大，可在骶尾部扪及肿块，压迫肠道可导致便秘，神经侵犯可出现麻木、感觉异常等神经功能障碍[9-10]。蝶枕区脊索瘤可有慢性头痛和邻近脑神经（视神经最常见）及垂体压迫受侵的症状和体征，如果肿瘤继续向两侧生长，可出现脑桥小脑角综合征，向下生长可导致鼻塞、出血和鼻腔包块。脊索瘤转移好发部位为肝、肺、局部淋巴结、腹膜等[9]；脊索瘤局部复发率高（26.7% ～ 66.7%），5 年生存率为 65%[11-13]。

NCCN 指南建议脊索瘤应予以手术切除，或辅以新辅助化疗，对无法切除或未能完全切除者建议进行放射治疗[14]。

脊索瘤的典型 CT 表现是位于中轴骨的孤立、溶骨性、破坏性的占位性病变，瘤体以软组织肿块为主，根据瘤体内空泡状细胞、黏液基质、纤维间隔的含量不同和囊性变、出血、坏死、钙化程度的差异，其内密度多不均匀，边缘可见骨屑构成的薄硬壳[9, 15]。MRI 可以更好地显示肿瘤累及范围以及与周围组织结构的关系，瘤体 T1WI 呈均匀或混杂的低-等信号，T2WI 呈高信号，甚至可与脑脊液信号相当，反映了脊索瘤组织内较多的空泡样细胞和黏液基质；瘤体内较多的纤维间隔（T1WI、T2WI 呈低信号，增强扫描明显强化）与肿瘤实质（T1WI 呈低-等信号、T2WI 高信号，增强扫描轻-中度强化）相间可呈"蜂窝状"改变，为脊索瘤 MRI 特征性表现；肿瘤破坏上部椎体后缘突入椎管内，椎管内的肿瘤上缘高于椎管外肿瘤与椎体交界处的高度，从而形成"反引号征"，有文献认为该征象亦是脊索瘤较特征的表现[16]；此外，瘤体内伴点片状出血呈 T1WI 高信号、T2WI 低信号，点状、条索状钙化或骨质破坏后的死骨在 T1WI 与 T2WI 均呈低信号[9, 17]。^{18}F-FDG PET/CT 在脊索瘤的应用尚缺乏系统性研究，据个案报告，脊索瘤对 ^{18}F-FDG 摄取水平不一（SUV_{max} 4.5～13.2），且摄取不均，对于脊索瘤局部复发和远处转移的探查具有一定的应用价值[18-20]。

（廖栩鹤　高欣　张卫方　付占立）

参考文献

[1] Boriani S, Bandiera S, Biagini R, et al. Chordoma of the mobile spine: fifty years of experience. Spine (Phila Pa 1976), 2006, 31 (4): 493-503.

[2] Heffelfinger MJ, Dahlin DC, Maccarty CS, et al. Chordomas and cartilaginous tumors at the skull base. Cancer, 1973, 32 (2): 410-420.

[3] George B, Bresson D, Bouazza S, et al. Chordoma. Neurochirurgie, 2014, 60 (3): 63-140.

[4] Frezza AM, Botta L, Trama A, et al. Chordoma: update on disease, epidemiology, biology and medical therapies. Curr Opin Oncol, 2019, 31 (2): 114-120.

[5] Hsieh PC, Xu R, Sciubba DM, et al. Long-term clinical outcomes following en bloc multimodality resections for sacral chordomas and chondrosarcomas: a series of twenty consecutive patients. Spine (Phila Pa 1976), 2009, 34 (20): 2233-2239.

[6] Fletcher CD, Bridge JA, Hogendoorn PC, et al. WHO Classification of tumours of soft tissue and bone. Lyon: IARC Press, 2013.

[7] Anderson WJ, Doyle LA. Updates from the 2020 World Health Organization Classification of Soft Tissue and Bone Tumours. Histopathology, 2021, 78 (5): 644-657.

[8] Yeter H G, Kosemehmetoglu K, Soylemezoglu F. Poorly differentiated chordoma: review of 53 cases. APMIS, 2019, 127 (9): 607-615.

[9] Hain KS, Pickhardt PJ, Lubner MG, et al. Presacral masses: imaging of a multidisciplinary space. Radiographics, 2013, 33 (4): 1145-1167.

[10] Bethke KP, Neifeld JP, Lawrence WJ. Diagnosis and management of sacrococcygeal chordoma. J Surg Oncol, 1991, 48 (4): 232-238.

[11] Yakkioui Y, van Overbeeke JJ, Santegoeds R, et al. Chordoma: the entity. Biochim Biophys Acta, 2014, 1846 (2): 655-669.

[12] Jahangiri A, Chin AT, Wagner JR, et al. Factors predicting recurrence after resection of clival chordoma using variable surgical approaches and radiation modalities. Neurosurgery, 2015, 76 (2): 179-185, 185-186.

[13] Zou MX, Lv GH, Wang XB, et al. Letter: Factors Predicting Recurrence after Resection of Clival Chordoma Using Variable Surgical Approaches and Radiation Modalities. Neurosurgery, 2017, 81 (2): E28-E31.

[14] Sciubba DM, Chi JH, Rhines D, et al. Chordoma of the spinal column. Neurosurg Clin N Am, 2008, 19 (1): 5-15.

[15] Cui F, Su M, Zhang H, et al. Humeral metastasis of sacrococcygeal chordoma detected by fluorine-18 fluorodeoxyglucose positron emission tomography-computed tomography: A case repor. Radiol Case Rep, 2018, 13 (2): 449-452.

[16] 廖金生，陆勇，丁晓毅，等. 骶尾椎脊索瘤 X 线、CT 和 MRI 表现. 实用放射学杂志，2012，28（3）：412-416.

[17] Welzel T, Meyerhof E, Uhl M, et al. Diagnostic accuracy of DW MR imaging in the differentiation of chordomas and chondrosarcomas of the skull base: A 3.0-T MRI study of 105 cases. Eur J Radiol, 2018, 105: 119-124.

[18] Park S A, Kim H S. F-18 FDG PET/CT evaluation of sacrococcygeal chordoma. Clin Nucl Med, 2008, 33 (12): 906-908.

[19] Ochoa-Figueroa MA, Martínez-Gimeno E, Allende-Riera A, et al. Role of ^{18}F-FDG PET-CT in the study of sacrococcygeal chordoma. Rev Esp Med Nucl Imagen Mol, 2012, 31 (6): 359-361.

[20] Roth C, Sabri O, Kluge R, et al. Simultaneous F18-FDG-PET/MR Optimized Treatment Planning in a Young Patient with Sacro-Coccygeal Chordoma. Klin Padiatr, 2018, 230 (6): 326-327.

第六节　骨血管性肿瘤

一、上皮样血管瘤

【简要病史】　女，29 岁，背痛 3 个月，CT 发现胸 7 椎体占位 1 周。

【影像所见】　胸部 CT（图 7-6-1A、B）示胸 7 椎体溶骨性骨质破坏伴椎旁软组织密度肿物；[18]F-FDG PET/CT（图 7-6-1C～E）示病变代谢增高。

【手术病理结果】　（胸 7 肿物）送检骨组织见大量小血管及少量厚壁血管增生，血管内皮肥厚，呈上皮样，未见显著异型性；IHC：CK7（＋），SMA（＋），CK34（＋），白血病整合蛋白 1（FLI1）（＋），Ki-67% 10%～15%；病变符合上皮样血管瘤。

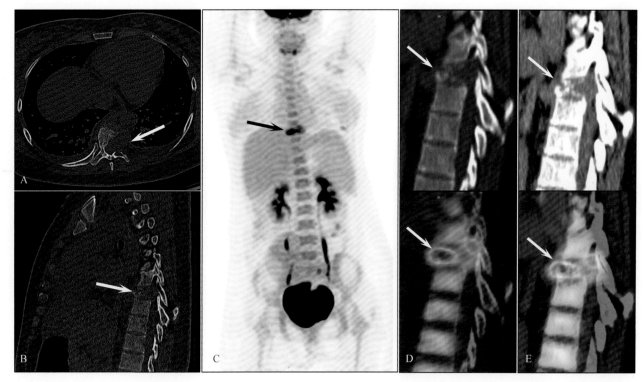

图 7-6-1　胸部 CT（**A**，横断层；**B**，矢状断层）示胸 7 椎体溶骨性骨质破坏，累及左侧附件，伴椎旁软组织密度肿物（箭号）；^{18}F-FDG PET/CT（**C**，MIP；**D**、**E**，矢状断层）示胸 7 椎体病变向后侵犯椎管，椎体压缩变扁，代谢增高（箭号）

二、上皮样血管内皮瘤

【简要病史】　男，45 岁，背部疼痛 3 月余，发现胸椎骨质破坏 1 周。

【影像所见】　胸部 CT（图 7-6-2A ～ C）示胸 2 ～ 4 椎体多发溶骨性破坏伴周围软组织密度影，增强扫描可见明显强化；^{18}F-FDG PET/CT（图 7-6-2D ～ G）示上述病变代谢明显增高。

【手术病理结果】　上皮样血管内皮瘤。

三、血管肉瘤

病例 1

【简要病史】　女，24 岁，颈椎"血管瘤"（活检证实）放疗后 5 年，近期病变进展。

【影像所见】　增强 MRI（图 7-6-3A）示颈 6 椎体骨质破坏伴周围软组织密度影，病变明显强化；^{18}F-FDG PET/CT（图 7-6-3B ～ D）示上述病变代谢明显增高。

【病理结果】　（颈椎旁软组织病变）穿刺活检病理：穿刺组织间肌肉及纤维组织间肿瘤细胞弥漫性增生浸润，细胞异型性明显，具有裂隙及乳头样排列伴坏死；IHC：P53（＋），肌红蛋白（Myoglobin）（＋），CK31（＋），INI1（＋），

CD99（＋），FLI1（＋），Ki-67 90%；IHC 除外了横纹肌及横纹肌样肉瘤、淋巴瘤及上皮癌，考虑为血管肉瘤可能性大。

病例 2

【简要病史】　女，71 岁，左膝关节疼痛 3 个月。

【影像所见】　左下肢 MRI（图 7-6-4A ～ D）示左侧股骨下段及胫骨皮质多发异常信号影；全身骨显像（图 7-6-4E）示左侧股骨下段、胫骨及足踝多发异常放射性浓聚灶。^{18}F-FDG PET/CT（图 7-6-5）示左侧股骨下段、胫骨及第 1 跖骨多发溶骨性骨质破坏，代谢局灶性增高。

【病理结果】　（左下肢病灶）穿刺活检病理：陈旧性出血病灶内见少量条索样或腔隙样上皮样细胞，胞质丰富，核偏位；IHC：CD31（＋），ETS 转录因子相关基因蛋白（ERG）（＋），FLI1（＋），INI1（＋），CKpan（弱　＋），Ki-67 40%，LCA、上皮糖蛋白 2（MOC31）、CK7、CD38、CD138、CD68（KP1）、HMB45、Melan A、S-100、CD34 及 TFE3（－）；结合免疫表型诊断为具有上皮样特征的血管内皮细胞肿瘤，结合临床（肿瘤由骨内侵犯至骨外软组织），考虑为上皮样血管肉瘤。

【本节讨论】　骨原发血管性肿瘤临床少见，仅

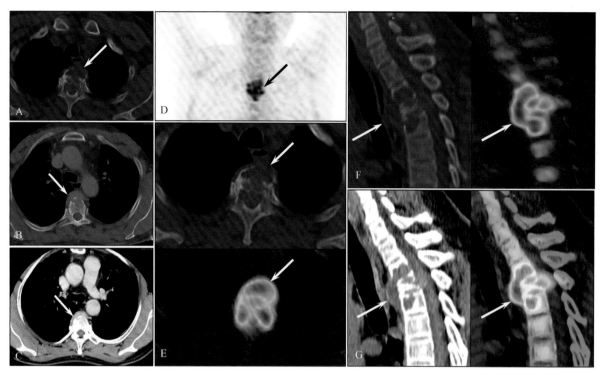

图 7-6-2 胸部 CT（**A～C**）示胸 2～4 椎体多发溶骨性破坏伴周围软组织密度影（箭号），增强扫描（**C**）可见明显强化；
¹⁸F-FDG PET/CT（**D**，MIP；**E**，横断层；**F**、**G**，矢状断层）示胸 2～4 椎体多发溶骨性破坏伴周围软组织密度影（箭号），
胸 3 椎体压缩变扁，其后方软组织肿物突向椎管内，代谢明显增高

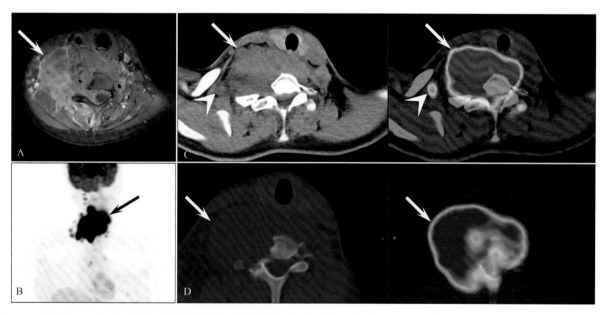

图 7-6-3 增强 MRI（**A**）示颈 6 椎体骨质破坏伴周围软组织密度影，病变明显强化；¹⁸F-FDG PET/CT（**B**，MIP；**C**、**D**、
横断层）示颈椎右侧及前方不规则软组织密度影，颈 6 椎体、右侧椎弓及附件骨质破坏，代谢明显增高

占骨肿瘤的 1%～2%[1]。2020 年 WHO 骨与软组织肿瘤分类，将骨血管性肿瘤分为 3 类[2-3]：①良性：血管瘤；②中间型：上皮样血管瘤；③恶性：上皮样血管内皮瘤和血管肉瘤。

骨血管瘤（hemangioma）为良性肿瘤，发病率在原发性骨肿瘤中＜1%，平均发病年龄 39 岁，男女发病率相似，常见发病部位为脊椎及颅骨[4]。

骨血管瘤最常表现为毛细血管瘤和海绵状血管瘤，镜下由薄壁且大小不一的管腔构成，被覆单层扁平内皮细胞，细胞无异型性；血管周围间隙填充疏松结缔组织，并生长在骨小梁之间，骨小梁常增厚[4]。脊椎血管瘤 X 线平片的特征性表现为椎体"栅栏状"骨质疏松，可侵犯单个椎体的部分或全部，也可累及多个椎体。CT 及 MRI 对显示病变的

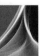

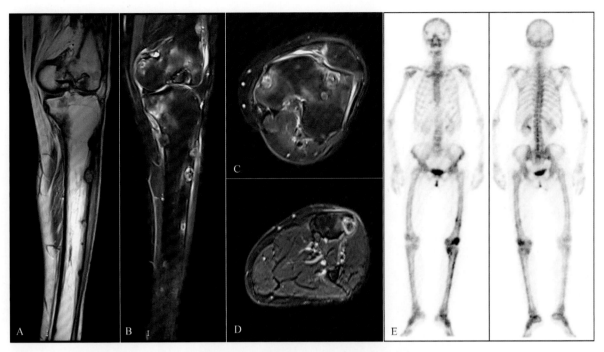

图 7-6-4 左下肢 MRI（**A**，冠状断层 T1WI；**B**，冠状断层 FS T2WI；**C**、**D**，横断层 FS T2WI）示左侧股骨下段及胫骨皮质多发异常信号影；全身骨显像（**E**，前位、后位）示左侧股骨下段、胫骨及足踝多发异常放射性浓聚灶

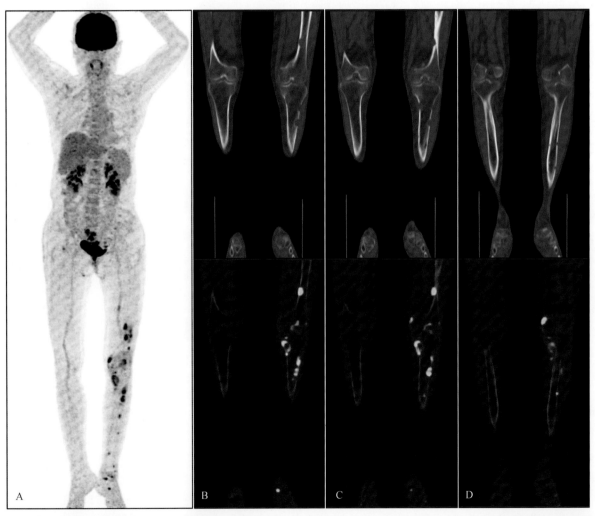

图 7-6-5 ¹⁸F-FDG PET/CT（**A**，MIP；**B** ～ **D**，冠状断层）示左侧股骨下段、胫骨及第 1 跖骨多发溶骨性骨质破坏，多数位于骨皮质，代谢局灶性增高

范围优于 X 线；椎体血管瘤 MRI 呈 T2WI 高信号，与正常椎体信号界限清楚；CT 对骨皮质及附件受累显示较好，受累椎体骨质多呈"网眼状"或"蜂窝状"改变，其内可测得脂肪密度；对于显示椎管狭窄及脊髓受压迫状况（特别是脊髓内部受压变性程度），MRI 优于 CT [5]。[18]F-FDG PET/CT 骨血管瘤病灶代谢可不增高或轻-中度增高（SUV_{max} 1.3～6.9）[6]。

骨上皮样血管瘤（epithelioid hemangioma，EH）是一种具有局部侵袭性、偶见转移的肿瘤，属于中间型骨血管性肿瘤，预后良好，无死亡率统计 [7-8]。2020 年 Alberto 等对多中心 427 例骨原发性血管源性肿瘤的统计中，EH 占骨原发血管性肿瘤的 8.9%，男性稍多见，发病年龄 12～84 岁，常见部位依次为下肢、躯干及上肢，以单病灶多见（24/39），多病灶中多以单骨发病为主 [1]；国内近 10 年文献报道的 100 余例骨 EH 中，也多表现为单骨受累 [9]。临床常见症状为疼痛，部分以病理性骨折就诊。EH 镜下表现为血管内皮细胞肥大，呈"靴钉样""立方状"或"墓碑样"突入管腔，胞质丰富且嗜酸，胞核空泡状，核分裂象罕见；血管周围可伴有嗜酸性粒细胞浸润和淋巴细胞增生 [4, 9-10]。X 线及 CT 多表现为膨胀性溶骨破坏，边界清晰，可有硬化边，病变长轴与骨长轴平行，纵向生长，可达关节面下；相邻骨皮质变薄，无明显骨膜反应，病变内可见多发分隔和骨嵴。MRI 上病变多呈不均匀 T1WI 低、T2WI 高信号，偶见 T1WI 高信号，液-液平面少见；增强扫描多呈明显强化，少数轻度强化或不强化 [11-12]；[18]F-FDG PET/CT 研究极少，1 例文献报道全身多发骨质破坏的 EH，病变代谢呈中度或明显增高（SUV_{max} 值未报）[13]，另外 1 例椎体 EH 的 SUV_{max} 为 8.5 [6]。EH 的治疗多以局部刮除后植骨为主，术后一般无需放、化疗。约 9% 的 EH 术后有局部复发，2% 发生远处转移 [7, 9]。

骨上皮样血管内皮瘤（epithelioid hemangioendothelioma，EHE）是一种少见的血管性肿瘤，由于其具有较高的转移风险，WHO 将其归为恶性肿瘤，但恶性程度明显低于血管肉瘤 [2, 14]。EHE 发病率 < $1/10^6$，不仅可以累及骨，还可累及其他多种组织与器官（见第三章第三节"肝上皮样血管内皮细胞瘤"）。骨 EHE 最常见于长骨，多为多发病灶（> 50%，同一骨或不同骨内多发病灶），单发病灶多见于胫骨、椎骨、股骨、髋骨、髂骨、肱骨和腓骨；任何年龄均可发生，其中以 20～30 岁多见，男女发病率相当 [15-17]。临床上大多表现为局部疼痛，常呈间歇性、反复性疼痛，部分患者以病理性骨折就诊 [17]。骨 EHE 组织病理学表现与软组织 EHE 相似，肿瘤细胞呈条索状、小巢状或小梁状排列，浸润性生长，边界不清；间质为浅蓝色软骨样或深红色玻璃样基质，部分可伴有灶性骨化；肿瘤细胞呈上皮样，圆形和（或）多边形，胞质呈嗜酸性或双染性，可见特征性的胞质内空泡，可呈印戒细胞样，核分裂象 < 1/10 HP；部分病灶可见原始血管腔（即在胞质空泡中可见红细胞），部分内皮细胞可呈乳头状或"墓碑样"凸入管腔；偶可见破骨细胞样巨细胞反应；少数情况下肿瘤细胞有一定的异型性，出现较多的梭形细胞，并可见坏死 [9, 17]。骨 EHE 在 X 线及 CT 上多表现为溶骨性骨破坏，可局限于松质骨及骨髓腔，也可同时累及松质骨和皮质骨，部分病例可伴有反应性骨硬化，骨膜反应少见，无反应性新骨形成；少数病灶可呈"肥皂泡样"，并伴有骨皮质膨胀，甚至侵及周围软组织 [18-19]。骨 EHE 在 MRI 呈 T1WI 稍低信号、T2WI 高信号，病灶边缘呈分叶状，周边可见 T1WI、T2WI 低信号环（可能与病灶边缘硬化和含铁血黄素等物质沉积有关），可作为 EHE 具有特征性的 MRI 表现，邻近关节的病灶可突破关节面下骨皮质进入关节腔；增强扫描病灶呈中度或明显强化 [20-21]。[18]F-FDG PET/CT 上骨 EHE 病灶可呈中度或明显代谢增高（SUV_{max} 5.7～11.1）[6, 22]，对探查多发骨及骨外 EHE 病灶有一定优势。骨 EHE 治疗一般先行局部肿瘤广泛切除，术后再予以放、化疗。虽然骨 EHE 具有转移和复发的潜在风险，但即使发生转移也可长期存活 [9]。最新研究表明，骨 EHE 的组织病理学特征对预后判断无明显意义，多灶性骨病变或伴有骨外 EHE 病变患者常预后较差 [16]。

骨血管肉瘤（angiosarcoma，AS）十分罕见，发病率在肉瘤中 < 1%，多见于男性（男/女 2∶1），可单发或多发（多发占 30%～40%）[7, 23-24]。镜下肿瘤性血管结构不规则，相互吻合形成复杂的迷路样结构，并侵犯骨组织；部分分化差的肿瘤性血管仅由单个瘤细胞构成（一个内皮细胞形成一个空腔，内含一个红细胞），肿瘤细胞异型性明显，核分裂象多见 [9, 25]。上皮样血管肉瘤（epithelioid angiosarcoma，EA）是一种特殊类型的 AS，因其肿瘤细胞呈"上皮样"且多数表达 CK 而得名，占所有骨 AS 的 20%～30%，在 WHO 骨与软组织肿瘤分类中未单独列出 [9]。骨 AS 主要临床表现为局部

疼痛和肿胀；好发于长骨（股骨、胫骨和肱骨），以股骨多见，病变多位于干骺端或骨干，可延伸至骨端或骨骺；少数病灶可位于骨盆、脊柱和肋骨；多中心性骨 AS 常累及同一解剖区域的多块骨[23]。骨 AS 常见 X 线及 CT 表现为溶骨性病变，呈不规则的斑片状或大片状骨破坏，边界清或不清（肿瘤恶性程度越高边界越模糊），骨皮质和髓质多同时受累，软组织肿物常见，而放射状骨针及骨膜反应少见。MRI 上软组织肿物较大时可见向心性强化或边缘强化[23, 26]。^{18}F-FDG PET/CT 上骨 AS 病灶代谢多明显增高，极少数病灶呈轻度摄取，SUV_{max} 3.2 ～ 32.3[6, 27]；PET/CT 对探及多发病灶有一定意义。AS 的恶性程度高，预后较差，目前尚无有效的治疗措施，多采取手术结合放、化疗的综合疗法[7, 9, 25]。

（宋娟娟　张卫方　宋乐　何勇　付占立）

参考文献

[1] Righi A, Sbaraglia M, Gambarotti M, et al. Primary Vascular Tumors of Bone: A Monoinstitutional Morphologic and Molecular Analysis of 427 Cases With Emphasis on Epithelioid Variants. Am J Surg Pathol, 2020, 44（9）: 1192-1203.

[2] The WHO Classification of Tumours Editorial Board. WHO Classification of Tumours Soft Tissue and Bone Tumours, 5th ed. Lyon: IARC Press, 2020.

[3] 刘斯润, 蔡香然, 邱麟. 新版（2020）WHO 骨肿瘤分类解读. 磁共振成像, 2020, 11（12）: 1086-1091.

[4] 丁宜, Bui ML, 孙晶, 等. 单中心 107 例骨原发血管源性肿瘤临床病理分析. 临床与实验病理学杂志, 2016, 32（7）: 766-769.

[5] 刘璋, 王博, 肖海松, 等. 脊椎血管瘤的影像学诊断及介入治疗的临床应用价值. 实用放射学杂志, 2010, 26（11）: 1650-1652.

[6] Song L, Han S, Jiang L, et al. F18-fluorodeoxyglucose positron emission tomography/computed tomography in the evaluation of vertebral vascular tumors. Clinical Imaging, 2020, 65（9）: 24-32.

[7] van IJzendoorn DGP, Bovée JVMG. Vascular Tumors of Bone: The Evolvement of a Classification Based on Molecular Developments. Surg Pathol Clin, 2017, 10（3）: 621-635.

[8] Verbeke SL, Bovée JV. Primary vascular tumors of bone: a spectrum of entities？ Int J Clin Exp Pathol, 2011, 4（6）: 541-551.

[9] 吕蓓蓓, 魏帅帅, 王强修. 骨原发性上皮样血管肿瘤的临床病理特点. 医学综述, 2016, 22（17）: 3382-3385.

[10] 朱艳君, 苏勤军, 金鑫瑶, 等. 上皮样血管瘤一例. 诊断病理学杂志, 2020, 27（9）: 684-685.

[11] 朱庆强, 吴晶涛, 陈文新, 等. 第 5 跖骨上皮样血管瘤一例. 中华放射学杂志, 2013, 47（6）: 568-569.

[12] 牟俊, 刘宗才, 刘昌杰. 跖骨多发上皮样血管瘤 1 例. 中国医学影像技术, 2020, 36（11）: 1755.

[13] Tang L, Chen G, Wang Q, et al. Bisphosphonates as a therapeutic choice for multifocal epithelioid hemangioma of bone: A case report. Medicine（Baltimore）, 2019, 98（48）: e18161.

[14] Fletcher CDM, Bridge JA, Hogendoorn PCW, et al. WHO Classification of Tumours of the Soft Tissue and Bone. Lyon, France: IARC Press, 2013, 332-338.

[15] Sardaro A, Bardoscia L, Petruzzelli MF, et al. Epithelioid hemangioendothelioma: an overview and update on a rare vascular tumor. Oncol Rev, 2014, 8（2）: 259.

[16] Weissferdt A, Moran CA. Epithelioid hemangioendothelioma of the bone: a review and update. Adv Anat Pathol, 2014, 21（4）: 254-259.

[17] 周军, 印洪林, 张海芳, 等. 骨上皮样血管内皮瘤 4 例及文献复习. 临床与实验病理学杂志, 2012, 28（4）: 410-414.

[18] 张晓彤, 余延辉, 李锦田, 等. 骨上皮样血管内皮瘤影像学表现. 影像研究与医学应用, 2020, 4（8）: 66-67.

[19] 张旭霞, 张皓, 岳梦颖, 等. 指骨上皮样血管内皮瘤 1 例. 中国医学影像学杂志, 2020, 28（2）: 139-141.

[20] 杨立光, 冯建钜. 4 例骨上皮样血管内皮瘤影像学分析. 浙江临床医学, 2020, 22（12）: 1822-1823.

[21] 刘昕, 汪世存, 倪明, 等. 骨上皮样血管内皮瘤的 CT、MRI 及 ^{18}F-FDG PET/CT 表现（附 2 例报道）. 医学影像杂志, 2020, 30（2）: 316-319.

[22] Hubaut MA, Jaillard A, Eloy C, et al. ^{18}F-FDG PET and Bone Scintigraphy of Epithelioid Hemangioendothelioma. Clin Nucl Med, 2019, 44（2）: 127-129.

[23] 李俊, 陈瑞莹, 杨怡, 等. 骨血管肉瘤的 CT、MRI 征象分析. 临床放射学杂志, 2019, 38（3）: 508-511.

[24] Palmerini E, Leithner A, Windhager R, et al. Angiosarcoma of bone: a retrospective study of the European Musculoskeletal Oncology Society（EMSOS）. Sci Rep, 2020, 10（1）: 10853.

[25] 李兰, 孙晓淇, 张铭, 等. 骨原发性上皮样血管肉瘤 3 例临床病理分析. 临床与实验病理学杂志, 2016, 32（1）: 83-85.

[26] Yoo MY, Lee ES, Kim SK, et al. Multicentric Primary Angiosarcoma of Bone Mimicking Metastasis on ^{18}F-FDG PET/CT in a Patient with a History of Sigmoid Colon Cancer: a Case Report. Nucl Med Mol Imaging, 2015, 49（4）: 321-324.

[27] Li F, Ou X. A low-grade bone angiosarcoma presented as low to mild ^{18}F-FDG uptake mimicking multiple myeloma. Hell J Nucl Med, 2020, 23（3）: 360-361.

第七节　尤文肉瘤

▰ 病例 1

【简要病史】　女，52 岁，右胸间歇性钝痛 4 个月。

【相关检查】　血清 ProGRP 556.0 pg/ml（参考值 < 50.0 pg/ml）。

【影像所见】　^{18}F-FDG PET/CT（图 7-7-1）示右侧第 5 肋骨破坏伴周围软组织密度肿物，代谢明显增高。

【病理结果】　（右）胸壁尤文肉瘤（Askin 瘤）。

▰ 病例 2

【简要病史】　男，32 岁，左侧臀部胀痛 3 个月。

【影像所见】　MRI（图 7-7-2）示左侧臀部占位。^{18}F-FDG PET/CT（图 7-7-3）示左侧臀部肿物，代谢不均匀增高。

【病理结果】　手术病理：（左臀）尤文肉瘤伴坏死，切缘未见肿瘤；左侧髂骨翼未见肿瘤累及。

▰ 病例 3

【简要病史】　男，61 岁，进食后异物感伴黑便、乏力 2 个月。

【影像所见】　胃镜（图 7-7-4A ～ C）示胃小弯侧近贲门及前壁肿物。增强 CT（图 7-7-4D ～ F）示肿物呈不均匀强化。^{18}F-FDG PET/CT（图 7-7-5）示肿物代谢明显增高。

【病理结果】　手术病理：（胃）尤文肉瘤，侵及胃壁全层。

【讨论】　尤文肉瘤（Ewing's sarcoma，EWS）既往被认为是发生于儿童的骨未分化型肉瘤，随着病理学、免疫组织化学、细胞遗传学及分子生物学等方面的研究进展，发现 EWS 与 Askin 瘤、外周原始神经外胚层肿瘤（peripheral primitive neuroectodermal tumor，pPNET）均有相同的基因突变，故统一命名为"尤文肉瘤肿瘤家族（Ewing's sarcoma family of tumors，ESFT）"[1]。

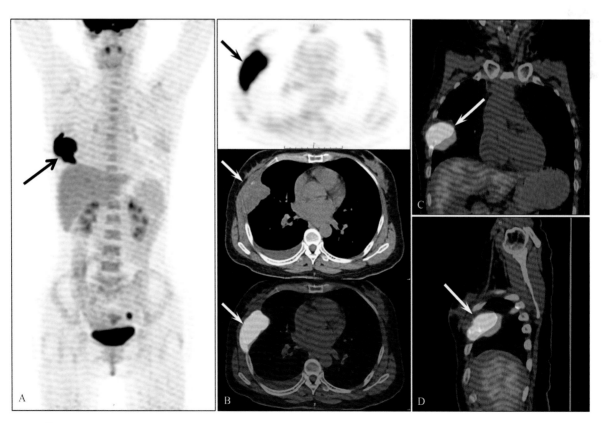

图 7-7-1　^{18}F-FDG PET/CT（**A**，MIP；**B**，横断层；**C**，冠状断层；**D**，矢状断层）示右侧第 5 肋骨破坏伴周围软组织密度肿物，代谢明显增高（SUV$_{max}$ 14.1）（箭号）

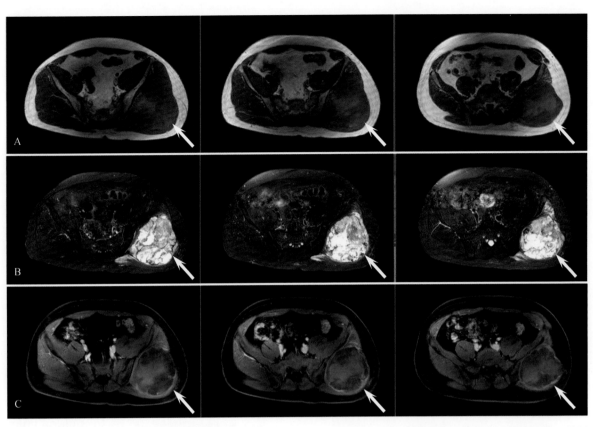

图 7-7-2 MRI。T1WI（**A**）、FS T2WI（**B**）及增强（**C**）图像示左侧臀部占位，增强扫描可见强化，周边为著（箭号）

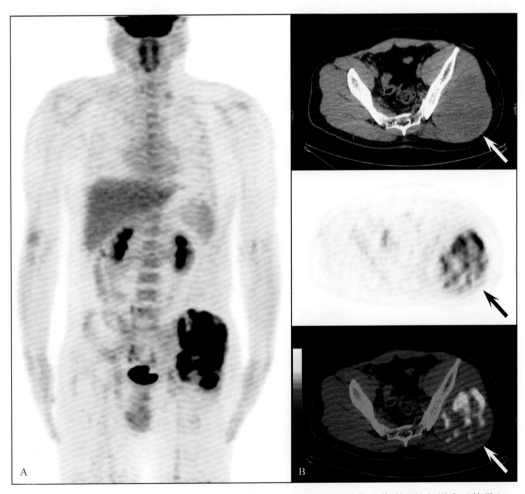

图 7-7-3 ^{18}F-FDG PET/CT（**A**，MIP；**B**，横断层）示左侧臀部肿物，代谢不均匀增高（箭号）

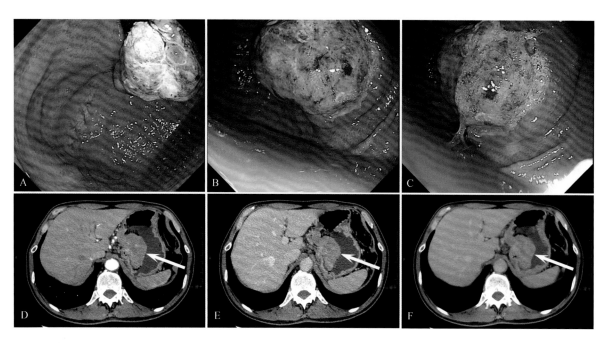

图 7-7-4 胃镜（**A ~ C**）示胃小弯侧近贲门及前壁可见直径 4.5 cm 隆起型肿物，表面糜烂、坏死及渗出，易出血，周边呈浸润性生长。增强 CT（**D**，动脉期；**E**，静脉期；**F**，延迟期）示胃底、胃体小弯侧胃壁不规则增厚，最厚处约 2.9 cm，长约 6.8 cm，呈不均匀强化（箭号）

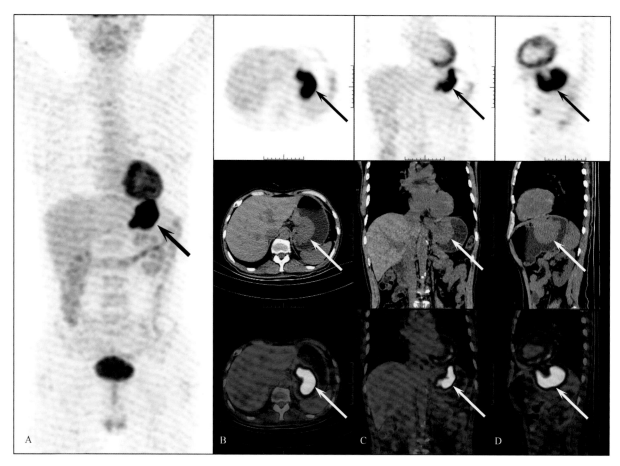

图 7-7-5 ^{18}F-FDG PET/CT（**A**，MIP；**B**，横断层；**C**，冠状断层；**D**，矢状断层）示胃小弯侧近贲门软组织密度肿物，突入胃腔，代谢明显增高（SUV$_{max}$ 15.5）

EWS 最常见的突变位点是 t（11；22），约占 85%，该突变造成 *EWS/FLI1* 融合基因；缺乏 *EWS/FLI1* 融合基因的 EWS 可能存在其他类型的基因突变，如 *EWS/ERG*、*EWS/ETV1*、*EWS/E1AF* 等[2]。

骨 EWS 发病年龄可由婴幼儿期至老年期，好发于 10～20 岁人群，是儿童和青少年第二常见的骨肿瘤（仅次于骨肉瘤），常见累及部位依次是骨盆（26%）、股骨（20%）、胸壁（16%）、胫骨（10%）、腓骨（8%）、肱骨（6%）及椎体（6%）[3]。尤文肉瘤好发于长骨的骨干，与骨肉瘤好发于干骺端不同。发生于胸肺部的 EWS 也被称为 Askin 瘤。

骨外 EWS 发生率低于全部肉瘤的 1%[4]，占所有 EWS 的 10%～20%[2]。与骨 EWS 相比，骨外 EWS 发病年龄相对较大，多见于年龄较大的儿童和青少年，无性别差异，发生部位广泛，肿瘤常位于深部软组织内，较常见的部位为臀部及下肢，其他还包括头颈部、腹膜后、胃、大网膜、椎旁、眼眶、皮肤及胸壁等[5-7]。CT 平扫为密度稍低的软组织肿物，肿物内密度多不均匀，仅 10% 可伴有微小不规则钙化[8]；肿瘤呈膨胀性生长，压迫或侵犯邻近组织；增强扫描病灶强化较明显，周围可见肿瘤血管。MRI 检查可以很好地显示肿瘤的部位、大小、病灶边缘及内部组织结构；肿瘤 T1WI 略低于肌肉，T2WI 呈高信号，FS T2WI 呈

明显高信号，有时可见分隔；增强扫描呈均匀或不均匀明显强化。18F-FDG PET/CT 病灶多表现为 18F-FDG 高摄取[7]。

EWS 生长速度快，转移率高，早期即可出现肺、淋巴结和骨等部位的转移（图 7-7-6），预后较差。EWS 缺乏特征性影像学表现，误诊率高，确诊有赖于组织病理学。18F-FDG PET/CT 全身显像可明确 EWS 病灶部位、数量及有无转移，可提示良好的活组织检查取材部位，提高病理诊断准确性，同时为准确临床分期及选择合适治疗方案、评估预后及疗效提供了重要依据[9-10]。

（付占立　孙贞魁　张卫方）

参考文献

[1] Balamuth NJ, Womer RB. Ewing's sarcoma. Lancet Oncol, 2010, 11（2）: 184-192.

[2] 周慧峰. 尤文肉瘤的诊断和治疗进展. 国际儿科学杂志, 2017, 44（3）: 196-199.

[3] Fletcher CDM, Bridge JA, Hogendoorn P, et al. WHO Classification of tumours of soft tissue and bone. 4th ed. Lyon: IARC Press, 2013.

[4] 李云，葛英辉，李彩，等. 骨外尤文肉瘤影像表现与病理分析. 医学影像学杂志, 2017, 27（7）: 1368-1370.

[5] Javery O, Krajewski K, O'Regan K, et al. A to Z of

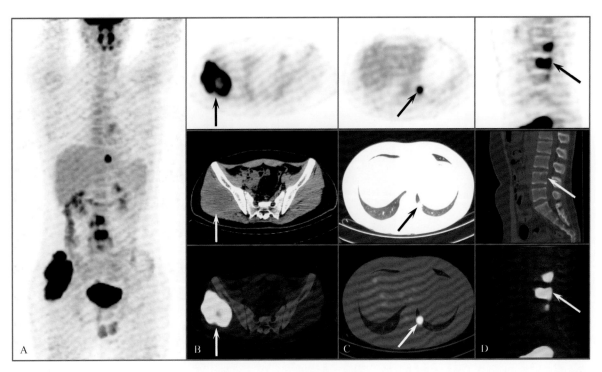

图 7-7-6　18F-FDG PET/CT（男，16 岁，右侧臀部 EWS 伴肺及腰椎转移）。MIP（**A**）、横断层（**B**、**C**）及矢状断层（**D**）图像示右侧臀部软组织密度肿物，代谢增高（**B**，箭号），伴左肺下叶后基底段高代谢结节（**C**，箭号）、腰 3～5 椎体代谢增高（**D**，箭号），其中腰 4 椎体可见溶骨性破坏

extraskeletal Ewing sarcoma family of tumors in adults：imaging features of primary disease，metastatic patterns，and treatment responses. AJR Am J Roentgenol，2011，197（6）：W1015-W1022.

［6］Gurria JP，Dasgupta R. Rhabdomyosarcoma and Extraosseous Ewing Sarcoma. Children（Basel），2018，5（12）：165.

［7］Hopp AC，Nguyen BD. Gastrointestinal：Multi-modality imaging of extraskeletal Ewing sarcoma of the stomach. J Gastroenterol Hepatol，2019，34（8）：1273.

［8］Patnaik S，Yarlagadda J，Susarla R. Imaging features of Ewing's sarcoma：Special reference to uncommon features and rare sites of presentation. J Cancer Res Ther，2018，14（5）：1014-1022.

［9］Hwang JP，Lim I，Kong CB，et al. Prognostic Value of SUVmax Measured by Pretreatment Fluorine-18 Fluorodeoxyglucose Positron Emission Tomography/Computed Tomography in Patients with Ewing Sarcoma. PLoS One，2016，11（4）：e0153281.

［10］Raciborska A，Bilska K，Drabko K，et al. Response to chemotherapy estimates by FDG PET is an important prognostic factor in patients with Ewing sarcoma. Clin Transl Oncol，2016，18（2）：189-195.

第七章　骨肿瘤

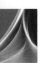

第八章 间皮瘤、黑色素瘤及心血管肉瘤

第一节 间皮瘤

一、胸膜间皮瘤

病例 1

【简要病史】 男，68 岁，左背部及肋区疼痛伴喘憋 7 个月，发现左侧胸腔积液 2 个月。

【相关检查】 血清 CYFRA21-1 5.60 ng/ml（参考值 < 3.3 ng/ml），NSE 28.71 ng/ml（参考值 < 16.3 ng/ml），CA72-4 8.72 U/ml（参考值 < 6.9 U/ml），TPA 262.60 U/L（参考值 < 120.0 U/L），AFP、CEA、CA19-9、PSA、SCC、ProGRP 及 CA24-2 均正常。

【影像所见】 胸部 CT（图 8-1-1）示左侧胸腔积液，左侧胸膜弥漫性增厚，增强扫描明显强化。^{18}F-FDG PET/CT（图 8-1-2）示左侧胸膜弥漫性增厚，代谢增高。

【手术病理结果】（左侧）胸腔镜：脏层胸膜及后侧胸壁见多发白色隆起小结节，于胸后壁取壁层胸膜活检多块。病理：（壁层胸膜）少许破碎纤维组织内多量大小较一致的上皮样细胞弥漫分布，局部挤压变形；IHC：CKpan（+++），Vimentin（+++），CK5/6（++），WT1（+），CK7（++），MOC31、TTF-1 及 LCA 均（-）；结合 IHC 表型为间皮细胞，形态倾向为间皮瘤。

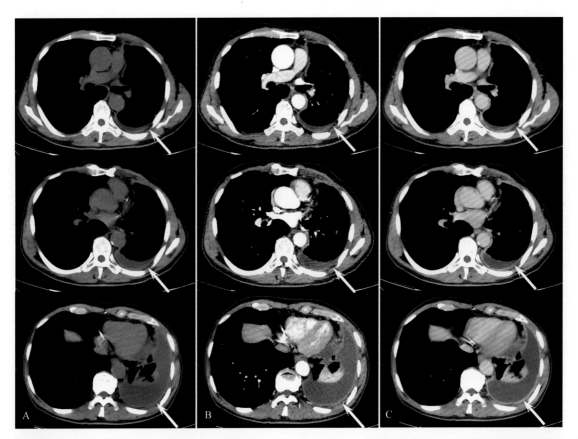

图 8-1-1 胸部 CT（**A**，平扫；**B**，动脉期；**C**，延迟期）示左肺容积减小，左侧胸腔积液，伴左侧胸膜弥漫性增厚，增强扫描明显强化（箭号）

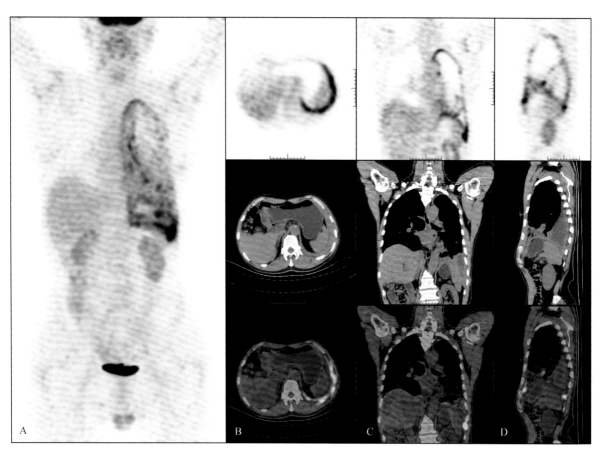

图 8-1-2 ^{18}F-FDG PET/CT（**A**，MIP；**B**，横断层；**C**，冠状断层；**D**，矢状断层）示左侧少量胸腔积液，左侧胸膜弥漫性增厚，代谢增高

病例 2

【简要病史】 男，50 岁，痰中带血 1 月余。肺部 CT 示左侧胸腔积液，于外院行胸腔穿刺 4 次。

【相关检查】 血清 SCC 4.00 ng/ml（参考值 < 1.5 ng/ml），CEA、CA19-9、CYFRA21-1、NSE、TPA 及 ProGRP 均正常。血清 Alb 31.9 g/L（参考值 40 ～ 55 g/L）；hs-CRP 22.21 mg/L（参考值 0.00 ～ 3.00 mg/L）。胸液超薄细胞涂片：未见肿瘤细胞。

【影像所见】 ^{18}F-FDG PET/CT（图 8-1-3）示左侧胸腔积液，左侧胸膜轻度弥漫性增厚，代谢轻度增高。

【手术病理结果】（左侧）胸腔镜：壁层胸膜表面粗糙不平，可见较多白斑及散在分布小结节，术中留取病理，并留置胸腔引流管。病理：（壁层胸膜）纤维组织内见上皮样细胞呈腺样、乳头样或条索状排列，细胞胞质丰富，轻-中度异型，部分细胞可见核仁，核分裂象罕见，未见坏死；IHC：CKpan（＋＋＋），CK5/6（＋＋＋），WT1（＋＋＋），Calretinin（＋＋＋），D2-40（＋＋＋），P53（＋＋＋），

Ki-67 40%，TTF-1、天冬氨酸肽酶 A（Napsin A）、MOC31、PAX8 及 CD10 均（－）；综上并结合临床，符合恶性间皮瘤。

病例 3

【简要病史】 男，67 岁，右前胸疼痛 3 个月。

【相关检查】 查体：右前上胸壁可及一包块，大小约 2 cm×2 cm，质硬。血清 SCC 1.90 ng/ml（参考值 < 1.5 ng/ml），CYFRA21-1 4.96 ng/ml（参考值 < 3.3 ng/ml），CEA、CA19-9、NSE、TPA 及 ProGRP 均正常。

【影像所见】 胸部 CT（图 8-1-4）示右侧胸壁软组织密度占位（累及邻近肋骨）及邻近右肺上叶前段实变灶，增强扫描明显强化。^{18}F-FDG PET/CT（图 8-1-5）示右侧胸壁占位及邻近右肺上叶前段实变，代谢增高。

【手术病理结果】（右胸壁＋右肺上叶局部切除术）病理：①（右胸壁肿物）纤维组织内见上皮样肿瘤细胞浸润性生长，排列呈腺样、乳头状、实性片状或条索状，细胞异型性明显，并可见瘤巨细胞，胞质丰富，部分嗜酸，核圆形或卵圆形，可见

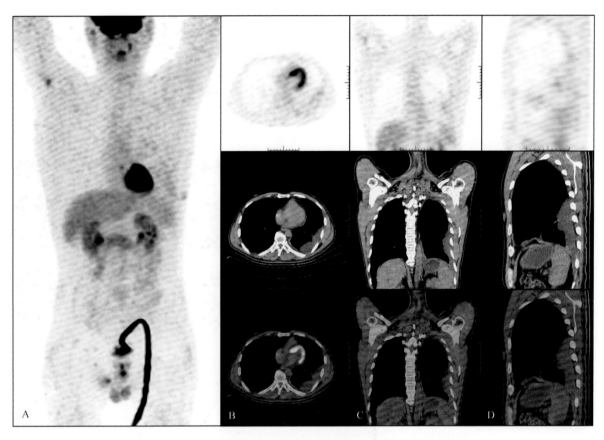

图 8-1-3　^{18}F-FDG PET/CT（**A**，MIP；**B**，横断层；**C**，冠状断层；**D**，矢状断层）示左侧胸腔包裹性积液，左侧胸膜轻度弥漫性增厚，代谢轻度增高

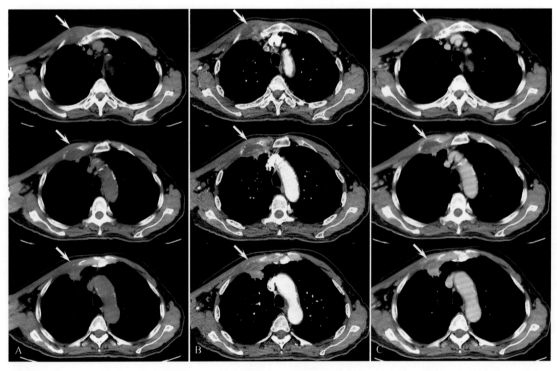

图 8-1-4　胸部 CT（**A**，平扫；**B**，动脉期；**C**，延迟期）示右侧胸壁软组织密度占位，增强扫描明显不均匀强化（平扫、增强和延迟 CT 值分别为 53 Hu、78 Hu 和 85 Hu），邻近肋骨明显破坏（箭号）；邻近右肺上叶前段不规则实变灶，增强扫描明显强化（平扫、增强和延迟 CT 值分别为 47 Hu、72 Hu 和 108 Hu）

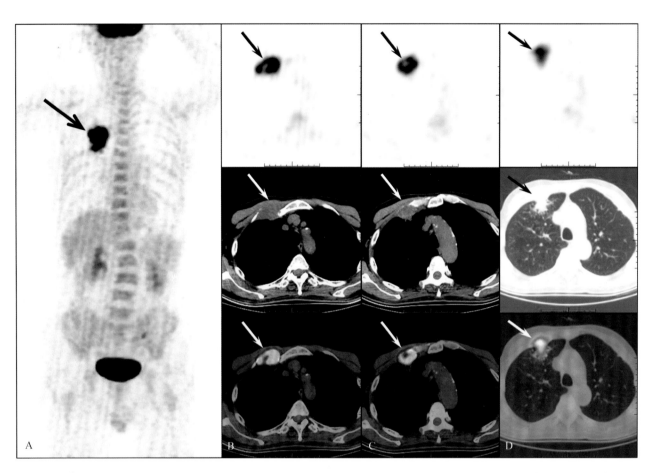

图 8-1-5 ^{18}F-FDG PET/CT（**A**，MIP；**B ~ D**，横断层）示右侧胸壁占位累及邻近肋骨，代谢明显增高（**B**、**C**）；邻近右肺上叶前段不规则实变，边缘毛糙，代谢增高（**D**）

核仁；IHC：CKpan（＋＋＋），CK5/6（＋＋＋），CK7（＋＋＋），D2-40（＋＋），Vimentin（＋＋），Calretinin（＋），Ki-67 40%，MOC31、TTF-1、NapsinA 及 WT1 均（－）；综上，考虑为上皮样型间皮瘤；肿瘤大小 3.5 cm×3.5 cm×2 cm，肿瘤侵犯肋骨组织，周边软组织切缘未见肿瘤。②（右肺上叶肿物）部分肺组织切除标本：肺膜下见一灰白色区域，大小 3 cm×2.5 cm×2.5 cm；镜下肺泡结构显著破坏，部分肺泡上皮轻度非典型增生，肺泡腔内大量泡沫样组织细胞聚集，肺泡间隔增宽，纤维组织增生，大量急、慢性炎性细胞浸润，伴淋巴滤泡形成，散在多核巨细胞反应。综上，考虑为肺炎症性病变，伴肺泡上皮细胞反应性非典型增生。

二、腹膜间皮瘤

【简要病史】 男，56 岁，发现腹腔积液 5 个月，伴腹胀、纳差、消瘦 3 个月。曾予试验性三联（异烟肼、乙胺丁醇、链霉素）抗结核治疗 1 个月效果不佳，腹水进行性增加。

【相关检查】 WBC 13.70×10^9/L，PLT 593×10^9/L，中性粒细胞 83.5%，Hb 132 g/L。血清 Alb 28.9 g/L（参考值 40 ~ 55 g/L）；ESR 69 mm/h（参考值 0 ~ 15 mm/h）；CRP 83.80 mg/L（参考值＜8 mg/L）；TB-spot（＋）。腹部 B 超：壁层腹膜多发结节，可见血流。腹水常规、生化提示渗出液；腹水病理：找到异型细胞（可疑腺癌细胞）。

【影像所见】 ^{18}F-FDG PET/CT（图 8-1-6）示腹膜及大网膜弥漫性增厚，代谢不均匀增高。

【病理结果】（B 超引导下腹膜结节）穿刺活检病理：显著胶原化的纤维组织内见形态不规则的腺管呈浸润性生长，上皮细胞扁平及小立方状，单层、局灶假复层排列，轻-中度异型，核分裂象少见；IHC：CKpan（＋＋＋），CK7（＋＋＋），Vimentin（＋＋＋），Calretinin（＋＋＋），WT1（＋＋＋），P53（＋＋），MOC31、CK20 及 Desmin 均（－）；综上，考虑为间皮瘤。

三、心包间皮瘤

【简要病史】 女，50 岁，胸闷、气促 1 年，加重伴双下肢水肿 2 个月。

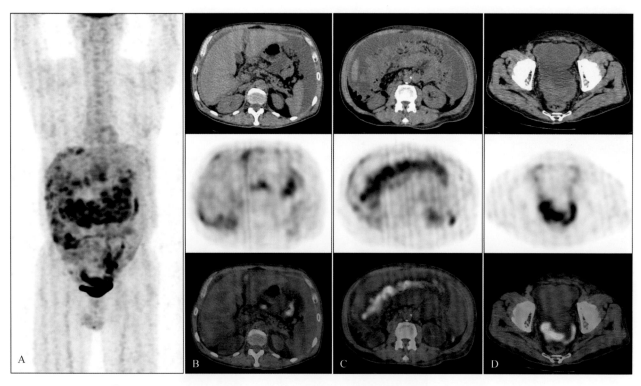

图 8-1-6　^{18}F-FDG PET/CT（**A**，MIP；**B**～**D**，横断层）示腹膜及大网膜弥漫性增厚，代谢不均匀增高

【相关检查】　血清 Alb 29.2 g/L（参考值 40 ～ 55 g/L），AST 49 IU/L（参考值 13 ～ 35 IU/L），ALP 137 IU/L（参考值 50 ～ 135 IU/L），ALT 50 IU/L（参考值 7 ～ 45 IU/L），TBil 40.63 μmol/L（参考值 5.1 ～ 19 μmol/L），I-Bil 29.01 μmol/L（参考值 0 ～ 6.8 μmol/L），LDH 368 IU/L（0 ～ 250 IU/L）。ESR 49 mm/h（0 ～ 20 mm/h），CRP 14.30 mg/L（参考值 0 ～ 8 mg/L）。血清 CA125 113.14 U/ml（参考值 0 ～ 35 U/ml），CA19-9、AFP、CEA 及 CA15-3 均（－）。痰涂片及心包积液、胸腔积液均未找到抗酸杆菌。

【影像所见】　延迟增强 CT（图 8-1-7A、B）及 MRI（图 8-1-7C）示心包脏层与壁层普遍增厚伴强化，心包少量积液；肝肿大，强化不均匀；双侧胸腔积液。^{18}F-FDG PET/CT（图 8-1-7D ～ F）示心包弥漫性增厚伴代谢增高；肝肿大伴代谢增高（考虑为心力衰竭肝淤血所致）；双侧胸腔积液。

【手术病理结果】　术中见壁层心包外纵隔组织水肿严重，心包腔大部存在，内有血性积液约 200 ml。脏、壁层心包均增厚，其心包腔表面凹凸不平，呈结节状，表面充血严重。脏层心包与心肌组织之间无任何间隙，连接紧密。升主动脉及主肺动脉前方心包增厚、粘连严重；于升主动脉前方病变严重部位取心包壁层及脏层送病理。病理：心包壁内弥漫或灶状分布腺管样或上皮样肿瘤组织，偶见梭形细胞分散于间质中；肿瘤细胞大小不一，呈圆形或卵圆形，核呈空泡状，核仁明显，可见双核，核分裂象少见，部分细胞胞质红染或空泡状，间质纤维组织增生；ICH：CKpan（＋），CK7（＋），Calretinin（＋），EMA（＋），D2-40（＋），CEA、TIF-1、CgA 及 CD34 均（－）；综上，考虑为（心包）上皮样型恶性间皮瘤。

【本节讨论】　间皮瘤（mesothelioma）是一种起源于间皮细胞的少见侵袭性恶性肿瘤，最常见发生部位是胸膜（80% ～ 90%），其次为腹膜（10% ～ 30%）[1]，罕见于心包膜和睾丸鞘膜[8]。上皮样型、肉瘤样型和混合型 / 双相型是间皮瘤的三种主要组织学亚型，其中上皮样型预后较好，肉瘤样型预后最差[2]。

恶性胸膜间皮瘤是胸膜最常见的原发性肿瘤，通常与职业性石棉暴露有关。虽然石棉的使用在许多发达国家都已被禁止，但接触石棉与肿瘤发生之间的潜伏期约为 30 ～ 40 年，因此恶性胸膜间皮瘤的发病率仍在显著增加，且男性的发病率明显高于女性[3]。恶性胸膜间皮瘤临床多表现为呼吸困难、胸痛、体重减轻和疲劳等非特异性症状。恶性胸膜间皮瘤最初发生在单侧，局部可侵犯邻近组织或器官，如肺、胸壁、膈肌、心包、纵隔及脊柱等，从

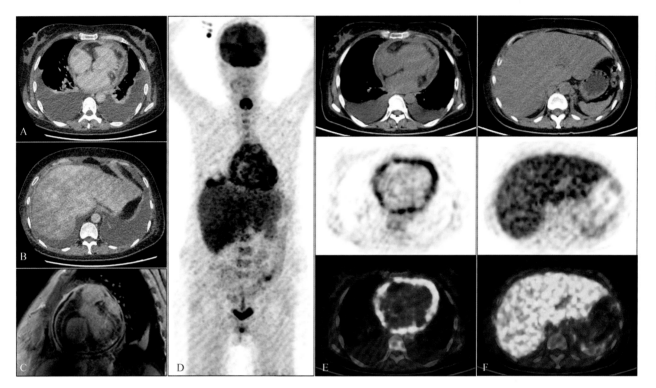

图 8-1-7 延迟增强 CT（**A**、**B**）示心包脏层与壁层普遍增厚伴强化，心包少量积液（**A**），肝肿大，强化不均匀（**B**），双侧胸腔积液（**A**、**B**）。延迟增强 MRI（**C**）示心包脏层与壁层明显增厚伴强化，心包少量积液。^{18}F-FDG PET/CT（**D**～**F**），MIP 图像（**D**）示心包弥漫性代谢增高，肝肿大伴弥漫性代谢增高；横断层图像（**E**、**F**）示心包弥漫性增厚伴代谢增高（**E**），肝肿大、弥漫性代谢增高（**F**）；双侧胸腔积液（**E**）

而导致上腔静脉综合征、心包积液及心脏压塞、脊髓压迫等，进一步进展可侵犯腹膜和对侧胸腔，但远处转移较肺癌少见[4]。大多数恶性胸膜间皮瘤患者在确诊时已处于晚期，预后较差，确诊后中位生存期约为 7～12 个月[5]。CT 表现为单侧胸腔积液，胸膜结节状或不规则增厚，叶间裂亦常受累；此外，还常累及纵隔胸膜而表现为环状胸膜增厚。MRI 对于膈肌、心包或胸壁肿瘤灶的显示优于 CT。恶性胸膜间皮瘤的葡萄糖代谢多高于良性疾病，故 ^{18}F-FDG PET/CT 可用于恶性胸膜间皮瘤的诊断、分期以及指导活检部位。当 ^{18}F-FDG PET/CT 有胸膜增厚及代谢增高的影像特征，且未发现原发肿瘤病灶，则有利于恶性胸膜间皮瘤的诊断，从而与胸膜转移瘤相鉴别。早期恶性胸膜间皮瘤或增殖率低的恶性胸膜间皮瘤摄取 ^{18}F-FDG 较低，可出现假阴性结果；类风湿性胸膜炎、结核性胸膜炎和既往胸膜粘连等炎性疾病也可有不同程度的 ^{18}F-FDG 摄取（假阳性），但胸膜结节或肿块相对少见。当胸液或细针穿刺活检获得的细胞学样本不足以明确诊断时，胸腔镜下胸膜活检成为明确病变性质和组织学分型的必要手段。手术、放疗和化疗在内的综合治疗是恶性胸膜间皮瘤的主要治疗方法；近期针对表

皮生长因子受体（EGFR）和血小板衍生生长因子受体（PDGFR）的靶向治疗以及免疫治疗等新的个体化治疗方法也取得了较好的研究结果[4]。

恶性腹膜间皮瘤确诊时的中位年龄较恶性胸膜间皮瘤早，且女性更常见。石棉暴露与腹膜间皮瘤的关系（33%～50%）弱于胸膜间皮瘤（> 80%），但与石棉暴露相关的腹膜间皮瘤的潜伏期（20 年）较恶性胸膜间皮瘤（30～40 年）短。腹膜间皮瘤最常见的症状是腹痛、腹胀，其他症状包括体重减轻、腹部包块、食欲减退等[1]。从最初出现症状到确诊的中位时间约 122 天[6]；随病情进展，多数病例在 12 个月内死于肠梗阻或恶病质。肿瘤细胞减灭术＋腹腔热灌注化疗有望使中位生存期提高到 29.5～92 个月[6]。CT 表现为腹水、腹膜增厚以及边界不规则的实性、不均匀软组织密度肿块，常弥漫性分布在整个腹腔。当没有发现原发肿瘤病灶，没有明显增大的淋巴结，也没有发现器官（如肝）转移时，应考虑到腹膜间皮瘤的可能[1]。恶性腹膜间皮瘤通常在 ^{18}F-FDG PET/CT 表现为 ^{18}F-FDG 摄取增高，呈灶性、弥漫性或混合性分布模式[7]，并在术前分期评估中有明显优势[6]。

心包间皮瘤非常罕见，在恶性间皮瘤中所占比

例不到 1%，但却是心包最常见的原发恶性肿瘤；男性多见（57% ～ 75%），预后较恶性胸膜和腹膜间皮瘤差，中位生存期约为 5 ～ 7 个月[8]，与石棉暴露关系不大。心包间皮瘤临床症状和体征均缺乏特异性，包括呼吸急促、胸痛、咳嗽、水肿、心包积液、心脏压塞和心力衰竭等，临床误诊率高。心包间皮瘤可局部侵犯心肌及周围组织（如胸膜和肺），也可转移至邻近引流区淋巴结和远处器官（如肝、骨、脑）。大多数心包间皮瘤患者确诊后只能采取姑息性治疗，包括去除心包积液、心包切除术、手术切除部分肿瘤、放疗和化疗[8]。心包间皮瘤 CT、MRI 表现为心包局限性或弥漫性不均匀增厚。^{18}F-FDG PET/CT 呈 ^{18}F-FDG 轻-重度摄取，可用于心包间皮瘤诊断及分期[9-10]。

（田丛娜　张旭初　李薇　方纬　付占立　熊焰）

参考文献

［1］Broeckx G，Pauwels P. Malignant peritoneal mesothelioma：a review. Transl Lung Cancer Res, 2018, 7（5）：537-542.

［2］Carbone M，Adusumilli PS，Alexander HR，et al. Mesothelioma：Scientific Clues for Prevention，Diagnosis，and Therapy. CA Cancer J Clin, 2019, 69（5）：402-429.

［3］Bibby AC，Tsim S，Kanellakis N，et al. Malignant pleural mesothelioma：an update on investigation，diagnosis and treatment. Eur Respir Rev, 2016, 25(142)：472-486.

［4］Bianco A，Valente T，De Rimini ML，et al. Clinical diagnosis of malignant pleural mesothelioma. J Thorac Dis, 2018, 10（Suppl 2）：S253-S261.

［5］Cardinale L，Ardissone F，Gned D，et al. Diagnostic imaging and workup of malignant pleural mesothelioma. Acta Biomed, 2017, 88（2）：134-142.

［6］Cao S，Jin S，Cao J，et al. Advances in malignant peritoneal mesothelioma. Int J Colorectal Dis, 2015, 30（1）：1-10.

［7］Dubreuil J，Giammarile F，Rousset P，et al. 18F-FDG-PET/CT of peritoneal tumors：a pictorial essay. Nucl Med Commun, 2017, 38（1）：1-9.

［8］Mezei G，Chang ET，Mowat FS，et al. Epidemiology of Mesothelioma of the Pericardium and Tunica Vaginalis Testis. Ann Epidemiol, 2017, 27（5）：348-359.

［9］Li X，Lu R，Zhao Y，et al. ^{18}F-fluorodeoxyglucose imaging of primary malignant pericardial mesothelioma with concurrent pericardial and pleural effusions and bone metastasis：A case report. Mol Clin Oncol, 2018, 8（6）：725-728.

［10］Kim DY，Yoon YN，Hong GR，et al. Malignant pericardial mesothelioma：diagnostic clues in multimodality imaging. Int J Cardiovasc Imaging, 2020, 36（7）：1385.

第二节　恶性黑色素瘤

一、皮肤恶性黑色素瘤

【简要病史】　男，47 岁，左足底恶性黑色素瘤术后 1 年，左足底新发结节 4 个月（图 8-2-1），逐渐长大，无破溃。

【影像所见】　^{18}F-FDG PET/CT（图 8-2-2）示左足底、左腘窝、左股骨、骶骨、左侧肋骨及纵隔淋巴结、双肺多发代谢增高灶。

【病理结果及临床诊断】　（左足底病变）活检病理：恶性黑色素瘤；临床诊断：（左足底）恶性黑色素瘤术后局部复发伴全身多发转移。

二、（眼）脉络膜黑色素瘤

【简要病史】　女，73 岁，左眼视力逐渐下降 2 年余，失明半年。

【影像所见】　MRI（图 8-2-3）示左眼肿物，T1WI

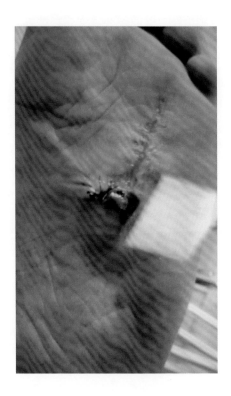

图 8-2-1　左足底可见术后瘢痕，其后方可见黑色软组织结节

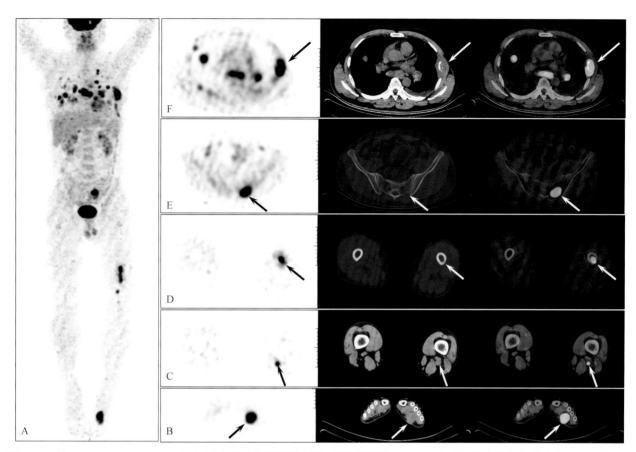

图 8-2-2　¹⁸F-FDG PET/CT。MIP（**A**）示全身多发代谢增高灶；横断层图像（**B ～ F**）示左足底局部皮肤及皮下组织增厚，代谢增高（**B**，箭号）；左腘窝淋巴结肿大，代谢增高（**C**，箭号）；左股骨下段（**D**）、骶骨左侧（**E**）及左侧肋骨（**F**）骨质破坏，代谢增高（箭号）；双肺及纵隔淋巴结多发代谢增高灶（**F**）

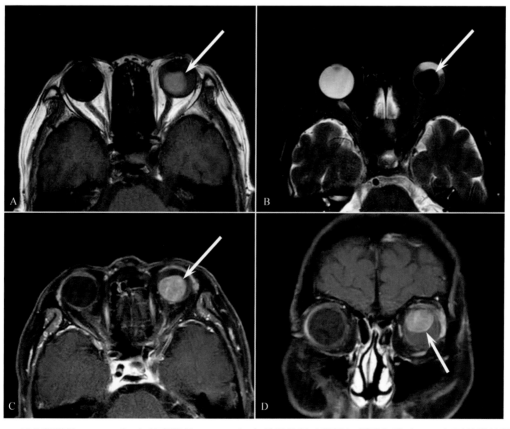

图 8-2-3　MRI 示左眼肿物，T1WI（**A**）呈高信号，T2WI（**B**）呈低信号（箭号）；增强扫描（**C、D**）可见明显强化（箭号）

呈高信号，T2WI 呈低信号，增强扫描可见明显强化。^{18}F-FDG PET/CT（图 8-2-4）示左眼球内高密度肿物，代谢增高。

【病理结果】（左眼）脉络膜黑色素瘤（混合细胞型）。

三、鼻腔恶性黑色素瘤

【简要病史】 男，74 岁，间断右侧鼻腔出血伴鼻塞 3 个月；鼻内镜检查示右侧鼻腔肿物。

【影像所见】 MRI（图 8-2-5）示右侧鼻腔及额窦肿物，增强扫描可见明显强化。^{18}F-FDG PET/CT（图 8-2-6）示右侧鼻腔及额窦肿物，代谢增高；右上颌窦炎。

【病理结果】（右鼻腔）肿物活检：恶性黑色素瘤。

四、食管恶性黑色素瘤

【简要病史】 男，59 岁，进食梗噎 1 月余。

【相关检查】 胃镜：距门齿约 33 ～ 40 cm 处，食管环周黏膜见褐色色素沉着，表面糜烂，质软；距门齿 37 ～ 39 cm 处，食管前壁见息肉样隆起，表面不平伴糜烂，易出血，质脆（图 8-2-7A）。

【影像所见】 ^{18}F-FDG PET/CT（图 8-2-7B ～ D）示食管下段肿物，代谢增高。

【病理结果】 术后病理：恶性黑色素瘤，大小 3.7 cm×1.7 cm×1.5 cm，肿瘤侵至食管壁黏膜下层，肿瘤周围鳞状上皮内见较多吞噬色素的巨噬细胞；未见明确脉管癌栓和神经侵犯；淋巴结均未见转移（食管周 0/9，胃周 0/4，肝动脉旁 0/3）。

五、直肠恶性黑色素瘤

【简要病史】 男，82 岁，便中带血 1 个月。

【相关检查】 结肠镜（图 8-2-8A）：距肛门 5 ～ 10 cm 见一紫黑色隆起性病变，表面略粗糙。

【影像所见】 盆腔 MRI（图 8-2-8B ～ F）示直肠内占位，增强扫描可见强化，左侧腹股沟淋巴结肿大。^{18}F-FDG PET/CT（图 8-2-9）示直肠肿物、左侧腹股沟淋巴结肿大、右侧基底节区占位，代谢增高。

【病理结果及临床诊断】（直肠肿物）活检病理：恶性黑色素瘤；临床诊断：直肠恶性黑色素瘤，伴左侧腹股沟淋巴结及脑转移。

六、未知原发灶恶性黑色素瘤

【简要病史】 男，62 岁，体检发现肺部占位 1 个月。

【相关检查】 全身皮肤及黏膜未见明显异常。

【影像所见】 ^{18}F-FDG PET/CT（图 8-2-10）示

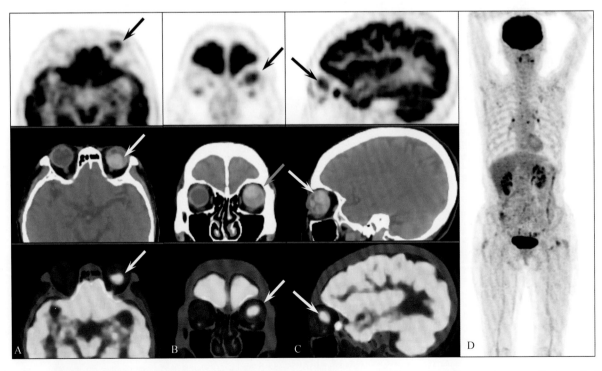

图 8-2-4 ^{18}F-FDG PET/CT。横断层（**A**）、冠状断层（**B**）及矢状断层（**C**）图像示左眼球内高密度肿物（箭号），代谢增高；MIP 图像（**D**）示全身其他部位未见明确原发及转移灶

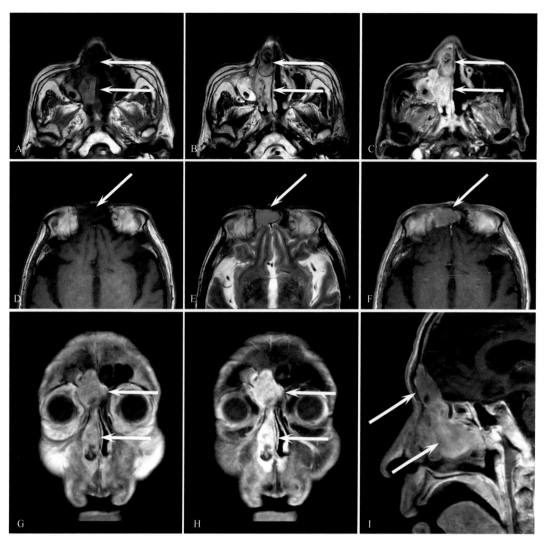

图 8-2-5 MRI。横断层图像（**A～C**）示鼻腔肿物，T1WI 呈不均匀等信号和高信号（**A**，箭号），T2WI 呈不均匀高信号（**B**，箭号），增强扫描肿物明显强化（**C**，箭号），伴右上颌窦黏膜增厚及信号异常（**A～C**）；横断层图像（**D～F**）示额窦占位，T1WI 呈等信号（**D**，箭号），T2WI 呈稍高信号（**E**，箭号），增强扫描肿物明显强化（**F**，箭号）；增强扫描冠状位（**G**、**H**）及矢状位（**I**）图像示右侧鼻腔及额窦肿物可见明显强化（箭号）

颅内、右肺、腹膜及右胸壁肌肉内多发占位性病变，代谢增高。

【病理结果】　行右肺占位穿刺活检及左额叶肿物切除，病理：恶性黑色素瘤。

【本节讨论】　恶性黑色素瘤（malignant melanoma）是起源于黑色素细胞及其前体细胞的高度恶性神经外胚层肿瘤，最常见于皮肤（91.2%），其次为眼部（5.2%）、黏膜（1.3%）以及未知原发灶（2.2%）[1]。恶性黑色素瘤侵袭性强、易转移、复发率高，预后与临床分期密切相关[2]；常用的特征性免疫组织化学（IHC）标志物包括 S-100、HMB45、Melan A 或 SOX10 等[3]。

1. 皮肤恶性黑色素瘤

WHO 将皮肤恶性黑色素瘤分为四个主要亚型：肢端皮疹性、恶性雀斑痣样、结节性以及表浅扩散性；其中表浅扩散性黑色素瘤最常见于白种人，肢端皮疹性黑色素瘤在亚洲人中最常见[4]。近年来，皮肤恶性黑色素瘤发病率逐渐上升，居男性恶性肿瘤的第 5 位（7%）、女性恶性肿瘤的第 6 位（4%）[5]。美国癌症联合委员会（AJCC）依据原发肿瘤浸润厚度（Breslow 厚度），有无溃疡、淋巴结受累以及远处转移，将皮肤恶性黑色素瘤分为Ⅰ～Ⅳ期，5 年疾病特异性生存率（DFS）依次为 98%、90%、77% 与 17%[6-7]。

根据"NCCN 指南——皮肤黑色素瘤 2020 版"[3]，早期皮肤恶性黑色素瘤患者（AJCC Ⅰ/Ⅱ期）若病灶局限于皮肤浅表层，且未发现可疑淋巴结或远处转移时，不推荐进行 ^{18}F-FDG PET/CT 检查。当疾病进展到Ⅲ/Ⅳ期时，^{18}F-FDG PET/CT 检查能有效地

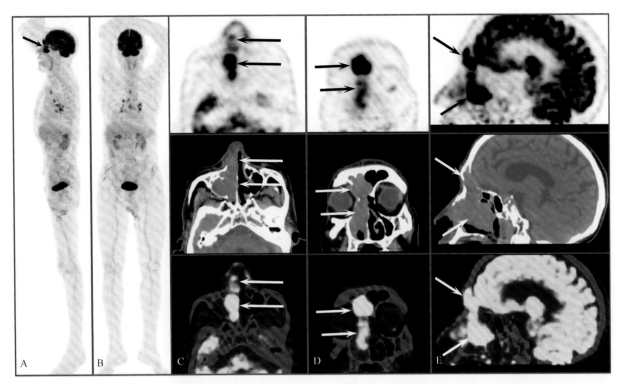

图 8-2-6 ^{18}F-FDG PET/CT。MIP（**A**，左侧位；**B**，前位）示鼻腔及额窦区代谢增高灶（**A**，箭号）；横断层（**C**）、冠状断层（**D**）及矢状断层（**E**）图像示右侧鼻腔及额窦软组织密度肿物（箭号），代谢增高；右上颌窦软组织密度影（**C**），代谢未见明显异常（上颌窦炎）

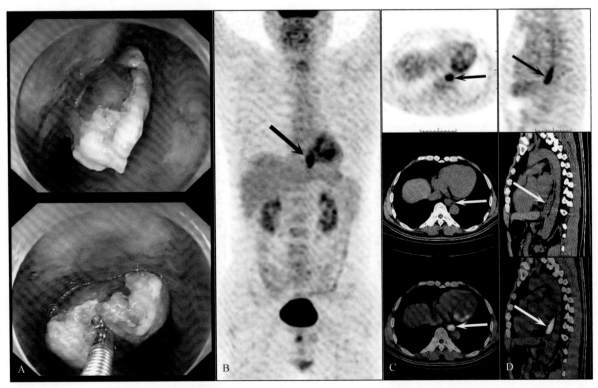

图 8-2-7 胃镜（**A**）示食管下段前壁息肉样隆起，表面不平伴糜烂，周围食管壁可见褐色色素沉着。^{18}F-FDG PET/CT（**B**，MIP；**C**，横断层；**D**，矢状断层）示食管下段肿物，代谢增高（箭号）

评估患者全身淋巴结、深层软组织以及内脏的转移情况，为临床制订最佳治疗方案提供帮助[8]。有研究显示，全身 ^{18}F-FDG PET/MRI 和 ^{18}F-FDG PET/CT 对恶性黑色素瘤转移灶的检测准确度几乎相当[9]。

在恶性黑色素瘤术后随访中，^{18}F-FDG PET/CT 对于监测复发以及复发后再分期可发挥重要作用[10]。

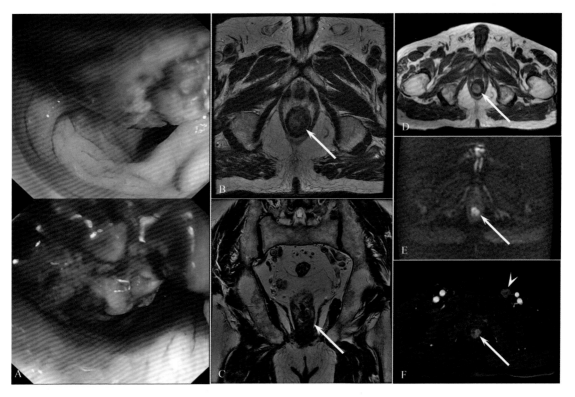

图 8-2-8 结肠镜（**A**）见直肠内紫黑色隆起性病变，表面略粗糙。盆腔 MRI（**B～F**）的横断层（**B**）及冠状断层（**C**）T2WI 示直肠内占位，呈等信号或稍低信号（箭号）；横断层 T1WI（**D**）及 DWI（**E**）呈高信号（箭号），增强扫描可见明显强化（**F**，箭号）；左侧腹股沟淋巴结肿大（**F**，箭头）

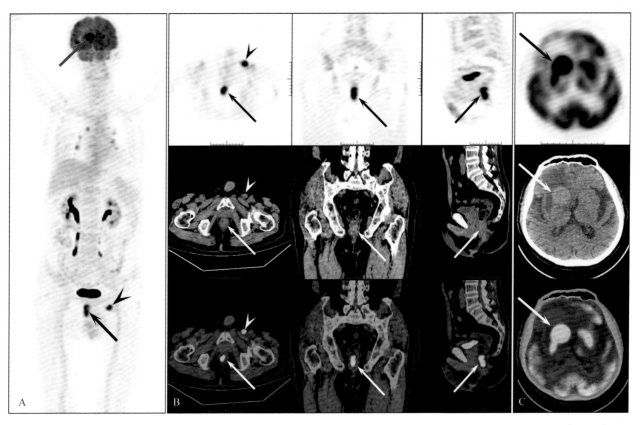

图 8-2-9 ^{18}F-FDG PET/CT。MIP（**A**）示直肠（黑箭号）、左侧腹股沟淋巴结（箭头）及颅内（红箭号）多发代谢增高灶；躯干部断层图像（**B**）示直肠肿物（箭号）伴左侧腹股沟淋巴结肿大（箭头），代谢增高；头颅横断层图像（**C**）示右侧基底节区高密度占位，代谢明显增高（箭号）

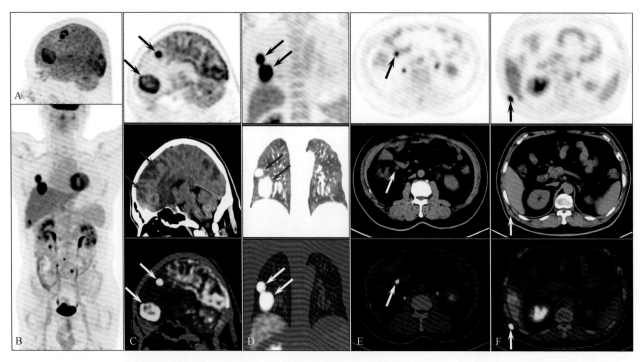

图 8-2-10　^{18}F-FDG PET/CT。头部（**A**）及体部（**B**）MIP 图像示全身多发代谢增高灶；矢状断层（**C**）、冠状断层（**D**）及横断层（**E**、**F**）图像示颅内（**C**）、右肺（**D**）、腹膜（**E**）及右胸壁肌肉内（**F**）多发占位性病变，代谢增高（箭号）

　　有研究发现，前哨淋巴结活检阳性的恶性黑色素瘤患者在术后 1 年内进行 ^{18}F-FDG PET/CT 显像，53.5% 的患者可发现局部复发或者远处转移；而前哨淋巴结阴性的患者在术后 1 年内仅有 13.6% 提示有阳性发现[11]。此外，应用 ^{18}F-FDG PET/CT 进行随访还能发现一些极罕见的转移灶，如心脏转移等[12-13]。

　　2. 非皮肤起源恶性黑色素瘤

　　非皮肤起源恶性黑色素瘤很少见，多见于皮肤–黏膜交界处、眼脉络膜和软脑膜等处。研究发现皮肤和黏膜恶性黑色素瘤的基因突变存在差异[14]：皮肤恶性黑色素瘤的 *BRAF* 基因突变率为 47%，*NRAS* 基因突变率为 20%；黏膜恶性黑色素瘤通常不存在 *BRAF* 基因突变，*NRAS* 基因突变率约 10%。

　　脉络膜黑色素瘤（choroidal melanoma，CM）起源于脉络膜黑色素细胞，是成人最常见的原发性眼内恶性肿瘤。CM 多发生于 50 ～ 60 岁患者，临床可表现为视网膜脱离、玻璃体出血、新生血管性青光眼等。该病的常规影像学诊断方法包括荧光素眼底血管造影、脉络膜血管造影检查、超声、CT、MRI 等。CM 早期 CT 平扫仅表现为病灶处局限性增厚；当肿瘤突入玻璃体腔后则表现为密度均匀、边界较清楚的等密度或略高密度半球形或球形肿块；增强扫描肿瘤呈不同程度强化[15]。

　　原发鼻腔鼻窦恶性黑色素瘤（sinonasal malignant melanoma，SNMM）是来源于黏膜黑色素细胞的一种恶性肿瘤，发病率较低，约占黑色素瘤的 0.6% ～ 0.7%、鼻腔及鼻窦肿瘤的 3.6% ～ 4.0%[16]。该病好发年龄为 50 ～ 75 岁，无明显性别差异，多见于鼻中隔、鼻侧壁、中下鼻甲黏膜以及鼻窦黏膜，也可多部位同时发生[17]。临床常以鼻塞、鼻出血为主要表现，偶见耳鸣、头晕、头痛、面颊部疼痛等。SNMM 恶性程度较高，约 20% 患者在就诊时已发生淋巴结转移和（或）远处转移[18-19]。CT 表现为膨胀性生长的软组织密度肿物，密度欠均匀，相邻骨质可呈溶骨性破坏[20]；来源于上颌窦、筛窦的病灶可分别破坏上颌窦顶壁、眼眶内侧壁，突入眶骨膜下间隙进而引发眼部症状[21]。

　　消化道原发性恶性黑色素瘤多见于直肠肛管区，其次是食管，原发于胃黏膜者鲜见报道[22]。原发食管恶性黑色素瘤（primary malignant melanoma of the esophagus，PMME）是一种侵袭性强的食管恶性肿瘤，占原发性食管恶性肿瘤的 0.1% ～ 0.2%[23]。PMME 好发于食管中下段，多见于 60 ～ 70 岁老年人，临床可有吞咽困难、消瘦、胸骨后疼痛、黑便等非特异性表现。钡餐造影可见向食管腔内突起的结节状或分叶状充盈缺损，常为偏侧性，少见黏膜溃疡；病变处食管壁蠕动消失但不僵硬，管腔狭窄但极少引起梗阻[24]。胸部CT检查病灶多表现为密度均匀、边界清楚的腔内软组织密度肿物，钙化罕见，增强扫描多呈明显强化[25]。

肛管直肠原发性恶性黑色素瘤（anorectal malignant melanoma，AMM）占肛肠恶性肿瘤的0.05%[26]，最常见的症状是便血，也可出现肛门疼痛、肛周或直肠肿块等[27-28]。早期AMM的CT表现可仅为局部肠壁增厚，晚期病例可见均匀低密度肿块，伴有均匀或者不均匀强化。MRI能更好地显示直肠壁各层结构、直肠系膜与筋膜及邻近重要组织的结构关系，可对肿瘤侵及肠壁深度、淋巴结转移、直肠系膜与筋膜受累和血管浸润等多种预后危险因素进行评估[29]。

由于黑色素物质表现为短T1弛豫时间[30]，所以典型恶性黑色素瘤在MRI呈T1WI高信号、T2WI低信号。虽然非皮肤起源恶性黑色素瘤在[18]F-FDG PET/CT上通常表现为高代谢[31-34]，但其代谢情况很大程度上取决于肿瘤的体积，肿瘤较小者容易出现假阴性[35]。尽管[18]F-FDG PET/CT在皮肤恶性黑色素瘤诊断中不作常规推荐，但可用于易发生全身转移的非皮肤起源恶性黑色素瘤的临床分期[36]。[18]F-FDG PET/CT能有效地显示原发病灶位置、大小、形态、累及范围、与邻近组织关系、淋巴结转移以及远处转移等情况，用于指导临床治疗决策[3]。

3. 未知原发灶恶性黑色素瘤

未知原发灶恶性黑色素瘤（melanoma of unknown primary，MUP）是以原发部位不明的恶性黑色素瘤为特征，需排除以下类型患者[37]：①有眼球摘除病史；②有任何类型的皮肤病变切除或烧灼史，且无法重新查阅其病理切片；③病灶淋巴引流区域的皮肤因为治疗而形成瘢痕；④未进行彻底体检，包括眼科、肛门和生殖器检查。大多数MUP病例为淋巴结型（60%），好发部位为腋窝、颈部和腹股沟，其余病例可见于皮下组织和各种内脏器官[38]。从定义上而言，MUP可认为是一种转移性黑色素瘤。AJCC在黑色素瘤分期标准中，将有淋巴结、皮肤或皮下组织受累的MUP归为Ⅲ期，而有内脏转移的MUP归为Ⅳ期[39]。

MUP发病机制不明，有学者认为其可能是一组异质性疾病[40]。MUP的 BRAF 基因突变率为52.3%，NRAS 基因突变率约23.8%，与皮肤恶性黑色素瘤的基因突变型相似，但 BRAF 或 NRAS 基因突变状态对MUP的临床预后无显著影响[14]。关于MUP的治疗及预后尚存有争议，有证据表明MUP与相同分期的已知来源黑色素瘤具有相似或更好的预后[41]。

MUP筛查方法包括全面皮肤检查、病史询问、既往切除标本的组织病理学回顾，以及CT或[18]F-FDG PET/CT检查等[39]。[18]F-FDG PET/CT显像在MUP分期中发挥重要作用，其敏感性和特异性均高于常规CT，并优于内窥镜检查[42-44]。

（刘萌　罗莎　王峰　张国建　付占立）

参考文献

[1] Chang AE, Karnell LH, Menck HR. The National Cancer Data Base report on cutaneous and noncutaneous melanoma: a summary of 84, 836 cases from the past decade. The American College of Surgeons Commission on Cancer and the American Cancer Society. Cancer, 1998, 83（8）：1664-1678.

[2] Cha J, Kim S, Wang J, et al. Evaluation of ^{18}F-FDG PET/CT Parameters for Detection of Lymph Node Metastasis in Cutaneous Melanoma. Nucl Med Mol Imaging, 2018, 52（1）：39-45.

[3] Coit DG, Thompson JA, Albertini MR, et al. Cutaneous Melanoma, Version 2.2019, NCCN Clinical Practice Guidelines in Oncology. J Natl Compr Canc Netw, 2019, 17（4）：367-402.

[4] Kim SY, Yun SJ. Cutaneous Melanoma in Asians. Chonnam Med J, 2016, 52（3）：185-93.

[5] Siegel RL, Miller KD, Jemal A. Cancer statistics, 2020. CA Cancer J Clin, 2020, 70（1）：7-30.

[6] Aubuchon MM, Bolt LJ, Janssen-Heijnen ML, et al. Epidemiology, management and survival outcomes of primary cutaneous melanoma: a ten-year overview. Acta Chir Belg, 2017, 117（1）：29-35.

[7] Gershenwald JE, Scolyer RA, Hess KR, et al. Melanoma staging: evidence-based changes in the American Joint Committee on Cancer eighth edition cancer staging manual. CA Cancer J Clin, 2017, 67（6）：472-492.

[8] Stodell M, Thompson JF, Emmett L, et al. Melanoma patient imaging in the era of effective systemic therapies. Eur J Surg Oncol, 2017, 43（8）：1517-1527.

[9] Berzaczy D, Fueger B, Hoeller C, et al. Whole-Body[18F] FDG-PET/MRI vs.[18F] FDG-PET/CT in Malignant Melanoma. Mol Imaging Biol, 2020, 22（3）：739-744.

[10] Dinnes J, Ferrante di Ruffano L, Takwoingi Y, et al. Ultrasound, CT, MRI, or PET-CT for staging and re-staging of adults with cutaneous melanoma. Cochrane Database Syst Rev, 2019, 7（7）：CD012806.

[11] Vural Topuz Ö, Görtan FA, Kaya Döner ZR, et al.

Usefulness of ^{18}F-FDG PET/CT in Cutaneous Melanoma Patients with Negative Sentinel Lymph Nodes and High Clark Levels. Mol Imaging Radionucl Ther, 2018, 27 (2): 66-72.

[12] Ekmekçioğlu Ö, Arıcan P, Meşe Ş, et al. PET/CT Findings of a Patient with Cardiac Metastasis of Subungual Malign Melanoma. Mol Imaging Radionucl Ther, 2019, 28 (3): 126-128.

[13] Sweni S, Fontana M, Martinez-Naharro A, et al. Intracardiac melanoma metastases on ^{18}F-FDG PET-CT-a case report and review of literature with imaging features. BJR Case Rep, 2019, 5 (3): 20180118.

[14] Egberts F, Bergner I, Krüger S, et al. Metastatic melanoma of unknown primary resembles the genotype of cutaneous melanomas. Ann Oncol, 2014, 25 (1): 246-250.

[15] 陈慧琴. 脉络膜黑色素瘤影像学诊断比较. 临床眼科杂志, 2004, 12 (2): 176.

[16] Mundra RK, Sikdar A. Endoscopic removal of malignant melanoma of the nasal cavity. Indian J Otolaryngol Head Neck Surg, 2005, 57 (4): 341-343.

[17] Manolidis S, Donald PJ. Malignant mucosal melanoma of the head and neck: review of the literature and report of 14 patients. Cancer, 1997, 80 (8): 1373-1386.

[18] Keller DS, Thomay AA, Gaughan J, et al. Outcomes in patients with mucosal melanomas. J Surg Oncol, 2013, 108 (8): 516-520.

[19] Lindsay CR, Spiliopoulou P, Waterston A. Blinded by the light: why the treatment of metastatic melanoma has created a new paradigm for the management of cancer. Ther Adv Med Oncol, 2015, 7 (2): 107-121.

[20] Bhartiya R, Prasad KM. Malignant Melanoma of Nasal Cavity-A Case Report. J Clin Diagn Res, 2015, 9 (12): ED21-ED22.

[21] Shraddha J, Priya M, Sunil K. Mucosal malignant melanoma of sino-nasal region with orbital involvement: case report. Indian J Otolaryngol Head Neck Surg, 2013, 65 (Suppl 1): 178-181.

[22] Augustyn A, de Leon ED, Yopp AC. Primary gastric melanoma: case report of a rare malignancy. Rare Tumors, 2015, 7 (1): 5683.

[23] Bisceglia M, Perri F, Tucci A, et al. Primary malignant melanoma of the esophagus: a clinicopathologic study of a case with comprehensive literature review. Adv Anat Pathol, 2011, 18 (3): 235-252.

[24] Tirumani H, Rosenthal MH, Tirumani SH, et al. Imaging of uncommon esophageal malignancies. Dis Esophagus, 2015, 28 (6): 552-559.

[25] 郝传玺, 洪楠. 原发性食管黑色素瘤1例. 中国医学影像技术, 2010, 26 (9): 1684.

[26] Cagir B, Whiteford MH, Topham A, et al. Changing epidemiology of anorectal melanoma. Dis Colon Rectum, 1999, 42 (9): 1203-1208.

[27] Iddings DM, Fleisig AJ, Chen SL, et al. Practice patterns and outcomes for anorectal melanoma in the USA, reviewing three decades of treatment: is more extensive surgical resection beneficial in all patients? Ann Surg Oncol, 2010, 17 (1): 40-44.

[28] Choi BM, Kim HR, Yun HR, et al. Treatment outcomes of anorectal melanoma. J Korean Soc Coloproctol, 2011, 27 (1): 27-30.

[29] Brown G, Radcliffe AG, Newcombe RG, et al. Preoperative assessment of prognostic factors in rectal cancer using high-resolution magnetic resonance imaging. Br J Surg, 2003, 90 (3): 355-364.

[30] Del Grande F, Santini F, Herzka DA, et al. Fat-suppression techniques for 3-T MR imaging of the musculoskeletal system. Radiographics, 2014, 34 (1): 217-233.

[31] Haerle SK, Soyka MB, Fischer DR, et al. The value of ^{18}F-FDG-PET/CT imaging for sinonasal malignant melanoma. Eur Arch Otorhinolaryngol, 2012, 269 (1): 127-133.

[32] Matsuo T, Ogino Y, Ichimura K, et al. Clinicopathological correlation for the role of fluorodeoxyglucose positron emission tomography computed tomography in detection of choroidal malignant melanoma. Int J Clin Oncol, 2014, 19 (2): 230-239.

[33] Nozaki I, Hato S, Takahata, H, et al. A Resected Case of Primary Malignant Melanoma of the Esophagus-Early Detection of Recurrence by FDG-PET/CT. Int. Surg, 2017, 102 (9-10): 459-464.

[34] Kaya E, Aksoy T, Güner AL, et al. Colonic Malignant Melanoma: ^{18}F-FDG PETCT Findings. Mol Imaging Radionucl Ther, 2018, 27 (3): 144-145.

[35] Lee JH, Lee SC, Cho A, et al. Association Between Choroidal Thickness and Metabolic Activity on Positron Emission Tomography in Eyes with Choroidal Melanoma. Am J Ophthalmol, 2015, 160 (6): 1111-1115.

[36] 中国抗癌协会肉瘤专业委员会软组织肉瘤及恶性黑色素瘤学组. 皮肤和肢端恶性黑色素瘤的外科治疗规范中国专家共识1.0. 中华肿瘤杂志, 2020, 42 (2): 81-93.

[37] Dasgupta T, Bowden L, Berg JW. Malignant melanoma of unknown primary origin. Surg Gynecol Obstet, 1963, 117: 341-345.

[38] Anbari KK, Schuchter LM, Bucky LP, et al. Melanoma of unknown primary site: presentation, treatment, and prognosis-a single institution study. University of Pennsylvania Pigmented Lesion Study Group. Cancer, 1997, 79 (9): 1816-1821.

［39］Ribero S，Pampena R，Bataille V，et al. Unknown Primary Melanoma：Worldwide Survey on Clinical Management. Dermatology, 2016, 232（6）：704-707.

［40］Chang P，Knapper WH. Metastatic melanoma of unknown primary. Cancer, 1982, 49（6）：1106-1111.

［41］Bae JM，Choi YY，Kim DS，et al. Metastatic melanomas of unknown primary show better prognosis than those of known primary：a systematic review and meta-analysis of observational studies. J Am Acad Dermatol, 2015, 72（1）：59-70.

［42］Grech A，Mercieca N，Calleja-Agius J，et al.

Metastatic malignant melanoma of unknown primary in temporalis muscle. J Surg Case Rep, 2020, 2020（6）：rjaa202.

［43］Drouet C，Morel O，Boulahdour H. Bilateral Huge Incidentalomas of Isolated Adrenal Metastases from Unknown Primary Melanoma Revealed by 18F-FDG PET/CT. Clin Nucl Med, 2017, 42（1）：e51-e53.

［44］Stagnitti F，Orsini S，Martellucci A，et al. Small bowel intussusception due to metastatic melanoma of unknown primary site. Case report. G Chir, 2014, 35（9-10）：246-249.

第三节　心血管肉瘤

一、右心房血管肉瘤

【简要病史】 男，50 岁，咯血 40 天。

【相关检查】 支气管镜：气道通畅，双侧各叶段支气管通常，黏膜光滑，未见肿物及狭窄，双侧各叶段支气管均可见新鲜血性分泌物。超声心动图：心包大量积液。心包穿刺：血性心包积液，积液血红蛋白含量 4 g/L。

【影像所见】 胸部 CT（图 8-3-1）示双肺多发薄壁空洞，伴周围磨玻璃密度影（提示出血）。18F-FDG PET/CT 显像（图 8-3-2A ～ C）示双肺、右心房高代谢灶，心包大量积液；增强 CT（图 8-3-2D）示右心房充盈缺损。MRI（图 8-3-2E）示右心房占位。

【病理结果及临床诊断】 行右 B10 支气管镜透壁肺活检；病理：肺泡间血管腔内可见一个异

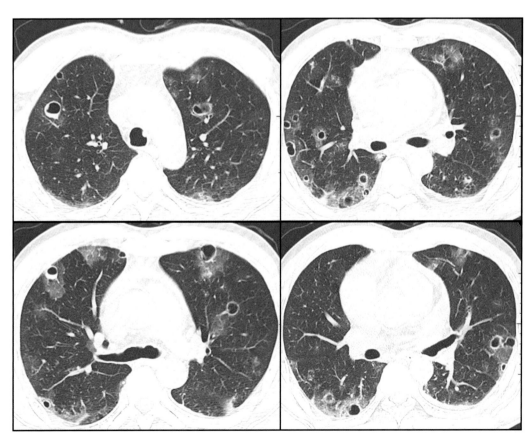

图 8-3-1　胸部 CT 示双肺多发薄壁空洞，伴周围磨玻璃密度影

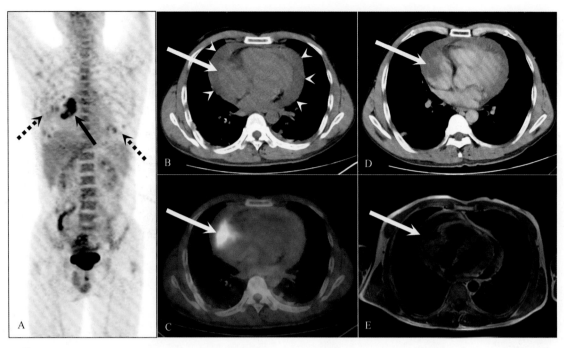

图 8-3-2 ^{18}F-FDG PET/CT MIP 图像（**A**）示双肺（虚线箭号）及右纵隔（箭号）多发高代谢灶；CT（**B**）及 PET/CT 融合（**C**）图像示右心房高代谢灶（箭号），心包大量积液（箭头）。增强 CT（**D**）示右心房充盈缺损（箭号）。MRI T1WI（**E**）示右心房占位（箭号）

型上皮样细胞巢，细胞核浆比大，可见核分裂象，考虑为瘤栓；IHC：Vimentin（＋），CD31（＋），S100、SMA 均（－）；综上，考虑为间叶源恶性肿瘤，血管肉瘤可能性大。临床诊断：右心房血管肉瘤伴双肺多发转移。

二、左心房血管肉瘤

【简要病史】 女，35 岁，突发头痛、头晕 3 天。

【相关检查】 血常规：PLT $20×10^9$/L，RBC 及 WBC 大致正常。血清 AFP、CEA、CA19-9、CA125、CA15-3、FERR、HCG、HE4、proGRP、NSE 均（－）。

【影像所见】 头颅 MRI（图 8-3-3）示颅内多发占位伴周围脑组织水肿，增强扫描未见明显强化。头颅 ^{18}F-FDG PET/CT（图 8-3-4）示颅内多发高密度灶，代谢未见增高；躯干部 ^{18}F-FDG PET/CT（图 8-3-5）示左心房高代谢灶，全身多发溶骨性骨破坏灶伴代谢增高。超声心动图及声学造影（图 8-3-6）示左心房高灌注、富血供肿物。

【手术病理结果】 行右额部占位病变部分切除活检术，术中见肿瘤组织为囊实性，局部色素沉着呈黑褐色，质地中等，血供中等。（右额叶肿瘤组织）病理：送检组织弥漫出血，其内散在不规则血管结构，血管密集区可见血管腔连通现象，内皮细胞增生；IHC：ERG（＋），胶质纤维酸性蛋白

（GFAP）（散在＋），S-100（散在＋），CD68（组织细胞＋），Ki-67 活跃区约 10%，CD34、神经元特异核蛋白（NEUN）、HMB45、CKpan 均（－）；综上，考虑血管源性肿瘤，不除外高分化血管肉瘤。

三、肺动脉肉瘤

【简要病史】 男，69 岁，咳嗽、咳痰及痰中带血 2 个月。

【相关检查】 血生化：LDH 246 U/L（参考值 50 ～ 240 U/L），α-HBDH 207 U/L（参考值 72 ～ 182 U/L）；血清 NSE 24.86 ng/ml（参考值 0 ～ 16.3 ng/ml），AFP、CEA、CA199、CA125、CA15-3、CA72-4、CYFRA21-1、ProGRP、铁蛋白均正常。支气管镜：气管腔内可见陈旧血迹，各叶段支气管管腔通畅，右肺中叶外侧段开口可见新鲜血迹。

【影像所见】 胸部 CT（图 8-3-7）示双肺多发软组织密度结节及薄壁空洞。^{18}F-FDG PET/CT（图 8-3-8A ～ C）示双肺、纵隔淋巴结及肺动脉多发代谢增高灶。CT 肺动脉造影（图 8-3-8D）示肺动脉主干及右肺动脉充盈缺损。

【病理结果及诊断】 行 CT 引导下经皮肺穿刺活检术。病理：多形性未分化肉瘤；IHC：EMA

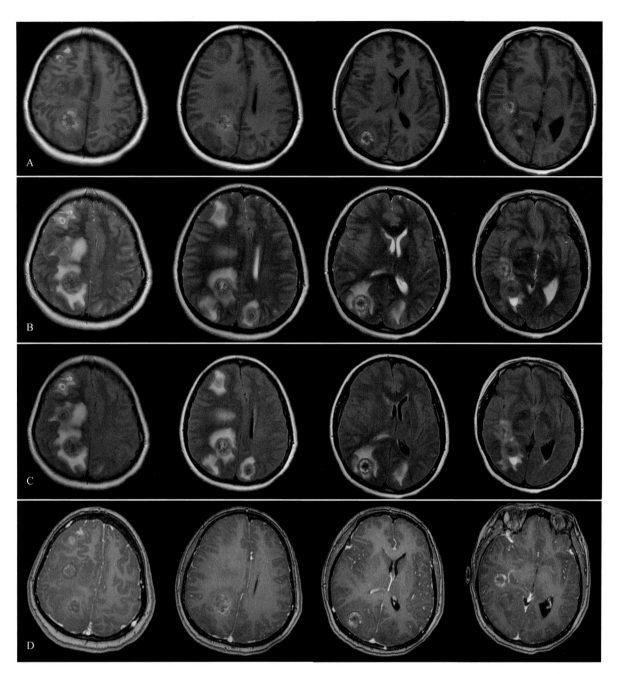

图 8-3-3　头颅 MRI（**A**，T1WI；**B**，T2WI；**C**，T2 FLAIR；**D**，增强）示颅内多发大小不等类圆形混杂信号影伴周围大片指状 T1WI 低、T2WI 高信号影，病变主要分布在右侧大脑半球，中线结构向左移位；增强扫描未见明显强化

（＋），Vimentin（＋＋＋），CD31（＋）。临床诊断：肺动脉多形性未分化肉瘤，伴双肺及纵隔淋巴结转移。

【本节讨论】　血管肉瘤（angiosarcoma）是起源于由血管内皮细胞或向血管内皮细胞分化的间叶细胞的恶性肿瘤，临床较少见，约占所有肉瘤的 1%[1]，主要发生于皮肤浅表软组织。在所有血管肉瘤中，心脏和大血管（图 8-3-9）的原发性血管肉瘤仅占 3%[2]。原发性心脏血管肉瘤非常罕见，但在心脏原发恶性肿瘤中最为常见，约占 30%[3]，最常发生在右心房，偶发于心包、右心室、左心房等[4-6]，多见于中年男性。该病具有高度侵袭性、预后差，平均生存期不超过 1 年。早期诊断较为困难，发现时常伴有局部侵犯或远处转移，最常见的转移部位是肺、骨、肝和脑[7]。临床表现不典型，通常为胸闷、气短、心律失常等。超声心动图通常是心脏肿瘤的初始诊断工具，对发现心脏肿物的敏感度为 93%。CT 表现为心肌壁增厚或灶性肿物，肿物内密度均匀或不均匀，有时伴有出血，增强扫描呈不

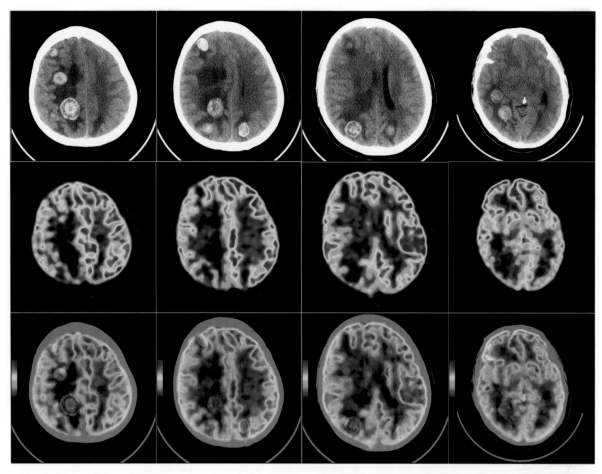

图 8-3-4 头颅 ^{18}F-FDG PET/CT 示颅内多发"煎蛋样"高密度灶，伴周围脑组织水肿，代谢未见明显增高

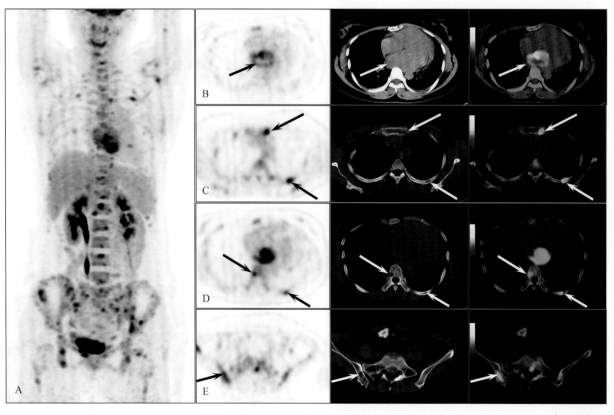

图 8-3-5 躯干部 ^{18}F-FDG PET/CT。MIP 图像（**A**）示心脏及骨骼多发高代谢灶；横断层图像（**B ～ E**）示左心房高代谢灶（**B**，箭号），胸骨（**C**）、肋骨（**C**、**D**）、胸椎（**D**）及右侧髂骨（**E**）多发溶骨性骨破坏灶，代谢增高（箭号）

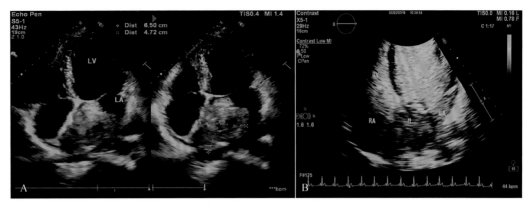

图 8-3-6 超声心动图（**A**）示左心房内等回声团，大小 65.0 mm×47.2 mm，形态欠规则，内回声欠均匀，可见少量液性暗区，基底较宽，活动度欠佳；声学造影（**B**）示左心房内等回声团，基底部附着于房间隔，造影特性为高灌注、富血供

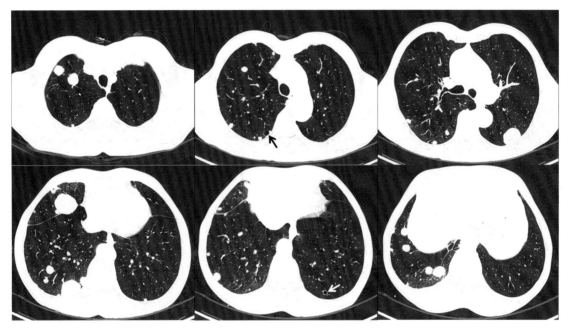

图 8-3-7 胸部 CT 示双肺多发软组织密度结节及薄壁空洞（箭号）

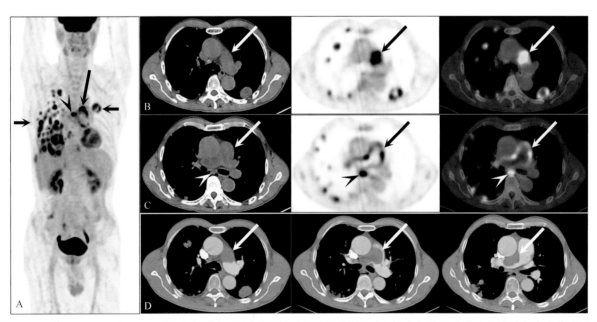

图 8-3-8 ^{18}F-FDG PET/CT MIP 图像（**A**）示双肺（短箭号）、纵隔淋巴结（箭头）及肺动脉（长箭号）多发代谢增高灶；横断层图像（**B**、**C**）示肺动脉主干及右肺动脉（箭号）、隆突下淋巴结（箭头）代谢增高，双肺内多发软组织密度结节伴代谢增高。CT 肺动脉造影（**D**）示肺动脉主干及右肺动脉充盈缺损（箭号）

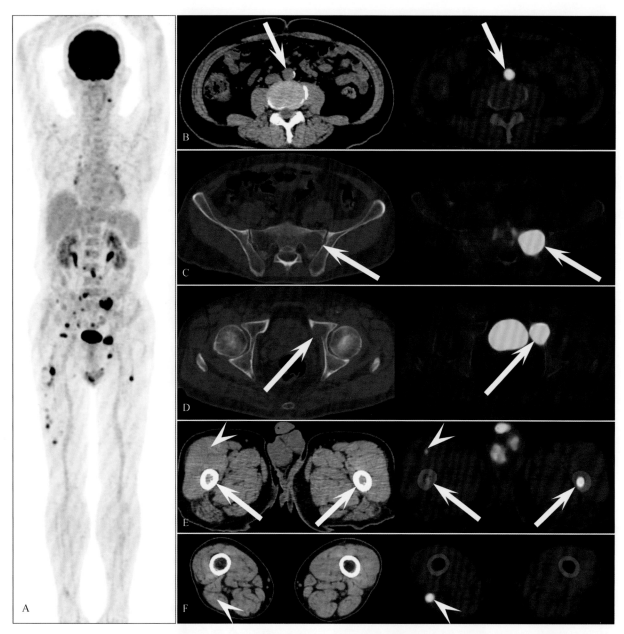

图 8-3-9　腹主动脉血管肉瘤伴骨盆及双下肢多发转移（男，65 岁）。¹⁸F-FDG PET/CT（**A**，MIP；**B** ～ **F**，横断层）示腹主动脉管腔内（**B**）、骶骨（**C**）、左髋臼（**D**）及双侧股骨上段（**E**）多发代谢增高灶（箭号），其中骶骨及左髋臼病灶可见溶骨性破坏；右大腿肌肉内（**E**、**F**）可见多发代谢增高灶（箭头）

均匀强化，部分病变边缘见迂曲的小血管。MRI 常用于明确肿瘤局部浸润程度。¹⁸F-FDG PET/CT 可用于明确肿瘤性质，并帮助排除潜在的远处转移[8]。手术治疗被认为是非转移性疾病的最佳治疗方法，放化疗及靶向治疗疗效尚存争议。

　　肺动脉肉瘤临床表现亦不典型，通常为咳嗽、呼吸急促、咯血等，早期诊断困难。CT 及 MRI 表现为肺动脉干和（或）双侧肺动脉肿物，呈中、重度强化。当肺动脉肉瘤与肺动脉血栓栓塞性疾病鉴别困难时，¹⁸F-FDG PET/CT 可发挥重要作用，肺动脉肉瘤表现为代谢活跃，而血栓代谢一般较低或

无代谢，同时 PET/CT 有利于明确肺动脉肉瘤病变范围以及有无远处转移[9-10]。

（田丛娜　王峰　李眉　付占立）

参考文献

[1] Kojima K，Okamoto I，Ushijima S，et al. Successful treatment of primary pulmonary angiosarcoma. Chest，2003，124（6）：2397-2400.

[2] Lantz DA，Dougherty TH，Lucca MJ. Primary angiosarcoma of the heart causing cardiac rupture. Am Heart J，1989，118（1）：186-188.

[3] Burke AP, Cowan D, Virmani R. Primary sarcomas of the heart. Cancer, 1992, 69（2）: 387-395.

[4] Shi XM, Li F. Primary Pericardial Angiosarcoma Shown on FDG PET/CT. Clin Nucl Med, 2017, 42（12）: 973-975.

[5] Reardon MJ, Walkes JC, Benjamin R. Therapy insight: malignant primary cardiac tumors. Nat Clin Pract Cardiovasc Med, 2006, 3（10）: 548-553.

[6] 孙庆磊，张连国，李玉明，等. 原发性左心房血管肉瘤并颈部、腹腔多处转移一例. 中华临床医师杂志（电子版），2010, 4（11）: 189.

[7] Tokmak H, Demir N, Demirkol MO, et al. Cardiac angiosarcoma: utility of [^{18}F] fluorodeoxyglucose positron emission tomography-computed tomography in evaluation of residue, metastases, and treatment response. Vasc Health Risk Manag, 2014, 10: 399-401.

[8] Yu JF, Cui H, Ji GM, et al. Clinical and imaging manifestations of primary cardiac angiosarcoma. BMC Med Imaging, 2019, 19（1）: 16.

[9] Xi XY, Gao W, Gong JN, et al. Value of ^{18}F-FDG PET/CT in differentiating malignancy of pulmonary artery from pulmonary thromboembolism: a cohort study and literature review. Int J Cardiovasc Imaging, 2019, 35（7）: 1395-1403.

[10] Mahajan A, Rekhi B, Laskar S, et al. Primary pulmonary artery sarcoma masquerading as pulmonary thromboembolism: a rare diagnosis unveiled. Clin Sarcoma Res, 2017, 7: 13.

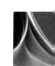

第九章　皮肤肿瘤

第一节　原发皮肤淋巴瘤

皮肤是结外非霍奇金淋巴瘤（NHL）的第二常见累及部位，仅次于胃肠道，年发病率约1∶100 000。原发性皮肤淋巴瘤（primary cutaneous lymphoma，PCL）是指在就诊时病变只累及皮肤，皮肤外未发现病灶。PCL是一组异质性的恶性淋巴增殖性疾病，其中皮肤T细胞淋巴瘤占75%～80%，皮肤B细胞淋巴瘤占20%～25%。不同于系统性淋巴瘤的继发皮肤累及，PCL通常具有自身独特的临床表现、组织学特征、免疫表型、生物学行为、治疗方法和预后[1]。

PCL有独立的命名和分类系统，其中2005年WHO与欧洲癌症研究和治疗组织（EORTC）（WHO-EORTC）关于PCL共识分类是PCL的权威分类，它将WHO关于淋巴造血组织肿瘤分类与EORTC关于PCL分类相结合，并于2018年进行了修订与更新（表9-1-1）[2]。

本章主要对常见和（或）18F-FDG PET/CT有阳性表现的PCL进行介绍。

表9-1-1　2018年WHO-EORTC PCL分类（更新）

1. 皮肤T细胞淋巴瘤（cutaneous T-cell lymphomas）

蕈样肉芽肿（mycosis fungoides，MF）

MF变异型（MF variants）

　亲毛囊型蕈样肉芽肿（folliculotropic MF，FMF）

　Paget样网状组织细胞增生症（Pagetoid reticulosis）

　肉芽肿性皮肤松弛症（granulomatous slack skin）

Sézary综合征（Sézary syndrome，SS）

成人T细胞白血病/淋巴瘤（adult T-cell leukemia/lymphoma）

原发皮肤**CD30阳性淋巴增殖性疾病**（primary cutaneous CD30⁺ lymphoproliferative disorders）

　原发皮肤间变性大细胞淋巴瘤（primary cutaneous anaplastic large cell lymphoma，PC-ALCL）

　淋巴瘤样丘疹病（lymphomatoid papulosis，LyP）

续表

皮下脂膜炎样**T细胞淋巴瘤**（subcutaneous panniculitis-like T-cell lymphoma，SPTCL）

结外NK/T细胞淋巴瘤，鼻型（extranodal NK/T-cell lymphoma，nasal type）

慢性活动性EB病毒感染（chronic active EBV infection）

原发外周T细胞淋巴瘤，少见类型（primary cutaneous peripheral T-cell lymphoma，rare subtypes）

　原发皮肤γ/δ T细胞淋巴瘤（primary cutaneous γ/δ T-cell lymphoma）

　原发皮肤侵袭性亲表皮CD8阳性细胞毒性T细胞淋巴瘤（暂定）［primary cutaneous aggressive epidermotropic CD8⁺ cytotoxic T-cell lymphoma，CD8⁺ AECTCL（provisional）］

　原发皮肤CD4阳性小/中T细胞淋巴增殖性疾病（暂定）［primary cutaneous CD4⁺ small/medium T-cell lymphoproliferative disorder（provisional）］

　原发皮肤肢端CD8阳性T细胞淋巴瘤（暂定）［primary cutaneous acral CD8⁺ T-cell lymphoma（provisional）］

原发皮肤外周**T细胞淋巴瘤，非特指型**（primary cutaneous peripheral T-cell lymphoma，not otherwise specified；PC-PTL，NOS）

2. 皮肤B细胞淋巴瘤（cutaneous B-cell lymphomas）

原发皮肤边缘区B细胞淋巴瘤（primary cutaneous marginal zone B-cell lymphoma，PCMZL）

原发皮肤滤泡中心淋巴瘤（primary cutaneous follicle center lymphoma，PCFCL）

原发皮肤弥漫大B细胞淋巴瘤，腿型（primary cutaneous diffuse large B-cell lymphoma，leg type；PCDLBLC，LT）

EBV阳性黏膜皮肤溃疡［EBV⁺ mucocutaneous ulcer（provisional）］

血管内大B细胞淋巴瘤（intravascular large B-cell lymphoma）

一、原发皮肤 T 细胞淋巴瘤

（一）蕈样肉芽肿（mycosis fungoides，MF）和亲毛囊型蕈样肉芽肿（folliculotropic mycosis fungoides，FMF）

■ 病例 1

【简要病史】 女，42 岁，全身皮疹 4 年，多发淋巴结肿大半年，发热 1 天。

【体格检查】 全身弥漫暗红色斑片伴糠秕样脱屑，躯干部面积广泛；面部可见鲜红色大片斑块，伴糠秕样脱屑，个别表现为结节（图 9-1-1A）；双前臂可见散在增厚红色丘疹，伴少量脱屑（图 9-1-1B）；足背可见红色斑块；大腿前侧可见红斑及斑块，部分融合成片（图 9-1-1C）；头皮轻微发红伴细碎鳞屑，未见秃发斑，眉毛部分脱落。斑片、斑块面积超过全身面积的 10%，未见明显肿瘤表现。左肘部、左侧颈前、双侧腋下及腹股沟可触及肿大淋巴结，质韧，无压痛。

【实验室检查】 WBC 6.64×10⁹/L，中性粒细胞 53.6%，淋巴细胞 11.3%，单核细胞 14.5%，嗜酸性粒细胞 20.5%，未见异常单核细胞、异常淋巴细胞。外周血流式细胞检测：①外周血中淋巴细胞占 12.5%，其中 T 淋巴细胞占 91.5%，表达 CD3、cCD3、CD2、CD7、CD4、CD8、TCRab、CD45RA、CD45RO、CD25、人

类白细胞 DR 抗原（HLA-DR）和 CD5，CD4/CD8 比值为 1.52；其中 24.9% 的 T 淋巴细胞不表达 CD7、CD45RA、CD26 和 CD30，表达 CD3、cCD3、CD2、CD5、CD45RO 和 HLA-DR；B 淋巴细胞占 5.6%，表达 CD19、cCD79a。②外周血中嗜酸性粒细胞比例增高，占 20.3%。③其他各系细胞免疫表型未见明显异常。血清 LDH 487 IU/L（参考值 100～240 IU/L）。

【影像所见】 ¹⁸F-FDG PET/CT（图 9-1-2）示全身多发肿大淋巴结伴代谢增高。

【病理结果及临床诊断】（右大腿）皮肤斑块活检病理：蕈样肉芽肿（MF），斑块期；（右腋窝）淋巴结活检：MF 累及淋巴结；T 细胞抗原受体（TCR）基因重排克隆性检测：阳性；骨髓活检：未见明确淋巴瘤累及骨髓证据。临床诊断：MF（T2N2M0B1）。

■ 病例 2

【简要病史】 男，53 岁，发现下颌皮肤肿物 3 年，逐渐增大，偶尔瘙痒（图 9-1-3）。

【影像所见】 ¹⁸F-FDG PET/CT（图 9-1-4）示下颌区皮肤局部明显增厚，代谢增高；颏下多发淋巴结肿大，代谢轻度增高。

【病理结果】（下颌）皮肤病变活检病理：皮肤真皮全层小-中等大淋巴细胞结节状浸润，核扭曲，胞质空亮，易见毛囊侵犯，局部浸润表皮；IHC：CD3（+++），CD20（-），CD30（+），CD8（20%），

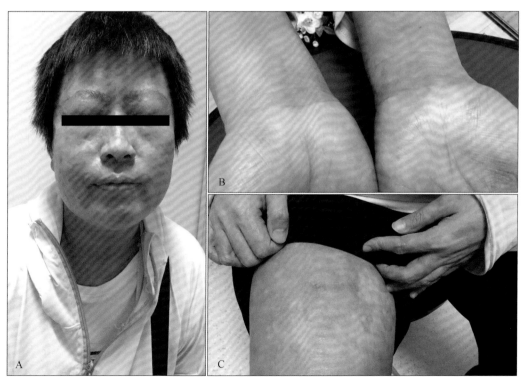

图 9-1-1 面部（A）、双前臂（B）及右大腿（C）皮损照片

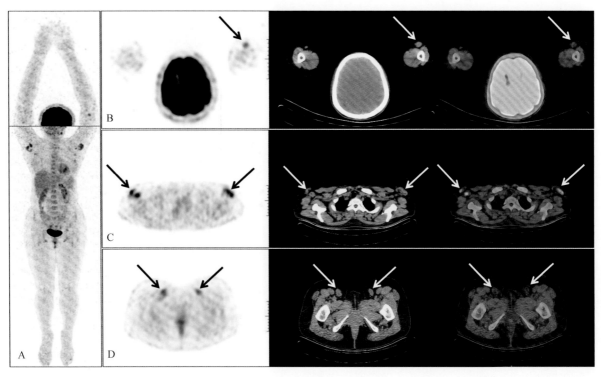

图 9-1-2 ^{18}F-FDG PET/CT（**A**，MIP；**B ～ D**，横断层）示左肘部、双侧腋窝及双侧腹股沟多发肿大淋巴结伴代谢增高（箭号）

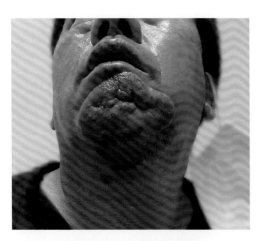

图 9-1-3 下颌皮损照片

CD2（＋＋），CD7（＋），颗粒酶 B（granzyme B）（灶＋），CD68（KP1）（组织细胞＋），Ki-67 30%；综上，符合亲毛囊型蕈样肉芽肿（FMF）。

病例 3

【简要病史】 女，57 岁，全身皮疹伴瘙痒 8 年，加重 2 个月，发热 20 天。

【体格检查】 全身皮肤粗糙，面部、躯干及四肢见多发红色结节及肿物（图 9-1-5），可活动，质中等，花生至手掌大小；面部肿物拳头大小，表面结血痂；左侧大腿处肿物表面破溃，有黄色分泌物；头发、眉毛、体毛缺失。双侧颈部、腋窝及腹股沟淋巴结多发肿大。

【实验室检查】 WBC 17.81×10⁹/L，中性粒细胞 87.5%，淋巴细胞 9.9%，单核细胞 2.0%，嗜酸性粒细胞 0.0%，嗜碱性粒细胞 0.3%。外周血流式细胞检测：外周血中淋巴细胞占 4.8%，其中 T 淋巴细胞占 93.8%，表达 CD3、cCD3、CD2、CD7、CD4、CD8、TCRab、CD45RO、CD25、HLA-DR 和 CD5，CD4/CD8 比值为 2.6；其中 46.9% 的 T 淋巴细胞不表达 CD7、CD45RA、CD26 和 CD30，表达 CD3、cCD3、CD2、CD45RO、CD5 和 HLA-DR。血清 LDH 1094 IU/L（参考值 100 ～ 240 IU/L）。

【影像所见】 ^{18}F-FDG PET/CT（图 9-1-6）示全身多发皮肤增厚及淋巴结肿大，代谢增高。

【病理结果及临床诊断】（右面颊）皮肤肿物活检病理：亲毛囊型蕈样肉芽肿（FMF）；（左大腿外侧）皮肤肿物：蕈样肉芽肿（MF）伴大细胞转化；（左腹股沟）淋巴结：MF 累及淋巴结；骨髓活检：未见明确淋巴瘤累及骨髓证据。临床诊断：FMF（T3N4M0B1）。

【讨论】 蕈样肉芽肿（MF），又称蕈样霉菌病，是最常见的原发皮肤 T 细胞淋巴瘤（primary cutaneous T-cell lymphomas，PCTCL），约占 PCTCL 的 60%，PCL 的 50%。男性发病率多于女性［男 / 女（1.6 ～ 2.0）∶1］，中位发病年龄 55 ～ 60 岁；

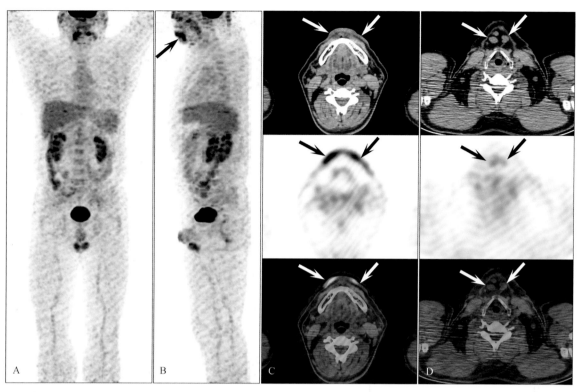

图 9-1-4 ^{18}F-FDG PET/CT（**A**、**B**，MIP；**C**、**D**，横断层）示下颌区皮肤局部明显增厚（**B**、**C**，箭号），代谢增高（SUV$_{max}$ 5.5）；颏下多发淋巴结肿大，代谢轻度增高（**D**，箭号）

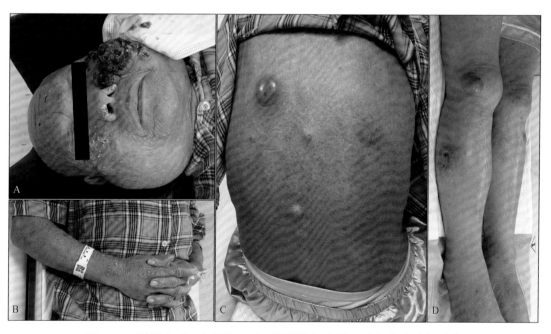

图 9-1-5 面部（**A**）、右前臂（**B**）、腰背部（**C**）及双下肢（**D**）皮损照片

临床经过缓慢，呈低度恶性，5 年生存率为 88%[2]。

MF 绝大多数是起源于记忆 T 辅助淋巴细胞的恶性肿瘤，其免疫分型为：CD3（+），CD4（+），CD45RO（+），CD8（−），CD30（−），偶见CD3（+），CD4（−），CD8（+）成熟 T 细胞表型，后者被认为是恶性程度较高的一种亚型；肿瘤期常见表型变异及全 T 细胞抗原缺失现象（CD2、

CD3、CD5、CD7、CD26 等）。大多数病例有 TCR基因克隆性重排，并可出现在疾病早期阶段[2]。

经典 MF 可分为三期。I 期：蕈样前期，又称红斑期、斑片期或湿疹样期，皮损类型多样，为非特异性皮损。II 期：浸润期，又称斑块期，皮肤形成不规则的境界清楚的斑块，此期病理改变具有诊断价值。III 期：肿瘤期，皮肤出现肿块，隆起于皮

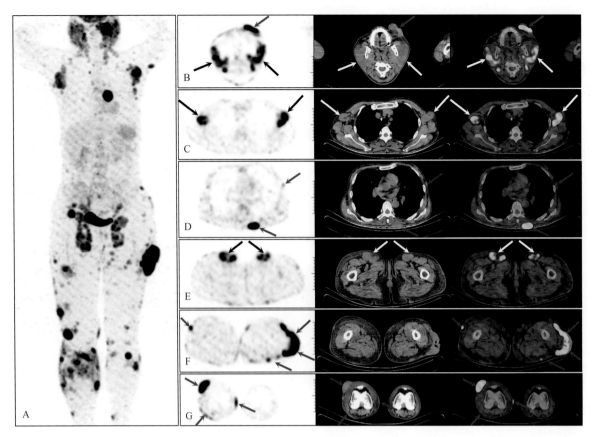

图 9-1-6 ^{18}F-FDG PET/CT。MIP（**A**）示全身皮肤及淋巴结多发代谢增高灶；横断层图像（**B ~ G**）示左面部（**B**）、左胸背部（**D**）、双大腿（**F**）及右小腿（**G**）多发皮肤增厚，代谢增高（红箭号）；双侧颈部（**B**）、腋窝（**C**）及腹股沟（**E**）多发淋巴结肿大，代谢增高（黑白箭号）

肤，表面可形成溃疡，似火山口样；少数为红皮病型，表现为全身或躯干部皮肤潮红，可有小片鳞屑。MF 晚期可发生淋巴结和内脏受累，8% ~ 22% 的患者在确诊 MF 后 7 ~ 8 年转化为大细胞性 T 细胞淋巴瘤。临床分期（TNMB 分期）主要根据体表受累范围、皮肤损害程度、淋巴结受累情况以及有无内脏和血液受累进行综合判断（表 9-1-2）[3]。

表 9-1-2 国际皮肤淋巴瘤学会（ISCL）与欧洲癌症研究和治疗组织（EORTC）蕈样肉芽肿和 Sézary 综合征临床分期（修订）

皮肤	
T1	局限性斑片、丘疹和（或）斑块，累及 < 10% 皮肤表面
T2	斑片、丘疹和（或）斑块，累及 ≥ 10% 的皮肤表面
T3	一个或多个肿瘤，直径 ≥ 1 cm
T4	融合性红斑，累及 ≥ 80% 皮肤表面区域
淋巴结	
N0	临床上未见异常外周淋巴结

续表

N1	临床上可见异常外周淋巴结，NCI 病理分期 LN0-2
N2	临床上可见异常外周淋巴结，NCI 病理分期 LN3
N3	临床上可见异常外周淋巴结，NCI 病理分期 LN4
内脏	
M0	无内脏器官受累
M1	内脏器官受累
血液	
B0	无明显血液累及，定义为 ≤ 5% 外周血异常淋巴细胞（Sézary 细胞）
B1	低血液肿瘤负荷，定义为 > 5% 外周血异常淋巴细胞（Sézary 细胞）和每微升血中 < 1000 个 Sézary 细胞
B2	高血液肿瘤负荷，定义为每微升血中 ≥ 1000 个 Sézary 细胞

　　淋巴结（LN）组织病理学分类基于 NCI（National Cancer Institute）标准；LN0：未见异常淋巴细胞；LN1：偶见和孤立的异常淋巴细胞，不成簇排列；LN2：许多异常淋巴细胞，或出现由 3 ~ 6 个异常淋巴细胞构成的细胞簇；LN3：异常淋巴细胞聚集，但淋巴结结构保留；LN4：淋巴结结构部分或完全被异常淋巴细胞或肿瘤细胞侵占

亲毛囊型蕈样肉芽肿（FMF）是一种 MF 变异型，约占 MF 的 10%、PCL 的 5%。FMF 主要浸润毛囊，较少累及表皮，多见于成年男性，头、颈部皮肤最易受累，表现为成簇的毛囊性丘疹、痤疮样病变、硬化性斑块及肿瘤，伴脱发和黏液溢。FMF 对针对皮肤的治疗反应较差，临床进程更侵袭，5 年生存率为 75%[2]。

（刘萌 付占立 汪旸）

参考文献

[1] Willemze R，Jaffe ES，Burg G，et al. WHO-EORTC classification for cutaneous lymphomas. Blood，2005，105（10）：3768-3785.

[2] Willemze R，Cerroni L，Kempf W，et al. The 2018 update of the WHO-EORTC classification for primary cutaneous lymphomas. Blood，2019，133（16）：1703-1714.

[3] Spaccarelli N，Gharavi M，Saboury B，et al. Role of ^{18}F-fluorodeoxyglucose positron emission tomography imaging in the management of primary cutaneous lymphomas. Hell J Nucl Med，2014，17（2）：78-84.

（二）Sézary 综合征（Sézary syndrome，SS）

■ 病例 1

【简要病史】 男，27 岁，全身皮肤干燥、脱屑伴瘙痒 3 年，泛发全身红斑 1 月余。

【体格检查】 全身皮肤潮红、脱屑，腹股沟及腋下少量渗出，双手掌及足底皮肤干裂（图 9-1-7）；双侧腹股沟及腋窝多发淋巴结肿大。

【实验室检查】 WBC 34.55×10^9/L，淋巴细胞 63%，其中异型淋巴细胞占 20%，其胞体中等大小，核型不规则，可见明显的切迹或折叠（Sézary 细胞）。外周血流式细胞检测：淋巴细胞 63.1%，T 细胞 38.2%，其中 CD3 弱表达的 T 细胞占 87.6%，表达 CD2、CD4、CD8、TCRab、CD45RO，CD4/CD8 比值 57.0，不表达 CD7、CD5、CD25、CD26、CD45RA、HLA-DR 和 CD30；B 细胞 0.8%，表达 CD19、CD79a。骨髓涂片：骨髓增生明显活跃，粒细胞/红细胞比值 3.65/1，淋巴细胞占 51.0%（幼稚淋巴细胞 1.5%）。

【影像所见】 ^{18}F-FDG PET/CT（图 9-1-8）示双侧腋窝、双侧髂血管旁及腹股沟多发淋巴结肿大，代谢不同程度增高。

【病理结果及临床诊断】（右胸）皮肤活检病理：MF；（左腋窝）淋巴穿刺活检：MF 累及淋巴结；骨髓活检：未见明确淋巴瘤累及骨髓证据。临床诊断：Sézary 综合征（SS）。

■ 病例 2

【简要病史】 男，74 岁，腰腹部皮疹 10 年，全身红皮伴瘙痒 5 年余。患者 10 年前无明显诱因出现腰腹部红斑，无痛痒；5 年前全身皮肤发红，伴脱屑及明显瘙痒；3 年余前行左臀部皮肤活检确诊 MF，诊断为"MF，红皮病型"，并给予相应

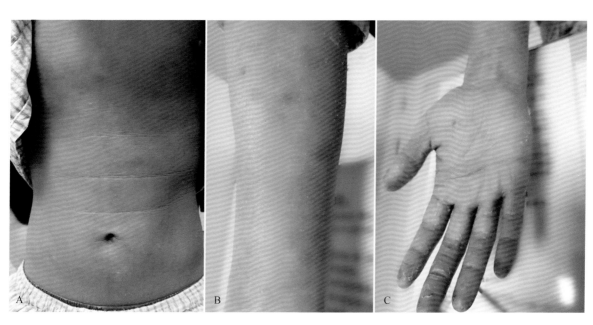

图 9-1-7 胸腹部（A）、右前臂（B）及右手（C）皮损照片

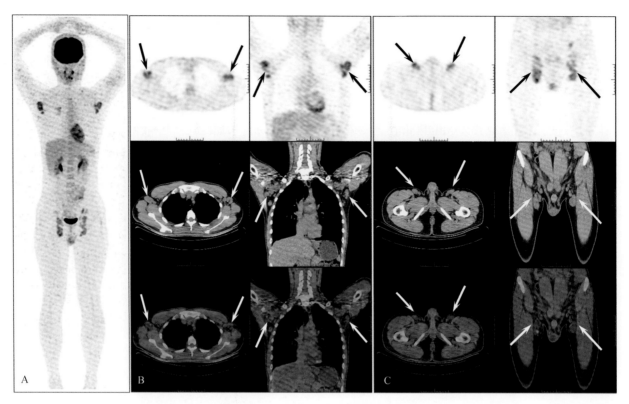

图 9-1-8 ¹⁸F-FDG PET/CT。MIP（**A**）示双侧腋窝、双侧髂血管旁及腹股沟多发淋巴结肿大，代谢增高；横断层及冠状断层图像（**B**、**C**）示双侧腋窝（**B**）、双侧髂血管旁及腹股沟（**C**）淋巴结肿大，代谢增高（箭号）

治疗，皮疹间断好转及加重；近 2 月前无明显诱因出现双下肢多发红色结节，右侧腋窝出现单个红色结节，结节直径均约 3 ～ 4 cm，伴瘙痒及双下肢水肿。

【皮科检查】 全身皮肤发红、干燥、脱屑；面部及双下肢皮肤明显增厚；臀部两侧可见大片糜烂面，伴少量渗出；右侧腋下可见小片糜烂，无明显渗出（图 9-1-9）。

【实验室检查】 WBC 11.48×10⁹/L，淋巴细胞 24%，其中异型淋巴细胞 16%。外周血淋巴细胞亚群检测：总 T 淋巴细胞 90.61%（参考值 50.0% ～ 82.0%），T 辅助 / 调节淋巴细胞 88.45%（参考值 24.0% ～ 54.0%），T 抑制 / 细胞毒淋巴细胞 2.37%（参考值 14.0% ～ 41.0%），T 淋巴细胞 H/S 比值 37.32（参考值 0.70 ～ 3.10）。骨髓涂片：骨髓增生明显活跃，粒细胞 / 红细胞比值 4.30/1，淋巴细胞占 4.5%，单核细胞占 4.5%，原幼林巴细胞占 2.0%。血清 LDH 305 IU/L（参考值 100 ～ 240 IU/L）。

【影像所见】 ¹⁸F-FDG PET/CT（图 9-1-10）示全身皮肤弥漫性代谢增高，多发淋巴结肿大伴代谢增高。

【病理结果及临床诊断】（腹部）皮损活检病理：MF；（右腹股沟）淋巴结穿刺活检：MF 累及淋巴结；骨髓活检：未见明确淋巴瘤累及骨髓证据。临床诊断：Sézary 综合征（SS）。

【讨论】 Sézary 综合征（SS）是一种以外周血循环中异型淋巴细胞（Sézary 细胞）、红皮病、严重瘙痒、伴或不伴淋巴结肿大为特征的侵袭性或白血病期的原发皮肤成熟 T 细胞淋巴瘤亚型，约占 PCL 的 2%[1]。

SS 诊断标准除了皮肤和外周血中克隆性 T 细胞，还包括以下之一[2]：①绝对 Sézary 细胞计数 > 1000/ μl；② CD4⁺ T 细胞克隆性扩张导致 CD4⁺/CD8⁺ 细胞比值 ≥ 10、CD4⁺/CD7⁻ 细胞 ≥ 40% 或 CD4⁺/CD26⁻ 细胞 ≥ 30%。

SS 好发于成人，可单独发病，也可继发于 MF；预后不良，5 年生存率 36%。

（刘萌 付占立 汪旸）

参考文献

[1] Willemze R，Jaffe ES，Burg G，et al. WHO-EORTC

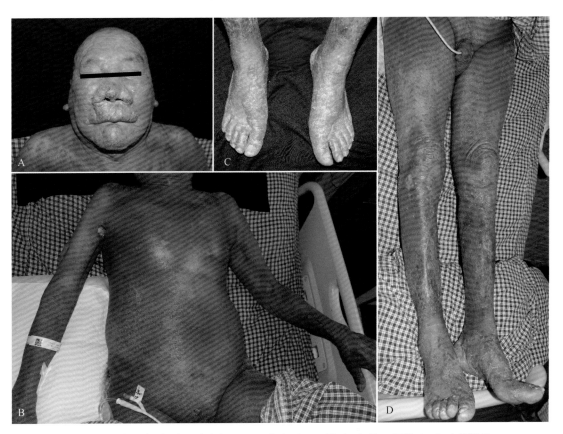

图 9-1-9 颜面部（**A**）、胸腹部及双上肢（**B**）、双足（**C**）及双下肢（**D**）皮损照片

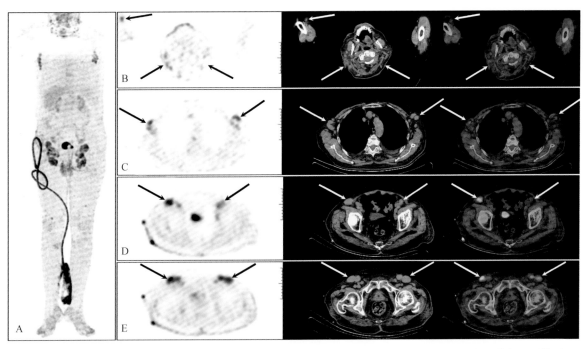

图 9-1-10 ^{18}F-FDG PET/CT。MIP（**A**）示全身皮肤弥漫性代谢增高，多发淋巴结肿大伴代谢增高。横断层图像（**B～E**）示右肘及双侧颈部（**B**）、双侧腋窝（**C**）、髂血管旁（**D**）及腹股沟（**E**）淋巴结肿大，代谢增高（箭号）

classification for cutaneous lymphomas. Blood, 2005, 105（10）：3768-3785.

[2] Willemze R, Cerroni L, Kempf W, et al. The 2018 update of the WHO-EORTC classification for primary cutaneous lymphomas. Blood, 2019, 133（16）：1703-1714.

（三）原发皮肤间变性大细胞淋巴瘤（primary cutaneous anaplastic large cell lymphoma，PC-ALCL）

▰ 病例1

【简要病史】 男，42岁，发现右侧面颊部肿物1年余。1年余前发现右侧面颊部肿物，略高于皮肤表面，直径约1 cm，未予诊治；后逐渐增大，目前肿物增大至直径约5 cm（图9-1-11）。

【影像所见】 ^{18}F-FDG PET/CT（图9-1-12）示右侧面颊部皮肤肿物，代谢增高；未见皮肤外累及。

【病理结果】 （右面颊）皮肤肿物活检病理：皮肤CD30阳性淋巴增殖性疾病，结合临床，考虑为原发皮肤间变性大细胞淋巴瘤（PC-ALCL）；IHC：CD20（－），CD3（＋＋），CD30（＋＋），PAX5（－），CD68（KP1）（＋），CD4 80%，CD8 20%，CD2（＋），CD7（＋），granzyme B（灶＋），多发骨髓瘤致癌蛋白（MUM1）（－），ALK（D5F3）（－），Ki-67 40%。

▰ 病例2

【简要病史】 男，46岁，发现右膝关节前上方皮肤肿物1年；肿物逐渐增大，自行抠破后，在

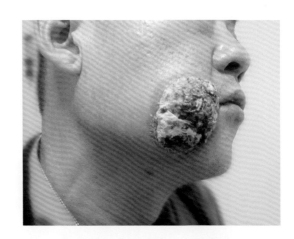

图9-1-11 右侧面颊部皮肤肿物照片

病灶旁边新发一结节（图9-1-13）。

【影像所见】 ^{18}F-FDG PET/CT（图9-1-14）示右膝关节前上方多发皮肤肿物，代谢增高；未见皮肤外累及。

【病理结果】 （右下肢）皮肤肿物活检病理：原发皮肤间变性大细胞淋巴瘤（PC-ALCL）伴B细胞标记异常表达（谱系背叛）；IHC：LCA（＋＋＋），CD2（＋＋），CD4（＋＋＋），CD20（＋＋），CD30（＋＋＋），B细胞淋巴瘤因子6（BCL6）（＋＋＋），MUM1（＋＋＋），c-Myc蛋白40%，

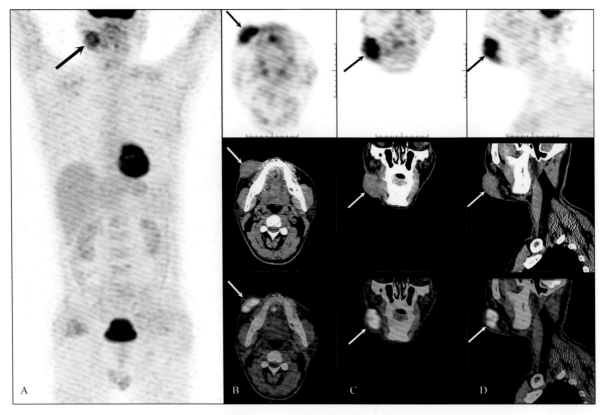

图9-1-12 ^{18}F-FDG PET/CT（**A**，MIP；**B**，横断层；**C**，冠状断层；**D**，矢状断层）示右侧面颊部皮肤肿物，代谢增高（箭号）；未见皮肤外累及

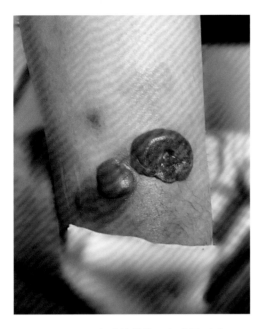

图 9-1-13　右膝关节前上方皮损照片

Ki-67 90%，CKpan、PAX5、BCL2、CD7、CD8、CD10、CD68（KP1）、CD79A、T 细胞胞质内抗原 1（TIA-1）、granzyme B、ALK（1A4）及 T 盒子转录因子（T-bet）均（-）。

【讨论】原发皮肤间变性大细胞淋巴瘤（PC-ALCL）由间变性、多形性或免疫母细胞样大淋巴细胞组成，＞ 75% 的肿瘤细胞表达 CD30[1-2]。不同于系统性间变性大细胞淋巴瘤，PC-ALCL 通常表达皮肤淋巴细胞抗原（CLA），而不表达上皮膜抗原（EMA）与间变性淋巴瘤激酶（ALK）[1-2]。

PC-ALCL 多见于成年男性［男/女（2～3）：1］，病变常表现为无症状的孤立性结节或肿瘤，表面可形成溃疡；20% 的患者可为多发皮肤病变（图 9-1-15）；部分病例皮肤损害可以部分、甚至全部自行消退，但易复发；约 10% 的患者可出现皮肤外侵犯，常见于局部引流区域的淋巴结[1]。与 ALK 阴性系统性间变性大细胞淋巴瘤继发性累及皮肤相比预后较好，5 年生存率 95%[3]。

（付占立　汪旸）

参考文献

［1］Willemze R，Jaffe ES，Burg G，et al. WHO-EORTC classification for cutaneous lymphomas. Blood，2005，105（10）：3768-3785.

［2］何凤. 原发皮肤型间变大细胞淋巴瘤研究进展. 白血病·淋巴瘤，2017，26（9）：570-573.

［3］Willemze R，Cerroni L，Kempf W，et al. The 2018 update of the WHO-EORTC classification for primary cutaneous lymphomas. Blood，2019，133（16）：1703-1714.

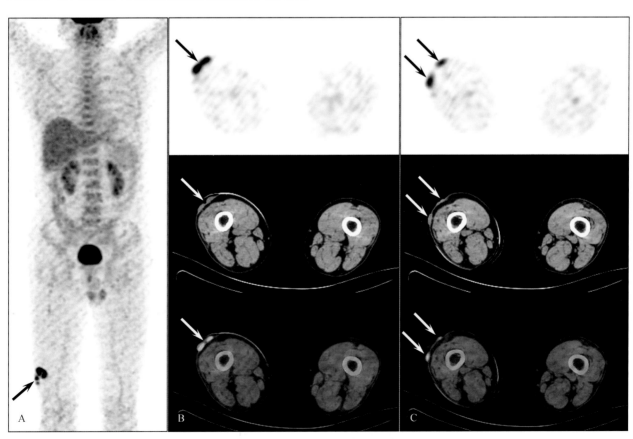

图 9-1-14　^{18}F-FDG PET/CT（A，MIP；B、C，横断层）示右膝关节前上方多发皮肤肿物，代谢增高（箭号）；未见皮肤外累及

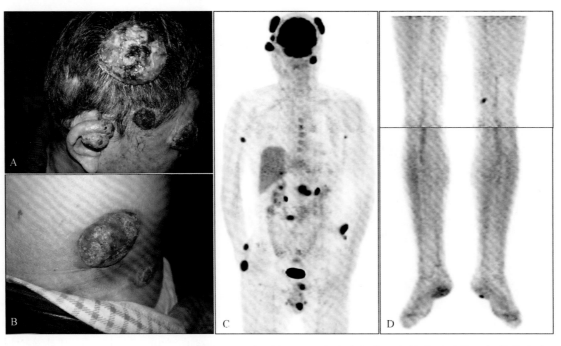

图 9-1-15 多发 PC-ALCL（男，40岁），头部（**A**）及躯干部（**B**）皮肤多发紫红色结节及肿物，部分伴溃疡及结痂；^18^F-FDG PET/CT（**C**、**D**，MIP）示全身皮肤多发代谢增高灶，未见皮肤外累及

（四）皮下脂膜炎样 T 细胞淋巴瘤（subcutaneous panniculitis-like T-cell lymphoma，SPTCL）

【**简要病史**】 女，52岁，发热20余天；体温最高达40℃，抗感染治疗无明显缓解；发病以来体重下降约3 kg。骨髓培养、血培养无异常；GM 试验阴性。

【**影像所见**】 （2016-1）^18^F-FDG PET/CT（图9-1-16A～D）示胸、腹部皮下脂肪内多发代谢增高灶。

【**病理结果及治疗转归**】 （左乳）皮下脂肪活检病理：皮下脂膜炎样 T 细胞淋巴瘤（SPTCL）；IHC：CD3（＋＋），CD4（＋/－），CD7（＋＋），CD8(＋＋＋)，CD43(＋)，CD68(KP1)（＋＋＋），CD163（＋），TIA-1（散＋），granzyme B（＋/－），Ki-67 60%，CD5、CD20、CD38、CD56、穿孔素（Perforin）、PAX5均（－）；原位杂交：EBV 编码RNA（EBER）（－）；T 细胞受体（TCR）基因重排克隆性检测：阳性。经间断化疗后，（2018-10）复查 ^18^F-FDG PET/CT（图9-1-16E）示原胸、腹部皮下脂肪内代谢增高灶消失。后患者再次出现发热伴皮疹，皮疹主要分布于双下肢，为片状红色丘疹，高出皮肤，有胀痛感，无瘙痒；（2020-2）再次复查 ^18^F-FDG PET/CT（图9-1-17）示胸部及双下肢皮下脂肪内多发代谢增高灶；再次行（左小腿）皮下脂肪活检示 SPTCL 复发。

【**讨论**】 皮下脂膜炎样 T 细胞淋巴瘤（SPTCL）是一种罕见的细胞毒性 T 细胞淋巴瘤，主要累及皮下脂肪组织[1-2]。镜下肿瘤细胞沿单个脂肪细胞排列，一般不累及真皮和表皮，常伴有坏死、核碎裂、细胞吞噬和过度免疫反应[1]。

SPTCL 具有细胞毒性 T 细胞的免疫表型，通常 CD3、CD8 阳性，CD4 阴性，表达颗粒酶 B（granzyme B）、穿孔素（perforin）、T 细胞胞质内抗原 1（TIA-1）等细胞毒性分子[1-2]。2005年及2018年 WHO-EORTC 皮肤淋巴瘤分类明确界定了 SPTCL 的名称仅限于 α/β 表型 T 细胞淋巴瘤，而将 γ/δ 表型的呈皮下脂膜炎样改变的皮肤 T 细胞淋巴瘤归类于"皮肤 γ/δ T 细胞淋巴瘤"（图9-1-18），后者较 SPTCL 更具侵袭性[1, 3]。

SPTCL 主要累及青壮年，中位发病年龄35岁，与风湿免疫性疾病相关；皮损以红色皮下结节或斑块伴疼痛为特征，可表现为单发或多发性大小不等的皮下结节，一般不形成溃疡；最常累及下肢，其次为躯干；可伴有发热、疲劳、体重下降，严重者可出现噬血综合征；早期一般不发生淋巴结或皮肤外播散，晚期可侵犯淋巴结、肝脾和骨髓等内脏器官。绝大多数呈惰性病程，5年生存率87%[3]。

（付占立 丁重阳 汪旸）

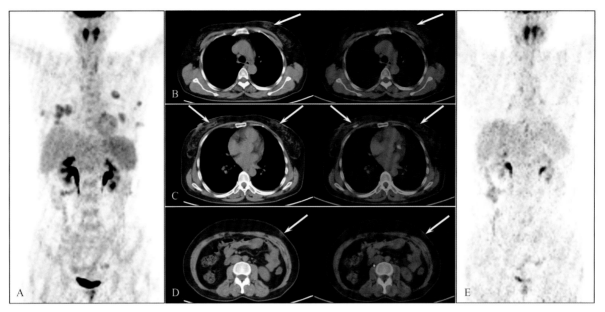

图 9-1-16 ^{18}F-FDG PET/CT（2016-1）。治疗前 MIP（**A**）示胸、腹部多发代谢增高灶；横断层图像（**B ～ D**）示双乳腺区皮下脂肪内（**B**、**C**）及左腹部皮下脂肪内（**D**）代谢增高灶，局部脂肪密度略增高（箭号）。间断化疗后（2018-10）复查 ^{18}F-FDG PET/CT，MIP（**E**）示原胸、腹部代谢增高灶消失

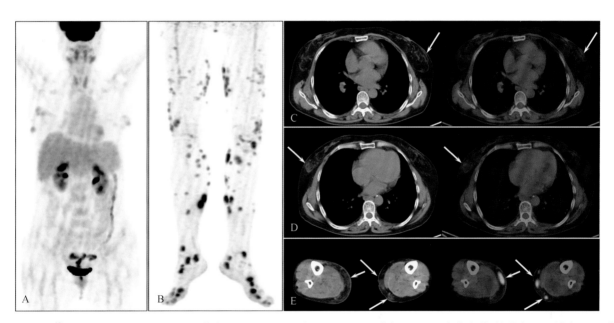

图 9-1-17 ^{18}F-FDG PET/CT（2020-2）。体部（**A**）及双下肢（**B**）MIP 示胸部及双下肢多发代谢增高灶；横断层图像（**C ～ E**）示双乳腺区皮下脂肪内（**C**、**D**）及双小腿皮下脂肪内（**E**）代谢增高灶，局部脂肪密度增高（箭号）

参考文献

［1］Willemze R，Jaffe ES，Burg G，et al. WHO-EORTC classification for cutaneous lymphomas. Blood，2005，105（10）：3768-3785.

［2］胡炜炜，劳力民 . 皮下脂膜炎样 T 细胞淋巴瘤研究进展 . 国际皮肤性病学杂志，2006，32（5）：294-296.

［3］Willemze R，Cerroni L，Kempf W，et al. The 2018 update of the WHO-EORTC classification for primary cutaneous lymphomas. Blood，2019，133（16）：1703-1714.

（五）结外 NK/T 细胞淋巴瘤，鼻型（extranodal NK/T-cell lymphoma，nasal type）

病例 1

【简要病史】 男，19 岁，双腿多发肿物伴溃疡 7 月余，发热近 2 周。

【体格检查】 左大腿外侧可见两个深溃疡，大小分别为 8 cm×7 cm 和 5.5 cm×3.5 cm，溃疡内可见红色肉芽组织，有黄色渗出，周围有红色隆起

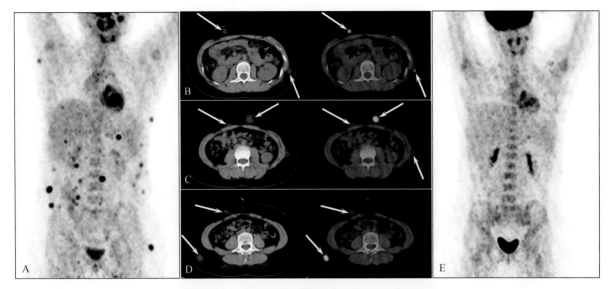

图 9-1-18 原发皮肤 γ/δ T 细胞淋巴瘤（女，10 岁，发现左侧腰腹部包块 1 月余）。IHC：CD20（－），CD3（＋），CD4（－），CD8（－），CD30（－），CD56（＋），TdT（－），Ki-67 80～90%；反应性 T 小淋巴细胞部分 CD4（＋），部分 CD8（＋），组织细胞 CD68（KP1）（＋）；原位杂交：EBER（－）。（2017-2）治疗前 ¹⁸F-FDG PET/CT（**A**，MIP；**B～D**，横断层）示躯干部皮下脂肪内多发代谢增高灶，局部脂肪密度增高（箭号）。经 6 周期 EPOCH 方案（依托泊苷、长春地辛、表柔比星、泼尼龙）治疗后，（2017-8）复查 ¹⁸F-FDG PET/CT（**E**，MIP）示原皮肤病灶消失

及坏死（图 9-1-19A）；右大腿近膝盖处有一大小为 3.5 cm×3 cm 的皮肤破溃，中间有黄色渗出液，周围有黑色结痂，突起不明显；左大腿内侧见一新发 5 cm×3 cm 大小皮肤破溃，有黄色渗出液，有局部隆起，边缘不规则，界限清楚。咽后壁充血，近中线右侧可见一黄豆大小白色溃疡。

【实验室检查】 WBC 7.01×10⁹/L，中性粒细胞 38.3%，淋巴细胞 53.1%，嗜碱性粒细胞 1.1%。淋巴细胞免疫表型：总 T 淋巴细胞 19.70%（参考值 50.0%～82.0%），总 B 淋巴细胞 1.29%（参考值 5.0%～21.0%），总 NK 淋巴细胞 78.02%（参考值 6.0%～38.0%）。血清 LDH 598 IU/L（参考

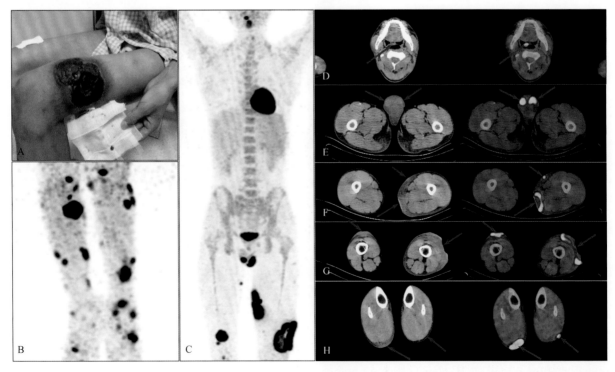

图 9-1-19 左大腿皮损照片（**A**）。¹⁸F-FDG PET/CT（**B～H**），双小腿（**B**）、躯干及双大腿（**C**）MIP 图像示双下肢皮肤、双侧睾丸及咽部多发代谢增高灶；横断层图像（**D～H**）示咽后壁（**D**）、双侧睾丸（**E**）、左大腿上部（**F**）、双侧大腿下部（**G**）及双侧小腿后部（**F**）多发代谢增高灶（箭号）

值 100 ～ 240 IU/L）；血清 EBV-DNA 9.93×10³ copies/ml（参考值 < 500 copies/ml）。骨髓活检及涂片：未见淋巴瘤累及。

【影像所见】 ¹⁸F-FDG PET/CT（图 9-1-19B～H）示双下肢皮肤、双侧睾丸及咽部多发代谢增高灶。

【病理结果】（左大腿）皮损活检病理：真皮内见挤压变形的异型淋巴细胞呈片、灶性浸润，亲表皮，部分围绕附属器浸润，细胞核中等大、不规则，胞质透明；IHC：CD3（＋），CD56（＋＋＋），CD68（KPI）（＋），TIA-1（＋＋），granzyme B（＋＋），T-bet（＋），Ki-67 80%，CD20、CD30、CD123 及正向调节区蛋白 1（PRDM1）均（－）；原位杂交：EBER 阳性。综上，符合结外 NK/T 细胞淋巴瘤，鼻型。

病例 2

【简要病史】 男，54 岁，全身皮疹伴间断发热 2 月余。

【体格检查】 四肢、躯干弥漫多发暗红色斑块（图 9-1-20）；全身多发淋巴结肿大，较大者位于左腋窝，直径约 3 cm。

【影像所见】 ¹⁸F-FDG PET/CT（图 9-1-21）示全身皮肤、淋巴结、骨骼、鼻咽部及双侧睾丸多发代谢增高灶。

【病理结果】（左上肢）皮损活检：真皮全层及皮下脂肪组织内中等偏大异型淋巴样细胞弥漫增生浸润，核卵圆或不规则，可见血管侵犯，易见核分裂象，未见明确亲表皮；IHC：CD3（＋＋），CD56（＋＋＋），TIA-1（＋＋＋），granzyme B（＋＋），Ki-67 80%，CD4、CD8、CD20、CD30、T-bet 及 PRDM1 均（－）；原位杂交：EBER（＋＋＋）；综上，符合结外 NK/T 细胞淋巴瘤，鼻型。

【讨论】 结外 NK/T 细胞淋巴瘤，鼻型（extranodal NK/T-cell lymphoma, nose type）是一种与 EB 病毒相关的高度侵袭性结外 NHL；皮肤是继鼻咽部第二常见累及部位，可为原发或继发受累[1]。镜下肿瘤细胞以皮肤附属器和血管为中心致密浸润，致使血管破坏并伴有广泛坏死，可伴有大量炎性细胞浸润；表达 CD2、CD56 和细胞毒性蛋白（TIA-1、颗粒酶 B、穿孔素）；EBV 阳性[1-2]。

本病多见于成年男性，亚洲及中南美洲最常见；表现为躯干与四肢皮肤多发斑块或肿瘤，多伴溃疡形成；可伴发热、乏力、体重减轻等全身症状，部分患者还可伴发噬血综合征，或进展至侵袭性 NK 细胞白血病[1]。预后差，5 年生存率 16%[3]。

（付占立 汪旸）

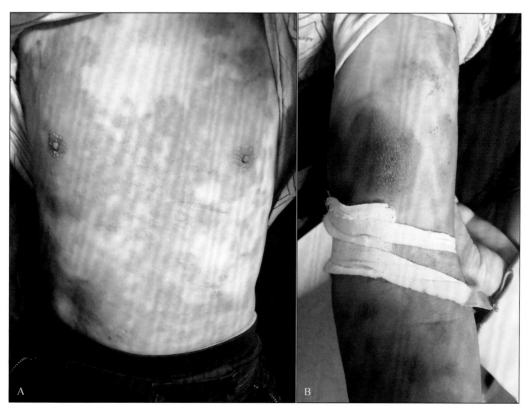

图 9-1-20 胸腹部（A）及左上肢（B）皮损照片

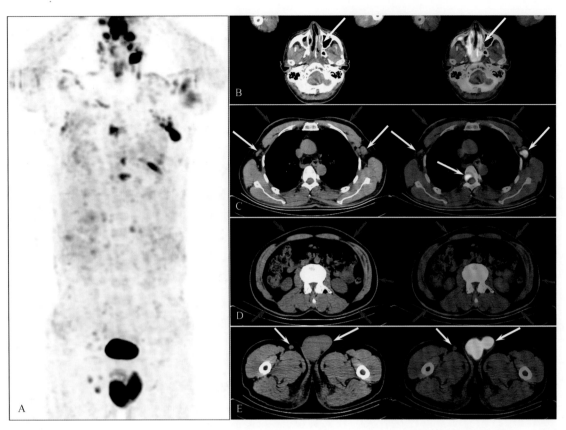

图 9-1-21 ¹⁸F-FDG PET/CT。MIP（**A**）图像示全身皮肤、淋巴结、骨骼、鼻咽部及双侧睾丸多发代谢增高灶；横断层图像（**B ~ E**）示鼻咽部（**B**）、双侧腋窝淋巴结及胸椎（**C**）、右侧腹股沟淋巴结及双侧睾丸（**E**）多发代谢增高灶（白箭号），躯干部皮肤（**C**、**D**）弥漫增厚、代谢增高（红箭号）

参考文献

[1] Willemze R, Jaffe ES, Burg G, et al. WHO-EORTC classification for cutaneous lymphomas. Blood, 2005, 105（10）: 3768-3785.

[2] 周冬梅，陈刚，郑雄伟，等. 原发皮肤鼻型 NK/T 细胞淋巴瘤七例临床病理分析. 中华病理学杂志, 2011, 40（11）: 772-773.

[3] Willemze R, Cerroni L, Kempf W, et al. The 2018 update of the WHO-EORTC classification for primary cutaneous lymphomas. Blood, 2019, 133（16）: 1703-1714.

（六）原发皮肤侵袭性亲表皮 CD8 阳性细胞毒性 T 细胞淋巴瘤（primary cutaneous aggressive epidermotropic CD8⁺ cytotoxic T-cell lymphoma，CD8⁺ AECTCL）

【简要病史】 女，32 岁，全身皮疹 1 年余；患者于 1 年余前发现右侧臀部一硬币大小红色皮疹，伴瘙痒，搔抓后皮疹破溃，后逐渐发展至全身散在同样性质的皮疹。

【体格检查】 全身散在红斑，其上覆有鳞屑，并可见多发直径 2 ~ 6 cm 大小肿物，其上覆黑褐色厚痂，可见渗出（图 9-1-22）。

【实验室检查】 外周血细胞形态分析：红细胞、白细胞和血小板的数量及形态均未见异常。流式细胞免疫表型分析：外周血中淋巴细胞占 42.5%，T 淋巴细胞占 62.7%，表达 CD3、cCD3、CD2、CD4、CD5、CD8、TCRab 和 CD45RO，CD4/CD8 比值 1.4；其中 10.2% 的 T 淋巴细胞不表达 CD7、CD45RA 和 CD30，部分表达 CD26 和 HLA-DR，表达 CD3、cCD3、CD2、CD5 和 CD45RO；B 淋巴细胞占 6.4%，表达 CD19 和 cCD79a；其他各系细胞免疫表型未见明显异常。

【影像所见】 ¹⁸F-FDG PET/CT（图 9-1-23）示全身皮肤多发代谢增高灶，未见皮肤外累及。

【病理结果】 （腹部）皮肤肿物活检病理：表皮局灶棘层水肿，真皮浅层见中等大异型淋巴细胞带状浸润，有淋巴细胞移入表皮现象，核卵圆，核仁明显；IHC：CD3（＋＋＋），CD7（＋＋＋），CD8 90%，CD4 5%，granzyme B（＋＋＋），Ki-67 70%，CD2、CD5、CD20、CD56、CD68（KP1）及 TCR β 均（－）。综上，皮肤 T 细胞淋巴瘤，结合临床考虑为原发皮肤侵袭性亲表皮 CD8 阳性细

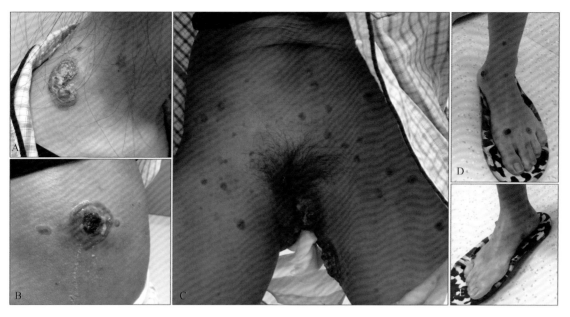

图 9-1-22 右颈部（**A**），右腰部（**B**），下腹、双大腿根及外阴部（**C**），双足（**D**、**E**）皮损照片

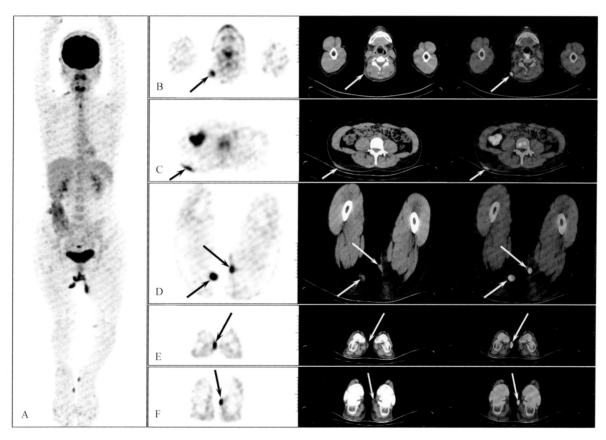

图 9-1-23 ¹⁸F-FDG PET/CT。MIP（**A**）图像示全身皮肤多发代谢增高灶；横断层图像（**B～F**）示右颈部（**B**）、右腰部（**C**）、双大腿内侧（**D**）、右踝部（**E**）及左足部（**F**）多发皮肤增厚、代谢增高灶（箭号）；未见皮肤外累及

胞毒性 T 细胞淋巴瘤（CD8⁺ AECTCL）。

【讨论】 原发皮肤侵袭性亲表皮 CD8 阳性细胞毒性 T 细胞淋巴瘤（CD8⁺ AECTCL）属于"原发外周 T 细胞淋巴瘤，少见类型"中一个暂定亚型，占 PCL 不足 1%，以出现亲表皮的 CD8 阳性

细胞毒性 T 细胞的增生以及侵袭性的临床过程为特征[1-2]。

临床表现为限局性或播散性分布的丘疹、结节或肿瘤，皮疹中心可出现溃疡或坏死，或伴有表浅的过度角化的斑片、斑块。肿瘤可以侵犯内脏器

官，如睾丸、肺、中枢神经系统，但淋巴结往往不受累[1]。

组织学上表现为带状或散在的小-中等淋巴细胞或者多形性的中-大淋巴细胞浸润，并有高度亲表皮性，即使是在肿瘤期；表皮可以出现棘层增厚或者萎缩，并且可以出现坏死角质形成细胞、溃疡、不同程度的海绵水肿，甚至水疱；皮肤附属器的侵袭和破坏较常见，肿瘤细胞可侵犯皮下脂肪层，可出现血管中心性和血管侵犯。IHC 提示为 CD8 阳性细胞毒性 T 细胞，同时可伴有全 T 细胞抗原（如 CD2、CD7 等）丢失[1, 3-4]。

该疾病为侵袭性临床病程，5 年生存率为 31%[2]。大细胞和小细胞型的预后没有明显差异[3]。

（付占立　汪旸）

参考文献

[1] Willemze R, Jaffe ES, Burg G, et al. WHO-EORTC classification for cutaneous lymphomas. Blood, 2005, 105（10）：3768-3785.

[2] Willemze R, Cerroni L, Kempf W, et al. The 2018 update of the WHO-EORTC classification for primary cutaneous lymphomas. Blood, 2019, 133（16）：1703-1714.

[3] 汪旸，农琳，武铃慎，等. 皮肤原发性侵袭性亲表皮 CD8 阳性细胞毒性 T 细胞淋巴瘤一例. 中华皮肤科杂志，2009，42（4）：237-240.

[4] Wang Y, Li T, Tu P, et al. Primary cutaneous aggressive epidermotropic CD8 + cytotoxic T-cell lymphoma clinically simulating pyoderma gangrenosum. Clin Exp Dermatol, 2009, 34（7）：e261-262.

（七）原发皮肤外周 T 细胞淋巴瘤，非特指型（ primary cutaneous peripheral T-cell lymphoma, not otherwise specified； PC-PTL，NOS ）

【简要病史】 男，67 岁，全身皮疹 3 个月。

【体格检查】 头面部、四肢及躯干可见散在暗红色斑片、斑块及肿物，部分伴有溃疡及结痂（图 9-1-24）；左背部可见一约 15 cm×10 cm 肿物，伴有溃疡，表面覆有厚痂；双侧阴囊及阴茎红肿，伴有溃疡。右侧腹股沟可触及两枚长径约 4 cm 淋巴结，质硬，活动度差，与周围组织有粘连，无触痛。

【实验室检查】 WBC $6.62×10^9$/L，Hb 128 g/L，PLT $401×10^9$/L，中性粒细胞 70.9%，淋巴细胞 17.4%。流式细胞免疫表型分析：外周血中淋巴细胞占 8.6%，其中 T 淋巴细胞占 61.7%，表达 CD3、cCD3、CD2、CD7、CD4、CD8、TCRab、CD45RA、CD45RO、CD25、HLA-DR 和 CD5，CD4/CD8 比值为 1.7；其中 6.2% 的 T 淋巴细胞不表达 CD7、CD45RA、CD26 和 CD30，表达 CD3、cCD3、CD2、CD5、CD45RO 和 HLA-DR。

【影像所见】 ^{18}F-FDG PET/CT（图 9-1-25）示全身皮肤及右侧腹股沟淋巴结多发代谢增高灶。

【病理结果】（左背部、右腰部）皮肤活检病理：真皮全层至皮下组织见中等大异型淋巴细胞成片增生浸润，核卵圆或不规则，可见核仁，胞质空

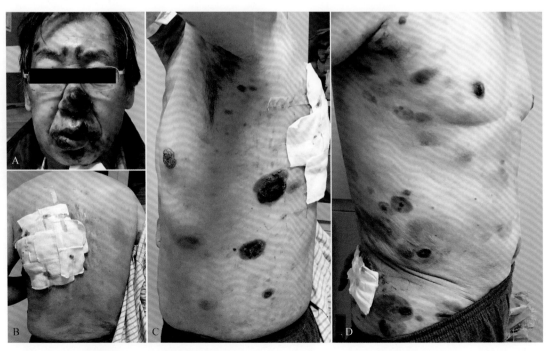

图 9-1-24　面部（A），后背部（B）及左（C）、右（D）胸腹部皮损照片

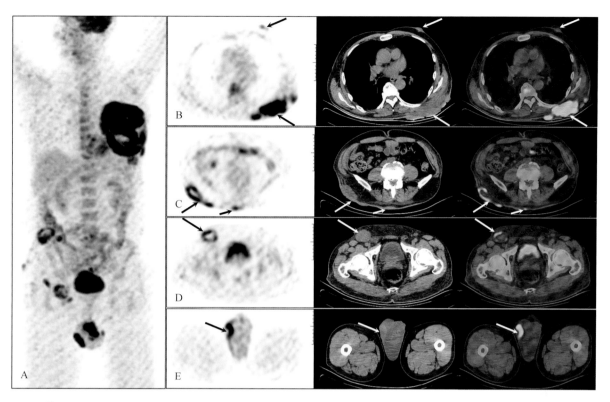

图 9-1-25 ¹⁸F-FDG PET/CT。MIP（**A**）图像示全身皮肤及右侧腹股沟淋巴结多发代谢增高灶；横断层图像（**B ～ E**）示左胸背部（**B**）、右腰部（**C**）、右侧阴囊（**E**）多发皮肤增厚、代谢增高（箭号）；右侧腹股沟淋巴结（**D**）肿大、代谢增高灶（箭号）

亮，伴较多嗜酸性粒细胞浸润，明显亲表皮，易见Pautrier 脓肿，可见毛囊及血管壁浸润，皮下脂肪坏死；IHC：CD2（散在＋），CD3（＋＋＋），CD4 90%，CD7（散在＋），CD8 5%，TIA-1（散在＋），granzyme B（散在＋），Ki-67 60%，CD20、CD30、CD56（均－）；原位杂交：EBER（－）；综上，并结合临床，考虑为原发皮肤外周 T 细胞淋巴瘤，非特指型（PC-PTL，NOS）。（右侧腹股沟）淋巴结活检：T 细胞淋巴瘤，结合临床，考虑为皮肤 T 细胞淋巴瘤累及淋巴结。

【讨论】 原发皮肤外周 T 细胞淋巴瘤，非特指型（PC-PTL，NOS），是指不能归类到其他皮肤 T 细胞淋巴瘤的一类临床、组织形态学及预后差异较大的异质性原发皮肤 T 细胞淋巴瘤，约占 PCL 的 2%[1-2]。

该病好发于成年人，可表现孤立性、局限性或泛发性皮肤结节或肿瘤，全身皮肤均可累及，无明确好发部位[3]。组织学皮肤病变可见数量不等的中-大型或免疫母样 T 细胞呈结节状或弥漫性浸润，其中大型肿瘤细胞数量大于 30%；亲表皮性通常较弱或缺失[3]。IHC 表现为异常 CD4 阳性 T 细胞伴有不同程度的全 T 细胞抗原缺失，少数可以共同表达 CD56，CD30 阴性，通常不表达细胞毒性蛋白（TIA-1、颗粒酶 B、穿孔素）[3]。

总体预后不良，5 年生存率 15%[1-2]，孤立、局限或泛发皮损与预后没有相关性[3]。

（付占立　汪旸）

参考文献

［1］Willemze R, Cerroni L, Kempf W, et al. The 2018 update of the WHO-EORTC classification for primary cutaneous lymphomas. Blood, 2019, 133（16）：1703-1714.

［2］Kempf W, Zimmermann AK, Mitteldorf C. Cutaneous lymphomas-An update 2019. Hematol Oncol, 2019, 37 Suppl 1：43-47.

［3］Willemze R, Jaffe ES, Burg G, et al. WHO-EORTC classification for cutaneous lymphomas. Blood, 2005, 105（10）：3768-3785.

二、原发皮肤 B 细胞淋巴瘤

（一）原发皮肤滤泡中心淋巴瘤（primary cutaneous follicle center lymphoma，PCFCL）

【简要病史】 男，59 岁，发现右前臂豆粒样隆起 3 个月，无痛，逐渐增大（图 9-1-26A、B）。

【影像所见】 ¹⁸F-FDG PET/CT（图 9-1-26C ～ E）示右前臂局限性皮肤增厚，代谢增高。

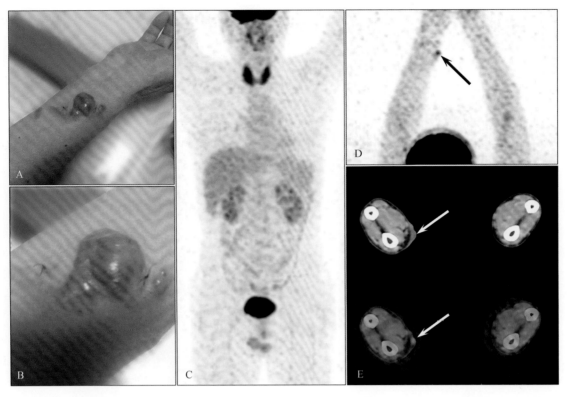

图 9-1-26　右前臂局部皮损照片（A、B）。^{18}F-FDG PET/CT（C～E），躯干部 MIP 图像（C）示双叶甲状腺弥漫代谢增高（活检病理证实为甲状腺炎），余未见明显异常；双上肢 MIP（D）及横断层图像（E）示右前臂局限性皮肤增厚，代谢增高（箭号）

【病理结果】（右前臂）皮肤肿物活检病理：真皮全层见中–大型异型淋巴细胞结节状或成片增生，中心母细胞形态为主，未见表皮侵犯；IHC：CD10（±），CD20（＋＋＋），CD21（＋），PAX5（＋＋＋），BCL6（＋），c-Myc 30%，Ki-67 90%，CD3、CD5、CD30、BCL2 及 MUM1（－）；原位杂交：EBER（－）；综上，并结合临床，考虑为原发皮肤滤泡中心淋巴瘤（PCFCL）。

【讨论】原发皮肤滤泡中心淋巴瘤（PCFCL）是一种来源于滤泡中心细胞的最常见的皮肤 B 细胞淋巴瘤，占 PCL 的 12%[1]。镜下肿瘤细胞常绕血管或腺体分布，不累及表皮，主要由滤泡中心细胞和数目不定的中心母细胞组成，可呈滤泡、滤泡弥漫混合或弥漫性生长模式，滤泡界限不明确，套区变窄或消失；肿瘤细胞表达 CD20 和 BCL6，不表达 BCL2 与 MUM1，呈滤泡生长模式的 PCFCL 还可有 CD10 表达[2-3]。

临床表现为孤立或成簇的皮肤斑块或肿瘤，好发于头皮、前额或躯干，很少发生在下肢；少数患者可以出现多中心皮肤病变，但不影响预后[2]。肿瘤生长缓慢，皮肤外播散少见；5 年生存率 95%[1]。

（付占立　汪旸）

参考文献

[1] Willemze R，Cerroni L，Kempf W，et al. The 2018 update of the WHO-EORTC classification for primary cutaneous lymphomas. Blood, 2019, 133（16）：1703-1714.

[2] Willemze R，Jaffe ES，Burg G，et al. WHO-EORTC classification for cutaneous lymphomas. Blood, 2005, 105（10）：3768-3785.

[3] 乔佳，卢瑞南，王莉，等. 原发皮肤滤泡中心细胞淋巴瘤一例报告及文献复习. 中华血液学杂志, 2018, 39（4）：328-330.

（二）原发皮肤弥漫大 B 细胞淋巴瘤，腿型（primary cutaneous diffuse large B-cell lymphoma, leg type；PCDLBLC, LT）

【简要病史】男，75 岁，发现右大腿肿物 3月余；初为米粒样大小红色硬结，伴深压痛，后逐渐增大至鸡蛋大小，表面出现水疱伴结痂，周围逐渐出现散在小硬结。

【皮科检查】右大腿内侧及腹股沟区分别可见 6 cm×7 cm 大小红色皮肤肿物，表面有结痂，无压痛，活动度差，周围有散在拇指样大小结节，界限较清楚，无融合，无压痛，活动度差（图 9-1-27）。

【影像所见】^{18}F-FDG PET/CT（图 9-1-28）示

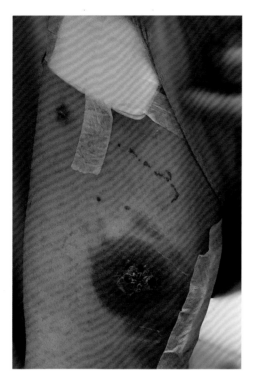

图 9-1-27 右大腿内侧皮肤肿物照片

右大腿内侧及腹股沟区多发代谢增高灶。

【**病理结果**】（右大腿内侧及右腹股沟区）皮肤肿物活检病理：皮肤及软组织内见中-大型异型淋巴细胞弥漫性增生，核欠规则，中心母细胞形态为主，易见细胞凋亡及核分裂象。IHC：CD20（+

+），BCL2 90%，BCL6（+），MUM1（+），c-Myc 5%，Ki-67 90%，CD3、CD10、CD5 及 CD30 均（-）；原位杂交：EBER（-）；综上，弥漫大 B 细胞淋巴瘤，非生发中心 B 细胞型。FISH：未检测到 IGH/BCL2 染色体易位，检测到 *BCL2* 基因三体（约占 4%）；未检测到 *MYC* 基因断裂 / 易位；未检测到 *BCL6* 基因断裂 / 易位。骨髓活检：未见明确淋巴瘤累及骨髓证据。

【**临床诊断**】 原发皮肤弥漫大 B 细胞淋巴瘤，腿型（PCDLBLC，LT）。

【**讨论**】 原发皮肤弥漫大 B 细胞淋巴瘤，腿型（PCDLBCL，LT）是一种由中心母细胞和免疫母细胞构成的非生发中心来源的皮肤 B 细胞淋巴瘤，占 PCL 的 4%[1]。病变由中等和大 B 细胞构成，形态单一，弥漫浸润，常累及皮下组织。肿瘤细胞表达 B 淋巴细胞相关抗原 CD20 与 CD79a，还表达 BCL2、MUM1，而一般不表达 CD10；BCL6大多数阳性，Ki-67 阳性率较高[2]。

PCDLBCL，LT 好发于老年人，女性多见，临床表现为单侧或双侧下肢快速生长的红色或紫红色皮肤肿物，易发生皮肤外播散[2]；15% ～ 20% 患者病变位于腿外[1]（图 9-1-29）。侵袭性病程，5 年生存率 56%[1]。

（付占立 汪旸）

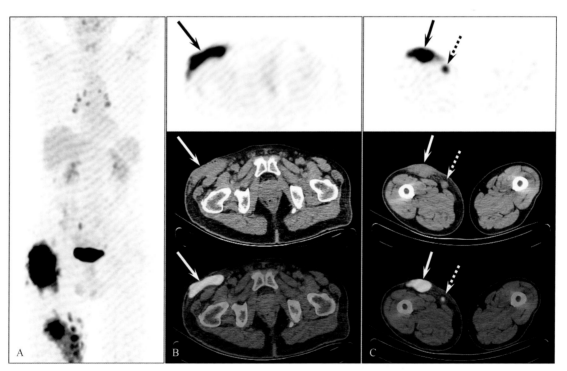

图 9-1-28 ¹⁸F-FDG PET/CT。MIP 图像（**A**）示右大腿内侧及腹股沟区多发代谢增高灶；横断层图像（**B**、**C**）示腹股沟区（**B**）及右大腿内侧（**C**）皮肤增厚、代谢增高（箭号），右大腿内侧病灶旁可见代谢增高肿大淋巴结（**C**，虚线箭号）

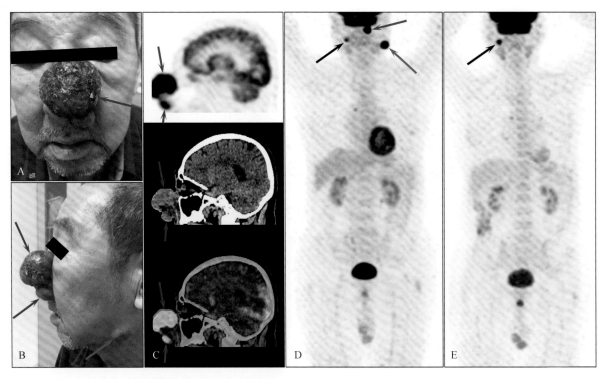

图 9-1-29　原发皮肤弥漫大 B 细胞淋巴瘤，腿型（男，79 岁，发现鼻部肿物 2 月余）。头颈部照片（**A**、**B**）示鼻尖及左鼻翼肿物（红箭头）、左颈部淋巴结肿大（蓝箭头）。¹⁸F-FDG PET/CT 头部矢状断层图像（**C**）示鼻部多发肿物伴代谢增高；躯干部 MIP 图像（**D**）示鼻部肿物（红箭号）及左颈部淋巴结（蓝箭号）代谢增高，右腮腺区 Warthin 瘤（黑箭号）。（鼻部）肿物活检病理：考虑为弥漫大 B 细胞淋巴瘤，非生发中心 B 细胞型；IHC：CD3 －，CD20 ＋＋＋，CD30 －，CD56 散在＋，CD10 －，BCL6 弱＋，MUM1 ＋，BCL2 近 100%＋，CD123 －，CD5 －，c-Myc 30%＋，CD68（KP1）组织细胞＋，Ki-67 90%，原位杂交：EBV（EBER）阴性。经 4 周期 R-CHOP 方案［美罗华、多柔比星脂质体、长春地辛（西艾克）、环磷酰胺、地塞米松］化疗，复查 ¹⁸F-FDG PET/CT（**E**，MIP）示鼻部及左颈部高代谢灶消失，右腮腺区 Warthin 瘤（黑箭号）未见明显变化

参考文献

［1］Willemze R，Cerroni L，Kempf W，et al. The 2018 update of the WHO-EORTC classification for primary cutaneous lymphomas. Blood，2019，133（16）：1703-1714.

［2］Willemze R，Jaffe ES，Burg G，et al. WHO-EORTC classification for cutaneous lymphomas. Blood，2005，105（10）：3768-3785.

三、¹⁸F-FDG PET/CT 在原发皮肤淋巴瘤中的应用

¹⁸F-FDG PET/CT 已广泛应用于淋巴瘤的诊断、分期及疗效监测，但关于 PCL 的临床研究较少，多见于个案报道。

¹⁸F-FDG PET/CT 可从病灶形态解剖学和组织细胞葡萄糖代谢角度进行全身观察，因此能全面反映 PCL 皮肤原发病灶以及转移灶的情况[1-2]。PCL 原发灶在 CT 上表现为絮状、片状或结节状等密度或者稍高密度灶，可发生于全身任何部位的皮肤或皮下，多无钙化表现；同一患者的多发病灶可同时表现为多种形态，部分伴皮肤增厚，边界多不清晰[3]。皮肤原发病灶的代谢高低与其病变大小、病理类型、分化程度与病程分期有关，病灶代谢程度越高，常提示分化越差及预后不良，如 MF 红斑期和斑块期常为低代谢表现，而Ⅳ期 MF 皮肤病变多为高代谢。在皮肤外病灶中，淋巴结及其他结外受累器官代谢常增高。¹⁸F-FDG PET/CT 有利于发现正常大小的受累淋巴结，并提示有价值的活检部位[4]。

治疗前 ¹⁸F-FDG PET/CT 检查有助于 PCL 患者的预后评估。有研究显示在 MF 与 SS 患者中，治疗前 SUV_{max}、皮肤病灶范围（局灶、广泛）、皮肤病灶部位（躯干、四肢）、治疗方法、有无 B 症状、美国东部肿瘤协作组（ECOG）评分以及有无淋巴结浸润等参数为预后相关因子，其中治疗前 $SUV_{max} > 8.6$ 者的无进展生存时间（PFS）低于 $SUV_{max} \leqslant 8.6$ 者[5]。此外，在 PCL 随访过程中，病灶代谢活性变化还有助于判断和预测疾病亚型的转化：病变代谢水平明显增高，提示有向高级别类型转化的可能。

总之，目前尚不推荐将 ^{18}F-FDG PET/CT 作为诊断 PCL 病变的常规影像手段，特别是对于分期较早的肿瘤。^{18}F-FDG PET/CT 的临床价值主要体现在 PCL 分期评估、活检部位指导、疗效监测及预后评价等方面[4]。

（刘萌　付占立　汪旸）

参考文献

[1] Kuo PH, McClennan BL, Carlson K, et al. FDG-PET/CT in the evaluation of cutaneous T-cell lymphoma. Mol Imaging Biol, 2008, 10（2）：74-81.

[2] Feuerman H, Snast I, Amitay-Laish I, et al. The Utility of ^{18}F-fluorodeoxyglucose Positron-Emission Tomography/Computed Tomography in Cutaneous B-Cell Lymphoma. Isr Med Assoc J, 2019, 21（9）：580-584.

[3] 戴娜，邓胜明. 皮肤淋巴瘤 ^{18}F-FDG PET/CT 征像分析. 中国血液流变学杂志，2016，26（4）：481-490.

[4] Kumar R, Xiu Y, Zhuang HM, et al. ^{18}F-fluorodeoxyglucose-positron emission tomography in evaluation of primary cutaneous lymphoma. Br J Dermatol, 2006, 155（2）：357-363.

[5] Shao D, Gao Q, Wang SX, et al. Preliminary discussion on the value of ^{18}F-FDG PET/CT in the diagnosis and early staging of non-mycosis fungoides/Sézary's syndrome cutaneous malignant lymphomas. Eur J Radiol, 2015, 84（7）：1293-1298.

第二节　乳腺外佩吉特病

病例 1

【简要病史】　男，82 岁，外阴部不适伴瘙痒 1.5 年，发现外阴肿物 2 个月；肿物活检示乳腺外佩吉特病；既往 20 余年前因肾盂癌行左肾切除。

【皮科检查】　外阴部粉红色肿物，累及阴阜、阴囊、阴茎根部，范围约 7 cm×6 cm，形态不规则，表面凹凸不平，部分呈结节样突起，部分呈灰褐色平坦（图 9-2-1A）。双侧腹股沟可及多发肿大淋巴结，较大者位于右侧，大小约 2 cm×1 cm，质韧，活动好，界限清，有轻压痛。

【影像所见】　^{18}F-FDG PET/CT（图 9-2-1B、C）示右侧阴茎根部及阴囊处皮肤不规则增厚，代谢不均匀增高，双侧腹股沟淋巴结未见明显异常。

【手术病理结果】　先行"外阴病变扩大切除＋左侧大腿取皮游离植皮＋负压吸引置入术"；病

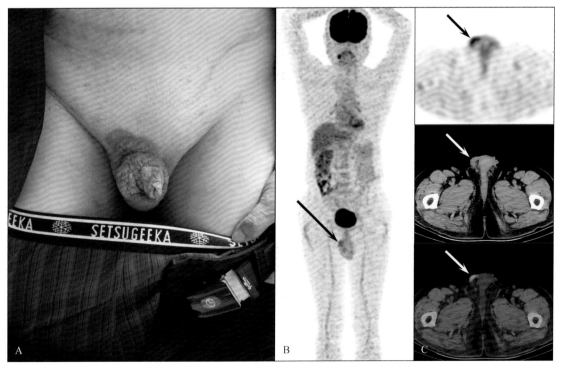

图 9-2-1　外阴图像（A）示阴阜、阴囊、阴茎根部皮肤病变。^{18}F-FDG PET/CT（B，MIP；C，横断层）示右侧阴茎根部及阴囊处皮肤不规则增厚（箭号），最厚处约 7 mm，代谢不均匀增高（SUV$_{max}$ 3.0）；双侧腹股沟淋巴结未见明显肿大及代谢增高

理:（会阴部）皮肤乳腺外佩吉特病，切缘及基底均净。二期行"双侧腹股沟淋巴结清扫术"，病理：（左侧腹股沟）淋巴结 0/12、（右侧腹股沟）0/15 均未见肿瘤转移。

病例 2

【简要病史】 男，84 岁，发现阴囊、阴茎及会阴部皮疹 10 余年。曾按湿疹治疗，疗效欠佳；近期局部皮肤红肿伴疼痛，表面小结节增多（图9-2-2），伴双侧腹股沟淋巴结肿大。

【实验室检查】 血清 CEA 25.51 ng/ml（参考值＜5 ng/ml），TPA 146.8 U/L（参考值＜120 U/L），ProGRP 101.1 pg/ml（参考值＜69.2 pg/ml），SCC 2.2 ng/ml（参考值＜1.5 ng/ml），CYFRA21-1 8.67 ng/ml（参考值＜3.3 ng/ml），NSE 16.71 ng/ml（参考值＜16.3 ng/ml）。

【影像所见】 ^{18}F-FDG PET/CT（图 9-2-3）示外阴部皮肤增厚、双侧腹股沟及髂血管旁淋巴结肿

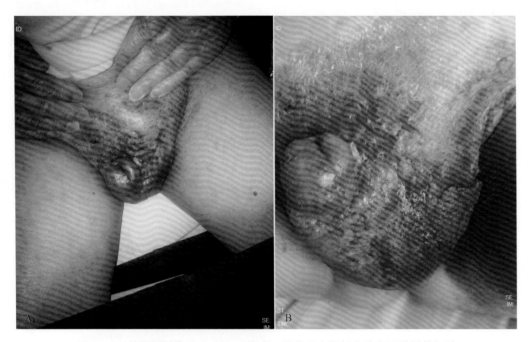

图 9-2-2　外阴部图像（A、B）示阴囊、阴茎及会阴部皮肤广泛增厚伴红肿

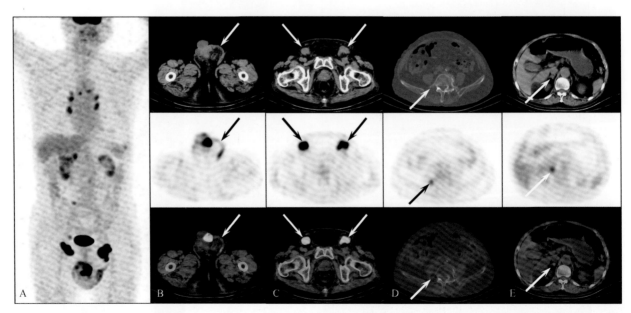

图 9-2-3　^{18}F-FDG PET/CT。MIP（A）示外阴部皮肤、双侧腹股沟及髂血管旁淋巴结、腰 5 椎体右侧横突及右侧肾上腺代谢增高灶（纵隔及双肺门代谢增高灶，考虑为反应性淋巴结增生）；横断层图像（B～E）示阴囊及阴茎部皮肤增厚、代谢增高（B），双侧腹股沟淋巴结肿大、代谢增高（C），腰 5 椎体右侧横突局部骨质密度减低、代谢增高（D），右侧肾上腺结合部软组织密度结节、代谢增高（E）（箭号）

大、腰 5 椎体右侧横突局部骨质密度减低、右侧肾上腺软组织密度结节，上述病变代谢均增高。

【病理结果及临床诊断】 会阴部皮损活检：乳腺外佩吉特病；临床诊断：会阴部乳腺外佩吉特病，伴双侧腹股沟及双侧髂血管旁淋巴结、右侧肾上腺及腰 5 椎体右侧横突转移。

【讨论】 佩吉特病（Paget's disease）又称湿疹样癌，是一种少见的皮肤恶性肿瘤，根据 Paget 细胞累及部位，该病分为乳腺佩吉特病（mammary Paget's disease，MPD）和乳腺外佩吉特病（extramammary Paget's disease，EMPD）。Paget 于 1874 年首次描述了 MPD，1889 年 Crocker 首次报道了 EMPD[1]。2014 年 WHO 乳腺肿瘤分类将 MPD 定义为表皮内腺癌，特点是散在分布于表皮内的胞质丰富、浅染的 Paget 细胞[2]。EMPD 主要表现为受累皮肤的红斑、糜烂及湿疹，最常累及外阴部位，也可累及肛周及腋窝。当肿瘤细胞仅局限于表皮时通常预后较好，出现局部淋巴结或远处转移时则预后较差[3-6]。外阴部 EMPD 最常见的淋巴结转移部位为腹股沟区淋巴结，也可转移至髂外血管旁、腹主动脉旁、膈肌及锁骨上（下）区淋巴结[7]。

^{18}F-FDG PET/CT 对 EMPD 原发灶的诊断准确率主要取决于病灶的厚度而非面积，表现为 ^{18}F-FDG 摄取的不同程度增高，或者摄取不增高[8]。当 EMPD 沿皮肤表层生长、皮损范围较小、肿瘤细胞相对分散时，由于 ^{18}F-FDG 摄取程度相对较低或较弥散[9]，^{18}F-FDG PET/CT 可能会出现假阴性；反之，当 EMPD 皮损范围较大，伴溃疡、糜烂及皮肤明显增厚时，^{18}F-FDG 摄取可明显增高[10]。^{18}F-FDG PET/CT 在检测 EMPD 淋巴结转移方面，主要取决于其大小及代谢活性，对于大于 10 mm 的转移淋巴结，诊断准确率较高[11]。^{18}F-FDG 作为一种非特异性的肿瘤代谢显像剂，由于炎性病变的代谢也会增高，可造成一定的假阳性，特别是病程较长的 EMPD 患者，长期的慢性炎性刺激也可引起反应性淋巴结肿大及代谢增高（皮病性淋巴结炎）。另外，21% ～ 50% 的 EMPD 患者可合并其他恶性肿瘤，尤其是邻近部位汗腺癌或内脏上皮器官恶性肿瘤，如直肠癌、前列腺癌、膀胱癌等[12-14]。因此，^{18}F-FDG PET/CT 不仅可以显示 EMPD 原发及转移灶，还可排查可能伴发的其他恶性肿瘤，对术前分期、治疗方案选择及临床随访有着重要意义。

（殷雷 范岩 付占立）

参考文献

[1] Siesling S，Elferink MA，van Dijck JA，et al. Epidemiology and treatment of extramammary Paget disease in the Netherlands. Eur J Surg Oncol, 2007, 33: 951-955.

[2] Kurman RJ，Carcangiu ML，Herrington CS，et al. WHO classification of tumours of female reproductive organs. Lyon：IARC Press，2014：236-237.

[3] Bayan CY，Khanna T，Rotemberg V，et al. A review of non-invasive imaging in extramammary Paget's disease. J Eur Acad Dermatol Venereol, 2018, 32（11）: 1862-1873.

[4] Fujiwara M，Suzuki T，Senoo A，et al. Evaluation of positron emission tomography imaging to detect lymph node metastases in patients with extramammary Paget's disease. J Dermatol, 2017, 44（8）: 939-943.

[5] Hirai I，Funakoshi T. Modified weekly regimen of cisplatin，epirubicin and paclitaxel induced a durable response in two cases of metastatic extramammary Paget's disease. J Dermatol, 2017, 44（10）: 1148-1151.

[6] Edey KA，Allan E，Murdoch JB，et al. Interventions for the treatment of Paget's disease of the vulva. Cochrane Database Syst Rev, 2019, 6: CD009245.

[7] Tian Y，Wu HB，Li DL，et al. Utility of ^{18}F-FDG PET/CT in the diagnosis and staging of extramammary Paget's disease. Nucl Med Commun, 2015, 36（9）: 892-897.

[8] 范岩，张建华，付占立，等. ^{18}F-FDG PET/CT 在乳腺外 Paget 病分期及随访中的应用（附 11 例报道）. 中国医学影像技术，2015，31（12）：1898-1901.

[9] Zhu Y，Ye DW，Yao XD，et al. Clinicopathological characteristics，management and outcome of metastatic penoscrotal extramammary Paget's disease. Br J Dermatol, 2009, 161（3）: 577-582.

[10] 赵芬，张秀丽，孙晓蓉，等. ^{18}F-FDGPET/CT 发现阴囊 Paget 病伴体内多发转移一例. 中华核医学与分子影像杂志，2012，32（4）：309-310.

[11] Aoyagi S，Sato-Matsumura KC，Shimizu H. Staging and assessment of lymph node involvement by 18F-fluorodeoxyglucose-positron emission tomography in invasive extramammary Paget's disease. Dermatol Surg, 2005, 31（5）: 595-598.

[12] 王栋，李长岭. 阴囊 Paget 病的诊断和治疗（附 15 例报告）. 中华泌尿外科杂志，2000，21（3）：175-177.

[13] 沈柏华，孟宏舟，谢立平，等. 阴囊 Paget 病 15 例临床资料分析. 中华男科学，2004，10（6）：437-438，442.

[14] Koh KB，Nazarina AR. Paget's disease of the scrotum: report of a case with underlying carcinoma of the prostate. Br J Dermatol, 1995, 133（2）: 306-307.

第三节　默克尔细胞癌

【简要病史】　女,67 岁,左大腿皮肤肿物 3 年,左下肢水肿 40 天。患者 3 年前发现左大腿前"绿豆"大小肿物,不伴疼痛及瘙痒,偶尔可于肿物中挤出淡黄色液体;2 年前肿物增至"黄豆"大;40 天前出现左下肢肿胀。

【相关检查】　体格检查:左大腿前部皮肤可见一红色肿物(图 9-3-1A),范围 2.5 cm×2.5 cm,质韧;左侧腹股沟区、左侧锁骨上区、左侧颈部、左侧腋窝可触及多发肿大淋巴结;左大腿腿围增粗,较对侧增加约 10 cm。血清 CYFRA21-1 4.92 ng/ml(参考值 < 3.3 ng/ml),NSE 303.80 ng/ml(参考值 < 16.3 ng/ml),TPA 251.00 U/L(参考值 < 120.0 U/L),ProGRP 75.24 pg/ml(参考值 < 69.2 pg/ml),AFP、CEA、CA19-9、CA15-3、CA125、CA72-4、CA24-2、SCC 及 HCG 均(-)。超声:左大腿皮肤层局限性增厚,腹膜后、髂血管周围、左侧腹股沟多发肿大淋巴结。

【影像所见】　大腿 ^{18}F-FDG PET/CT(图 9-3-1B～E)示左大腿增粗、皮下脂肪水肿,左大腿上段前方局部皮肤明显增厚,代谢轻度增高。躯干 ^{18}F-FDG PET/CT(图 9-3-2)示左锁骨上、左腋窝、腹主动脉旁、左髂血管旁、左侧腹股沟多发淋巴结肿大,代谢增高;左肾盂及输尿管上段扩张、积水。

【病理结果及临床诊断】　(左)腹股沟淋巴结穿刺活检病理:穿刺纤维组织中有异型肿瘤细胞巢团状浸润,肿瘤细胞核质比大,细胞核深染、染色质细腻;IHC: CKpan(+++),Syn(+++),NSE(++),CgA(核旁、逗点状,+),CD56(+++),神经丝蛋白(NF)(+);病理诊断:转移性默克尔细胞癌。临床诊断:(左大腿前)皮肤默克尔细胞癌伴多发淋巴结转移、左肾积水。

【讨论】　默克尔细胞癌(Merkel cell carcinoma,MCC)是一种起源于浅表皮肤 Merkel 细胞的罕见神经内分泌肿瘤,常见于头颈部及四肢等日光暴露部位[1]。MCC 发病率约 0.6/100 000,主要见于男性白种人,发病年龄多大于 50 岁;近年来发病

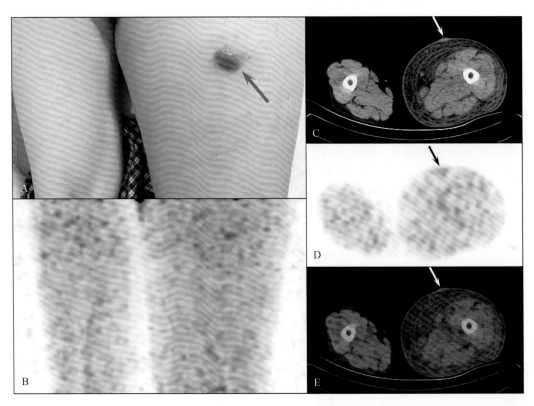

图 9-3-1　大腿照片(**A**)示左大腿增粗,左大腿前部皮肤红色肿物(箭号)。大腿 ^{18}F-FDG PET/CT(**B**,MIP;**C～E**,横断层)示左大腿增粗、皮下脂肪水肿,左大腿上段前方局部皮肤增厚,代谢轻度增高(箭号)

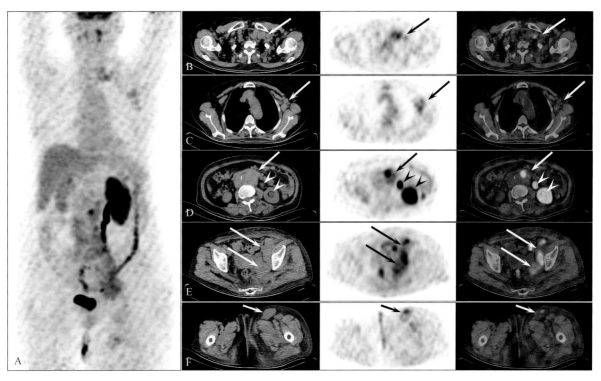

图 9-3-2 躯干 ^{18}F-FDG PET/CT（**A**，MIP；**B ～ F**，横断层）示左锁骨上（**B**）、左腋窝（**C**）、腹主动脉旁（**D**）、左髂血管旁（**E**）、左侧腹股沟（**F**）多发淋巴结肿大，代谢增高（箭号）；左肾盂及输尿管上段扩张、积水（**D**，箭头）

率有所上升，可能与人口老龄化及日光照射增加有关；危险因素还包括免疫抑制（如 HIV 感染、慢性淋巴细胞性白血病、器官移植）和病毒（如梅克尔多元癌细胞病毒）感染[2]。

MCC 多见于头颈部和四肢，躯干、会阴及黏膜少见，多表现为缓慢增大的单发无痛性皮肤结节，表面呈红紫色，有时伴溃疡、痤疮或毛细血管扩张。MCC 临床特征可用"AEIOU"表示：A（asymptomatic）指无症状（88%）；E（expanding rapidly）指病情进展快、侵袭能力强（63%）；I（immune suppression）指伴有免疫抑制（7.8%）；O（older than 50 years）指年龄大于 50 岁（90%）；U（ultraviolet-exposed）指病变位于日光暴露部位（81%）并好发于白种人（98%）[3]。

在 MCC 的病理诊断中，细胞角蛋白 20（CK20）具有高敏感性及特异性，其他常用免疫标志物还包括神经元特异性烯醇化酶（NSE）、神经丝蛋白（neurofilament protein）、嗜铬粒蛋白（chromogranin）和突触素（synaptophysin）[4]。

根据有无淋巴结及远处转移，MCC 分为 3 期：Ⅰ期为局部病灶，无淋巴结及远处转移；Ⅱ期为肿瘤扩散至淋巴结，但无远处转移；Ⅲ期为伴有远处转移，常见远处转移部位为皮肤（9% ～ 30%）和肺（10% ～ 30%）[5]。MCC 分期有赖于影像学检查，包括超声、CT、MRI 及核医学检查等；近年来 ^{18}F-FDG PET/CT 在 MCC 分期诊断中的优势逐渐被临床所证实[6]。MCC 生长快、糖酵解率高，^{18}F-FDG PET/CT 多表现为代谢增高（SUV$_{max}$ 9.6±5.86），敏感性和特异性分别为 85.7% 和 96.2%[1]，可改变 25% ～ 33% MCC 临床分期和 15% ～ 43% 治疗方案[1-2, 7-8]。由于 MCC 中位复发时间为 9 个月，且 90% 的复发发生在确诊后的前 2 年，故建议在治疗后 3 个月及 1 年内复查 ^{18}F-FDG PET/CT[1]。由于 MCC 属于神经内分泌肿瘤，生长抑素受体显像（SRS）和 ^{68}Ga 标记生长抑素类似物（^{68}Ga-SAA）PET/CT 也可用于该病诊断；但 ^{68}Ga-SAA PET/CT 对 MCC 的诊断效能较 ^{18}F-FDG PET/CT 无明确优势[9]。

MCC 目前尚无标准治疗方案，原则上倾向于先行肿物广泛切除及淋巴结清扫，再行放、化疗[10-11]；免疫治疗及肽受体介导的放射性核素治疗（PRRT）也可用于 MCC 治疗[2, 10]。有 MCC 自发消退的个案报道，但尚缺乏可以解释该现象的流行病学、临床、影像及病理学资料。

（李薇 崔永刚 付占立）

参考文献

[1] Peloschek P, Novotny C, Mueller-Mang C, et al. Diagnostic imaging in Merkel cell carcinoma: lessons to learn from 16 cases with correlation of sonography, CT, MRI and PET. Eur J Radiol, 2010, 73 (2): 317-323.

[2] Kritikos N, Priftakis D, Stavrinides S, et al. Nuclear medicine techniques in Merkel cell carcinoma: A case report and review of the literature. Oncol Lett, 2015, 10 (3): 1610-1616.

[3] Heath M, Jaimes N, Lemos B, et al. Clinical characteristics of Merkel cell carcinoma at diagnosis in 195 patients: the AEIOU features. J Am Acad Dermatol, 2008, 58 (3): 375-381.

[4] Metz KA, Jacob M, Schmidt U, et al. Merkel cell carcinoma of the eyelid: histological and immunohistochemical features with special respect to differential diagnosis. Graefes Arch Clin Exp Ophthalmol, 1998, 236 (8): 561-566.

[5] Haag ML, Glass LF, Fenske NA. Merkel cell carcinoma. Diagnosis and treatment. Dermatol Surg, 1995, 21 (8): 669-683.

[6] Bichakjian CK, Olencki T, Aasi SZ, et al. Merkel Cell Carcinoma, Version 1.2018, NCCN Clinical Practice Guidelines in Oncology. J Natl Compr Canc Netw, 2018, 16 (6): 742-774.

[7] Eshghi N, Lundeen TF, MacKinnon L, et al. ^{18}F-FDG PET/CT for Monitoring Response of Merkel Cell Carcinoma to the Novel Programmed Cell Death Ligand 1 Inhibitor Avelumab. Clin Nucl Med, 2018, 43 (5): e142-e144.

[8] Liu J, Larcos G, Howle J, et al. Lack of clinical impact of ^{18}F-fluorodeoxyglucose positron emission tomography with simultaneous computed tomography for stage I and II Merkel cell carcinoma with concurrent sentinel lymph node biopsy staging: A single institutional experience from Westmead Hospital, Sydney. Australas J Dermatol, 2017, 58 (2): 99-105.

[9] Taralli S, Sollini M, Milella M, et al. ^{18}F-FDG and ^{68}Ga-somatostatin analogs PET/CT in patients with Merkel cell carcinoma: a comparison study. EJNMMI Res, 2018, 8 (1): 64.

[10] Steven N, Lawton P, Poulsen M. Merkel Cell Carcinoma-Current Controversies and Future Directions. Clin Oncol (R Coll Radiol), 2019, 31 (11): 789-796.

[11] Giroulet F, Tabotta F, Pomoni A, et al. Primary parotid Merkel cell carcinoma: a first imagery and treatment response assessment by ^{18}F-FDG PET. BMJ Case Rep, 2019, 12 (3): e226511.

第四节　母细胞性浆细胞样树突状细胞肿瘤

【简要病史】　男，76岁，全身皮肤多发皮疹10个月；最早出现左大腿内侧皮肤红斑，后逐渐增大、增厚，近期变为质硬斑块，且面部及全身皮肤其他部位陆续出现红斑。

【相关检查】　查体：全身皮肤多发红斑，质硬，最大面积皮疹位于左大腿（图9-4-1）；左侧颈部、双腋窝及左侧腹股沟淋巴结肿大。WBC 5.72×10^9/L，中性粒细胞33.9%，淋巴细胞53.5%，单核细胞12.3%，RBC 3.36×10^{12}/L，Hb 105 g/L，PLT 110×10^9/L。血清铁蛋白357.86 ng/ml（参考值21.81～274.66 ng/ml），SCC、CA125、AFP、CEA、CA19-9及CA153均正常。

【影像所见】　[18]F-FDG PET/CT（图9-4-2）示左大腿下部内侧皮肤增厚，代谢增高；左颈部、双侧腋窝、腹膜后、左侧腹股沟多发肿大淋巴结，代谢不同程度增高。

【病理结果】　①（左）大腿质硬斑块处皮肤活检病理：皮肤及皮下组织，真皮至皮下脂肪内见大型异型淋巴样细胞弥漫或结节状增生，核欠规则，核染色质细腻，核分裂象易见；IHC：CD4（＋＋），CD34（灶＋），CD56（＋＋＋），CD68（KPI）（＋＋），CD123（＋＋＋），Ki-67 60%，CD3、CD20、CD117、S-100及类胰蛋白酶（Tryptase）均（－）；原位杂交：EBER（－）；综上，淋巴造血系统恶性肿瘤，符合母细胞性浆细胞样树突状细胞肿瘤。②（骨髓活检）病理：骨髓增生明显活跃，部分结构破坏，间质内大量中等大异型细胞片状浸润，核型不规则。核质淡染，局部见三系造血细胞，未见明显形态及分类异常；IHC：CD56（＋＋），CD61（巨核细胞＋），CD68（KPI）（＋），CD117（＋），CD123（＋），TdT（＋＋），CD3、CD4、CD8、CD20均（－）；综上并结合临床，考虑为母细胞性浆细胞样树突状细胞肿瘤累及骨髓。

【讨论】　母细胞性浆细胞样树突状细胞肿瘤（blastic plasmacytoid dendritic cell neoplasm，BPDCN）是一种少见且侵袭性极强的血液系统恶性肿瘤。

核医学病例图谱——肿瘤分册

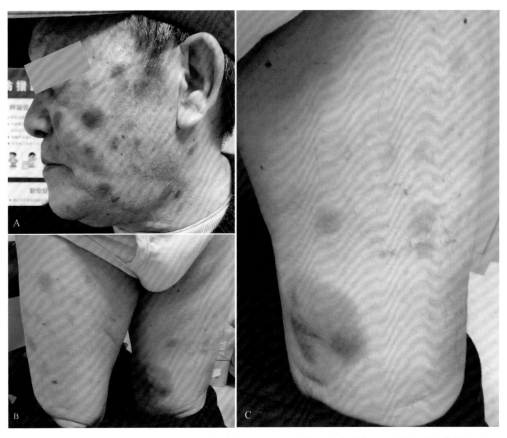

图 9-4-1 面部（**A**）、双侧大腿（**B**）皮肤多发红斑；最大面积皮疹位于左大腿下部内侧（**C**）

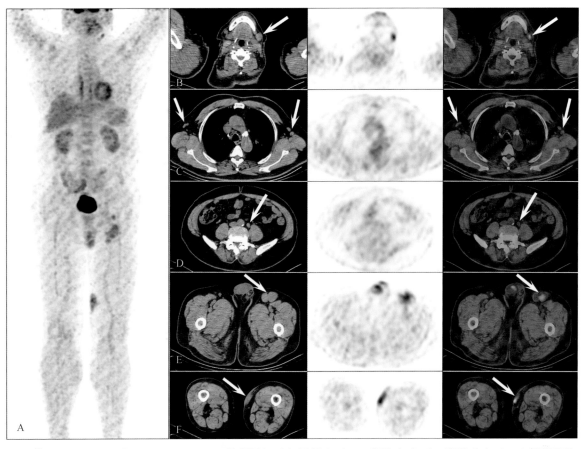

图 9-4-2 ¹⁸F-FDG PET/CT（**A**，MIP；**B ～ F**，横断层）示左颈部（**B**）、双侧腋窝（**C**）、腹膜后（**D**）、左侧腹股沟（**E**）多发肿大淋巴结，代谢不同程度增高（箭号）；左大腿下部内侧皮肤增厚，代谢增高（**E**，箭号）

Adachi 等于 1994 年首次报道该病，曾被命名为母细胞性 NK 细胞淋巴瘤 / 白血病或 CD4$^+$/CD56$^+$ 造血细胞肿瘤[1-2]。2008 年 WHO 将其归为"急性髓细胞性白血病及其相关前体细胞肿瘤"的一个亚型[3]，2017 年 WHO "造血系统及淋巴组织肿瘤分类"中将其归为单独的一类血液系统肿瘤[4]。

BPDCN 可发生于任何年龄段，但多见于老年男性，发病中位年龄 53 岁，儿童及年轻患者预后相对较好[5]。90% 以上患者有皮肤受累且作为首发表现，皮肤病变无特异性，可表现肿块、结节、红斑或溃疡等，少数以淋巴结肿大、脾大、发热、乏力、睾丸肿大起病[6-10]。BPDCN 被认为起源于 2 型树突状细胞[11]，镜下细胞形态呈母细胞样，与淋巴母细胞或原粒细胞相似，诊断主要靠浆细胞样树突状细胞的特征性标志表达，如 CD4、CD56、CD123、CD303 和 T 细胞白血病 / 淋巴瘤蛋白 1（TCL-1）等，一般无髓系、T/B 淋系及 NK 细胞标志物表达，但约 30% 患者表达 TdT，50% 的患者表达 CD68，CD7 和 CD2 也可有不同程度的表达，部分还可有髓系标记 CD33 表达[1-2, 12-13]。

目前 BPDCN 主要治疗方法包括局部放疗、化疗、造血干细胞移植及靶向治疗。激素联合低剂量化疗对仅限于皮肤的病变有价值，对孤立性皮肤病变则可辅以局部放疗[12]。无论哪种化疗方案，BPDCN 的初治缓解率都比较高，但持续时间不长，往往迅速出现进展或复发，复发后易耐药，预后较差，中位生存期为 12 ～ 14 个月[14]。

由于 BPDCN 发病率低，多为个案报道，缺少大宗病例的相关报道及前瞻性研究，故目前还没有公认的影像学评估手段，也尚无统一的一线治疗方案。BPDCN 在 CT 和 MRI 表现为局部皮肤增厚，MRI 皮肤病变呈 T1WI 等信号（与肌肉相比）、T2WI 稍高信号，增强后呈均匀强化[15]；CT 可见多发淋巴结肿大，如侵犯到肺则表现为双肺多发磨玻璃样斑片影、小叶间隔增厚[16-17]。BPDCN 皮肤病变在 PET/CT 上可表现为 ^{18}F-FDG 摄取不同程度增高；另外，PET/CT 也可显示颈部、腋窝、肺门、纵隔、腹膜后、腹股沟等全身多发淋巴结肿大，^{18}F-FDG 摄取不同程度增高[18-20]。^{18}F-FDG PET/CT 对 BPDCN 的分期及疗效评价具有一定价值。

（殷雷　付占立）

参考文献

［1］Pemmaraju N. Blastic plasmacytoid dendritic cell neoplasm. Clin Adv Hematol Oncol, 2016, 14（4）：220-222.

［2］Adachi M, Maeda K, Takekawa M, et al. High expression of CD56（N-CAM）in a patient with cutaneous CD4-positive lymphoma. Am J Hematol, 1994, 47（4）：278-282.

［3］Vardiman J W, Thiele J, Arber D A, et al. The 2008 revision of the World Health Organization（WHO）classification of myeloid neoplasms and acute leukemia：rationale and important changes. Blood, 2009, 114（5）：937-951.

［4］Swerdlow S, Campo E, Harris N, et al. WHO Classification of Tumours of Haematopoietic and Lymphoid Tissues. Revised 4th edition. Lyon：IARC Press, 2017.

［5］Guru M G, Pemmaraju N, Atallah E. Epidemiology and survival of blastic plasmacytoid dendritic cell neoplasm. Leuk Res, 2018, 73：21-23.

［6］Yu F, Sun K, Wang Z. Atypical presentation of blastic plasmacytoid dendritic cell neoplasm：A potential diagnostic pitfall in nasal cavity. Oral Surg Oral Med Oral Pathol Oral Radiol, 2018, 126（4）：e212-e214.

［7］Dhariwal S, Gupta M. A Case of Blastic Plasmacytoid Dendritic Cell Neoplasm with Unusual Presentation. Turk J Haematol, 2019, 36（1）：55-56.

［8］Blennerhassett R, Mccaughan G, Tegg E. An unexpected diagnosis：leukaemic presentation of blastic plasmacytoid dendritic cell neoplasm with massive splenomegaly. Pathology, 2018, 50（7）：773-775.

［9］于亚平，宋萍，梅建刚，等 . 母细胞性浆细胞样树突细胞肿瘤一例报告并文献复习 . 中华肿瘤防治杂志，2015, 22（18）：1491-1495.

［10］宋嘉言，杜恒飞，王亚辉，等 . 附睾睾丸肿大为首发症状的 BPDCN 一例报告 . 中华肿瘤防治杂志，2017, 50（7）：499-500.

［11］Tenreiro N, Ferreira C, Silva S, et al. Splenic Rupture Secondary to Blastic Plasmacytoid Dendritic Cell Neoplasm. J Gastrointest Surg, 2018, 22（3）：544-545.

［12］Falcone U, Sibai H, Deotare U. A critical review of treatment modalities for blastic plasmacytoid dendritic cell neoplasm. Crit Rev Oncol Hematol, 2016, 107：156-162.

［13］Arber D A, Orazi A, Hasserjian R, et al. The 2016 revision to the World Health Organization classification of myeloid neoplasms and acute leukemia. Blood, 2016,

127（20）：2391-2405.

［14］Dietrich S，Andrulis M，Hegenbart U，et al. Blastic plasmacytoid dendritic cell neoplasia（BPDC）in elderly patients：results of a treatment algorithm employing allogeneic stem cell transplantation with moderately reduced conditioning intensity. Biol Blood Marrow Transplant, 2011, 17（8）：1250-1254.

［15］Nizza D，Simoneaux S F. Blastic plasmacytoid dendritic cell neoplasm presenting as a subcutaneous mass in an 8-year-old boy. Pediatr Radiol, 2010, 40 Suppl 1：S40-S42.

［16］Barros Romão, Cyndi Myrelle, da Silva，et al. Blastic Plasmacytoid Dendritic Cell Neoplasm with Pulmonary Involvement and Atypical Skin Lesion. The American journal of case reports，2017，18：692-695.

［17］Jeong D，Choi JW，Jeong K，et al. CT findings associated with blastic plasmacytoid dendritic cell neoplasm：a case report. Acta Radiol Open, 2016, 5（7）：2058460116657688

［18］Li ZG，Mu HY. Blastic Plasmacytoid Dendritic Cell Neoplasm Evaluated by FDG PET/CT. Clin Nucl Med，2017, 42（7）：551-552.

［19］Pennisi M，Cesana C，Cittone MG，et al. A Case of Blastic Plasmacytoid Dendritic Cell Neoplasm Extensively Studied by Flow Cytometry and Immunohistochemistry. Case Rep Hematol, 2017, 2017：4984951.

［20］董丽华，王文佳，陈建霖，等. 母细胞性浆细胞样树突状细胞肿瘤一例. 中华肿瘤杂志, 2017, 39（05）：399-400.

第十章　淋巴造血系统增生与肿瘤性疾病

第一节　组织细胞增生性疾病与巨噬细胞-树突状细胞系肿瘤

组织细胞增生性疾病（histiocytoses）是一组以巨噬细胞、树突状细胞或单核细胞起源的细胞在各种组织和器官中积聚为特征的罕见病，包含多种亚型，临床表现及组织学类型多样。基于临床、影像学、组织病理学、免疫表型、基因和（或）分子特征，2016 年组织细胞学会对该病分类标准进行了修订，并将其分为以下五组：L 组（朗格汉斯相关性疾病）、C 组（皮肤和黏膜疾病）、R 组（罗-道病及其他非皮肤、非朗格汉斯细胞组织细胞增生症）、M 组（恶性组织细胞增生症）及 H 组（噬血细胞性淋巴组织细胞增生症和巨噬细胞活化综合征）。具体分类见表 10-1-1。

表 10-1-1　组织细胞增生性疾病分类

分组	疾病		
L 组 （朗格汉斯相关性疾病）	朗格汉斯细胞组织细胞增生症（Langerhans cell histiocytosis，LCH） 未定型组织细胞增生症 埃尔德海姆-切斯特病（Erdheim-Chester disease，ECD） 混合型 LCH 和 ECD		
C 组 （皮肤和黏膜疾病）	皮肤非朗格汉斯组织细胞增生症	黄色肉芽肿家族	幼年黄色肉芽肿 成人黄色肉芽肿 孤立性网状组织细胞瘤 良性头部组织细胞增生症 泛发性发疹性组织细胞增生症 进行性结节性组织细胞增生症
		非黄色肉芽肿家族	皮肤罗-道病 渐进坏死性黄色肉芽肿 未分类型
	皮肤非朗格汉斯组织细胞增生症伴一个重要系统受累	黄色肉芽肿家族 非黄色肉芽肿家族	播散性黄色瘤 多中心性网状组织细胞增生症
R 组 （罗-道病及其他非皮肤、非朗格汉斯细胞组织细胞增生症）	家族遗传性罗-道病（Rosai-Dorfman disease，RDD）	H 综合征型 FAS 缺陷型或自身免疫性淋巴增生综合征型 待分类型	
	散发性罗-道病	经典型（淋巴结型） 结外型 肿瘤或免疫相关型 未分类型	
	其他非 L 组、C 组、M 组、H 组的组织细胞增生症		

分组	疾病		
M 组 （恶性组织细胞增生症）	原发性恶性组织细胞病	发生部位	皮肤 淋巴结 消化系统 中枢神经系统 其他部位或播散性
	继发性恶性组织细胞病	继发于相关原发疾病	滤泡性淋巴瘤 淋巴细胞性白血病 / 淋巴瘤 毛细胞性白血病 急性淋巴细胞白血病 组织细胞增生性疾病（朗格汉斯组织细胞增生症，罗–道病，或其他） 其他血液系统肿瘤
H 组 （噬血细胞性淋巴组织细胞增生症和巨噬细胞活化综合征）	原发性噬血细胞性淋巴组织细胞增生症（hemophagocytic lymphohistiocytosis，HLH） 继发性噬血细胞性淋巴组织细胞增生症 原因未明的噬血细胞性淋巴组织细胞增生症		

一、朗格汉斯细胞组织细胞增生症和埃尔德海姆-切斯特病

（一）朗格汉斯细胞组织细胞增生症

■ 病例 1

【简要病史】　男，15 岁，颌下腺进行性肿大 2 个月，发热 1 个月。体温最高 37.8℃，发病以来体重下降 4 kg。既往 10 年前行"左下肺囊肿"切除术；3 年前诊断为"尿崩症"，间断口服醋酸去氨加压素片，后一直口服中药。

【相关检查】　WBC 12.18×10⁹/L，中性粒细胞 84.6%。ESR 90 mm/h（参考值 0 ～ 15 mm/h）；CRP 58.03 mg/L（参考值 0 ～ 5 mg/L）；铁蛋白 358.3 ng/ml（参考值 11 ～ 306.8 ng/ml）。血清 ALT 144 U/L（参考值 9 ～ 50 U/L），AST 108 U/L（参考值 15 ～ 40 U/L），LDH 379 U/L（参考值 0 ～ 248 U/L）。

【影像所见】　胸部 CT（图 10-1-1）示双肺多发肺气囊。¹⁸F-FDG PET/CT（图 10-1-2）示双侧颌

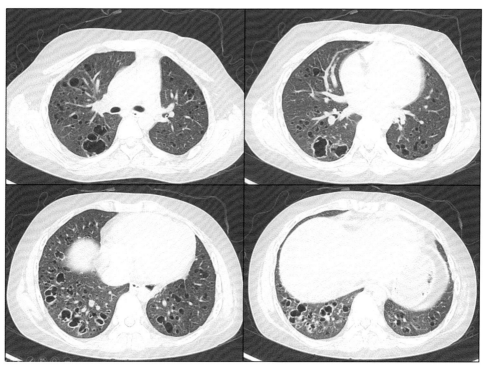

图 10-1-1　胸部 CT 示双肺多发厚薄不一肺气囊

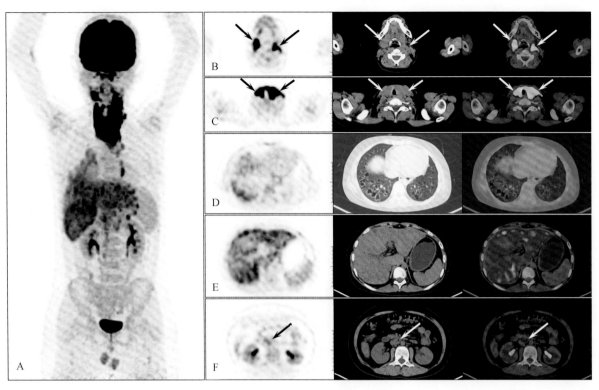

图 10-1-2 ^{18}F-FDG PET/CT。MIP 图像（**A**）示双侧颌下腺、双侧甲状腺、纵隔淋巴结、双肺、肝及腹腔淋巴结代谢增高。横断层图像（**B ~ F**）示双侧颌下腺（**B**）及甲状腺（**C**）弥漫性肿大伴代谢增高（箭号）；双肺多发肺气囊，代谢轻度增高（**D**）；肝多发稍低密度灶，代谢不均匀增高（**E**）；腹膜后淋巴结肿大，代谢轻度增高（**F**，箭号）

下腺及甲状腺弥漫性肿大伴代谢增高；双肺多发肺气囊，代谢轻度增高；肝多发稍低密度灶，代谢不均匀增高；纵隔及腹膜后多发淋巴结肿大，代谢增高。

【病理结果】 左侧颌下腺切除术后病理：朗格汉斯细胞组织细胞增生症；IHC：CD1a（＋），S-100（＋），CD68（＋），溶菌酶（Lys）（＋/－），Ki-67 50%，CD3、CD20、CD56 均（－）。

病例 2

【简要病史】 女，42 岁，多饮、多尿 4 年，眼球突出半年，双侧膝关节疼痛 1 个月。

【影像所见】 MRI（图 10-1-3）示双侧眼球突出，球后组织增生伴明显强化。^{18}F-FDG PET/CT（图 10-1-4）示双侧眼球后组织增生伴代谢增高；下颌骨、双侧股骨下端及胫骨上端多发溶骨性破坏，代谢增高；脊柱椎体多发成骨性病变，部分病灶代谢轻度增高。

【病理结果】 骨髓活检：朗格汉斯细胞组织细胞增生症。

（二）埃尔德海姆-切斯特病

病例 1

【简要病史】 男，40 岁，左侧肢体乏力 5 月余。

【相关检查】 大动脉 CT 血管造影（CTA）示

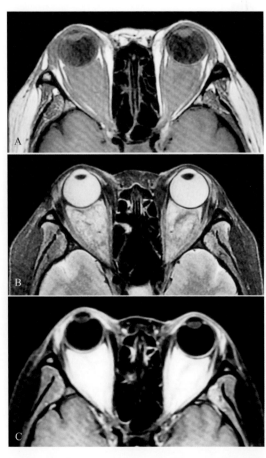

图 10-1-3 MRI（**A**，T1WI；**B**，FS T2WI；**C**，增强）示双侧眼球突出，球后组织增生，增强扫描球后组织可见明显强化

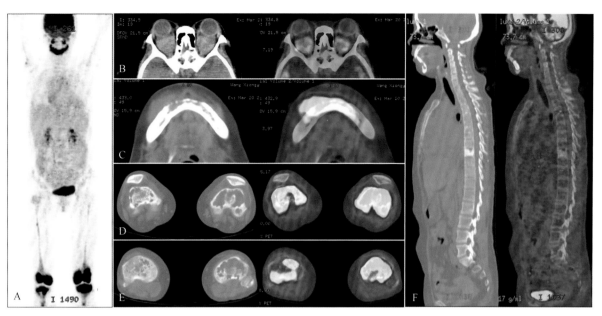

图 10-1-4 ^{18}F-FDG PET/CT（**A**，MIP；**B ~ E**，横断层；**F**，矢状断层）示双侧眼球后组织增生伴代谢增高（**B**）；下颌骨（**C**）、双侧股骨下端（**D**）及胫骨上端（**E**）多发溶骨性破坏，代谢增高；脊柱椎体多发成骨性病变（**F**），部分病灶代谢轻度增高

降主动脉壁间血肿、双肾动脉狭窄及锁骨、肩胛骨硬化。

【**影像所见**】 ^{99m}Tc-MDP 全身骨显像（图 10-1-5）示双侧锁骨、肩胛骨、四肢长骨、双侧跟骨弥漫性、对称性放射性浓聚。^{18}F-FDG PET/CT（图 10-1-6）示双侧锁骨、肱骨头、肩胛骨及股骨头、颈和股骨近端骨质硬化伴代谢增高；双侧臀部皮下脂肪、肾周筋膜、降主动脉管壁受累，代谢增高。

【**临床诊断**】 埃尔德海姆-切斯特病。

病例 2

【**简要病史**】 女，48 岁，全身骨痛 3 月余，加重伴发热 1 周。最高体温 39.5 ℃，伴纳差、恶心、呕吐。外院胸部 CT 发现多发骨破坏。

【**相关检查**】 WBC 25.41×10^9/L，中性粒细胞 88.30%，RBC 2.71×10^{12}/L，Hb 63.00 g/L，PLT 330.00×10^9/L。血清 CA125 97.4 U/ml（参考值 ≤ 35.0 U/ml）。

【**影像所见**】 全身骨显像（图 10-1-7）示胸骨、肋骨、脊柱、骨盆多发放射性浓聚灶。^{18}F-FDG PET/CT（图 10-1-8）示全身多发溶骨及成骨性骨破坏，代谢增高；纵隔淋巴结及脾肿大，代谢增高；双侧胸腔积液。

【**病理结果**】 骨髓活检：（右髂骨穿刺标本）符合骨髓纤维化（MF-2 级，局灶 3 级）。右侧髂骨高代谢骨破坏病灶穿刺活检病理：HE 及 PAS 染色

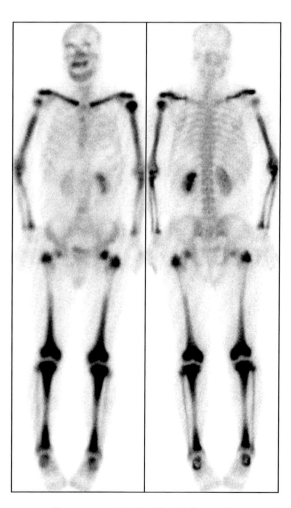

图 10-1-5 ^{99m}Tc-MDP 全身骨显像（前位、后位）示双侧锁骨、肩胛骨、四肢长骨、双侧跟骨弥漫性、对称性显像剂摄取增高（放射性浓聚）

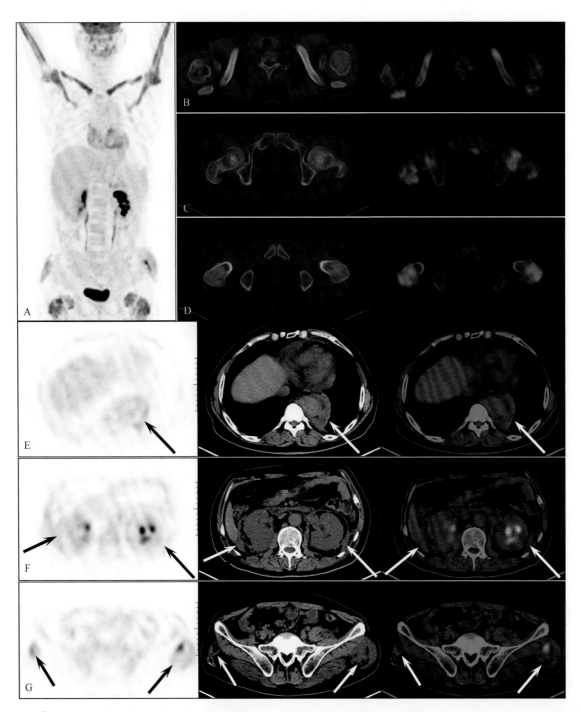

图 10-1-6 ^{18}F-FDG PET/CT（**A**，MIP；**B ~ G**，横断层）示双侧锁骨、肱骨头、肩胛骨（**B**），股骨头、颈（**C**）和股骨近端（**D**）弥漫性骨质硬化伴代谢增高；降主动脉管壁增厚伴周围软组织密度影（**E**，箭号），双肾肿胀，皮髓质分界不清，肾周筋膜不均匀增厚（**F**，箭号），双侧臀部皮下脂肪不规则软组织密度浸润（**G**，箭号），上述病变代谢不同程度增高

示骨髓组织被大量富含脂质的泡沫样组织细胞及嗜酸性胞质的组织细胞取代，弥漫成片分布，其内见少量多核巨细胞，间质明显水肿，可见管腔大小不等的血管，部分小血管增多、扩张伴较多量中性粒细胞渗出，间质混杂少量成熟淋巴细胞、浆细胞，少量粒红系细胞散在分布，未见明确巨核细胞，部分区域肌纤维母细胞反应性增生；网状纤维染色（MF- 局灶 1 至 2 级）；IHC：CD163（＋），CD68

（＋），CD1a（－），Lys（＋），S-100（个 别 ＋），CD34（血 管 ＋），SMA（－），Ki-67 约 10%；（右髂骨）符合埃尔德海姆-切斯特病。*BRAF* 基因检测：未检测到突变。

■ **病例 3**

【简要病史】 女，67 岁，双下肢水肿伴憋气 2 月余，加重 1 周。

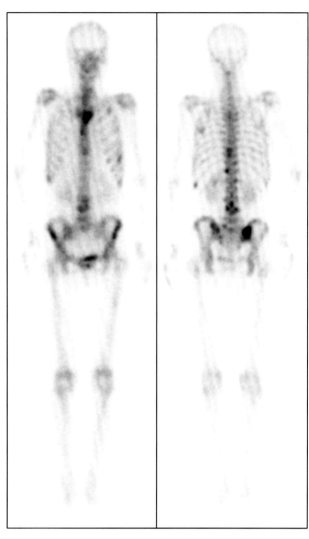

图 10-1-7 全身骨显像（前位、后位）示胸骨、肋骨、脊柱、骨盆多发放射性浓聚灶

【相关检查】 WBC17.28×10⁹/L，中性粒细胞94.2%，RBC 2.71×10¹²/L，Hb 142 g/L，PLT 395×10⁹/L。ESR 23 mm/h（参考值 0～15 mm/h），CRP 及降钙素原正常。血清 CA125 142 U/ml（参考值≤35.0 U/ml）。血清 Alb 34.9 g/L（参考值40～55 g/L），ALT、AST 及肌酐正常。

【影像所见】 ¹⁸F-FDG PET/CT（图 10-1-9）示主动脉弓、升主动脉及降主动脉、胸膜及心包、腹膜、双肾盂、左股骨上段骨髓腔内多发软组织密度影，代谢不同程度增高；双侧胸腔积液；腹部及双大腿皮下软组织水肿。X 线平片（图 10-1-10A）示双下肢骨未见明显异常。双大腿 MRI（图 10-1-10B、C）及双膝关节 MRI（图 10-1-10D-G）示双侧股骨多发斑片状信号异常；双大腿皮肤及皮下水肿。

【病理结果】 （左股骨穿刺物）病理：大量凝血中可见少许纤维脂肪、死骨组织，可见成片宽胞质组织细胞及泡沫样组织细胞聚集，伴少许急、慢性炎性细胞浸润，部分组织退变重；IHC：CD68（KP1）（＋＋），CD68（PGM1）（＋），第 13 因子 a（factor ⅩⅢ a）（弱＋），S-100（－），CD1a（－），Ki-67 5%；实时荧光定量 PCR：未检测到 *BRAF* 基因 V600E 点突变；综上，组织细胞增生，结合临床考虑为埃尔德海姆-切斯特病。

【讨论】 在 2016 年的组织细胞疾病新分类中，朗格汉斯细胞组织细胞增生症（Langerhans cell histiocytosis，LCH）和埃尔德海姆-切斯特病（Erdheim-Chester disease，ECD）被共同归类于组

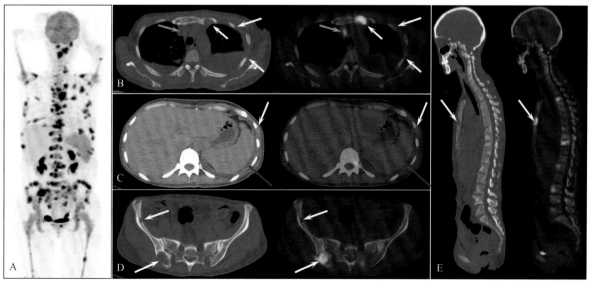

图 10-1-8 ¹⁸F-FDG PET/CT（**A**，MIP；**B ～ D**，横断层；**E**，矢状断层）示胸骨（**B**、**E**）、肋骨（**B**、**C**）、右侧髂骨（**D**）多发溶骨性破坏伴代谢增高（白箭号）；脊柱多发溶骨及成骨性病变，代谢增高（**E**）；纵隔淋巴结（**B**，蓝箭号）及脾（**C**，红箭号）肿大，代谢增高；双侧胸腔积液（**B**）

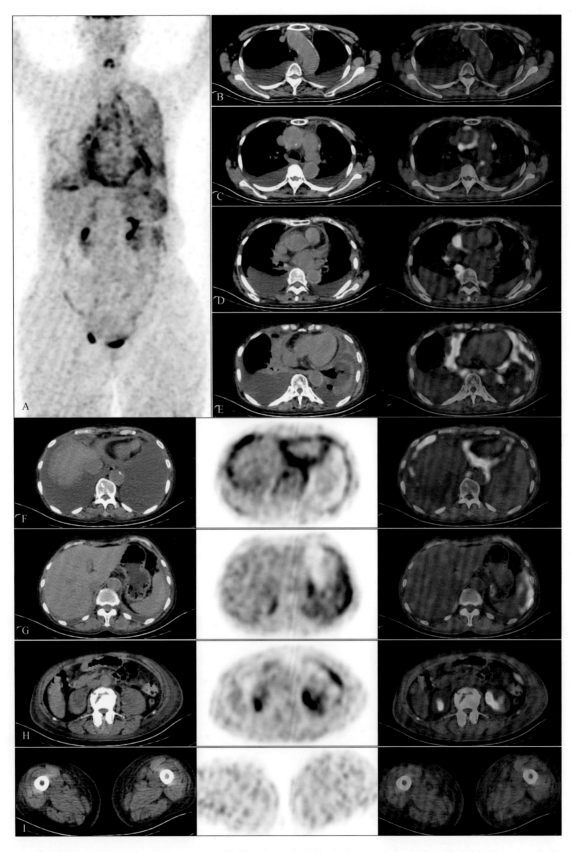

图 10-1-9 ^{18}F-FDG PET/CT（**A**，MIP；**B～I**，横断层）示主动脉弓（**B**）、升主动脉及降主动脉（**C**）、胸膜及心包（**C～F**）、腹膜（**G**，**H**）、双肾盂（**H**）、左股骨上段骨髓腔内（**I**）多发软组织密度影，代谢不同程度增高；双侧胸腔积液（**B～F**）；腹部及双大腿皮下软组织水肿（**H**、**I**）

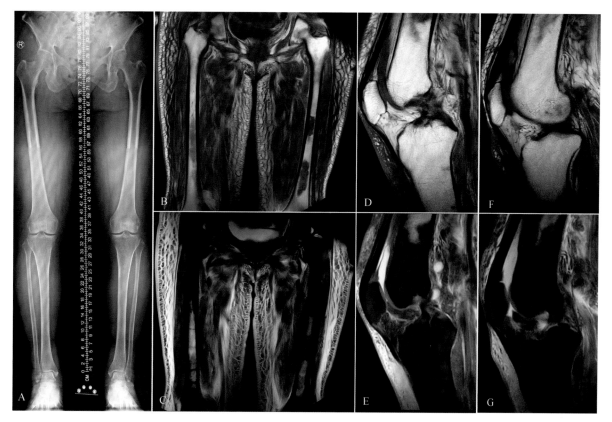

图 10-1-10 X线平片（**A**）示双下肢骨未见明显异常。双大腿 MRI（**B**，T1WI；**C**，FS T2WI）示双侧股骨多发斑片状 T1WI 低信号、FS T2WI 高信号；双大腿皮肤及皮下水肿。双膝关节 MRI（左膝：**D**、**E**，右膝：**F**、**G**；T1WI：**D**、**F**；FS PDWI：**E**、**G**）示双侧股骨下段片状 T1WI 低信号、FS PDWI 高信号；双膝关节周围软组织水肿

织细胞增生症的"L"组[1]，其中 LCH 是最常见的组织细胞增生性疾病[2]。既往 ECD 被归类为非朗格汉斯细胞组织细胞增生症，但有关朗格汉斯和非朗格汉斯细胞组织细胞增生症的分类目前已受到质疑，因为约 20% 的 ECD 患者同时存在 LCH 病变，而且这两种疾病中大于 80% 的病例均涉及促丝裂原激活蛋白激酶（MAPK）通路基因的克隆性突变，约 50% 的患者存在 *BRAF V600E* 基因突变，后者可导致 MAPK 通路的组成性激活（constitutive activation）；此外，这两种疾病患者血液中的单核细胞与病理性的组织细胞也有着相同的基因突变；再者，这两种疾病还有着许多相似的临床表现，如尿崩症和（或）神经退行性疾病[1]。

虽然 LCH 和 ECD 在临床表现及分子改变等方面存在交叉与重叠，但在流行病学、临床表现、影像学、组织病理学、治疗方法以及预后方面又分别有各自特点。

LCH 在 15 岁以下儿童中的发病率约为 9/10万，15 岁以上患者发病率约为 1/10 万[3]。LCH 临床表现多样且差异较大，从自限性疾病到威胁生命的播散性病变均可出现。LCH 可累及任何器官和

系统，根据病变累及范围，LCH 分为单系统病变、肺 LCH、多系统病变伴或不伴有危险器官受累，其中危险器官是指肝、脾和骨髓[1]。儿童 LCH 常见受累部位分别为骨骼（80%），皮肤（33%），垂体（25%），肝、脾（15%）和肺（15%），淋巴结（5%～10%），中枢神经系统（垂体除外，2%～4%）[4]。成人 LCH 肺部受累比儿童更常见，且与吸烟密切相关[5]。

ECD 平均诊断年龄为 55～60 岁，男/女比约 3:1；该病可累及多个系统及器官，临床表现多样，从惰性的局部表现到危及生命的多系统受累。ECD 典型表现包括中枢性尿崩症、限制性心包炎、肾周纤维化和硬化性骨病。约 95% 的 ECD 患者有骨骼受累，其中约 50% 的患者可出现下肢骨痛；此外，该病还可出现共济失调、呼吸困难、眼球突出、黄褐色或黄色瘤样丘疹性结节等其他系统受累表现[5]。

LCH 受累器官的影像表现多样，且通常不具特征性，主要包括：①骨病变多见于扁平骨，最常累及颅骨，其次是下颌骨、肋骨、骨盆和脊柱；颅骨病变一般为单发或者多发的圆形或卵圆形的溶骨

性病灶，伴或不伴软组织密度肿物形成，破坏区骨皮质可形成"扇贝样"压迹，病灶内可含有残存骨片，表现为"纽扣样"死骨[6-7]；典型椎体病变包括椎体完全或不完全塌陷，椎旁伴软组织肿物，形成"袖套征"，椎间隙及椎间盘多无明显受累[8]；扁平椎体常见于儿童。②肺部LCH早期一般表现为双肺对称分布的多发小结节（中、上叶为著），随着疾病的进展，小结节可以转变为形态不一、薄壁或厚壁的囊性病变，并最终进展为肺纤维化及蜂窝肺[9]。③下丘脑-垂体轴较常受累，临床上可引起尿崩症，MRI表现为垂体柄的增粗（增强扫描呈明显强化）或神经垂体T1WI高信号减低或消失[10]。④淋巴结受累通常是多系统LCH的表现之一。此外，肝LCH可表现为肝大伴多发结节[10]。

ECD影像表现因受累部位不同而异，主要包括[1, 5, 11-14]：①骨受累以骨质硬化为主，可伴溶骨性改变，但单纯溶骨性病变极少见；ECD特征性的X线表现为双侧长骨骨干对称性骨质硬化，干骺端多受累，下肢多见；典型的骨显像表现为双侧股骨远端与胫骨近端以及胫骨远端的对称性、弥漫性显像剂摄取增高。②心血管系统受累以心包、心肌及大动脉最常见，可表现为心包增厚、心包积液、右心房假瘤样肿物或弥漫性心肌肥厚，大动脉周围软组织浸润可形成"动脉鞘样"改变。③腹膜后受累可表现为双肾周弥漫浸润性软组织增厚，边界不规则，类似毛发状，即"毛肾"；若病变延伸至肾窦或累及中下段输尿管可导致肾积水。④呼吸系统受累常见的胸部CT表现有小叶间隔增厚、小叶中心结节、磨玻璃密度影、胸膜增厚、胸腔积液等。⑤半数内分泌系统受累患者MRI检查可见下丘脑-垂体信号异常，常累及垂体柄和垂体后叶。⑥中枢神经系统病变好发于颅后窝脑实质和脊髓。

LCH和ECD通常均需要结合临床、影像学和组织病理学来确诊。LCH的组织细胞中可见典型的Birbeck颗粒，免疫组化染色CD1a和CD207（Langerin）阳性[1]。ECD组织病理学特点是泡沫样组织细胞浸润，常伴有不同程度的纤维化和数量不等的炎性细胞浸润；免疫组化染色CD68、CD163阳性，CD1a阴性，部分组织细胞可S-100蛋白阳性[1]。

单部位受累LCH首选手术治疗，预后较好；多灶性LCH常需要化疗结合局部放疗，预后较差[15]。大多数ECD患者需要系统性治疗，包括手术、靶向治疗、细胞因子疗法、细胞毒性化疗、糖皮质激

素和免疫抑制剂治疗等[11]；ECD预后因病变累及部位、范围和对治疗的反应等不同而异，一般高龄、中枢神经系统、肺部和（或）腹膜后受累为预后不良相关因素。对伴有BRAF基因突变的LCH和ECD患者，BRAF抑制剂显示出良好的应用前景[1, 11]。

在18F-FDG PET/CT上，活性LCH病变多表现为高代谢[16]，ECD病灶也可有不同程度的18F-FDG摄取[17-18]。18F-FDG PET/CT可用于LCH和ECD的辅助诊断、指导活检部位、评估病变范围、评价疗效、治疗后随访及监测疾病复发[11, 19-20]，还可用于辅助判断LCH的疾病活动性[21]。此外，研究发现BRAF基因突变ECD患者中枢神经系统病变高代谢的发生率高于未突变患者，提示18F-FDG PET/CT可用于ECD患者BRAF基因突变状态的预测[18]。

（吴彩霞 周文兰 邱大胜 焦建 孙龙

马超 欧晋平 付占立）

参考文献

［1］Emile JF, Abla O, Fraitag S, et al. Revised classification of histiocytoses and neoplasms of the macrophage-dendritic cell lineages. Blood, 2016, 127（22）：2672-2681.

［2］Allen CE, Merad M, McClain KL. Langerhans-Cell Histiocytosis. N Engl J Med, 2018, 379（9）：856-868.

［3］Guyot-Goubin A, Donadieu J, Barkaoui M, et al. Descriptive epidemiology of childhood Langerhans cell histiocytosis in France, 2000-2004. Pediatr Blood Cancer, 2008, 51（1）：71-75.

［4］Laurencikas E, Gavhed D, Stalemark H, et al. Incidence and pattern of radiological central nervous system Langerhans cell histiocytosis in children: a population based study. Pediatr Blood Cancer, 2011, 56（2）：250-257.

［5］Goyal G, Young JR, Koster MJ, et al. The Mayo Clinic Histiocytosis Working Group Consensus Statement for the Diagnosis and Evaluation of Adult Patients With Histiocytic Neoplasms: Erdheim-Chester Disease, Langerhans Cell Histiocytosis, and Rosai-Dorfman Disease. Mayo Clin Proc, 2019, 94（10）：2054-2071.

［6］Andreu-Arasa VC, Chapman MN, Kuno H, et al. Craniofacial manifestations of systemic disorders: CT and MR imaging findings and imaging approach. Radiographics, 2018, 38（3）：890-911.

［7］Imashuku S, Kinugawa N, Matsuzaki A, et al. Langerhans cell histiocytosis with multifocal bone lesions: comparative clinical features between single and multisystems. Int J Hematol, 2009, 90（4）: 506-512.

［8］Xu X, Han S, Jiang L, et al. Clinical features and treatment outcomes of Langerhans cell histiocytosis of the spine. Spine J, 2018, 18（10）: 1755-1762.

［9］房国成, 王金成. 成人朗格汉斯组织细胞增生症的影像学表现. 中国 CT 和 MRI 杂志, 2017, 15（11）: 138-140.

［10］邢菲, 孙娜娜, 刘希胜. 朗格汉斯细胞组织细胞增生症的影像学诊断及病理学特征. 实用放射学杂志, 2019, 35（8）: 1294-1298.

［11］Goyal G, Heaney ML, Collin M, et al. Erdheim-Chester disease: consensus recommendations for evaluation, diagnosis, and treatment in the molecular era. Blood, 2020, 135（22）: 1929-1945.

［12］潘青青, 罗亚平. Erdheim-Chester 病致骨显像双下肢长骨对称性摄取增高一例. 中华核医学与分子影像杂志, 2018, 38（2）: 121-123.

［13］杨光杰, 聂佩, 王振光. Erdheim-Chester 病的影像学研究进展. 中华医学杂志, 2016, 96（37）: 3036-3038.

［14］鲁涛, 王珊, 黄慧, 等. Erdheim-Chester 病肺累及患者的临床表现和病理特征及基因突变. 中华结核和呼吸杂志, 2017, 40（8）: 604-610.

［15］王涛, 苏蓓蓓, 韩大伟, 等. 122 例朗格汉斯细胞组织细胞增生症临床分析. 中国医学科学院学报, 2017, 39（2）: 206-210.

［16］Agarwal KK, Seth R, Behra A, et al. ^{18}F-Fluorodeoxyglucose PET/CT in Langerhans cell histiocytosis: spectrum of manifestations. Jpn J Radiol, 2016, 34（4）: 267-276.

［17］Akin EA, Osman M, Ellenbogen AL. FDG PET/CT Findings of Erdheim-Chester Disease: Radiologic Response to a Novel Treatment Regimen. Clin Nucl Med, 2018, 43（5）: 337-340.

［18］Young JR, Johnson GB, Murphy RC, et al. ^{18}F-FDG PET/CT in Erdheim-Chester Disease: Imaging Findings and Potential BRAF Mutation Biomarker. J Nucl Med, 2018, 59（5）: 774-779.

［19］Jessop S, Crudgington D, London K, et al. FDG PET-CT in pediatric Langerhans cell histiocytosis. Pediatr Blood Cancer, 2020, 67（1）: e28034.

［20］张彦彦, 张卫方. 成人脊柱朗格汉斯细胞组织细胞增生症的 ^{18}F-FDG PET/CT 表现. 中国医学影像技术, 2019, 35（1）: 134-137.

［21］Agarwal KK, Seth R, Behra A, et al. ^{18}F-Fluorodeoxyglucose PET/CT in Langerhans cell histiocytosis: spectrum of manifestations. Jpn J Radiol, 2016, 34（4）: 267-276.

二、罗-道病

【简要病史】 男, 55 岁, 双侧颈部淋巴结肿大 6 年余, 鼻涕偶带血丝 1 月余。

【影像所见】 ^{18}F-FDG PET/CT（图 10-1-11）示右侧鼻腔、鼻咽及喉咽壁局限性软组织增厚, 代谢增高; 双侧颈部及纵隔多发淋巴结肿大, 代谢增高。

【病理结果】 （颈部淋巴结）活检病理: 结

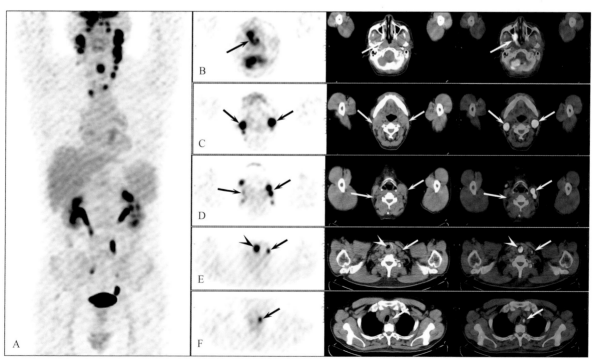

图 10-1-11 ^{18}F-FDG PET/CT。MIP 图像（A）示头颈部及上纵隔多发代谢增高灶; 横断层图像（B～F）示右侧鼻腔及鼻咽局限性软组织增厚伴代谢增高（B, 箭号）, 双侧颈部（C～E）及纵隔（F）多发淋巴结肿大伴代谢增高（箭号）, 右侧喉咽壁局限性软组织增厚伴代谢增高（E, 箭头）

合 IHC 考虑为淋巴结罗-道病；IHC：S-100（＋＋＋），CD1a（小灶＋），CD68（＋），CD163（＋＋＋），CD21（滤泡树突网＋），Ki-67（淋巴细胞＋）。

【讨论】 罗-道病（Rosai-Dorfman disease，RDD），又称窦组织细胞增生症伴巨大淋巴结病（sinus histiocytosis with massive lymphadenopathy，SHML），是一种少见的组织细胞增生性疾病。RDD 最早由 Destombes 于 1965 年报道，并在 1969 年首次被 Rosai 和 Dorfman 确立为一种独立的疾病实体。该病多发生于淋巴结，也可出现结外受累。由于结外不存在淋巴窦，最初的 SHML 名称不适合，故目前该病名称通用 RDD。

根据 2016 年修订的组织细胞疾病分类，R 组中的 RDD 包括家族遗传性 RDD 和散发性 RDD，皮肤 RDD 归类于 C 组[1]。家族遗传性 RDD 分为 II 综合征型、FAS 缺陷型或自身免疫性淋巴增生综合征型以及待分类型。散发性 RDD 分为经典型（淋巴结型）、结外型、肿瘤或免疫相关型以及未分类型。RDD 组织病理学检查，低倍镜下可见由胞质丰富组织细胞组成的淡染区与由大量成熟的浆细胞和淋巴细胞组成的深染区交替存在，高倍镜下可观察到组织细胞胞质内吞噬形态完整、数量不等的淋巴细胞、浆细胞或中性粒细胞等，称为"伸入运动"（emperipolesis）。相对于淋巴结型 RDD，结外 RDD 病变中纤维化成分增加，组织细胞减少。RDD 免疫组化表型通常为 S-100、CD68 阳性，CD1a 阴性[2-3]。

RDD 的病因和发病机制尚不明确，可能与免疫调节紊乱、细胞因子高表达、病毒感染、肿瘤及遗传等因素相关[4]。RDD 患病率约 1∶20 万，男/女发病比例大致相等；各年龄段均可发病，儿童和青年更为常见[2]。最常累及颈部淋巴结，一般表现为双侧较大的无痛性肿块，也可累及纵隔、腋窝及腹股沟淋巴结，腹膜后淋巴结肿大较少见。部分患者可出现发热、盗汗、白细胞增多、粒细胞升高、ESR 加快和高丙种球蛋白血症等。约 43% 的 RDD 累及结外组织或器官[5]，常见的结外受累部位有皮肤、上呼吸道和骨骼，泌尿生殖系统、下呼吸道、口腔和软组织等也可受累[5]。

RDD 缺乏特征性的影像学表现，需与多种肿瘤性（如淋巴瘤、转移瘤等）及非肿瘤性疾病（结核、结节病、IgG4 相关性疾病等）相鉴别[6]。结外受累者 CT 主要表现为类圆形或不规则软组织密度结节，密度均匀或不均匀，增强扫描均匀强化或周边

强化。此外，不同部位 RDD 影像学表现多样[7]：发生在颅内者，主要累及硬脑膜，影像学表现与脑膜瘤类似，可见脑膜尾征；累及鼻窦及鼻腔者，可表现为黏膜增厚，鼻窦或鼻腔内息肉样肿物，伴或不伴骨性侵蚀；累及骨骼者多表现为单骨或多骨溶骨性骨质破坏，无明确膨胀改变，边缘较清可伴有硬化边，一般无骨膜反应及软组织肿物[8-10]。

RDD 病灶 18F-FDG PET/CT 多表现为高代谢，18F-FDG PET/CT 可以辅助明确病变范围[11]，并用于疾病疗效监测及随访[12]以及指导临床活检部位[13]。

由于 RDD 的临床表现、实验室及影像学检查均无明显特异性，因此主要通过组织病理学确诊[2]。大部分 RDD 属自限性疾病，病变可以自行消退或者缓解[14]；肾、肝或下呼吸道受累的患者预后相对较差[14]。对于有症状的局灶性病变手术切除是有效的治疗手段，放疗、化疗、激素治疗和免疫治疗等在 RDD 治疗中的价值尚未被肯定[3]。

（吴彩霞 蒋冲 欧晋平 付占立）

参考文献

[1] Emile JF, Abla O, Fraitag S, et al. Revised classification of histiocytoses and neoplasms of the macrophage-dendritic cell lineages. Blood, 2016, 127（22）: 2672-2681.

[2] 刘旭, 胡余昌, 唐立华. Rosai-Dorfman 病研究进展. 中华病理学杂志, 2017, 46（6）: 443-446.

[3] Dalia S, Sagatys E, Sokol L, et al. Rosai-Dorfman disease: tumor biology, clinical features, pathology, and treatment. Cancer Control, 2014, 21（4）: 322-327.

[4] 罗颖君, 马寒. Rosai-Dorfman 病发病机制的研究进展. 国际皮肤性病学杂志, 2016, 42（4）: 247-249.

[5] Foucar E, Rosai J, Dorfman R. Sinus histiocytosis with massive lymphadenopathy（Rosai-Dorfman disease）: review of the entity. Semin Diagn Pathol, 1990, 7（1）: 19-73.

[6] Mar WA, Yu JH, Knuttinen MG, et al. Rosai-Dorfman disease: manifestations outside of the head and neck. AJR Am J Roentgenol, 2017, 208（4）: 721-732.

[7] 赵越, 龙世亮, 吴居蛟, 等. Rosai-Dorfman 病的影像表现. 中华放射学杂志, 2017, 51（10）: 800-802.

[8] Adeleye A O, Amir G, Fraifeld S, et al. Diagnosis and management of Rosai-Dorfman disease involving the central nervous system. Neurol Res, 2010, 32（6）: 572-578.

[9] La Barge DR, Salzman KL, Harnsberger HR, et al. Sinus histiocytosis with massive lymphadenopathy（Rosai-Dorfman disease）: imaging manifestations in the head

and neck. AJR Am J Roentgenol, 2008, 191（6）：W299-W306.

［10］邱雷雨，陈培友. 骨骼系统多发罗道病 1 例. 中国骨伤, 2012, 25（8）：631-633.

［11］Dhull VS, Passah A, Rana N, et al. ^{18}F-FDG PET/CT of widespread Rosai-Dorfman disease. Clin Nucl Med, 2016, 41（1）：57-59.

［12］Albano D, Bosio G, Bertagna F. ^{18}F-FDG PET/CT follow-up of Rosai-Dorfman disease. Clin Nucl Med, 2015, 40（8）：e420-e422.

［13］Kong Z, Wang Y, Ma W, et al. FDG-PET/CT image of a cystic central nervous system Rosai-Dorfman disease. Eur J Nucl Med Mol Imaging, 2020, 47（9）：2214-2215.

［14］Abla O, Jacobsen E, Picarsic J, et al. Consensus recommendations for the diagnosis and clinical management of Rosai-Dorfman-Destombes disease. Blood, 2018, 131（26）：2877-2890.

三、组织细胞肉瘤

病例 1

【简要病史】 女，78 岁，发现右大腿肿物 3 个月。

【体格检查】 右大腿近端内侧结节状肿物，直径约 8 cm，质韧，轻压痛，与周围组织分界不清，不易推动。

【影像所见】 MRI（图 10-1-12）示右大腿近段内侧不规则肿物，T1WI 上周边呈等信号，中心可见片状高信号，FS T2WI 上周边呈稍高信号，中心呈片状高信号；增强扫描病变周围可见不规则厚环形强化，中心部分未见明确强化。[18]F-FDG PET/CT（图 10-1-13）示右大腿近段内侧软组织密度肿物，代谢不均匀增高。

【病例结果及治疗转归】 行超声引导下右大腿结节穿刺活检术，术后病理：见大型异型梭形或卵圆形肿瘤细胞弥漫成片增生浸润，核圆形、椭圆形、多角形或不规则，核质细颗粒状、部分核质浓染，可见大红核仁，胞质丰富、嗜酸，核分裂象易见，散在幼稚单个核嗜酸性粒细胞，可见片状坏死，肿瘤周边较多小淋巴细胞浸润；IHC：Vimentin（＋＋＋）, LCA（＋＋＋）, CD3（＋）, CD4（＋＋）, CD43（＋）, CD68（KP1）（＋＋＋）, CD68（PGM1）（＋＋）, HLA-DR（＋＋＋）, Lys（＋）, S-100（＋）, Ki-67 50%, CKpan、CD1A、CD20、CD21、CD34、CD117、CD123、髓过氧化物酶（MPO）、Tryptase、EMA、SMA、Desmin、Myogenin 均（－）；综上，符合组织细胞肉瘤。行局部放射治疗；放疗结束后 13 个月随访发现右肺肿物（图 10-1-14A），再次行 ^{18}F-FDG PET/CT（图 10-1-14B、C）示原右大腿近段病灶基本消失，右肺新发软组织密度肿物，代谢不均匀增高。行电视

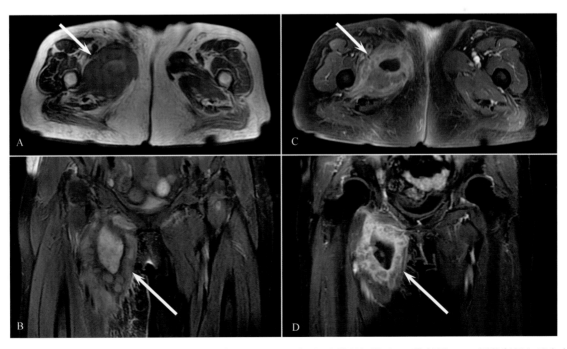

图 10-1-12　大腿 MRI。横断层 T1WI（A）、冠状断层 FS T2WI（B）及增强扫描（C，横断层；D，冠状断层）示右大腿近段内侧不规则肿物（箭号），信号不均匀，T1WI 上周边呈等信号，中心可见片状高信号，FS T2WI 上周边呈稍高信号，中心呈片状高信号，增强扫描病变周围可见不规则厚环形强化，中心部分未见明确强化

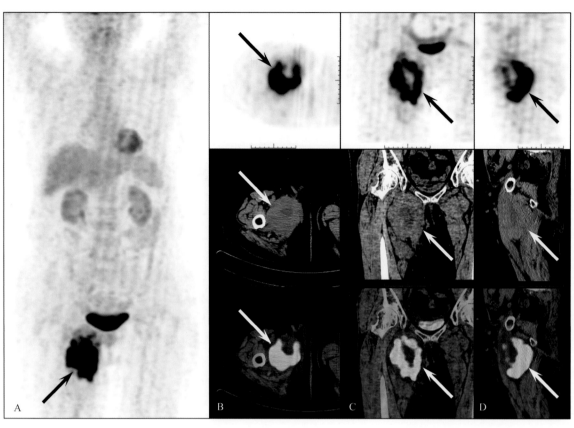

图 10-1-13 ^{18}F-FDG PET/CT（**A**，MIP；**B**，横断层；**C**，冠状断层；**D**，矢状断层）示右大腿近段内侧软组织密度肿物，中央可见低密度，代谢呈环形不均匀增高（箭号）

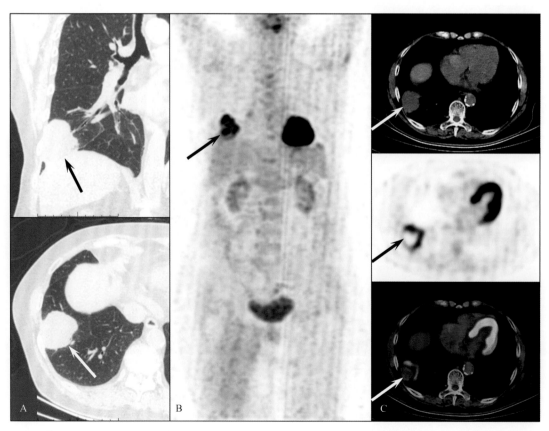

图 10-1-14 胸部 CT 冠状及横断层图像（**A**）示右肺下叶基底段软组织密度肿物（箭号）。^{18}F-FDG PET/CT（**B**、**C**），MIP（**B**）示原右大腿近段病灶基本消失，右下肺高代谢灶（箭号）；横断层图像（**C**）示右肺下叶软组织密度肿物，代谢呈环形不均匀增高（箭号）

辅助胸腔镜下右肺下叶切除术，术后病理：符合组织细胞肉瘤肺转移。

病例 2

【简要病史】 女，58 岁，低热伴乏力、纳差、盗汗 1 月余，腰骶部疼痛 10 天；近 2 个月体重减轻 5 kg 余。

【相关检查】 实验室检查示贫血（Hb 95 g/L），低蛋白血症（Alb 19 g/L）。ESR 28 mm/h（参考值 0 ～ 15 mm/h）；血清 NSE 53.12 ng/ml（参考值 < 16.3 ng/ml）。

【影像所见】 胸、腹部增强 CT（图 10-1-15）示右肺及左侧竖脊肌占位伴强化。^{18}F-FDG PET/CT（图 10-1-16）示全身多发代谢增高灶。

【病理结果】（胸膜、腰部皮下肿物及左腋窝淋巴结）穿刺活检病理：肿瘤细胞大，圆或卵圆形，细胞核大，圆或卵圆形，常偏位，单核或多核，染色质淡，核空泡状，轻度异型或明显多形，夹杂数量不等的反应性细胞；IHC：CD68（＋＋），Vimentin（＋），Lys（局 灶 ＋），CD1A、CD3、CD20、CD30、ALK、S-100 及 HMB45 均（－）；综上，考虑为组织细胞肉瘤。

【讨论】 组织细胞肉瘤（histiocytic sarcoma，HS）是一种来源于单核-巨噬细胞系统的组织细胞恶性增生性疾病。2016 年版 WHO 淋巴造血系统肿瘤分类中，HS 作为一种独立的疾病被归类于组织细胞和树突状细胞肿瘤[1]。

HS 分为原发性和继发性。原发性 HS 可为单个组织或器官受累，如皮肤、淋巴结、消化系统、中枢神经系统等，也可呈播散性受累。HS 可继发于血液系统疾病，如滤泡性淋巴瘤、毛细胞性白血病、慢性或急性淋巴细胞白血病，以及慢性粒-单核细胞白血病和 LCH[2]。HS 病理学可见正常组织结构被弥漫性增生的瘤细胞所破坏，瘤细胞较大且黏附性差，呈圆形、卵圆形或多边形，胞质丰富嗜酸性，偶见多核巨细胞，病变背景中常见数量不等的反应性细胞[3]。免疫组化表达以下标志物中的两种或以上：CD68、CD163、CD4 和溶菌酶；B 细胞、T 细胞、朗格汉斯细胞、滤泡树突状细胞和髓系细胞标志物阴性[2]。

该病发病率极低，约 0.17/100 万人[4]，以成年人多见，中位发病年龄约 63 岁，男 / 女比例相近。HS 最常受累部位有皮肤、软组织、肠道、淋巴结、呼吸系统和中枢神经系统，可出现皮疹、孤立性或多发性结节、肠梗阻等症状。部分患者可能出现全身症状，如发热、体重减轻、乏力等[5]。

HS 属于侵袭性肿瘤，恶性程度高。目前在治疗上尚无统一的治疗方案和诊疗指南，多采用手术

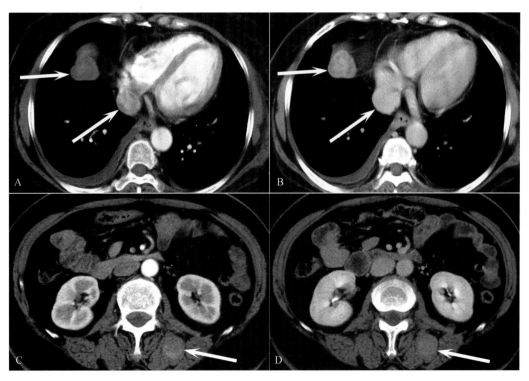

图 10-1-15 胸部增强 CT（**A**，动脉期；**B**，静脉期）示右肺多发软组织密度肿物，伴不同程度强化（箭号）；腹部增强 CT（**C**，动脉期；**D**，延迟期）示左侧竖脊肌占位，伴轻度强化（箭号）

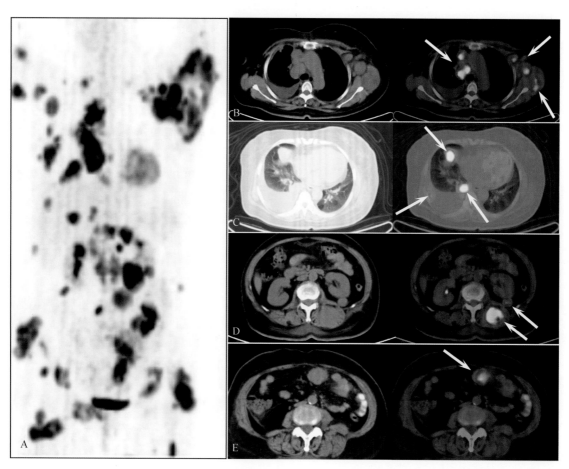

图 10-1-16 ¹⁸F-FDG PET/CT。MIP 图像（**A**）示全身多发代谢增高灶；横断层图像（**B ~ D**）示纵隔及左腋窝多发淋巴结肿大伴代谢增高（**B**，箭号），左肩胛肌肉内（**B**）、右肺内及右胸膜（**C**）、左侧竖脊肌内及腹膜后（**D**）、腹膜（**E**）多发高代谢肿物（箭号）

联合放化疗的手段，但通常治疗反应差，预后不良，患者多于 2 年内死亡。在患有播散性疾病的患者中，中位生存期仅为数月[6]。

　　HS 多为个案报道，影像学缺乏特异性，可表现为局灶性结节或肿物，也可出现淋巴结、肺、肝或骨骼等部位的远处转移[7-8]。¹⁸F-FDG PET/CT 上 HS 病灶多代谢较高；¹⁸F-FDG PET/CT 对 HS 的诊断和分期有一定价值[9]，并可指导穿刺活检的部位[10]。

（吴彩霞　李文婵　欧晋平　付占立）

参考文献

［1］Swerdlow SH, Campo E, Pileri SA, et al. The 2016 revision of the World Health Organization classification of lymphoid neoplasms. Blood, 2016, 127（20）: 2375-2390.

［2］Emile JF, Abla O, Fraitag S, et al. Revised classification of histiocytoses and neoplasms of the macrophage-dendritic cell lineages. Blood, 2016, 127（22）: 2672-2681.

［3］王淑妍, 李璐, 王素英, 等. 组织细胞肉瘤七例临床病

理学分析. 中华病理学杂志, 2018, 47（4）: 293-294.

［4］Kommalapati A, Tella SH, Durkin M, et al. Histiocytic sarcoma: a population-based analysis of incidence, demographic disparities, and long-term outcomes. Blood, 2018, 131（2）: 265-268.

［5］Zanelli M, Ragazzi M, Marchetti G, et al. Primary histiocytic sarcoma presenting as diffuse leptomeningeal disease: Case description and review of the literature. Neuropathology, 2017, 37（6）: 517-525.

［6］杨洪亮, 张翼鷟. 组织细胞肉瘤的病因和诊疗的研究进展. 中国慢性病预防与控制, 2018, 26（7）: 540-542.

［7］Saboo SS, Krajewski KM, Shinagare AB, et al. Imaging features of primary extranodal histiocytic sarcoma: report of two cases and a review of the literature. Cancer Imaging, 2012, 12: 253-258.

［8］May JM, Waddle MR, Miller DH, et al. Primary histiocytic sarcoma of the central nervous system: a case report with platelet derived growth factor receptor mutation and PD-L1/PD-L2 expression and literature review. Radiat Oncol, 2018, 13（1）: 167.

［9］Dong A, Wang Y, Cui Y, et al. Enhanced CT and FDG PET/CT in Histiocytic Sarcoma of the Pericardium. Clin

Nucl Med, 2016, 41（4）：326-327.

［10］Pan Y, Zhang Y. Simultaneous Brain and Lung
Histiocytic Sarcoma Revealed on ^{18}F-FDG PET/CT. Clin
Nucl Med, 2018, 43（1）：65-67.

四、噬血细胞性淋巴组织细胞增生症（噬血细胞综合征）

（一）淋巴瘤相关噬血细胞综合征

【简要病史】 女，53 岁，无明显诱因间断发热 1 月余，多为午后至夜间发热，体温最高39.9℃，伴头痛、双大腿肌肉酸痛、乏力，按"上呼吸道感染"治疗效果不佳。

【体格检查】 全身皮肤黏膜苍白，巩膜无黄染，双侧颈部、锁骨上区、腋窝及双侧腹股沟区可触及多发肿大淋巴结，最大 1 cm×2 cm，质韧，可活动，无压痛，双肺叩清，未闻及干湿啰音，心律齐，腹软无压痛，肝肋下未触及，脾肋下 3 cm，双下肢不肿。

【实验室检查】 WBC 2.20×10⁹/L，中性粒细胞 1.20×10⁹/L，RBC 2.47×10¹²/L，Hb 76 g/L，PLT 52×10⁹/L；血清 ALT 121 IU/L（参考值 9～50 IU/L），GGT 189 IU/L（参考值 7～45 IU/L），甘油三酯2.68 mmol/L（参考值 0.56～1.70 mmol/L），LDH 415 IU/L（参考值 100～240 IU/L）；纤维蛋白原1.77 g/L（参考值 2～4 g/L）；铁蛋白 1839.3 ng/ml（参考值 11～306.8 ng/ml）；EB 病毒核酸定量2.33×10⁴ copies/ml（参考值＜500 copies/ml）；可溶性 CD25 40 307 pg/ml（参考值＜6400 pg/ml）；NK 细胞活性 12.35%（参考值≥15.11%）；结核抗

体、流行性出血热、肺炎支原体抗体、布鲁菌抗体、抗核抗体谱均（－）；血清 AFP 及 CEA 均（－）。

【影像所见】 ^{18}F-FDG PET/CT（图 10-1-17）示双侧颈部、左腋窝、腹膜后及双侧髂血管旁多发肿大淋巴结，代谢不同程度增高；脾大伴代谢增高；中轴骨及四肢长骨近段代谢轻度增高，骨质均未见异常。

【病理结果及临床诊断】 左颈部淋巴结活检：结外 NK/T 细胞淋巴瘤；骨髓活检：结外 NK/T 细胞淋巴瘤累及骨髓。临床诊断：结外 NK/T 细胞淋巴瘤；EB 病毒感染；噬血细胞综合征。

（二）EB 病毒感染相关噬血细胞综合征

【简要病史】 男，48 岁，间断发热 1 月余，最高体温 39℃，为不规则发热，伴畏寒、盗汗、头晕、乏力，抗感染效果不佳。

【体格检查】 全身皮肤黏膜无苍白，巩膜无黄染，全身浅表淋巴结未触及肿大，双肺清，心律齐，腹软无压痛，肝脾肋下未及，双下肢无水肿。

【实验室检查】 WBC 3.0×10⁹/L，中性粒细胞 2.4×10⁹/L，RBC 2.91×10¹²/L，Hb 90 g/L，PLT 51×10⁹/L；GGT 77 IU/L（参考值 7～45 IU/L）；甘油三酯 6.57 mmol/L（参考值 0.56～1.70 mmol/L）；纤维蛋白原 1.92 g/L（参考值 2～4 g/L）；铁蛋白＞1500.0 ng/ml（参考值 23.9～336.2 ng/ml）；EB 病毒核酸定量 1.27×10⁶ copies/ml（参考值＜500 copies/ml）；可溶性 CD25 35339 pg/ml（参考值＜6400 pg/ml）；NK 细胞活性 12.18%（参考值 15.11%～26.91%）；血、尿免疫固定电泳

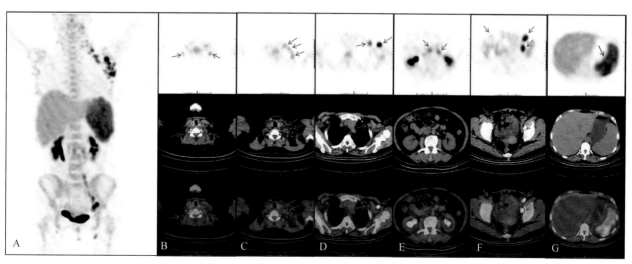

图 10-1-17 ^{18}F-FDG PET/CT（**A**，MIP；**B～F**，横断面）示双侧颈部（**B**、**C**）、左腋窝（**D**）、腹膜后（**E**）、双侧髂血管旁（**F**）多发肿大淋巴结，代谢增高（箭号）；脾大伴代谢增高（**G**，箭号）；中轴骨及四肢长骨近段代谢轻度增高，骨质均未见异常

（IFE）未见异常，抗核抗体（ANA）、抗可溶性抗原（ENA）谱、免疫球蛋白均未见异常。血清肿瘤标志物（AFP、CEA、CA19-9、CA125及CA15-3）均（－）；噬血细胞综合征相关基因缺陷检测未见异常。

【影像所见】 ^{18}F-FDG PET/CT（图10-1-18）示肝、脾体积饱满，代谢弥漫性增高；全身骨骼代谢弥漫性增高，骨质均未见异常。

【病理结果】 骨髓活检：骨髓增生明显活跃，三系可见，粒红比例增高，早－中幼粒细胞比例明显增高，成熟少，红系轻度增生，部分造血岛扩大，早－中幼红细胞比例偏高（CD235＋），巨核系增生，5～8/HPF（CD61＋），间质内出血，并散在组织吞噬红细胞现象（噬血），伴少许小淋巴细胞浸润（CD20＋、CD3＋）。

【临床诊断】 噬血细胞综合征，EB病毒感染相关性可能性大。

（三）结核杆菌感染相关噬血细胞综合征

【简要病史】 男，25岁，反复发热2个月，午后为著，最高体温39.2℃，外院检查示"全血细胞减低"，2周前输注血小板后出现皮肤瘙痒，后逐渐出现全身红色斑丘疹，伴瘙痒。

【体格检查】 四肢皮肤散在出血点，臀部皮肤多发斑丘疹，全身浅表淋巴结未及肿大；左上肺呼吸音略低，双肺呼吸音增粗；心律齐，腹软无压痛，肝脾肋下未及，双下肢不肿。

【实验室检查】 WBC 0.81×10^9/L，中性粒细胞 0.63×10^9/L，Hb 75 g/L，PLT 13×10^9/L。血清LDH 389.6 IU/L（参考值100～240 IU/L）；铁蛋白1500 ng/ml（参考值11～306.8 ng/ml）；EB病毒核酸定量＜10^3 copies/ml（参考值＜500 copies/ml）；补体正常；ANA谱阴性。骨髓涂片：全片见巨核细胞13个，颗粒巨核细胞11个，裸核2个，血小板略小，可见吞噬细胞，占0.5%。

【影像所见】 ^{18}F-FDG PET/CT（图10-1-19）示左肺上叶代谢增高肿物；双侧锁骨上及纵隔多发代谢增高淋巴结，部分肿大；全身骨骼代谢弥漫性增高，骨质均未见异常；臀部皮下多发代谢增高灶。

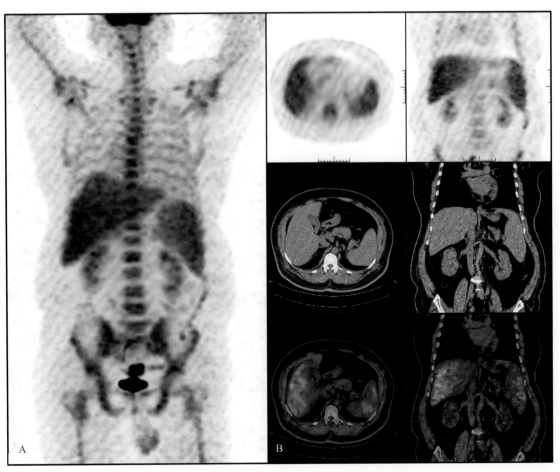

图 10-1-18 ^{18}F-FDG PET/CT（**A**，MIP；**B**，横断层、冠状断层）示全身骨骼代谢弥漫性增高；肝、脾体积饱满，代谢弥漫性增高

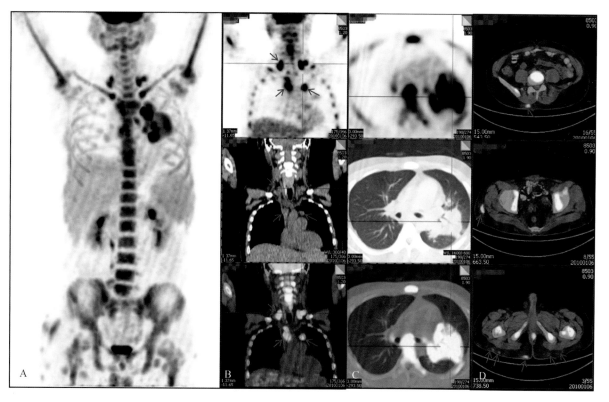

图 10-1-19 ^{18}F-FDG PET/CT（**A**，MIP；**B**，冠状断层；**C**，横断层；**D**，横断层）示全身骨骼代谢弥漫性增高（**A ～ D**）；双侧锁骨上及纵隔多发代谢增高淋巴结（**B**，箭号），部分肿大；左肺上叶代谢增高肿物（**C**，十字线）；臀部皮下多发代谢增高灶（**D**，箭号）

【病理结果及临床诊断】 骨髓活检：骨髓增生大致正常，红系以中晚幼红为主，巨核细胞易见，嗜酸性粒细胞及组织细胞轻度增多，可见一处肉芽肿样病灶，纤维组织灶性增生，未见淋巴细胞增多。臀部皮疹活检：真皮浅层血管扩张灶性水肿明显，类似表皮下水疱，伴中性粒细胞浸润，表皮内灶性中性粒细胞浸润及小脓肿形成，符合 Sweet 综合征。电视辅助胸腔镜手术（VATS）左纵隔淋巴结切除活检：纵隔淋巴结片状坏死及少量淋巴浆细胞，坏死物内见大量抗酸杆菌。临床诊断：噬血细胞综合征，结核杆菌感染相关性可能性大；肺结核，Sweet 综合征。

（四）利什曼原虫感染相关噬血细胞综合征

【简要病史】 男，63 岁，乏力、消瘦 1 年，发热 1 周。

【相关检查】 查体：脾大（肋下 4 横指）。WBC $1.9×10^9$/L，Hb 81 g/L，PLT $61×10^9$/L。ESR 83 mm/h（参考值 0 ～ 15 mm/h），CRP 9.78 mg/L（参考值 1 ～ 10 mg/L）。血清 Alb 30.33 g/L（参考值 40 ～ 55 g/L），球蛋白 87.63 g/L（参考值 20 ～ 35 g/L）；IgG > 44.70 g/L（7.23 ～ 16.85 g/L）。铁蛋白 >

1500.0 ng/ml（参考值 23.9 ～ 336.2 ng/ml），纤维蛋白原 1.27 g/L（参考值 2.38 ～ 4.98 g/L），可溶性 CD25 304.08 IU/ml（参考值 27.57 ～ 102.2 IU/ml）。

【影像所见】 ^{18}F-FDG PET/CT（图 10-1-20A、B）示脾肿大，代谢增高；骨髓代谢轻度增高。

【临床诊疗经过】 骨髓穿刺涂片（图 10-1-20C、D）：骨髓增生活跃，可见噬血现象及利杜体，成熟红细胞多呈"缗钱状"排列。临床诊断：黑热病（内脏利什曼病），噬血细胞综合征。给予肌内注射葡萄糖酸锑钠 0.6 g/d×6 天，患者临床症状及实验室检查异常逐渐缓解并恢复正常。

（五）成人斯蒂尔病相关噬血细胞综合征

【简要病史】 女，34 岁，间断皮疹半年，加重伴发热 1 个月，体温波动于 38 ～ 39.5℃，伴咽痛、干咳、双膝及双踝关节肿痛。患者就诊于外院，多次检查提示白细胞 > $10×10^9$/L，铁蛋白、ALT、AST 及 LDH 升高，类风湿因子及抗核抗体谱阴性，多次查病原体未找到明确细菌、病毒、真菌感染证据，抗生素治疗效果不佳，外院诊断成人斯蒂尔病，初期甲泼尼龙治疗有效，后给予倍他米松效果不佳，患者仍反复发热、皮疹，为进一步诊治入我院。

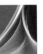
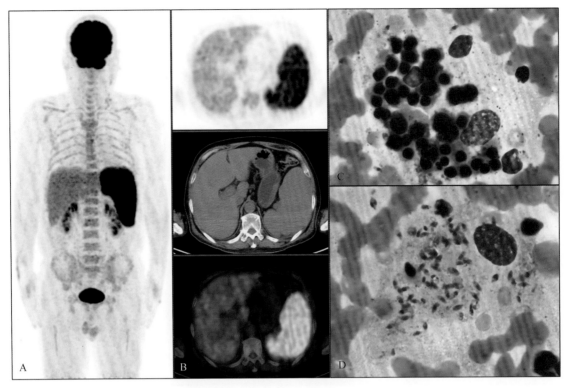

图 10-1-20 ¹⁸F-FDG PET/CT（**A**，MIP；**B**，横断层）示脾肿大，代谢增高；骨髓代谢轻度增高。骨髓穿刺涂片（**C**、**D**）可见噬血现象（**C**）及利杜体（**D**）；成熟红细胞多呈"缗钱状"排列

【体格检查】 前胸及肩背部皮肤可见大量红色皮疹，不突出于皮面，伴有瘙痒感，可见大量抓痕。浅表淋巴结未触及肿大。双肺清，心律齐，腹软，肝脾肋下未触及，双下肢不肿。

【实验室检查】 入院时血常规：WBC 4.60×10⁹/L，RBC 3.21×10¹²/L，Hb 101 g/L，PLT 22×10⁹/L；监测血常规示三系进行性下降（最低时 WBC 3.80×10⁹/L，RBC 2.81×10¹²/L，Hb 84 g/L，ALT 9×10⁹/L）。同时期，铁蛋白＞1500.0 ng/ml（参考值 11～306.8 ng/ml），甘油三酯 3.91 mmol/L（参考值 0.56～1.70 mmol/L），纤维蛋白原 0.55 g/L（参考值 2～4 g/L）；可溶性 CD25 29954 pg/ml（参考值＜6400 pg/ml）；NK 细胞活性 18.26%（参考值 15.11%～26.91%）。EB 病毒、巨细胞病毒核酸定量＜500 copies/ml（参考值＜500 copies/ml）；呼吸道病原体组合 IgM 均为阴性。

【影像所见】 ¹⁸F-FDG PET/CT（图 10-1-21）示肝、脾体积饱满，代谢未见明显增高；全身骨骼代谢弥漫性增高，骨质均未见异常；双侧胸腔少量积液，放射性分布未见增高。

【病理结果】 骨髓活检：骨髓增生活跃，三系可见，粒红比例增高，粒系增生，各阶段粒细胞均可见，幼稚阶段粒细胞偏多；散在小型造红岛；巨核细胞簇状增生，胞体小、分叶少。各系细胞未见明显形态异常。

【临床诊断与治疗经过】 临床诊断"成人斯蒂尔病（AOSD），噬血细胞综合征"，给予地塞米松治疗 10 天后加用环孢素治疗，定期复查血常规提示三系逐步回升稳定。

【讨论】 噬血细胞性淋巴组织细胞增生症（hemophagocytic lymphohistiocytosis，HLH），又称噬血细胞综合征（hemophagocytic symdrome，HPS），是一类多器官、多系统受累的免疫过度活化综合征，主要临床特征包括发热、肝脾肿大、肝功能损害、血细胞减少和组织细胞噬血现象等，病情进展迅速，病死率高[1-4]。HLH 发病机制主要与自然杀伤细胞及细胞毒性 T 细胞介导的穿孔素依赖的细胞毒功能受损，以及巨噬细胞过度活化所导致的细胞因子风暴形成有关[2]。

HLH 最常累及肝、脾、淋巴结、骨髓，也可累及中枢神经系统。中枢神经系统受累临床上常表现为头痛、意识障碍、癫痫发作、共济失调等，MRI 可有脑白质脱髓鞘、脑萎缩及脑室扩张等表现[5-6]。在儿科患者中，约 1/3～1/2 患儿在诊断 HLH 时已有不同程度的神经系统症状[5]。其他 HLH 可累及的系统或器官还有肺、肾、心、皮肤及骨骼肌系统等。

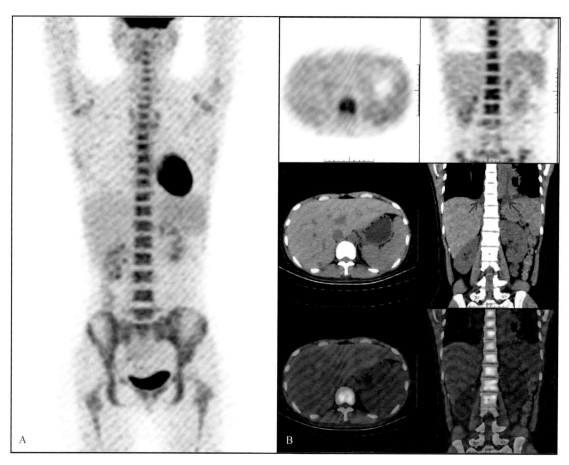

图 10-1-21 ^{18}F-FDG PET/CT（**A**，MIP；**B**，横断层、冠状断层）示全身骨骼代谢弥漫性增高；肝、脾体积饱满，代谢未见明显增高；双侧胸腔少量积液（**B**，箭号）

根据 2016 年修订的组织细胞疾病分类，HLH 归类于 "H" 组，它不是一种独立的疾病，而是由多种病因导致的一组临床综合征，主要分为原发性及继发性两大类。原发性具有明确的基因缺陷，多在婴儿及幼年时发病，多通过常染色体隐性遗传或 X 连锁遗传，包括家族性 HLH（familial HLH，FHL）。继发性一般无家族病史或已知的遗传缺陷，但有较明确的诱因，如感染、肿瘤、风湿免疫性疾病以及应用免疫抑制或某些特殊药物等。感染相关性 HLH 最常见于病毒感染，尤其是 EB 病毒感染，亦可发生于细菌（如结核杆菌）、真菌或寄生虫（如利什曼原虫）感染等；肿瘤相关性 HLH 最常见于血液系统肿瘤，以淋巴瘤中的 T 细胞及 NK 细胞淋巴瘤最多见，亦可发生于实体肿瘤患者中；风湿免疫性疾病相关性 HLH 又称为巨噬细胞活化综合征（macrophage activation syndrome，MAS），常见诱因包括全身性青少年特发性关节炎、AOSD 及系统性红斑狼疮等[2-5]。

HLH 的临床诊断目前广泛采用国际组织细胞协会 HLH-2004 诊断标准[1]，其诊断依赖于临床表现、实验室检查及组织病理学结果的综合分析（表 10-1-2）。

表 10-1-2　HLH-2004 诊断标准

满足以下两条中任意一条可诊断为 HLH

1. 经分子生物学检查明确存在 HLH 遗传缺陷

2. 符合下列 8 条指标中的 5 条：

　①发热，持续时间至少 7 天，最高温度至少 38.5℃

　②脾大，至少肋缘下 3 cm

　③血细胞减少（外周血两系或三系）：血红蛋白 < 90 g/L（小于 4 周的婴儿为血红蛋白 < 100 g/L），血小板 < 100×10⁹/L，中性粒细胞 < 1×10⁹/L

　④高甘油三酯血症（空腹 ≥ 3.0 mmol/L）和（或）低纤维蛋白原血症（≤ 1.5 g/L）

　⑤骨髓、脾或淋巴结活检发现噬血现象，无恶性病证据

　⑥ NK 细胞活性减低或缺失

　⑦铁蛋白 ≥ 500 ng/ml

　⑧可溶性 CD25（IL-2 受体）≥ 2400 U/ml

当临床怀疑 HLH 时，应首先了解患者的家族史，对疑诊原发性 HLH 患者进行 HLH 相关基因

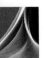

缺陷检测。对于疑诊继发性HLH的患者，应尽早积极寻找病因，明确病因对HLH患者后续治疗及预后具有重要意义。对疑诊患者行骨髓或其他受累组织器官的病理或细胞学检查发现的噬血现象虽有助于HLH的诊断，但仅凭噬血现象尚不足以诊断HLH，也非HLH诊断的必要条件。

在[18]F-FDG PET/CT影像上，HLH常表现为骨髓代谢弥漫性增高、肝脾肿大伴代谢增高，部分患者还可出现多发淋巴结肿大及代谢增高。有研究表明，淋巴瘤相关性HLH患者的脾、骨髓以及淋巴结 SUV_{max} 值均明显高于其他病因继发的HLH[7]；感染相关性HLH患者上述部位的 SUV_{max} 高于风湿免疫性疾病相关HLH[8]。HLH的[18]F-FDG PET/CT影像学表现虽具有一定的特点，但总体来说灵敏性较高，而特异性较低[9]，常难以与感染、系统性自身免疫性疾病以及包括淋巴瘤在内的血液系统良恶性疾病等鉴别[10-12]。[18]F-FDG PET/CT有助于寻找继发性HLH的病因[7, 13]，提示临床活检部位，明确原发疾病。此外，[18]F-FDG PET/CT还有助于判断HLH受累范围及活动程度，并可作为一种疗效与预后评估手段[9, 13-14]。总之，[18]F-FDG PET/CT影像应结合临床表现、实验室指标及病理结果进行综合分析，用于HLH及相关疾病的诊断与鉴别[12]。

（陈雪祺　吴彩霞　霍力　罗亚平　安彩霞　欧晋平　付占立）

参考文献

［1］Henter，JI，Horne A，Aricó M，et al. HLH-2004：diagnostic and therapeutic guidelines for hemophagocytic lymphohistiocytosis. Pediatric blood & cancer, 2007, 48（2），124-131.

［2］徐晓军，汤永民. 噬血细胞综合征诊治研究进展. 中华儿科杂志，2011，49（9）：712-716.

［3］卓伟彬. 46例成人噬血细胞综合征回顾性临床分析. 南方医科大学，2018，1-44.

［4］袁磊磊，刘俊，张抒欣，等. FDG PET/CT在噬血细胞综合征诊治中的研究进展. 临床和实验医学杂志，2019，18（4）：447-449.

［5］Shieh AC，Guler E，Smith DA，et al. Hemophagocytic Lymphohistiocytosis：A Primer for Radiologists. AJR Am J Roentgenol, 2020, 214（1）：W11-W19.

［6］赖智峰，王淑侠，刘恩涛. 噬血细胞综合征的[18]F-FDG PET/CT影像学特点. 医学影像学杂志，2012，22（7）：1201-1204.

［7］Wang J，Wang D，Zhang Q，et al. The significance of pre-therapeutic F-18-FDG PET/CT in lymphoma-associated hemophagocytic lymphohistiocytosis when pathological evidence is unavailable. J Cancer Res Clin Oncol, 2016, 142（4）：859-871.

［8］Zhang LJ，Xu J，Liu P，et al. The significance of ^{18}F-FDG PET/CT in secondary hemophagocytic lymphohistiocytosis. J Hematol Oncol, 2012, 5：40.

［9］Kim J，Yoo SW，Kang SR，et al. Clinical implication of F-18 FDG PET/CT in patients with secondary hemophagocytic lymphohistiocytosis. Ann Hematol, 2014, 93（4）：661-667.

［10］Tang Y，Tan H，Hu S. Is There Any Potential of FDG PET/CT in Monitoring Disease Activity in Familial Hemophagocytic Lymphohistiocytosis？ Clin Nucl Med, 2018, 43（4）：296-298.

［11］Pan Q，Luo Y，Wu H，et al. Epstein-Barr virus-associated hemophagocytic lymphohistiocytosis mimicking lymphoma on FDG PET/CT. Clin Nucl Med, 2018, 43（2）：125-127.

［12］Yuan L，Kan Y，Meeks JK，et al. ^{18}F-FDG PET/CT for identifying the potential causes and extent of secondary hemophagocytic lymphohistiocytosis. Diagn Interv Radiol, 2016, 22（5）：471-475.

［13］Zheng Y，Hu G，Liu Y，et al. The role of ^{18}F-FDG PET/CT in the management of patients with secondary haemophagocytic lymphohistiocytosis. Clin Radiol, 2016, 71（12）：1248-1254.

［14］Yang YQ，Ding CY，Xu J，et al. Exploring the role of bone marrow increased FDG uptake on PET/CT in patients with lymphoma-associated hemophagocytic lymphohistiocytosis：a reflection of bone marrow involvement or cytokine storm？ Leuk Lymphoma, 2016, 57（2）：291-298.

第二节　滤泡树突细胞肉瘤

【简要病史】　女，25岁，皮肤黏膜破损2个月，新发腹部肿物3周。2年前曾行腹腔肿瘤切除术，术后病理为"滤泡树突细胞肉瘤（9.0 cm×4.0 cm×4.5 cm）"。

【相关检查】　体格检查：全身皮肤散在红斑及溃疡，口腔、口周、鼻、肛门、外阴等处黏膜溃疡（图10-2-1）；右中上腹部可触及约10 cm×6 cm包块，质韧，活动度可，表面光滑，边界与周围组织不清。

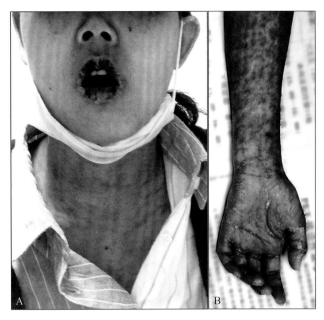

图 10-2-1　口腔、口周黏膜溃疡，颈部皮疹（**A**）；左上肢及手掌皮疹（**B**）

【影像所见】　腹部 CT（图 10-2-2）示腹腔多发软组织密度结节及肿物，病变不同程度强化。^{18}F-FDG PET/CT（图 10-2-3）示上述病灶代谢不同程度增高。

【手术病理结果及临床诊断】　行腹腔肿物切除术，术中见胃结肠韧带网膜内多个肿物。病理：（腹腔）多结节融合状肿物，大小 8 cm×6.9 cm×4.8 cm；淋巴组织中灶片状梭形细胞密集增生，呈束状、编织状排列，核呈长杆状，部分椭圆形，有小核仁，核分裂象易见；IHC：CD21（＋＋＋），CD23（＋＋），CD35（局灶＋），S-100（－），Ki-67 40%；结合既往病史及 IHC，考虑为滤泡树突细胞肉瘤复发。部分瘤旁有少量残留的淋巴结成分，淋巴滤泡萎缩，外周淋巴细胞环绕，并有小血管侵入及滤泡间区大量小血管增生，内皮细胞肥大，未

见浆细胞聚集，形态上有 Castleman 病样的表现，其滤泡树突细胞肉瘤可能源于此病。

【讨论】　滤泡树突细胞肉瘤（follicular dendritic cell sarcoma，FDCS）是起源于生发中心滤泡树突状细胞的低级别肉瘤，是一种罕见的淋巴造血系统肿瘤[1-2]。多数 FDCS 发生于淋巴结内，最常累及颈部、腋窝及纵隔等区域，约 1/3 的 FDCS 发生于淋巴结外，肝、脾及胃肠道等是最常见的结外受累部位[1, 3]。

FDCS 确切发病率尚不清楚，临床个案报道及小样本统计分析中共报道了数百例 FDCS 病例，根据目前的统计，FDCS 患者年龄分布广，从儿童至老年人均可发病，但好发于中青年人，无明显性别倾向[3]。

根据组织形态学的不同，FDCS 在病理上分为经典型及炎性假瘤样型（inflammatory pseudotumor-like variant of FDCS，IPL-FDCS）[3-5]。经典型 FDCS 也称传统型 FDCS，镜下肿瘤细胞呈梭形或卵圆形，以席纹状、束状或旋涡状排列，胞质丰富、淡染，可见空泡状核和小核仁，瘤细胞间可见弥散分布的成熟小淋巴细胞浸润。IPL-FDCS 肿瘤细胞呈卵圆形或不典型梭形，散在分布于主要由淋巴细胞、浆细胞及组织细胞组成的炎性背景细胞中，少见呈典型的束状或旋涡状排列，核仁明显；某些区域炎性细胞密集排列掩盖了梭形肿瘤细胞，呈类似炎性假瘤的表现。免疫组化染色中，滤泡树突状细胞标志物（CD21、CD23、CD35 等）一般为阳性表达[6]，多数 FDCS 还过度表达表皮生长因子受体（EGFR）[7]；Ki-67 阳性指数在 FDCS 中差异较大，但一般均低于 30%[8]。IPL-FDCS 被认为是与 EB 病毒感染相关的肿瘤，EBER 原位杂交为阳性；经典型 FDCS 很少合并 EB 病毒感染[4, 9]。

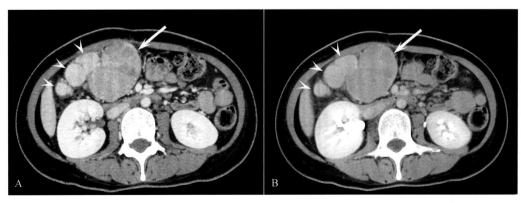

图 10-2-2　腹部 CT（**A**，动脉期；**B**，延迟期）示右中上腹腔多发软组织密度结节及肿物，病变不同程度强化，其中外侧较小肿物（箭头）强化程度高于内侧较大肿物（箭号）

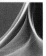

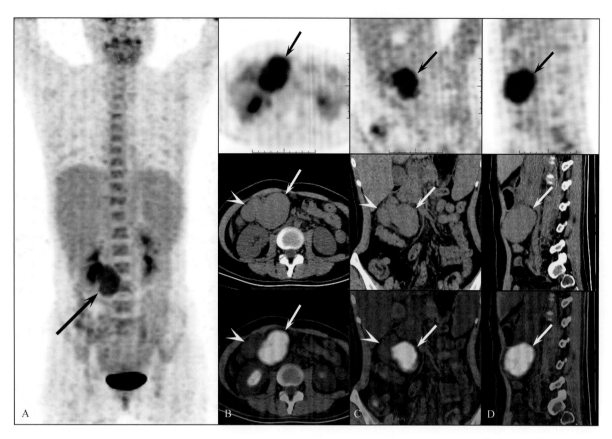

图 10-2-3 ¹⁸F-FDG PET/CT（**A**，MIP；**B**，横断层；**C**，冠状断层；**D**，矢状断层）示右中上腹腔多发软组织密度结节及肿块，代谢不同程度增高，其中内侧较大肿物（箭号）代谢高于外侧多发较小肿物（箭头）

FDCS 发病机制不详，目前没有发现与已知遗传易感性的关联；约 20% 的 FDCS 病例存在 *BRAF V600E* 突变，而 IPL-FDCS 病例中该突变比例更高[10]。

FDCS 通常表现为缓慢生长的无痛性肿物，少数病例伴有发热、体重减轻等全身症状，多见于 IPL-FDCS；IPL-FDCS 女性发病多于男性，常累及脾和（或）肝。约 10% ～ 20% 的 FDCS 病例伴发或起源于 Castleman 病，尤其是透明血管型 Castleman 病[4, 11]。少数 FDCS 患者还可出现副肿瘤天疱疮或重症肌无力[12-13]。FDCS 通常进展较缓慢，病程较长；约一半患者会出现术后局部复发，其中部分还伴有肺、肝及淋巴结转移。

FDCS 影像学表现缺乏特异性，肿瘤较小者一般边界清楚，增强扫描常呈均匀强化，肿瘤较大者密度常不均匀，其内可见囊变坏死区，增强扫描呈不均匀强化[9, 14]。FDCS 在 PET/CT 上可表现为不同程度的 ¹⁸F-FDG 摄取，其摄取程度常与肿瘤的组织学分级呈正相关；¹⁸F-FDG PET/CT 可用于 FDCS 患者的肿瘤分级、疗效判断、复发监测、预后评估以及指导活检等[15-18]。对于少数以副肿瘤天疱疮

为首发表现的患者，FDCS 也应作为鉴别诊断进行评估[19]。

（陈雪祺　付占立）

参考文献

[1] 崔力方，张继新，李曌，等. 结外滤泡树突细胞肉瘤的临床病理学特点. 中华肿瘤杂志，2019，41（3）：218-222.

[2] Perkins SM, Shinohara ET. Interdigitating and follicular dendritic cell sarcomas: a SEER analysis. Am J Clin Oncol, 2013, 36（4）: 395-398.

[3] Saygin C, Uzunaslan D, Ozguroglu M, et al. Dendritic cell sarcoma: a pooled analysis including 462 cases with presentation of our case series. Crit Rev Oncol Hematol, 2013, 88（2）: 253-271.

[4] 段光杰，吴友莉，张宇，等. 经典型滤泡树突细胞肉瘤的特殊变异形态及潜在诊断陷阱. 中华病理学杂志，2020，49（1）：34-39.

[5] 路遥，刘巧玲，鲁涛，等. 滤泡树突细胞肉瘤的临床病理观察. 中国医学科学院学报，2020，42（4）：504-512.

[6] Wu A, Pullarkat S. Follicular Dendritic Cell Sarcoma. Arch Pathol Lab Med, 2016, 140（2）: 186-190.

[7] Sun X, Chang KC, Abruzzo LV, et al. Epidermal

growth factor receptor expression in follicular dendritic cells：a shared feature of follicular dendritic cell sarcoma and Castleman's disease. Hum Pathol, 2003, 34（9）：835-840.

［8］Lopez-Hisijos N，Omman R，Pambuccian S，et al. Follicular Dendritic Cell Sarcoma or Not？ A Series of 5 Diagnostically Challenging Cases. Clin Med Insights Oncol, 2019, 13：1179554919844531.

［9］袁小冬，汪建华，王玉涛，等.脾脏炎性滤泡树突细胞肉瘤的影像特征.中华放射学杂志, 2019, 53（5）：375-380.

［10］Go H，Jeon YK，Huh J，et al. Frequent detection of BRAF（V600E）mutations in histiocytic and dendritic cell neoplasms. Histopathology, 2014, 65（2）：261-272.

［11］Chan AC，Chan KW，Chan JK，et al. Development of follicular dendritic cell sarcoma in hyaline-vascular Castleman's disease of the nasopharynx：tracing its evolution by sequential biopsies. Histopathology, 2001, 38（6）：510-518.

［12］Su Z，Liu G，Liu J，et al. Paraneoplastic pemphigus associated with follicular dendritic cell sarcoma：report of a case and review of literature. Int J Clin Exp Pathol, 2015, 8（10）：11983-11994.

［13］Hsu C，Vega F，Grimes LM，et al. Follicular dendritic cell sarcoma and associated myasthenia gravis：true，true，related？ J Clin Oncol, 2011, 29（13）：e369-e371.

［14］吴任国，唐秉航，孙世珺，等.颈部淋巴结滤泡树突细胞肉瘤1例影像表现及文献复习.实用放射学杂志, 2012, 28（9）：1475-1477.

［15］Chen HM，Shen YL，Liu M. Primary hepatic follicular dendritic cell sarcoma：A case report. World J Clin Cases, 2019, 7（6）：785-791.

［16］Makis W，Hudson EW，Chiu B. Recurrent Follicular Dendritic Cell Sarcoma of the Parotid Gland Imaged with ^{18}F-FDG PET/CT. Nucl Med Mol Imaging, 2017, 51（4）：354-356.

［17］Albano D，Bosio G，Bertagna F. 18F-FDG PET/CT follow-up of follicular dendritic cell sarcoma. Rev Esp Med Nucl Imagen Mol, 2017, 36（3）：194-196.

［18］Dong A，Wang Y，Zuo C. FDG PET/CT in follicular dendritic cell sarcoma with extensive peritoneal involvement. Clin Nucl Med, 2014, 39（6）：534-536.

［19］Chen X，Fu Z，Yang X，et al. ^{18}F-FDG PET/CT in Follicular Dendritic Cell Sarcoma With Paraneoplastic Pemphigus as the First Manifestation. Clin Nucl Med, 2020, 45（7）：572-574.

第三节 多发性骨髓瘤

病例1

【简要病史】 男，53岁，腰背酸胀感1月余，发现骨质破坏20余天。

【相关检查】 WBC正常，Hb 118 g/L；Alb、钙、肌酐均正常；β_2微球蛋白2.760 mg/L（参考值0.7～1.8 mg/L）；血清蛋白电泳：M蛋白35.2 g/L；血清免疫固定电泳（immunofixation electrophoresis，IFE）：IgG-κ（＋）；血游离轻链：κ 3290 mg/dl（参考值598～1329 mg/dl），λ 73 mg/dl（参考值298～665 mg/dl），κ/λ 44.95（参考值1.35～2.65）；尿轻链：κ 719.00 mg/dl（参考值0～5.10 mg/dl），λ 正常；尿IFE：游离轻链（free light chain，F）κ（F-κ）（＋＋），M蛋白（－）。骨髓涂片：浆细胞占21.5%。腰椎MRI：胸、腰、骶椎T1WI信号普遍性不均匀减低，FS T2WI呈弥漫性"胡椒盐状"高信号，胸12、腰1、腰2椎体内见较大片状T1WI等、T2WI等或稍高信号区。

【影像所见】 ^{18}F-FDG PET/CT（图10-3-1）示右肩胛骨、腰1椎体、骶1左侧附件及右坐骨支多发骨质破坏，其中右肩胛骨、腰1及骶1病灶代谢增高，右坐骨支病灶代谢未见增高。

【临床诊断及分期】 多发性骨髓瘤（IgG-κ型，Durie-Salmon分期ⅢA期，ISS分期Ⅰ期）。

病例2

【简要病史】 男，49岁，间断腰痛3个月。

【相关检查】 WBC正常，Hb 98 g/L；Alb 33 g/L（参考值35～52 g/L），肌酐、钙、LDH均正常；β_2微球蛋白2.320 mg/L（参考值0.7～1.8 mg/L）；血清免疫球蛋白：IgG 26.07 g/L（参考值7.0～17.0 g/L），IgA 0.20 g/L（参考值0.7～4.0 g/L），IgM 0.16 g/L（参考值0.40～2.30 g/L）；血清蛋白电泳：M蛋白38.8%；血清IFE：IgG-λ（＋）；血游离轻链λ 3820 mg/dl（298～665 mg/dl），尿游离轻链λ ＜5.00 mg/dl（0～5.00 mg/dl）；尿IFE：F-λ（＋），M蛋白（＋）。MRI示胸椎体及附件多发异常信号。

【手术病理结果】 行"经皮胸12椎体穿刺

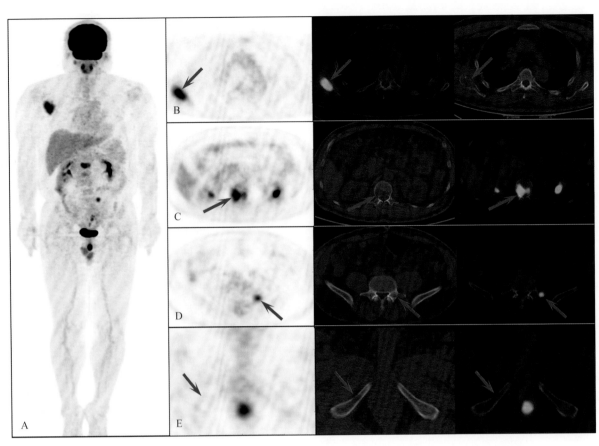

图 10-3-1 ^{18}F-FDG PET/CT（**A**，MIP；**B**～**E**，横断层）示右肩胛骨（**B**）、腰 1 椎体（**C**）、骶 1 左侧附件（**D**）及右坐骨支（**E**）多发骨质破坏（箭号），其中右肩胛骨、腰 1 及骶 1 病灶代谢明显增高；右坐骨支病灶代谢未见增高

活检＋骨水泥封闭椎体成形术＋胸 9、腰 2 椎体内固定术"。（椎旁软组织，胸 12 椎体骨质）病理：骨组织及纤维组织中见深染异常细胞浸润；IHC：CD138（＋），CD20（＋/－），CD3（－），CD38（＋），CD79α（＋），EMA（＋），κ（－），λ（＋），MUM1（＋），PAX5（－），BCL2（＋），CD10（＋），CKpan（－），Ki-67 35%；结合 IHC，符合浆细胞瘤。

【影像所见】　^{18}F-FDG PET/CT（图 10-3-2）示颈 6 椎体及双侧髂骨溶骨性病变，代谢未见增高；胸骨体中上部骨质破坏伴局部软组织密度团块，代谢轻度增高。

【临床诊断及分期】　多发性骨髓瘤（IgG-λ型，Durie-Salmon 分期Ⅲ A 期，ISS 分期Ⅱ期）。

病例 3

【简要病史】　男，61 岁，腰背部疼痛 1 月余。

【相关检查】　WBC 正常，Hb 165 g/L；Alb、钙、肌酐、LDH 均正常；β$_2$ 微球蛋白 3.320 mg/L（0.7～1.8 mg/L）；血清免疫球蛋白：IgG 6.12 g/L（参考值 7.00～17.00 g/L），IgM 0.21 g/L（参考值 0.40～2.30 g/L），IgA 正常；血轻链：κ 527 mg/

dl（参考值 598～1329 mg/dl），λ 正常，κ/λ 1.30（参考值 1.35～2.65）；血清蛋白电泳：M 蛋白 2.20 g/L；血清 IFE：IgD-λ（＋）；尿游离轻链：κ 10.70 mg/dl（参考值 0～5.10 mg/dl），λ 5.44 mg/dl（参考值 0～5.00 mg/dl）；尿 IFE（－）。胸椎 MRI 示胸 1 及胸 3～12 椎体、胸 2～3 棘突、胸 1～2 椎管内、胸 6～12 椎旁、胸骨上窝多发异常信号。骨髓涂片：髓内异常浆细胞 1.5%。

【影像所见】　^{18}F-FDG PET/CT（图 10-3-3）示全身骨骼及软组织多发代谢增高灶。

【手术病理】　行"全麻下后入路胸椎管减压＋椎管内肿瘤切除＋内固定术"。病理:（椎管内）浆细胞肿瘤，考虑为浆母细胞型浆细胞瘤；IHC：CD38（＋），EMA（＋），MUM1（＋），κ（±），λ（＋），CD138（－），CD20（－），CD3（－），CD79α（－），Ki-67 70%，PAX5（－），CD56（NK-1）（－），IgG（－）。

【临床诊断及分期】　多发性骨髓瘤（IgD-λ型，Durie-Salmon 分期Ⅲ A 期，ISS 分期Ⅰ期）。

病例 4

【简要病史】　女，45 岁，多发皮肤黏膜出血、

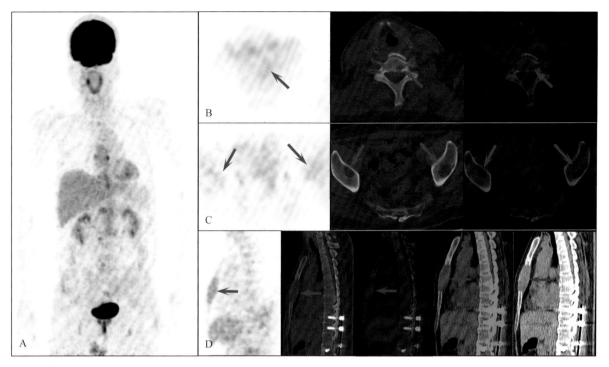

图 10-3-2 ^{18}F-FDG PET/CT（**A**，MIP；**B**、**C**，横断层；**D**，矢状断层）示颈 6 椎体左后部（**B**）及双侧髂骨（**C**）溶骨性病变，代谢未见增高（箭号）；胸骨体中上部骨质破坏（**D**），局部软组织密度团块，代谢轻度增高（箭号）；胸腰段椎体术后改变（**D**）

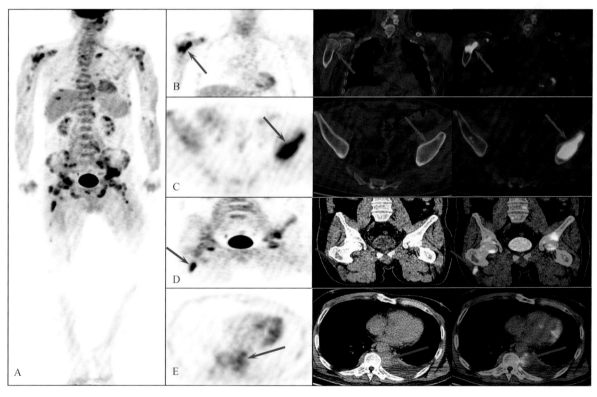

图 10-3-3 ^{18}F-FDG PET/CT。MIP（**A**）图像示全身多发局灶性代谢异常增高灶；冠状断层（**B**）及横断层（**C**）图像示右侧肱骨（**B**）及左侧髂骨（**C**）局部代谢增高（箭号），未见明确骨质破坏；冠状断层（**D**）图像示右侧大腿后侧肌肉组织局部代谢增高（箭号），密度未见明确异常；横断层（**E**）图像示胸 8 椎体左旁软组织团块（箭号），代谢轻度增高；左侧胸腔积液（**E**）

右肩痛 1 年余，右肱骨干骨折切开复位＋内固定＋活检术后 2 周。

【相关检查】 查体：双侧眼睑、鼻翼、鼻腔、口腔黏膜、舌面及肛周可见紫红色瘀点、瘀斑。WBC 正常，Hb 150 g/L；Alb、肌酐、钙正常；β_2 微球蛋白 3.180 mg/L（参考值 0.7 ~ 1.8 mg/L）；

免疫蛋白电泳：IgG 4.87 g/L（参考值 7.00 ～ 17.00 g/L），IgA 0.50 g/L（参考值 0.7 ～ 4.0 g/L），IgM 0.25 g/L（参考值 0.40 ～ 2.30 g/L）；血游离轻链：κ ＜ 5.7 mg/dl（参考值 598 ～ 1329 mg/dl），λ 3675 mg/dl（参考值 298 ～ 665 mg/dl），κ / λ ＜ 0.0016（参考值 1.35 ～ 2.65）；血清 IFE：λ（＋）；尿游离轻链：λ 65.70 mg/dl（参考值 0 ～ 5.00 mg/dl），κ 正常；尿 IFE：F-λ（＋＋），M 蛋白（－）。骨髓涂片：粒 / 红比 1.6，粒系各阶段比例及形态大致正常；红系晚幼红细胞比例增高，余各阶段比例及形态大致正常；淋巴细胞及单核细胞比例及形态正常；浆细胞比例明显增多，占 10.0%，该细胞胞体大小不等，以小为主，核圆或椭圆形，偏位，染色质细致，可见 1 ～ 2 个核仁，胞质量较多，初浆区消失；巨核细胞及血小板正常可见。

【影像所见】 ^{18}F-FDG 及 ^{11}C- 乙酸 PET/CT（图 10-3-4）示右侧第 8 前肋、腰 5 椎体及左侧髂骨骨质破坏，相应部位 ^{18}F-FDG 摄取轻度增高，^{11}C- 乙酸摄取明显增高；双侧股骨骨髓腔内软组织密度影，相应部位未见明确异常 ^{18}F-FDG 摄取，^{11}C- 乙酸摄取明显增高。

【病理结果】 （右肱骨组织）活检病理：浆细胞骨髓瘤；IHC：CD138（＋），CD20（－），CD3（－），CD38（＋），CD56（NK-1）（－），Cyclin

D1（－），κ（＋），λ（＋＋），Ki-67 约 20%。（肛周皮损）病理：表皮大致正常，真皮浅中层大量均质状团块，血管周围少量淋巴细胞浸润，刚果红染色（＋），考虑系统性淀粉样变。

【临床诊断及分期】 多发性骨髓瘤（λ 轻链型，Durie-Salmon 分期 III A 期，ISS 分期 II 期）；继发性轻链型淀粉样变。

■■ 病例 5

【简要病史】 女，58 岁，发现尿泡沫增多 5 月余，头晕、乏力 3 月余。

【相关检查】 WBC 正常，Hb 69 g/L；肌酐 165 μmol/L（参考值 59 ～ 104 μmol/L），Alb、钙正常；血清 β_2 微球蛋白 15.30 mg/L（参考值 0.7 ～ 1.8 mg/L）；血清蛋白电泳：M 蛋白 1.7 g/L；血清免疫球蛋白：IgA 5.87 g/L（参考值 0.7 ～ 4.0 g/L），IgM 0.13 g/L（参考值 0.4 ～ 2.3 g/L），IgG 正常；血清 IFE：IgA-λ（＋）；血游离轻链：λ 956 mg/dl（参考值 298 ～ 665 mg/dl），κ / λ 0.65（参考值 1.35 ～ 2.65）；尿 IFE：F-λ（＋＋），M 蛋白（－）。骨髓涂片：有核细胞分布不均，粒 / 红比 2.88，骨髓瘤细胞占 25%。

【影像所见】 ^{18}F-FDG 及 ^{11}C- 乙酸 PET/CT（图 10-3-5）示脊柱、骨盆及左股骨密度未见明确异常，相应部位 ^{18}F-FDG 摄取未见明确异常，^{11}C- 乙

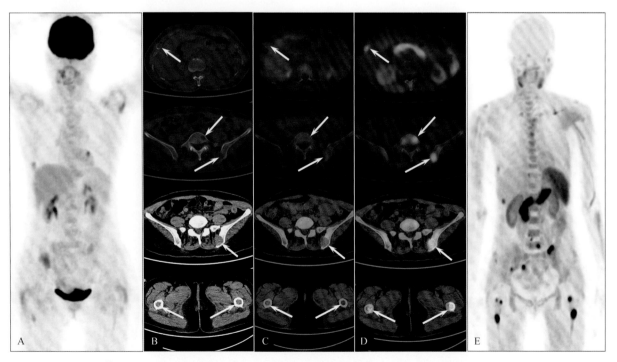

图 10-3-4 PET/CT，^{18}F-FDG（**A**，MIP；**B**，CT；**C**，PET/CT 融合）及 ^{11}C- 乙酸（**D**，PET/CT 融合；**E**，MIP）。CT（**B**）示右侧第 8 前肋、腰 5 椎体及左侧髂骨可见明显骨质破坏（箭号），相应部位 ^{18}F-FDG 摄取轻度增高（**C**，箭号），^{11}C- 乙酸摄取明显增高（**D**，箭号）；CT（**B**）示双侧股骨骨髓腔内可见软组织密度影（箭号），未见明确骨质破坏，相应部位未见明确异常 ^{18}F-FDG 摄取（**C**，箭号），^{11}C- 乙酸摄取明显增高（**D**，箭号）

酸摄取弥漫性增高。

【临床诊断及分期】 多发性骨髓瘤（IgA-λ型，Durie-Salmon 分期Ⅲ A 期，ISS 分期Ⅲ期）。

病例 6

【简要病史】 男，61 岁，腰痛 1 月余，发现贫血、肾功能异常 3 周。

【相关检查】 WBC 正常，Hb 80 g/L；肌酐116 μmol/L（参考值 59 ～ 104 μmol/L），Alb、钙正常；血清 β_2 微球蛋白 7.8 mg/L（参考值 0.7 ～ 1.8 mg/L）；血清免疫球蛋白：IgG 5.28 g/L（参考值 7.0 ～ 17.0 g/L），IgA 0.25 g/L（参考值 0.7 ～ 4.0 g/L），IgM 0.20 g/L（参考值 0.4 ～ 2.3 g/L）；血游离轻链：κ 7.4 mg/dl（参考值 598 ～ 1329 mg/dl），λ 3945.0 mg/dl（参考值 298 ～ 665 mg/dl），κ/λ 0.002（参考值 1.35 ～ 2.65）；血清 IFE：IgG-λ（＋）；尿游离轻链：κ 3.17 mg/dl（参考值 0 ～ 5.1 mg/dl），λ 1850.00 mg/dl（参考值 0 ～ 5.0 mg/dl）；尿 IFE：F-λ（＋）。骨髓涂片：骨髓瘤细胞35.5%，红细胞呈缗钱样排列。

【影像所见】 （治疗前）^{68}Ga-pentixafor PET/CT（图 10-3-6A ～ D）示扫描视野内多发溶骨性骨破坏伴显像剂摄取弥漫性增高。

【病理结果】 骨髓活检：骨髓组织中成片样浆细胞聚集。

【临床诊断、分期及后续治疗、随访】 临床诊断及分期：多发性骨髓瘤（IgG-λ 型，Durie-Salmon 分期Ⅲ A 期，ISS 分期Ⅲ期）；经 9 周期VRd（硼替佐米、来那度胺、地塞米松）方案化疗后，复查 ^{68}Ga-pentixafor PET/CT（图 10-3-6E）示骨骼显像剂摄取基本恢复正常。

【讨论】 多发性骨髓瘤（multiple myeloma，MM）是起源于 B 细胞的血液系统恶性疾病，其特点是骨髓中单克隆浆细胞异常增殖，从而产生大量无功能单克隆免疫球蛋白（monoclonal protein，M蛋白）。病程中微环境的改变导致正常骨代谢紊乱，破骨细胞活性增加而成骨细胞活性受到抑制，从而导致骨质溶解、高钙血症；正常骨髓造血功能的抑制则会引起贫血，而大量的 M 蛋白则会造成肾功能损害。MM 的发病率约占血液系统肿瘤的 10% ～ 15%，是除淋巴瘤外血液系统最常见的恶性肿瘤。

MM 的发病机制目前仍不明确，可能与电离辐射、化学毒物及病毒感染等有关。几乎所有的 MM患者均存在一个或多个细胞遗传学的改变，包括 13号染色体序列丢失、IgH 基因重排及多种染色体拷贝数异常等，这些细胞遗传学异常是 MM 发生及进展的驱动因素，且在疗效及预后中起着决定性作用。

根据国际骨髓瘤工作组的指南[1-2]，有症状（活动性）多发性骨髓瘤和无症状（冒烟型）多发性骨髓瘤的诊断标准分别如表 10-3-1 和表 10-3-2。

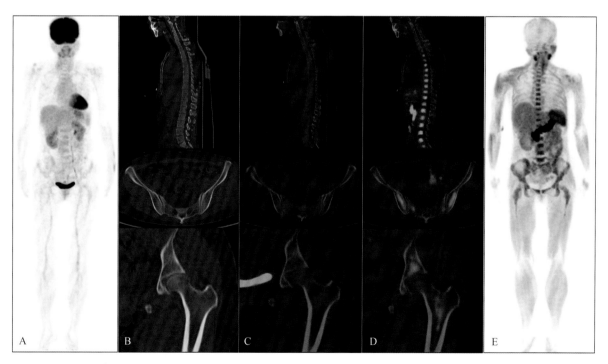

图 10-3-5 PET/CT，^{18}F-FDG（**A**，MIP；**B**，CT；**C**，PET/CT 融合）及 ^{11}C-乙酸（**D**，PET/CT 融合；**E**，MIP）。CT（**B**）示脊柱、骨盆及左股骨密度未见明确异常，相应部位 ^{18}F-FDG 摄取未见明确异常（**C**），^{11}C-乙酸摄取弥漫性增高（**D**）

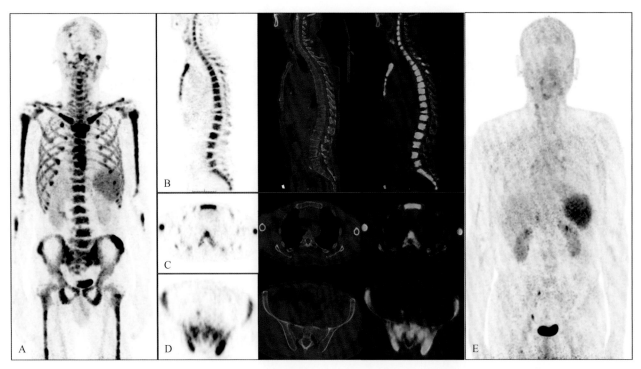

图 10-3-6 ⁶⁸Ga-pentixafor PET/CT。治疗前 MIP（**A**）及断层（**B ~ D**）图像示扫描视野内多发溶骨性骨破坏，显像剂摄取弥漫性增高；治疗后 MIP 图像（**E**）示扫描视野内骨骼显像剂摄取基本恢复正常

表 10-3-1 有症状（活动性）多发性骨髓瘤诊断标准

1. 骨髓单克隆浆细胞比例 ≥ 10% 和（或）组织活检证明有浆细胞瘤

2. 血清和（或）尿出现单克隆 M 蛋白ª

3. 骨髓瘤引起的相关表现

（1）靶器官损害表现（CRAB）

［C］高钙血症：血钙高于正常上限 0.25 mmol/L（1 mg/dl），或血钙 > 2.75 mmol/L（> 11 mg/dl）

［R］肾功能损害：肌酐清除率 < 40 ml/min，血清肌酐 > 177 μmol/L（> 2 mg/dl）

［A］贫血：血红蛋白低于正常下限 20g/L，或 < 100g/L

［B］溶骨性破坏：影像学检查（X 线片、CT 或 PET/CT）显示 1 处或多处溶骨性病变

（2）无靶器官损害表现，但出现以下 1 项或多项指标异常（SLiM）

［S］骨髓单克隆浆细胞比例 ≥ 60%

［Li］受累 / 非受累血清游离轻链比值 ≥ 100（受累轻链数值 ≥ 100 mg/L）

［M］MRI 检查出现 > 1 处 5 mm 以上局灶性骨质破坏

注：需满足第 1 条及第 2 条，外加第 3 条中任何 1 项方可诊断有症状（活动性）多发性骨髓瘤。ª无血、尿 M 蛋白含量限制，如未检测出 M 蛋白（诊断不分泌型 MM），则需骨髓瘤单克隆浆细胞 ≥ 30% 或活检为浆细胞瘤。C, hypercalcemia; R, renal insufficiency; A, anemia; B, bone lesions; S, sixty percent plasma cell percentage; Li, light chain ratio; M, magnetic resonance imaging

表 10-3-2 无症状（冒烟型）多发性骨髓瘤诊断标准

1. 血清 M 蛋白 ≥ 30 g/L，24 h 尿轻链 ≥ 0.5 g

2. 骨髓单克隆浆细胞比例 10% ~ 59%

3. 无相关器官及组织损害（无 SLiM-CRAB 等终末器官损害表现）

注：需满足第 3 条 + 第 1 条或第 2 条

MM 传统分期标准为 Durie-Salmon 分期（表 10-3-3），该分期系统根据贫血程度、血钙水平、M 蛋白水平及骨骼损害情况将 MM 分为三期，再根据血清肌酐水平将各期分为 A、B 两组；国际分期系统（ISS）（表 10-3-4）于 2005 年开始应用于临床，该系统主要根据血清 β_2 微球蛋白和白蛋白水平进行分期，较前者更为客观简单，而且对患者预后有提示作用。随着细胞遗传学异常在 MM 预后评估中的价值越来越得到肯定，在现有 ISS 分期系统基础上，将细胞遗传学因素及乳酸脱氢酶（LDH）水平纳入患者预后评价指标的 R-ISS 系统在临床得到了广泛应用[3]。

无症状（冒烟型）多发性骨髓瘤一般暂不推荐治疗[4]；多发性骨髓瘤如有 CRAB 或 SLiM 表现则需要启动治疗。对于初诊 MM 患者，传统治疗为美法仑＋泼尼松或长春新碱＋阿霉素＋地塞米松为基础方案，但缓解率低，且无法延长患者生存时

间；并且美法仑对造血干细胞有较大损伤，影响后续自体干细胞移植。蛋白酶体抑制剂和免疫调节剂的应用虽然使患者的生存预后得到显著改善，但目前MM仍无法治愈，且面临复发耐药问题愈发突出，急需寻求新的药物治疗靶点和治疗策略。

表 10-3-3　Durie-Salmon 分期

分期	分期标准
Ⅰ期	满足以下所有条件
	1. 血红蛋白 > 100 g/L
	2. 血清钙正常
	3. 骨骼 X 线片：骨骼结构正常或孤立性骨浆细胞瘤
	4. 低 M 蛋白量：① IgG < 50 g/L；② IgA < 30 g/L；③尿本周蛋白 < 4 g/24 h
Ⅱ期	不符合Ⅰ期和Ⅲ期的所有患者
Ⅲ期	满足以下 1 个或多个条件
	1. 血红蛋白 < 85 g/L
	2. 血清钙 > 2.65 mmol/L
	3. 骨骼 X 线片：溶骨性病灶 > 3 个
	4. 高 M 蛋白量：① IgG > 70 g/L；② IgA > 50 g/L；③尿本周蛋白 > 12 g/24 h
分组	
A 组	肾功能正常：肌酐清除率 > 40 ml/min 或血肌酐 < 173 μmol/L
B 组	肾功能不全：肌酐清除率 ≤ 40 ml/min 或血肌酐 ≥ 173 μmol/L

表 10-3-4　国际分期系统（ISS）及修订的国际分期系统（R-ISS）

分期	ISS 分期标准	R-ISS 分期标准
Ⅰ期	β_2-MG < 3.5 mg/L 和白蛋白 ≥ 35 g/L	ISS 为Ⅰ期和非细胞遗传学高危患者，同时 LDH 水平正常
Ⅱ期	不符合Ⅰ和Ⅲ期的患者	不符合 R-ISS 为Ⅰ期和Ⅲ期的患者
Ⅲ期	β_2-MG ≥ 5.5 mg/L	ISS 为Ⅲ期，同时细胞遗传学高危患者，或 LDH 高于正常水平

注：β_2-MG，β_2 微球蛋白；LDH，乳酸脱氢酶；细胞遗传学高危指荧光原位杂交检出 del（17p）或 t（4；14）或 t（14；16）

长期以来，X 线一直作为 MM 影像诊断与评估的首选检查，其缺点是只有当骨小梁破坏达到 30% ～ 50% 以上，才能被探测到；2017 年骨髓瘤

国际工作小组的研究指出，约 1/4 的 MM 患者 X 线检查未发现明显异常，而全身低剂量 CT 则发现存在溶骨性病变。此外 X 线无法探查骨外病变。相比 X 线，低剂量 CT 探测骨病变的敏感性更高，并且能探测骨外病变，正逐步取代 X 线成为诊断与评估 MM 骨病变的首选方法。CT 在评估长骨骨髓浸润方面有一定的作用，但其无法准确评估骨盆及脊柱等部位骨髓浸润。在评估 MM 患者骨髓浸润情况方面，MRI 要优于其他影像学检查，并且能鉴别单纯骨质疏松性骨折与病理性骨折[5]。

^{18}F-FDG PET/CT 融合了形态与功能两方面的信息，虽然在评估弥漫性骨髓浸润中效能不如 MRI，但对骨髓瘤局灶病变的探测效果优于 X 线和 CT，而且可一次成像检查全身骨骼。^{18}F-FDG PET/CT 探测 MM 骨病灶的敏感性约为 90%，特异性 70% ～ 100%；另外，^{18}F-FDG PET/CT 能较常规影像学检查更早地反映疗效（图 10-3-7）；研究表明，治疗后 ^{18}F-FDG 代谢完全缓解的患者，其无进展生存期（PFS）及总生存期（OS）要明显长于 ^{18}F-FDG 代谢阳性患者[6]。

MM 的 ^{18}F-FDG PET/CT 图像主要表现有：①骨或骨髓病变：主要表现为 a. 局限于骨内的溶骨性病变，b. 溶骨性病变累及周围软组织，c. 弥漫性骨髓浸润（骨质密度变化不明显）[7]。②髓外病变：与骨病变无关的软组织病灶。MM 病灶葡萄糖代谢活性差异较大，可从基本无代谢活性到代谢明显增高。当 ^{18}F-FDG PET/CT 表现为局灶性骨代谢增高，而相应骨质密度未见明显改变时，预示患者将很快进展为溶骨性改变；另外，当存在 3 处及以上局灶性骨代谢增高或髓外病灶时，提示患者预后差，尤其是 R-ISS 分期为Ⅱ期或Ⅲ期的患者[8]。

肿瘤细胞在增殖过程中，为了获得足够的能量和快速增殖所需的细胞成分，其代谢途径会发生改变，除了众所周知的 Warburg 效应，脂肪酸合成激活是另一重要代谢变化[9-10]。针对骨髓瘤细胞系的研究表明，肿瘤细胞内脂肪酸合成酶活性增高，脂质合成代谢明显增加；而乙酰辅酶 A 是这一过程所需的重要分子，其主要来源包括两个途径[9]：一是三羧酸循环的柠檬酸在柠檬酸裂解酶的催化下裂解成乙酰辅酶 A；二是直接从细胞外摄取乙酸并在乙酰辅酶 A 合成酶的催化下生成乙酰辅酶 A。因此 ^{11}C- 乙酸盐（^{11}C-Acetate）可以用于反映骨髓瘤细胞脂肪酸代谢过程，从而实现对骨髓瘤病灶的探测。文献报道，^{11}C- 乙酸盐探测 MM 病灶的

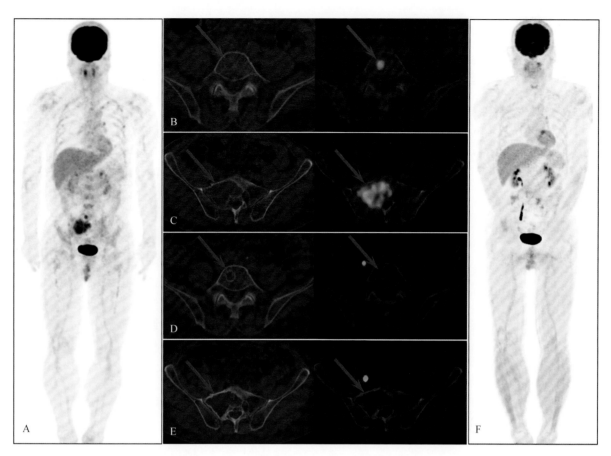

图 10-3-7 ^{18}F-FDG PET/CT（男，54 岁，MM，κ 轻链型，Durie-Salmon 分期 Ⅲ A 期，ISS 分期 Ⅰ 期）。治疗前 MIP（**A**）、CT 及 PET/CT 融合（**B**、**C**）图像示腰 5 椎体及右骶骨翼骨质破坏，代谢明显增高（箭号）；经 7 周期 PCD（硼替佐米＋环磷酰胺＋地塞米松）方案化疗后，复查 ^{18}F-FDG PET/CT（**D**、**E**，CT 及 PET/CT 融合；**F**，MIP）示原腰 5 椎体及骶骨病灶范围大致同前，仅病灶边缘可见轻度骨质硬化改变，但上述病灶代谢恢复正常（箭号），故评估为完全代谢缓解（CMR）

敏感性和特异性分别为 84.6% 和 100%，明显优于 ^{18}F-FDG [11]。

趋化因子受体 4（chemokine receptor-4，CXCR4）是一种 G 蛋白偶联受体，其作用是介导细胞黏附、迁移及归巢，在淋巴细胞及造血细胞表面少量表达。已证实 MM 细胞表面存在 CXCR4 过度表达，且其表达程度与患者生存率呈负相关 [12]。[68]Ga-Pentixafor 是放射性核素 [68]Ga 标记的 CXCR4 配体，与肿瘤细胞表面的 CXCR4 有很高的亲和力。文献报道，[68]Ga-Pentixafor PET/CT 对 MM 病灶的探测优于 ^{18}F-FDG PET/CT [13]。此外，CXCR4 还可作为 MM 的潜在治疗靶点，用治疗性核素（如 [177]Lu、[90]Y）标记的 Pentixafor 可用于 MM 的治疗，故相比用于 MM 的影像学诊断，筛选适宜 MM 患者进行针对 CXCR4 的核素靶向治疗可能是 ^{68}Ga-Pentixafor PET/CT 更有价值的临床应用。

（胡桂兰　霍力　欧晋平　付占立）

参考文献

［1］Gerecke C，Fuhrmann S，Strifler S，et al. The Diagnosis and Treatment of Multiple Myeloma. Dtsch Arztebl Int，2016，113（27-28）：470-476.

［2］Rajkumar SV，Dimopoulos MA，Palumbo A，et al. International Myeloma Working Group updated criteria for the diagnosis of multiple myeloma. The Lancet Oncol，2014，15（12）：e538-e548.

［3］Mosebach J，Thierjung H，Schlemmer HP，et al. Multiple Myeloma Guidelines and Their Recent Updates：Implications for Imaging. Rofo，2019，191（11）：998-1009.

［4］Kyle RA，Durie BG，Rajkumar SV，et al. Monoclonal gammopathy of undetermined significance（MGUS）and smoldering（asymptomatic）multiple myeloma：IMWG consensus perspectives risk factors for progression and guidelines for monitoring and management. Leukemia，2010，24（6）：1121-1127.

［5］Barwick T，Bretsztajn L，Wallitt K，et al. Imaging in myeloma with focus on advanced imaging techniques. Br J

Radiol, 2019, 92（1095）：20180768.

［6］Dammacco F，Rubini G，Ferrari C，et al. ^{18}F-FDG PET/CT：a review of diagnostic and prognostic features in multiple myeloma and related disorders. Clin Exp Med，2015，15（1）：1-18.

［7］Fu Z，Chen X，Yang X，et al. Skeletal Superscan on ^{18}F-FDG PET/CT in a Patient With Multiple Myeloma. Clin Nucl Med，2019，44（2）：169-170.

［8］Sachpekidis C，Goldschmidt H，Dimitrakopoulou-Strauss A. Positron Emission Tomography（PET）Radiopharmaceuticals in Multiple Myeloma. Molecules，2019，25（1）：134.

［9］Yoshii Y，Furukawa T，Saga T，et al. Acetate/acetyl-CoA metabolism associated with cancer fatty acid synthesis：Overview and application. Cancer Letters，2015，356（2）：211-216.

［10］Grassi I，Manni C，Allegri A，et al. The clinical use of PET with ^{11}C-acetate. Am J Nucl Med Mol Imaging，2012，2（1）：33-47.

［11］Ho CL，Chen S，Leung YL，et al. 11C-acetate PET/CT for metabolic characterization of multiple myeloma：a comparative study with ^{18}F-FDG PET/CT. J Nucl Med，2014，55（5）：749-752.

［12］Philipp-Abbrederis K，Herrmann K，Knop S，et al. In vivo molecular imaging of chemokine receptor CXCR4 expression in patients with advanced multiple myeloma. EMBO Mol Med，2015，7（4）：477-487.

［13］Lapa C，Schreder M，Schirbel A，et al. ［^{68}Ga］Pentixafor-PET/CT for imaging of chemokine receptor CXCR4 expression in multiple myeloma-Comparison to ［^{18}F］FDG and laboratory values. Theranostics，2017，7（1）：205-212.

第四节 淋巴细胞增生性疾病

一、肝内淋巴组织反应性增生

【简要病史】 女，76 岁，体检发现肝占位 1 周；B 超示"胆囊床旁肝实质内可见直径 1.3 cm 低回声结节，边界清晰，边缘可探及少量血流"。既往无肝病史。

【影像所见】 腹部 CT（图 10-4-1A ～ D）示肝 S4 稍低密度结节，动脉期稍高强化，门脉期及延迟期强化程度减低。MRI（图 10-4-1E ～ J）示肝 S4 类圆形灶，T1WI 呈低信号，FS-T2WI、DWI 分别呈稍高信号和高信号；动态增强扫描示病变呈"快进快出"型强化。^{18}F-FDG PET/CT（图 10-4-2）示肝右叶 S4 高代谢灶。

【术后病理结果】（部分肝组织切除标本）肝组织内界清结节，大小 1.5 cm×1.3 cm×1.0 cm，镜下为淋巴组织结节状增生，可见增生的淋巴滤泡，生发中心扩大，滤泡间区纤维组织增生胶原化；IHC：CD20（＋＋），CD3（＋＋），BCL2（＋＋），CD138（－），CD30（散在＋），人潜伏膜蛋白 1（LMP-1）（－）；综上，考虑为肝内淋巴组织反应性增生。

【讨论】 肝内淋巴组织反应性增生（reactive lymphoid hyperplasia of the liver），又称为肝局灶性淋巴组织增生或肝假性淋巴瘤，是一种少见的淋巴组织增生性病变，病理上主要表现为成熟小淋巴细胞结节状增生，病灶中淋巴滤泡增生、生发中心扩大，而淋巴细胞无异型[1-2]。此病发病机制不清，与自身免疫性疾病或慢性肝脏疾病有一定关系[2-4]。

肝内淋巴组织反应性增生好发于女性，通常无特殊临床表现，多偶然发现；多数病变为直径小于 2 cm 的单发结节，偶尔表现为 2 个或更多个病灶[5]。该病预后良好。因为细针穿刺活检诊断困难，多数报道的病例采用了外科切除；未行切除的病变随访中发现病灶可以自行缩小或消失；在极少数情况下可能会转化为淋巴瘤[6]。

该病在 MRI 或 CT 上表现类似肝细胞肝癌或肝转移瘤。MRI 病灶 T1WI 呈均匀低信号，T2WI 呈均匀高或稍高信号，DWI 呈高信号，ADC 信号低于肝实质；CT 平扫多表现为等或稍低密度[7]；增强扫描，多数病灶动脉期表现为轻中度整体强化，偶尔呈边缘强化，门脉期和延迟期呈快速退出或强化程度逐渐递减，少数病变可见假包膜[5]。该病 ^{18}F-FDG PET/CT 仅见个案报道，病灶代谢多高于肝[4, 8-15]，亦有病灶同时摄取 ^{18}F-FDG 与 ^{11}C-乙酸的报道[15]。

肝内淋巴组织反应性增生虽少见，也要包括在肝内局灶高代谢病变的鉴别诊断中，包括肿瘤和非肿瘤性病变，如原发肝癌、转移瘤、淋巴瘤及感染性病变等。

（董爱生 付占立）

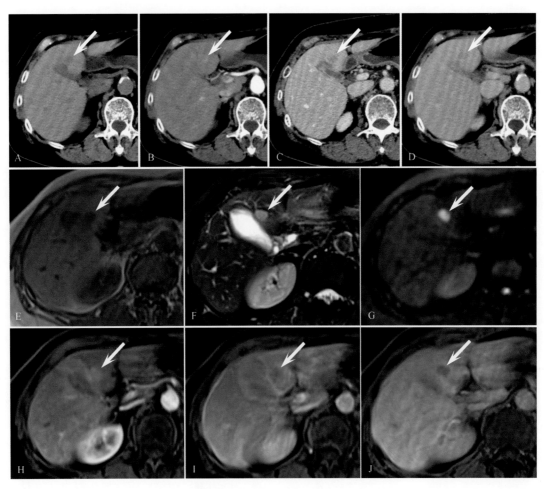

图 10-4-1 腹部 CT（**A ~ D**），平扫（**A**）示肝 S4 稍低密度结节（箭号），直径约 1.3 cm，动脉期（**B**）稍高强化，门脉期（**C**）及延迟期（**D**）强化程度减低，平扫及多期增强 CT 值分别为 43 Hu、80 Hu、85 Hu、80 Hu。MRI（**E ~ J**）示肝 S4 类圆形灶（箭号），T1WI（**E**）呈低信号，FS T2WI（**F**）呈稍高信号，DWI（**G**）呈高信号；动态增强扫描（**H ~ J**）示病变动脉期稍高强化，门脉期及延迟期强化减低，呈"快进快出"型强化

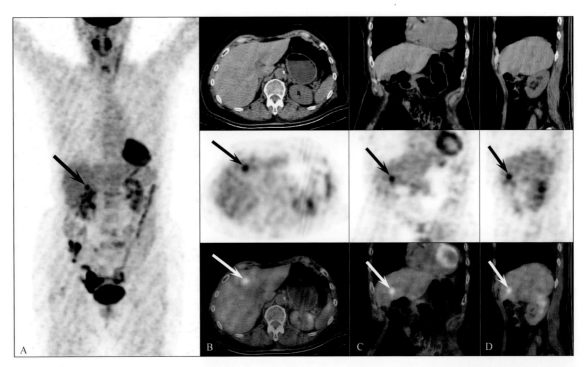

图 10-4-2 ¹⁸F-FDG PET/CT（**A**，MIP；**B**，横断层；**C**，冠状断层；**D**，矢状断层）示肝右叶 S4 高代谢灶（箭号，SUV$_{max}$4.7）

参考文献

[1] Zen Y，Fujii T，Nakanuma Y. Hepatic pseudolymphoma：a clinicopathological study of five cases and review of the literature. Mod Pathol, 2010, 23（2）：244-250.

[2] Yang CT，Liu KL，Lin MC，et al. Pseudolymphoma of the liver：report of a case and review of the literature. Asian J Surg, 2017, 40（1）：74-80.

[3] Kunimoto H，Morihara D，Nakane SI，et al. Hepatic pseudolymphoma with an occult hepatitis B virus infection. Intern Med, 2018, 57（2）：223-230.

[4] Kwon YK，Jha RC，Etesami K，et al. Pseudolymphoma（reactive lymphoid hyperplasia）of the liver：a clinical challenge. World J Hepatol, 2015, 7（26）：2696-2702.

[5] Zhou Y，Wang X，Xu C，et al. Hepatic pseudolymphoma：imaging features on dynamic contrast-enhanced MRI and diffusion-weighted imaging. Abdom Radiol（NY）, 2018, 43（9）：2288-2294.

[6] Sato S，Masuda T，Oikawa H，et al. Primary hepatic lymphoma associated with primary biliary cirrhosis. Am J Gastroenterol, 1999, 94（6）：1669-1673.

[7] Yoshida K，Kobayashi S，Matsui O，et al. Hepatic pseudolymphoma：imaging-pathologic correlation with special reference to hemodynamic analysis. Abdom Imaging, 2013, 38（6）：1277-1285.

[8] Zhong X，Dong A，Dong H，et al. FDG PET/CT in 2 Cases of Hepatic Pseudolymphoma. Clin Nucl Med, 2018, 43（5）：e166-e169.

[9] Lin E. Reactive lymphoid hyperplasia of the liver identified by FDG PET. Clin Nucl Med, 2008, 33（6）：419-420.

[10] Marchetti C，Manci N，DiMaurizio M，et al. Reactive lymphoid hyperplasia of liver mimicking late ovarian cancer recurrence：case report and literature review. Int J Clin Oncol, 2011, 16（6）：714-717.

[11] Hayashi M，Yonetani N，Hirokawa F，et al. An operative case of hepatic pseudolymphoma difficult to differentiate from primary hepatic marginal zone B-cell lymphoma of mucosa-associated lymphoid tissue. World J Surg Oncol, 2011, 9：3.

[12] Lv A，Liu W，Qian HG，et al. Reactive lymphoid hyperplasia of the liver mimicking hepatocellular carcinoma：incidental finding of two cases. Int J Clin Exp Pathol, 2015, 8（5）：5863-5869.

[13] Calvo J，Carbonell N，Scatton O，et al. Hepatic nodular lymphoid lesion with increased IgG4-positive plasma cells associated with primary biliary cirrhosis：a report of two cases. Virchows Arch, 2015, 467（5）：613-617.

[14] Taguchi K，Kuroda S，Kobayashi T，et al. Pseudolymphoma of the liver：a case report and literature review. Surg Case Rep, 2015, 1（1）：107.

[15] Huo L，Dang Y，Feng R，et al. Focal hepatic 11C-acetate activity on PET/CT scan due to lymphoid hyperplasia. Clin Nucl Med, 2015, 40（3）：278-281.

二、卡斯特曼病

病例1

【简要病史】 男，36岁，体检B超发现腹部肿物10天。

【影像所见】 腹部CT（图10-4-3）示十二指肠降段右侧壁腔外软组织密度肿物，增强扫描明显强化。^{18}F-FDG PET/CT（图10-4-4）示肿物代谢轻度增高。

【病理结果】（腹膜后肿物切除术后）病理：卡斯特曼病（CD），透明血管型。

病例2

【简要病史】 女，63岁，反复颈部淋巴结肿大15年，双足麻木、走路不稳3个月。患者15年前出现反复颈部淋巴结肿大，多次淋巴结切除及穿刺活检，病理示"CD，混合型"；3个月前出现双足麻木、无力，右侧为著，走路不稳，上台阶费力，容易摔倒。

【相关检查】 体格检查：肤色偏黑，可见皮肤血管瘤，白甲，左侧颈部及左腋窝可触及肿大淋巴结；肝剑突下8 cm，质地韧，脾叩诊不清；双足肌力Ⅱ级，四肢浅感觉正常；双下肢无水肿。血清IFE：IgAλ（＋）；血清甲状腺相关激素测定示周围性甲状腺功能减退。肌电图示双下肢运动及感觉神经受损。

【影像所见】 ^{18}F-FDG PET/CT（图10-4-5）示肝、脾肿大，脾代谢轻度增高；左颈部及左腋窝淋巴结肿大，代谢轻度增高；腰4椎体及骶骨成骨性病变，代谢增高。

【临床诊断】 CD伴POEMS综合征。

病例3

【简要病史】 男，26岁，反复口腔溃疡1年，加重3个月，气短1周。

【相关检查】 体格检查：口腔及外阴部溃疡，双手掌苔藓样皮疹（图10-4-6）。白介素6（IL-6）49.41 pg/ml（参考值0～7.00 pg/ml）。肺功能检查示阻塞性肺通气功能障碍。

【影像所见】 盆腔CT（图10-4-7）示右侧髂

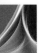

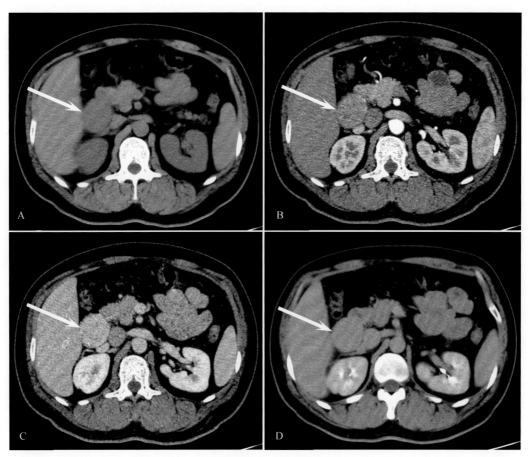

图 10-4-3 腹部 CT。平扫（**A**）及增强（**B ~ D**）图像示十二指肠降段右侧壁腔外类圆形软组织密度肿物（箭号），大小 4.3 cm×3.5 cm×3.7 cm，增强扫描明显强化，平扫及增强各期 CT 值分别为 38 Hu、63 Hu、110 Hu、75 Hu

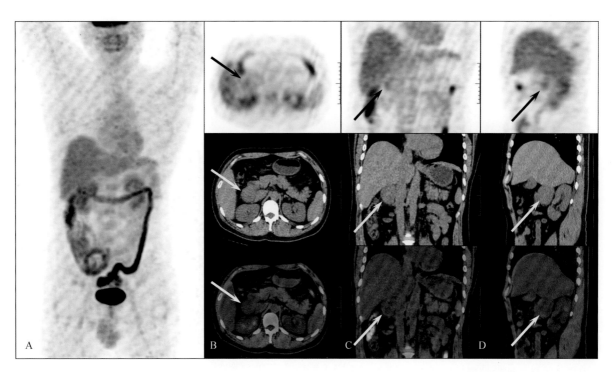

图 10-4-4 18F-FDG PET/CT（**A**，MIP；**B**，横断层；**C**，冠状断层；**D**，矢状断层）示十二指肠降段右侧壁腔外软组织密度肿物，代谢轻度增高（箭号）

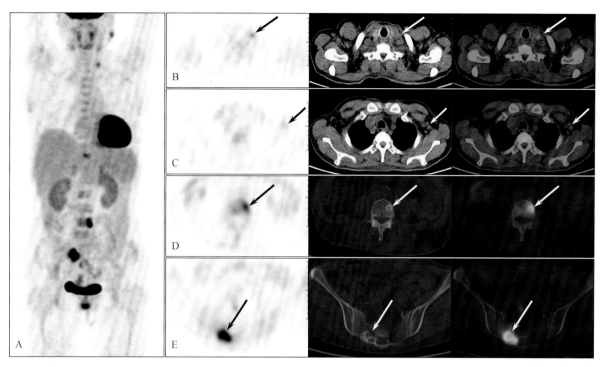

图 10-4-5　^{18}F-FDG PET/CT（**A**，MIP；**B～E**，横断层）示左颈部（**B**）及左腋窝（**C**）淋巴结肿大，代谢轻度增高（箭号）；腰 4 椎体左侧（**D**）及骶骨右侧（**E**）成骨性病变，代谢增高（箭号）；肝、脾肿大，脾代谢轻度增高（**A**）

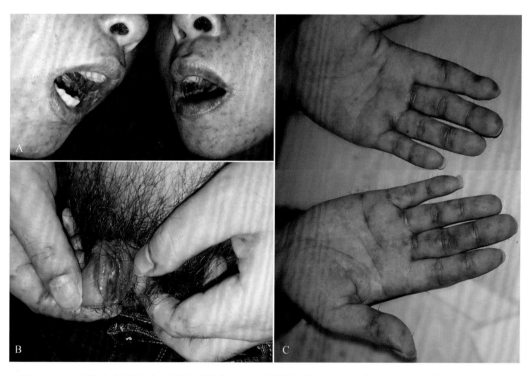

图 10-4-6　皮肤病变照片示口腔颊侧黏膜（**A**）及阴茎冠状沟（**B**）溃疡；双手掌苔藓样皮疹（**C**）

血管旁软组织密度肿物，增强扫描明显强化。胸部 CT（图 10-4-8）示双肺多发斑片状磨玻璃密度影。^{18}F-FDG PET/CT（图 10-4-9）示右侧髂血管旁肿物，代谢轻度增高；双肺多发磨玻璃密度灶，代谢增高。

【病理结果及临床诊断】（右侧髂血管旁肿物

切除术后）病理：CD，混合型。临床诊断：CD，副肿瘤天疱疮，闭塞性细支气管炎。

■ 病例 4

【简要病史】　男，25 岁，间断咯血 1 年余，再发伴胸痛 3 个月，泡沫尿 2 个月。1 年余前间断

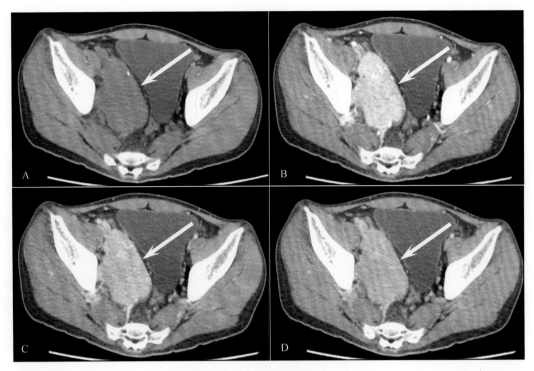

图 10-4-7　盆腔 CT（A，平扫；B～D，增强）示右侧髂血管旁软组织密度肿物（箭号），增强扫描明显强化

咯血，未予重视，3 个月前患者再次咯血，伴胸痛，为胸膜性胸痛，胸部 CT 示"右下肺及纵隔占位"，于外院先后行胸穿、胸腔镜下右肺下叶切除、纵隔肿物穿刺活检，术后病理示"①（右下肺肿物）肺组织呈慢性炎性改变，见片状出血坏死，周边肌成纤维细胞增生并见闭塞性血管炎，一侧见机化性肺炎；②（右纵隔肿物）增生的纤维脂肪组织呈慢性炎，局部见血管及淋巴管瘤样增生"。

【相关检查】　体格检查：右下肺叩诊实音，右下肺呼吸音低；双下肢水肿。尿常规：尿蛋白＋＋＋＋，RBC 25～30/HP，WBC 3～5/HP，颗粒管型 15～20/LP；24 h 尿蛋白定量 20.02 g/ 24 h（2350 ml）（参考值 0～0.15 g/24 h）；尿红细胞位相示 RBC 10～20/HPF，100% 变形，提示肾小球来源。血生化：Alb 23.4 g/L（参考值 40～55 g/L），甘油三酯 11.09 mmol/L（参考值 0.56～1.7 mmol/L），总胆固醇 9.19 mmol/L（参考值 3.4～5.2 mmol/L），肌酐正常。IL-6 5.60 pg/ml（参考值 0～3.40 pg/ml）。肺功能：通气功能显著减退属限制性障碍。

【影像所见】　^{18}F-FDG PET/CT（图 10-4-10）示纵隔 7 区肿物，代谢轻度增高；左肺多发软组织密度结节，代谢增高；右侧大量胸腔积液。

【病理结果及临床诊断】　（纵隔肿物切除术后）病理：CD，透明血管型。（肾穿刺活检）病理：Ⅱ期膜性肾病伴部分新月体形成。临床诊断：CD，

肾病综合征。

▌ **病例 5**

【简要病史】　男，32 岁，尿检异常 1 年余，血肌酐升高 1 月余；曾在院外给予糖皮质激素治疗，疗效欠佳。

【相关检查】　体格检查：双侧颈部、腋窝及腹股沟多发淋巴结肿大，边界清，质韧，压痛，与周围组织无粘连。血常规：WBC 11.20×10⁹/L，RBC 2.91×10¹²/L，Hb 82 g/L，PLT 592×10⁹/L，中性粒细胞 72.3%，淋巴细胞 12.3%，单核细胞 12.3%。尿常规：尿蛋白＋，潜血＋＋＋，RBC 34.3/HP。24 h 尿蛋白定量 0.68 g/24 h（参考值 0～0.15 g/24 h）。ESR 116 mm/h（参考值 0～15 mm/h）；hs-CRP 106.91 mg/L（0.00～3.00 mg/L）。血生化：血清总蛋白（TP）103.7 g/L（参考值 65～85 g/L），Alb 25.5 g/L（参考值 40～55 g/L），白球比值 0.33（参考值 1.2～2.4）；肌酐 194.00 μmol/L（参考值 44～133 μmol/L）。免疫球蛋白亚类：IgG1 42.40 g/L（参考值 4.9～11.4 g/L），IgG4 11.70 g/L（参考值 0.03～2.01 g/L），IgG2、IgG3 正常；总 IgE 2138.00 kU/L（参考值 < 100 kU/L）。血管内皮生长因子（VEGF）> 800 pg/ml（参考值 0～142 pg/ml）；IL-6 120.64 pg/ml（参考值 0～3.40 pg/ml）。

【影像所见】　^{18}F-FDG PET/CT（图 10-4-11）示

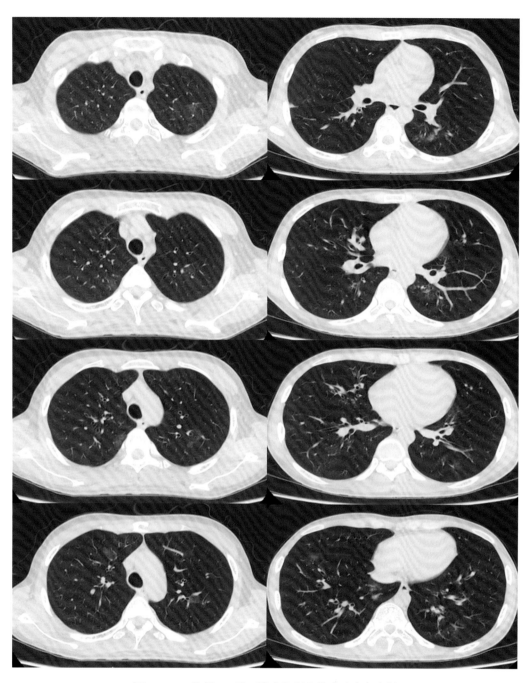

图 10-4-8 胸部 CT 示双肺多发斑片状磨玻璃密度影

双侧颈部、腋窝、腹股沟及髂血管旁多发肿大淋巴结，代谢增高。

【**病理结果**】 肾穿刺活检：符合局灶增生性 IgA 肾病伴急性肾小管间质肾炎。（右侧腹股沟）淋巴结活检：CD，浆细胞型。

【**讨论**】 卡斯特曼病（Castleman disease，CD），也称 Castleman 病、淋巴结增生症、巨大淋巴结增生症、血管滤泡性淋巴结增生等，是一组具有共同组织病理学特征的淋巴细胞增生性疾病。根据受累淋巴结分布和数量的不同，CD 可分为单中心型（unicentric CD，UCD）及多中心型（multicentric

CD，MCD）；UCD 指单一淋巴结区有一个或多个淋巴结肿大，MCD 指多个淋巴结区的淋巴结肿大。

根据病理特征，UCD 分为透明血管型、浆细胞型及混合型，以透明血管型最为多见；MCD 分为多血管型、浆细胞型及混合型，以浆细胞型多见[1]。透明血管型及多血管型 CD 镜下表现为套区淋巴细胞增生，包绕退化、萎缩生发中心呈"同心圆样"或"洋葱皮样"结构，玻璃样变的小血管可径向穿入生发中心内，形成"棒棒糖样"外观；浆细胞型 CD 镜下主要特点为滤泡间浆细胞增多，生发中心反应性增生；混合型 CD 镜下兼具透明血管

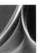
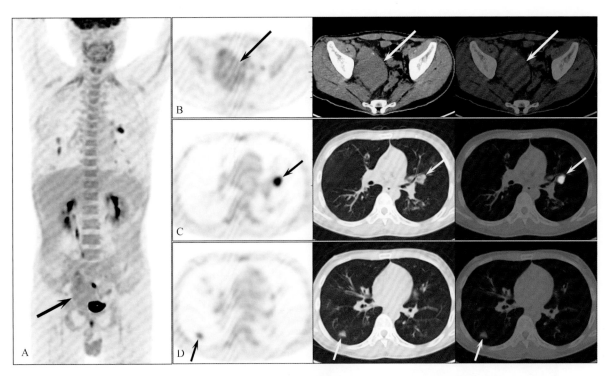

图 10-4-9 ¹⁸F-FDG PET/CT（**A**，MIP；**B ～ D**，横断层）示右侧髂血管旁肿物，代谢轻度增高（**B**，箭号）；双肺多发磨玻璃密度灶，代谢增高（**C**、**D**，箭号）

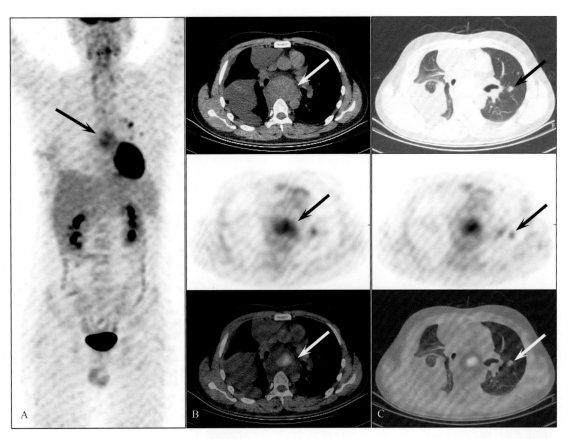

图 10-4-10 ¹⁸F-FDG PET/CT（**A**，MIP；**B**、**C**，横断层）示纵隔 7 区肿物，代谢轻度增高（**B**，箭号）；左肺多发软组织密度结节，代谢增高（**C**，箭号）；右侧大量胸腔积液

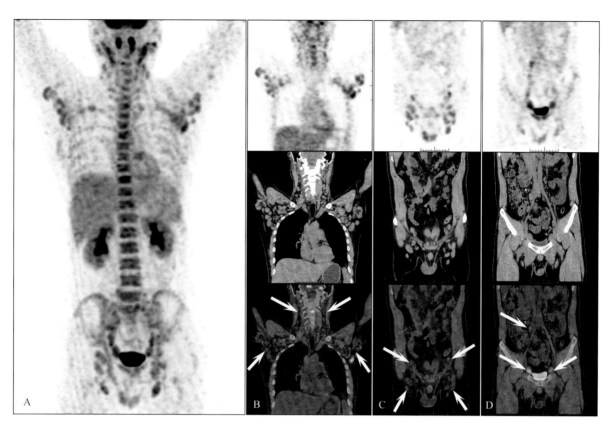

图 10-4-11 ^{18}F-FDG PET/CT（**A**，MIP；**B ～ D**，冠状断层）示双侧颈部及腋窝（**B**）、腹股沟（**C**）及髂血管旁（**D**）多发肿大淋巴结，代谢增高（箭号）

型及浆细胞型的组织病理学特点。

CD 病因及发病机制目前尚未完全阐明，可能的致病因素有 IL-6 及人类疱疹病毒 8（HHV-8）。IL-6 可以刺激骨髓造血、促进 B 细胞向浆细胞分化、诱导血管内皮生长因子（VEGF）分泌、促进血管生成[1-2]；CD 患者经抗 IL-6 治疗后常可观察到血清 IL-6 及 VEGF 水平的下降，提示 VEGF 分泌可能是受 IL-6 的上游调控[3]。HHV-8 又称为 Kaposi 肉瘤相关疱疹病毒，最早发现于感染人免疫缺陷病毒（HIV）患者中。HHV-8 感染是部分 MCD 的明确病因，这类 MCD 称为"HHV-8 相关 MCD"[4]；其余 HHV-8 阴性 MCD 病因尚不明确，称为"HHV-8 阴性 MCD"或"特发性 MCD（idiopathic MCD，iMCD）"。

UCD、HHV-8 相关 MCD 及 iMCD 临床特征、影像表现、治疗及预后均有差异。UCD 常见于年轻人，临床一般无明显症状，多数为体检时偶然发现或因肿大淋巴结压迫周围组织、器官引起相应症状而就诊，多不伴有明显的全身症状。UCD 可见于全身任何部位的淋巴结，其中以胸、颈、腹部及腹膜后最为常见[5]。MCD 多见于 50 ～ 60 岁人群，常伴有包括发热、盗汗、乏力在内的全身症状及

肝脾肿大、胸腔积液、腹水等体征[1, 6]。部分 CD 在病程发展中会转化为不同类型恶性肿瘤，如淋巴瘤、浆细胞瘤、滤泡树突细胞肉瘤（FDCS）等，此类患者多预后较差。少数 CD 患者可以合并 POEMS 综合征[1, 3, 7]、TAFRO 综合征[1, 3]、副肿瘤天疱疮（paraneoplastic pemphigus，PNP）[8-12]、闭塞性细支气管炎（bronchiolitis obliterans，BO）[10, 12]、肾损害[13-14]等。

POEMS 综合征表现为多发性神经病变（polyneuropathy）、脏器肿大（organomegaly）、内分泌病变（endocrinopathy）、M 蛋白血症（monoclonal proteinemia）及皮肤改变（skin changes）等，其中 M 蛋白血症及多发性神经病变是诊断 POEMS 综合征所必需的两项主要标准[7]。

TAFRO 综合征的临床特征为血小板减少（thrombocytopenia）、水肿（anasarca）、骨髓纤维化（reticulin fibrosis in bone marrow）、肾功能不全（renal dysfunction）、脏器肿大（organomegaly）等。

副肿瘤天疱疮（PNP）与闭塞性细支气管炎（BO）是 CD 的严重并发症，可能是由于 CD 中病理性 B 细胞克隆分泌的自身抗体与皮肤、黏膜及细支气管上皮细胞抗原的免疫反应而引起的[8-9]。

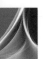
PNP 是一种继发于肿瘤（非霍奇金淋巴瘤、FDCS、炎性肌成纤维细胞瘤等）或 CD 等非肿瘤病变的自身免疫性皮肤黏膜病变，国内以继发于 CD 的 PNP 最为多见。PNP 典型临床表现为严重的黏膜糜烂、溃疡及多形性皮肤损害，其中以口腔黏膜损害最常见和具有特征性[9-12]。BO 多发生于 PNP 出现后的数月内，表现为严重的阻塞性通气功能障碍，可出现咳嗽、气促、呼吸困难乃至呼吸衰竭等一系列症状；合并 PNP 的 CD 患者出现 BO 是预后不良的表现，部分患者在 CD 病灶切除后仍可出现不可逆的肺部病变进展。BO 在胸部 CT 上多表现为双肺散在斑片状磨玻璃影，可伴支气管扩张、管壁增厚，局部可呈"马赛克样"改变。

CD 继发肾损害相对较少见，多见于浆细胞型 CD，临床可表现为急性肾损伤、慢性肾脏病及肾病综合征等。肾脏病理类型以血栓性微血管病变最为多见，其他病理类型还有淀粉样变、新月体性肾小球肾炎、间质性肾病、膜性肾病等[13-14]。

增强 CT 是评估 CD 的重要影像学手段，多表现为均匀软组织密度结节或肿物，周围可伴有卫星灶；部分病灶内可见裂隙状低密度或树枝状、星芒状钙化（图 10-4-12），为 CD 相对特征性 CT 表现，可能与增生、变性的小血管或血管壁的钙化有关[15-16]。增强扫描病变呈动脉期明显强化、静脉及延迟期持续强化的"早出晚归"模式。

^{18}F-FDG PET/CT 可一站式评估 CD 全身淋巴结受累部位、数目、分布及葡萄糖代谢水平，观察脏器受累情况（如肝、脾肿大，浆膜腔积液，肺、骨骼受累）[17-20]，指导临床选择活检部位以及评估疗效[21]。多数 CD 病灶表现为轻-中度 ^{18}F-FDG 摄取，通常 MCD 较 UCD 的代谢为高[22]，少数已转化为不同类型恶性肿瘤的 CD 病灶代谢会更高[17]。对于以副肿瘤综合征（PNS）为首发表现而就诊的 CD 患者，^{18}F-FDG PET/CT 可帮助寻找、明确原发病灶[23]。

（陈雪祺　潘青青　霍力　林蓉　缪蔚冰

农琳　欧晋平　付占立）

参考文献

[1] Fajgenbaum DC, Uldrick TS, Bagg A, et al. International, evidence-based consensus diagnostic criteria for HHV-8-negative/idiopathic multicentric Castleman disease. Blood, 2017, 129（12）: 1646-1657.

[2] 赖玉梅，李敏，刘翠苓，等. IL-6 在 Castleman 病中的表达及其临床病理学意义分析. 中华血液学杂志，2013, 34（5）: 404-408.

[3] Fajgenbaum DC, van Rhee F, Nabel CS. HHV-8-negative, idiopathic multicentric Castleman disease: novel insights into biology, pathogenesis, and therapy. Blood, 2014, 123（19）: 2924-2933.

[4] Gessain A, Sudaka A, Brière J, et al. Kaposi sarcoma-

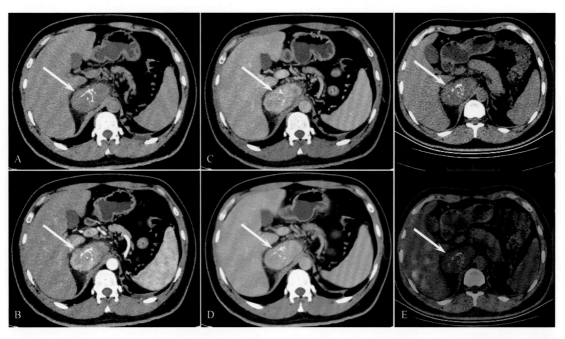

图 10-4-12　透明血管型 CD（男，33 岁）。横断层 CT 平扫（**A**）、动脉期（**B**）、门脉期（**C**）、静脉期（**D**）示腹膜后腹主动脉右侧椭圆形软组织密度肿物（箭号），其内可见"树枝状"钙化，增强扫描呈不均匀强化；^{18}F-FDG PET/CT 横断层 CT 及 PET/CT 融合图像（**E**）示肿物代谢轻度增高（箭号）

associated herpes-like virus（human herpesvirus type 8）DNA sequences in multicentric Castleman's disease：is there any relevant association in non-human immunodeficiency virus-infected patients？ Blood, 1996, 87（1）：414-416.

［5］Talat N, Belgaumkar AP, Schulte KM. Surgery in Castleman's disease：a systematic review of 404 published cases. Ann Surg, 2012, 255（4）：677-684.

［6］Yu L, Tu M, Cortes J, et al. Clinical and pathological characteristics of HIV- and HHV-8-negative Castleman disease. Blood, 2017, 129（12）：1658-1668.

［7］赵西璐，王文生，岑溪南，等．表现为 POEMS 综合征的 Castleman 病伴肾损害一例并文献复习．中华临床医师杂志（电子版），2017, 11（17）：2206-2210.

［8］Wang L, Bu D, Yang Y, et al. Castleman's tumours and production of autoantibody in paraneoplastic pemphigus. Lancet, 2004, 363（9408）：525-531.

［9］李静，朱学骏．副肿瘤性天疱疮的基础与临床研究．中国医学科学院学报，2009, 31（5）：654-658.

［10］甄俊锋，张路，曹欣欣，等．合并副肿瘤天疱疮及闭塞性细支气管炎的单中心型 Castleman 病临床分析．中国医学科学院学报，2017, 39（004）：492-498.

［11］徐雪，陈智勇，王帆，等．副肿瘤天疱疮合并 Castleman 病分析并文献复习．南通大学学报（医学版），2018, 38（6）：29-33.

［12］李敏，黄孝庆，陈方淳．副肿瘤性天疱疮并发闭塞性细支气管炎 1 例报道并文献复习．重庆医学，2020, 49（16）：2719-2722.

［13］刘晶，张颖，杨超娜，等．Castleman 病继发肾损害四例报告及文献分析．中华肾脏病杂志，2019, 35（8）：621-624.

［14］王素霞，邹古明，章友康，等．Castleman 病肾损害的临床病理分析．中华肾脏病杂志，2009, 25（8）：585-590.

［15］李颖，段庆红．单中心型 Castleman 病 CT 影像特征．放射学实践，2019, 34（10）：1113-1116.

［16］边云，陈炜，史张，等．Castleman 病影像学表现与病理对照分析．第二军医大学学报，2015, 36（10）：1143-1147.

［17］付占立，张旭初，范岩，等．[18]F-FDGPET/CT 在 Castleman 病中的临床应用价值．中华核医学与分子影像杂志，2013, 33（5）：332-335.

［18］Oksenhendler E, Boutboul D, Fajgenbaum D, et al. The full spectrum of Castleman disease：273 patients studied over 20 years. Br J Haematol, 2018, 180（2）：206-216.

［19］Hotta M, Minamimoto R, Yashima A, et al. FDG PET/CT Findings in TAFRO Syndrome. Clin Nucl Med, 2018, 43（11）：828-829.

［20］Reddy Akepati NK, Abubakar ZA, Bikkina P. Role of ^{18}F-Fluorodeoxyglucose Positron Emission Tomography/ Computed Tomography Scan in Castleman's Disease. Indian J Nucl Med, 2018, 33（3）：224-226.

［21］潘博，汪世存，展凤麟，等．[18]F-FDG PET/CT 在 Castleman 病诊断中的临床应用研究．临床和实验医学杂志，2019, 18（3）：324-327.

［22］Lee ES, Paeng JC, Park CM, et al. Metabolic characteristics of Castleman disease on ^{18}F-FDG PET in relation to clinical implication. Clin Nucl Med, 2013, 38（5）：339-342.

［23］Fu Z, Liu M, Chen X, et al. Paraneoplastic Pemphigus Associated With Castleman Disease Detected by ^{18}F-FDG PET/CT. Clin Nucl Med, 2018, 43（6）：464-465.

三、淋巴瘤样肉芽肿

【简要病史】 男，46 岁，体检发现双肺占位，无不适。

【相关检查】 血常规：淋巴细胞 12.8%（参考值 20%～40%），中性粒细胞 75.9%（51%～75%），余均正常；ESR，肝、肾功能及电解质均正常；血清 CEA、铁结合蛋白、NSE、CA125 及 CYFRA21-1 均正常。

【影像所见】 ^{18}F-FDG PET/CT（图 10-4-13）示双肺，右腋窝、肠系膜及腹膜后多发淋巴结，腰骶部皮下脂肪内多发代谢增高灶。

【病理结果】 左肺上叶尖后段结节切除术后病理：淋巴瘤样肉芽肿，Ⅰ级。

【讨论】 淋巴瘤样肉芽肿（lymphomatoid granulomatosis, LYG）是一种发生在结外以血管为中心伴血管损伤的淋巴增生性疾病。本病罕见，可累及多个系统，肺部最常受累，其次是皮肤、肾、肝和神经系统。典型的 LYG 病理呈三联征：①显著的血管炎，可累及动脉和静脉，血管壁全层有较多淋巴细胞浸润，内膜显著增厚，管腔狭窄，乃至闭锁，但管壁无坏死。②背景中可见多种类型细胞浸润，以小淋巴细胞为主，少量浆细胞、组织细胞、多核巨细胞及体积较大的不典型淋巴细胞，但一般无中性粒细胞和嗜酸性粒细胞。③伴有片状缺血性坏死，可呈地图状。LYG 病因尚不十分清楚，但免疫缺陷患者出现 LYG 的风险更高。绝大多数 LYG 中肿瘤性 B 细胞与 EB 病毒相关，基于 EBV 感染性不典型大细胞的数量，LYG 可分为三级：Ⅰ级病变患者的预后较好，仅有 1/3 进展为淋巴瘤；Ⅱ级病变患者的预后次之，有 2/3 发展为淋巴瘤；而Ⅲ级病变患者的预后最差，全部发展为淋巴瘤，

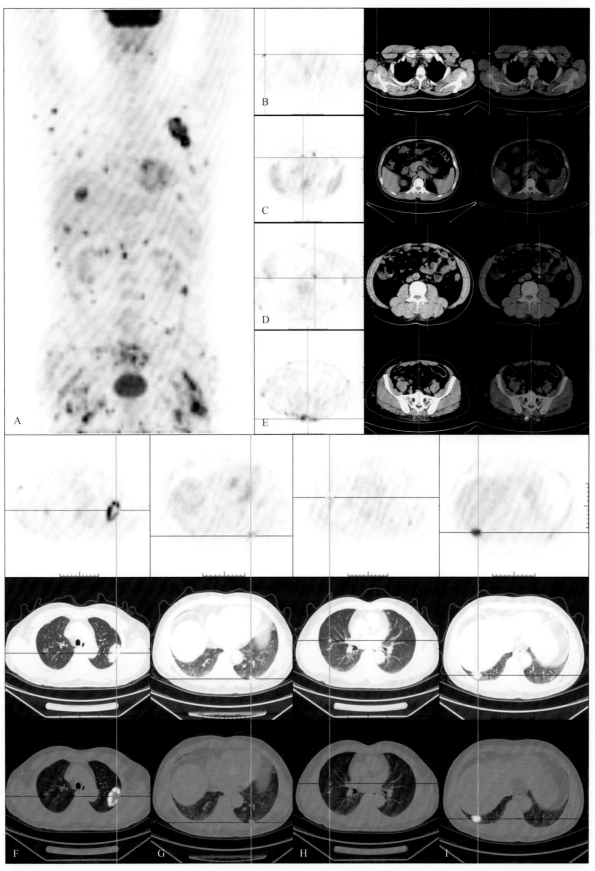

图 10-4-13 ¹⁸F-FDG PET/CT。MIP（**A**）示全身多发代谢增高灶；横断层图像（**B ~ I**）示右腋窝（**B**）、肠系膜（**C**）及腹膜后（**D**）多发代谢增高小淋巴结（十字交叉）；腰骶部皮下脂肪内多发软组织密度伴代谢增高灶（**D**、**E**）；左肺（**F**、**G**）及右肺（**H**、**I**）多发软组织密度结节伴代谢增高，左肺上叶尖后段病灶（**F**）可见环形代谢增高（十字交叉）

被认为是弥漫性大 B 细胞淋巴瘤的一个亚型。

肺 LYG 以中老年多见，男性多于女性；局部症状以咳嗽、咳痰、咯血、呼吸困难和胸痛等常见，部分患者可合并胸腔积液；全身症状常伴有发热、乏力和体重下降等，也可有关节痛、肌肉痛和胃肠道不适等；极少数患者无明显症状。

除中枢神经系统 LYG 外[1-2]，18F-FDG PET/CT 在不同分级、不同部位 LYG 中均可表现为受累部位的代谢增高（图 10-4-14）[3-8]。肺 LYG 在 CT 上可以表现为特征性的环形强化伴周围磨玻璃样晕征，18F-FDG PET 则相应表现为环形代谢增高，可能与病变部位肺小血管受累闭塞后形成的局部中央坏死有关[5]。18F-FDG PET/CT 可用于 LYG 病变代谢活性的观察与疗效判断[3, 7-8]。

（黄勇　田金玲　魏龙晓　袁梦晖　付占立）

参考文献

[1] Kawai N, Miyake K, Nishiyama Y, et al. FDG-PET findings of the brain in lymphomatoid granulomatosis. Ann Nucl Med, 2006, 20（10）: 683-687.

[2] Nishihara H, Nakasato M, Sawa H, et al. A case of central nervous system lymphomatoid granulomatosis: characteristics of PET imaging and pathological findings. J Neurooncol, 2009, 93（2）: 275-278.

[3] Roarke MC, Nguyen BD. PET/CT characterization and monitoring of disease activity in lymphomatoid granulomatosis. Clin Nucl Med, 2007, 32（3）: 258-259.

[4] Arai H, Oshiro H, Yamanaka S, et al. Grade I lymphomatoid granulomatosis with increased uptake of [18F] fluorodeoxyglucose in positron emission tomography: a case report. J Clin Exp Hematop, 2009, 49（1）: 39-44.

[5] Chung JH, Wu CC, Gilman MD, et al. Lymphomatoid granulomatosis: CT and FDG-PET findings. Korean J Radiol, 2011, 12（6）: 671-678.

[6] Alinari L, Pant S, McNamara K, et al. Lymphomatoid granulomatosis presenting with gingival involvement in an immune competent elderly male. Head Neck Pathol, 2012, 6（4）: 496-501.

[7] 牛建花，杨华，朱成英，等. 皮下软组织肌肉间隙淋巴瘤样肉芽肿病 1 例 PET-CT 特点及临床表现病例分析. 中国实验血液学杂志，2014，22（3）: 735-741.

[8] Martínez-Esteve A, álvarez-Pérez RM, García-Gómez FJ, et al. Paediatric grade-II lymphomatoid granulomatosis: 18F-FDG PET/CT monitoring of disease activity. Rev Esp Med Nucl Imagen Mol, 2016, 35（2）: 131-132.

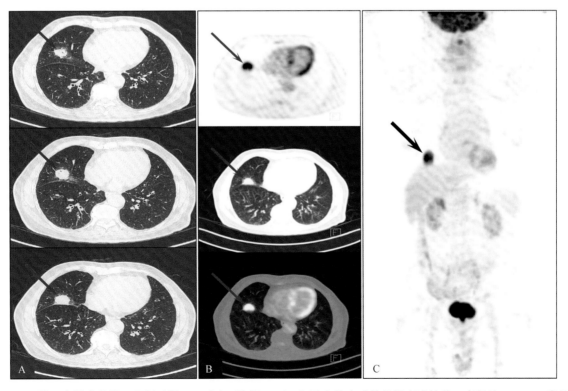

图 10-4-14　淋巴瘤样肉芽肿，Ⅲ 级（男，75 岁）。胸部 CT（**A**）示右肺中叶软组织密度结节，直径约 2.3 cm，病灶周围见少量磨玻璃密度影（箭头）。18F-FDG PET/CT（**B**，横断层；**C**，MIP）示右肺中叶结节（箭头），代谢明显增高（SUV$_{max}$ 13.0）

四、移植后淋巴组织增殖性疾病

病例1

【简要病史】 女，3岁，肝移植术后22个月，发现颈部淋巴结肿大3个月。2017-8-22因"先天性胆道闭锁"行活体原位肝移植术，术后给予他克莫司（FK506）及糖皮质激素免疫抑制治疗，复查血常规、生化及FK506血药浓度满意，肝功能逐渐恢复。2018-10诊断"巨细胞病毒血症、EB病毒血症"，给予更昔洛韦注射抗病毒治疗后好转。2019-7前发现双颈部多发肿大淋巴结。

【相关检查】 WBC 8.6×10^9/L，RBC 4.75×10^9/L，Hb 130 g/L，中性粒细胞22.9%，淋巴细胞49.2%，嗜酸性粒细胞20.5%，嗜碱性粒细胞0.5%，PLT 230×10^9/L。EB病毒DNA检测：外周血淋巴细胞内EBV 7791 copies/ml（参考值 < 500 copies/ml）；血浆EBV < 500 copies/ml（参考值 < 500 copies/ml）。T、B淋巴细胞亚群分析：总T淋巴细胞（CD3+）61.00%（参考值58.6% ~ 83.1%），辅助/诱导T淋巴细胞（CD4+）30.50%（参考值27.1% ~ 49.8%），细胞毒/杀伤T淋巴细胞（CD8+）28.50%（参考值19.4% ~ 41.1%），CD4+/CD8+比值1.07（参考值0.7% ~ 2%）；自然杀伤性淋巴细胞（CD16+/CD56+）0.00%（参考值6.9% ~ 37.9%）；B淋巴细胞（CD19+）0.00%（参考值3.5% ~ 15.4%）；CD4/CD8双阴性T淋巴细胞37%。颈部超声：双颈部多发肿大淋巴结，皮质明显增厚，皮髓质分界欠清，彩色多普勒示血流信号稍丰富。

【影像所见】（2019-10-29）18F-FDG PET/CT（图10-4-15）示鼻咽部软组织肿胀、肥厚，代谢增高；颈部多发肿大淋巴结，代谢增高。

【病理结果】（左颈部）淋巴结活检病理：符合移植后淋巴组织增殖性疾病早期病变（传染性单核细胞增多症样移植后淋巴组织增殖性疾病）；原位杂交：EBER（+）。

病例2

【简要病史】 男，48岁，第二次肝移植术后14个月，发现腹膜后淋巴结肿大2周。2003-8-8患者

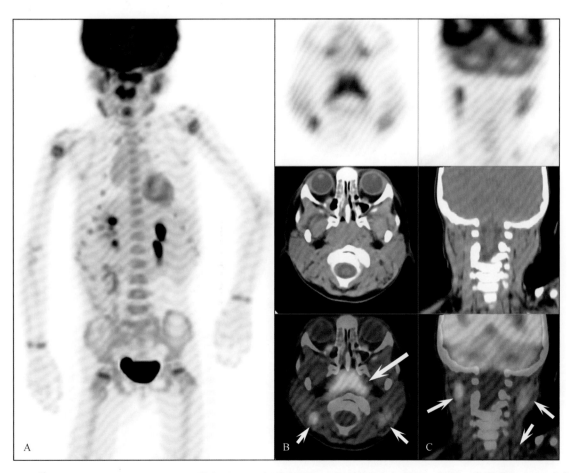

图 10-4-15 18F-FDG PET/CT（**A**, MIP；**B**, 横断层；**C**, 冠状断层）示鼻咽部软组织肿胀、肥厚，代谢增高（**B**, 大箭号）；颈部多发肿大淋巴结，代谢增高（**B、C**, 小箭号）

因乙型肝炎肝硬化行第一次肝移植，因慢性排斥反应，进展为移植物失功，于2017-10-30行第二次肝移植。2018-9-25腹盆腔增强CT发现"腹膜后多发肿大淋巴结"。

【相关检查】 EB病毒DNA检测：血浆及外周血淋巴细胞内EBV拷贝数均处于正常范围。T、B淋巴细胞亚群分析：总T淋巴细胞（CD3$^+$）90.55%（参考值58.6%～83.1%），辅助/诱导T淋巴细胞（CD4$^+$）48.17%（参考值27.1%～49.8%），细胞毒/杀伤T淋巴细胞（CD8$^+$）38.98%（参考值19.4%～41.1%），CD4$^+$/CD8$^+$比值1.24（参考值0.7%～2%）；自然杀伤性淋巴细胞（CD16$^+$/CD56$^+$）6.35%（参考值6.9%～37.9%）；B淋巴细胞（CD19$^+$）0.48%（参考值3.5%～15.4%）。

【影像所见】 （2018-10-09）^{18}F-FDG PET/CT（图10-4-16）示腹腔多发肿大淋巴结，代谢增高。

【病理结果】 （腹腔肿物）活检病理：淋巴组织增生，结合IHC，病变符合移植后淋巴组织增殖性疾病，单形性，呈非霍奇金弥漫大B细胞淋巴瘤改变，考虑为来源于生发中心外活化B细胞；原位杂交：EBER（－）。

【讨论】 移植后淋巴组织增殖性疾病（post-transplant lymphoproliferative disease，PTLD）是在实体器官移植（SOT）或造血干细胞移植（HSCT）术后由于外源性的免疫抑制导致淋巴细胞异常增生的一组疾病，是移植后最严重的并发症之一[1]。PTLD发生率的高低与移植器官的类型有关，从高到低分别为：肠道及多器官、肺、心、肝、肾移植，HSCT术后发生率最低。SOT及HSCT术后1年内PTLD的发生率最高，分别约为1%～20%[1]、1%[2]，病死率分别约为50%[3]、85%[4]。

约60%～80%的PTLD与EBV感染有关[1]。移植前没有感染过EBV的患者比感染过EBV者更易发生PTLD，前者的风险约为后者的12倍，尤其是EBV（－）受者移植EBV（＋）供者器官的情况[1]。另外约20%～40%的PTLD为EBV阴性，其发病机制至今仍未明确，多发生于中老年人，且多为晚发型PTLD（移植2年以后）[5]。EBV阳性或阴性的PTLD的预后是否存在差异现今仍有争议。

病理学检查是PTLD诊断的金标准。PTLD可分为以下四种病理类型[6]：①PTLD早期病变

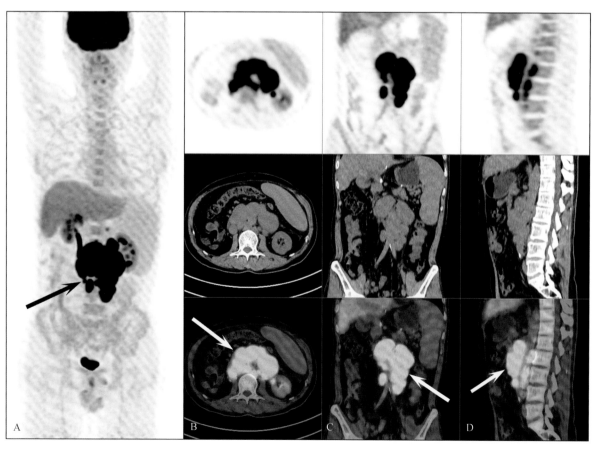

图10-4-16 ^{18}F-FDG PET/CT（**A**，MIP；**B**，横断层；**C**，冠状断层；**D**，矢状断层）示腹腔多发肿大淋巴结，部分融合，代谢增高（箭号）

（即非破坏性 PTLD），包括三种亚型（浆细胞增生性 PTLD、传染性单核细胞增多症样 PTLD、滤泡型 PTLD）；②多形性 PTLD；③单形性 PTLD（B 细胞型或 T/NK 细胞型）；④经典霍奇金淋巴瘤型 PTLD。成人最常见的病理类型为单形性 PTLD（特别是弥漫大 B 细胞淋巴瘤），儿童最常见的病理类型是非破坏性及多形性 PTLD[1]。PTLD 中 B 细胞起源者占大多数，在西方国家 T/NK 细胞型 PTLD 仅占约 7%～15%[7]，但是在亚洲国家，T/NK 细胞型 PTLD 的比例可达 42%。

PTLD 的临床表现主要包括[1, 8]：①非特异性症状：如发热、盗汗、体重减轻等；②淋巴结、肝、脾肿大；③与其他受累部位淋巴组织增生相关的症状：如扁桃体、消化道、脑、肺、肾、骨髓、皮肤等受累的症状；④移植器官功能障碍等。

PTLD 的诊断需要结合临床表现、实验室检查、影像学检查及组织病理学等，如血常规、乳酸脱氢酶、电解质、肝肾功能、血浆 EBV-DNA 载量、CMV 及 HBV 测定，超声、CT、MRI、18F-FDG PET/CT 以及组织活检等[6]。PTLD 目前主要使用与淋巴瘤相同的分期方法，18F-FDG PET/CT 已被纳入 Lugano 标准分期系统[6]。

PTLD 的一线治疗方案是减少免疫抑制剂的使用[8]。对于 B 细胞起源的 PTLD，可使用利妥昔单抗。必要时可进行化疗、局部放疗、手术治疗等。中枢神经受累时可鞘内注射甲氨蝶呤。治疗后应及时评估疗效并调整治疗方案。

超声主要用于移植后患者实质脏器及浅表淋巴结的监测，以及进行超声引导下穿刺活检[9]。CT 是 PTLD 最常用的检查方法，但有时不能检出较小的受累病灶，也不能判断骨髓受累情况[9]。MRI 在中枢神经系统受累及骨髓受累方面具有优势，但其检查范围局限[9]。

18F-FDG PET/CT 在 PTLD 早期病变的发现、分期、指导活检、疗效评估及预后预测方面起着重要作用，主要阳性表现为淋巴结或其他结外受累器官的代谢增高。

在诊断方面，18F-FDG PET/CT 能检测到其他检查不能发现的隐匿病变，可能提高患者的分期，并可根据代谢选择最佳的活检部位[10-11]。多项 meta 分析显示，18F-FDG PET/CT 对 PTLD 的诊断具有较高的敏感性及特异性，分别为 85%～93%，86%～94%[6]。假阳性主要见于感染、炎症及其他恶性肿瘤。假阴性主要见于：①病变发生于背景代谢较高的部位，如咽淋巴环（韦氏环）、颈部淋巴结、小肠等；②低级别 PTLD，如早期病变及多形性的 PTLD；③某些低级别 B 细胞淋巴瘤、皮肤 T 细胞淋巴瘤或中枢神经系统受累等[6, 12]。有研究表明，18F-FDG PET/CT 可预测 PTLD 病理类型，通常级别越高的 PTLD 其代谢越高[10]。但也有研究发现，儿童中非破坏性及多形性 PTLD 与单形性及肿瘤型 PTLD 的 SUV_{max} 不具有统计学差异[13]。PTLD 的 SUV 值与病理类型的相关性，仍需要大样本的研究。

在疗效评估及预后预测方面，18F-FDG PET/CT 也有着重要的作用[11]。在疗效评估方面，18F-FDG PET/CT 可比常规 CT 多发现约 15% 的病灶，而约 32% 在常规 CT 上显示的病灶，在 18F-FDG PET/CT 上不具有高代谢，因此 PET/CT 能够减少延误治疗及避免过度治疗。在预后预测方面，一项中位随访时间为 5 年的研究显示，18F-FDG PET/CT 阴性者总生存期及无进展生存期更长，且对于 PTLD 复发的阴性预测值可达 92%；即使 CT 上分期为部分缓解的患者，若 PET 阴性，仍具有较好的预后[14]。

（鲁霞　王巍　杨吉刚　欧晋平　付占立）

参考文献

［1］Dharnidharka VR，Webster AC，Martinez OM，et al. Post-transplant lymphoproliferative disorders. Nat Rev Dis Primers，2016，2：15088.

［2］Curtis RE，Travis LB，Rowlings PA，et al. Risk of lymphoproliferative disorders after bone marrow transplantation：a multi-institutional study. Blood，1999，94（7）：2208-2216.

［3］中华医学会器官移植学分会. 器官移植受者 EB 病毒感染和移植后淋巴组织增生性疾病临床诊疗规范（2019 版）. 器官移植，2019，10（2）：149-157.

［4］Ru Y，Chen J，Wu D. Epstein-Barr virus post-transplant lymphoproliferative disease（PTLD）after hematopoietic stem cell transplantation. Eur J Haematol，2018，101（3）：283-290.

［5］Ferla V，Rossi FG，Goldaniga MC，et al. Biological Difference Between Epstein-Barr Virus Positive and Negative Post-transplant Lymphoproliferative Disorders and Their Clinical Impact. Front Oncol，2020，10：506.

［6］Song H，Guja KE，Iagaru A. 18F-FDG PET/CT for Evaluation of Post-Transplant Lymphoproliferative Disorder（PTLD）. Semin Nucl Med，2021，51（4）：392-403.

［7］Swerdlow SH. T-cell and NK-cell posttransplantation

lymphoproliferative disorders. Am J Clin Pathol, 2007, 127 (6): 887-895.

[8] DeStefano CB, Desai SH, Shenoy AG, et al. Management of post-transplant lymphoproliferative disorders. Br J Haematol, 2018, 182 (3): 330-343.

[9] Parker A, Bowles K, Bradley JA, et al. Diagnosis of post-transplant lymphoproliferative disorder in solid organ transplant recipients-BCSH and BTS Guidelines. Br J Haematol, 2010, 149 (5): 675-692.

[10] Takehana CS, Twist CJ, Mosci C, et al. ^{18}F-FDG PET/CT in the management of patients with post-transplant lymphoproliferative disorder. Nucl Med Commun, 2014, 35 (3): 276-281.

[11] Montes de Jesus FM, Kwee TC, Nijland M, et al. Performance of advanced imaging modalities at diagnosis and treatment response evaluation of patients with post-transplant lymphoproliferative disorder: A systematic review and meta-analysis. Crit Rev Oncol Hematol, 2018, 132: 27-38.

[12] Montes de Jesus FM, Glaudemans AWJM, Tissing WJ, et al. ^{18}F-FDG PET/CT in the Diagnostic and Treatment Evaluation of Pediatric Posttransplant Lymphoproliferative Disorders. J Nucl Med, 2020, 61 (9): 1307-1313.

[13] Xu YF, Yang JG. Roles of F-18-Fluoro-2-Deoxy-Glucose PET/Computed Tomography Scans in the Management of Post-Transplant Lymphoproliferative Disease in Pediatric Patient. PET clinics, 2020, 15 (3): 309-319.

[14] Zimmermann H, Denecke T, Dreyling MH et al. End-of-Treatment Positron Emission Tomography After Uniform First-Line Therapy of B-Cell Posttransplant Lymphoproliferative Disorder Identifies Patients at Low Risk of Relapse in the Prospective German PTLD Registry. Transplantation, 2018, 102 (5): 868-875.

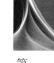

第十章 淋巴造血系统增生与肿瘤性疾病

第十一章 副肿瘤综合征

第一节 概　论

副肿瘤综合征（paraneoplastic syndromes，PNS）的概念由 Guichard 和 Vignon 于 1949 年首次提出[1]，是指由于肿瘤产物（异位激素或细胞因子）、异常免疫反应（自身免疫/交叉免疫）或其他不明原因，引起内分泌、神经、消化、造血、骨关节、肾脏及皮肤等系统发生病变，并出现相应的临床表现[2]。由于这些表现并非由原发肿瘤及其转移灶直接引起，而是通过上述途径间接造成，故称为 PNS。

约 8% ～ 15% 的肿瘤患者会出现 PNS[2]。PNS 相关肿瘤可以为良性或恶性，主要有肺癌、乳腺癌、肾癌、肝细胞癌、血液系统肿瘤、神经母细胞瘤、妇科肿瘤、胃肠道神经内分泌肿瘤、皮肤癌、胃癌、胰腺肿瘤、胸腺肿瘤等[2]，其中以肺癌[3]和胸腺瘤[4-5]最为多见。

根据累及的系统或器官，PNS 可分为以下五类[2]：内分泌[6-8]、神经、血液[7]、皮肤[7, 9]和其他[10]（表 11-1-1），其中以内分泌和神经系统 PNS 最为常见。

表 11-1-1　系统 / 器官 PNS 与相关肿瘤

系统	综合征	相关肿瘤
内分泌	**常见综合征**	
	恶性肿瘤高钙血症	鳞状细胞癌（头颈部、肺、皮肤）、乳腺癌、生殖系统肿瘤（卵巢、睾丸）、淋巴瘤、肾癌、多发性骨髓瘤、小细胞肺癌、结直肠癌、胃肠道神经内分泌瘤
	抗利尿激素分泌失调综合征	肺癌（鳞状细胞癌、小细胞肺癌、支气管类癌）、前列腺癌、乳腺癌、肾上腺癌、胃肠道肿瘤
	库欣综合征	肺神经内分泌肿瘤、胸腺瘤、甲状腺髓样癌、胰腺神经内分泌肿瘤、嗜铬细胞瘤/副神经节瘤、神经母细胞瘤

续表

系统	综合征	相关肿瘤
	少见综合征	
	非胰岛细胞肿瘤性低血糖	间叶性肿瘤（肉瘤、胃肠间质瘤）、肾癌、卵巢肿瘤、神经内分泌肿瘤
	男性乳房发育症/性早熟/女性男性化（异位 β- 人绒毛膜促性腺激素分泌）	鳞状细胞癌（头颈部、食管、宫颈、阴道）、肺癌、胰腺癌、肾透明细胞癌、肝癌、肝母细胞癌、肾上腺癌、乳腺癌、胃癌、结直肠癌、前列腺癌、卵巢腺癌、子宫内膜癌、膀胱癌、成骨肉瘤、淋巴瘤、黑色素瘤、多发性骨髓瘤
	罕见综合征	
	肢端肥大症	胰腺及肺神经内分泌肿瘤、淋巴瘤
	肿瘤源性骨软化症	间叶性肿瘤、前列腺癌、结肠癌
	卵巢过度刺激综合征/类多囊卵巢综合征	胰腺及肺神经内分泌肿瘤
	分泌性腹泻	小细胞肺癌、甲状腺髓样癌、嗜铬细胞瘤、肾脏神经内分泌肿瘤
	副肿瘤性高血压	肺神经内分泌肿瘤、嗜铬细胞瘤/副神经节瘤、肾癌、促结缔组织增生性小圆形细胞肿瘤
	高泌乳素血症	小细胞肺癌、间叶性肿瘤、嗜铬细胞瘤、睾丸恶性肿瘤
血液	嗜酸性粒细胞增多症	淋巴瘤、慢性髓系白血病、肺癌、甲状腺癌、消化系统肿瘤、肾癌、乳腺癌、妇科肿瘤

系统	综合征	相关肿瘤
	粒细胞增多症	胃肠道肿瘤、肺癌、乳腺癌、妇科肿瘤、肾癌、霍奇金淋巴瘤、肉瘤、多发性骨髓瘤
	纯红细胞再生障碍性贫血	胸腺瘤
	血小板增多症	胃肠道肿瘤、肺癌、乳腺癌、妇科肿瘤、淋巴瘤、肾癌、前列腺癌、间皮瘤、胶质母细胞瘤、头颈部肿瘤
	获得性低丙种球蛋白血症（Good 综合征）	胸腺瘤
皮肤	黑棘皮病	胃癌、妇科肿瘤
	皮肌炎	卵巢癌、乳腺癌、前列腺癌、肺癌、结直肠癌、非霍奇金淋巴瘤、鼻咽癌
	红皮病	慢性淋巴细胞白血病、皮肤 T 细胞淋巴瘤、胃肠道肿瘤、成人 T 细胞白血病 / 淋巴瘤、骨髓增生性疾病
	白细胞破碎性血管炎	淋巴瘤、骨髓增生异常综合征、肺癌、结肠癌、多发性骨髓瘤、横纹肌肉瘤
	副肿瘤性天疱疮	卡斯特曼病、滤泡树突细胞肉瘤、非霍奇金淋巴瘤、胸腺瘤
	斯威特（Sweet）综合征	急性髓系白血病、非霍奇金淋巴瘤、骨髓增生异常综合征、泌尿生殖系统肿瘤、乳腺癌、胃肠道肿瘤、多发性骨髓瘤、妇科肿瘤、恶性黑色素瘤、胸腺瘤
神经系统（见第本章第二节）		

系统	综合征	相关肿瘤
其他	肥大性骨关节病	肺癌、肺转移瘤、胸膜间皮瘤、胸膜孤立性纤维性肿瘤、食管癌、鼻咽癌、横纹肌肉瘤、淋巴瘤、恶性黑色素瘤、平滑肌肉瘤、乳腺癌、肾癌、胃肠间质瘤、胸腺癌、甲状腺癌、血管肉瘤
	肾病综合征	肺癌、结肠癌
	恶病质	各种恶性肿瘤

（赵靖　付占立）

参考文献

［1］ Guichard A，Vignon G. La Polyradiculonéurite cancéreuse métastatique. J Med Lyon，1949，30：197-207.

［2］ Henry K. Paraneoplastic syndromes：Definitions，classification，pathophysiology and principles of treatment. Semin Diagn Pathol，2019，36（4）：204-210.

［3］ Fisseler-Eckhoff A，Demes M. Neuroendocrine tumors of the lung. Cancers（Basel），2012，4（3）：777-798.

［4］ Nelson RP Jr，Pascuzzi RM. Paraneoplastic syndromes in thymoma：an immunological perspective. Curr Treat Options Oncol，2008，9（4-6）：269-276.

［5］ Evoli A，Lancaster E. Paraneoplastic disorders in thymoma patients. J Thorac Oncol，2014，9（9 Suppl 2）：S143-147.

［6］ Dimitriadis GK，Angelousi A，Weickert MO，et al. Paraneoplastic endocrine syndromes. Endocr Relat Cancer，2017，24（6）：R173-R190.

［7］ Pelosof LC，Gerber DE. Paraneoplastic syndromes：an approach to diagnosis and treatment. Mayo Clin Proc，2010，85（9）：838-854.

［8］ DeLellis RA，Xia L. Paraneoplastic endocrine syndromes：a review. Endocr Pathol，2003，14（4）：303-317.

［9］ Meyer HJ，Leifels L，Bach AG，et al. Secondary hypertrophic osteoarthropathy caused by non-pleural or pulmonary tumors. Medicine（Baltimore），2017，96（36）：e7985.

［10］ Tarin D. Update on clinical and mechanistic aspects of paraneoplastic syndromes. Cancer Metastasis Rev，2013，32（3-4）：707-721.

第二节　副肿瘤神经综合征

一、概述

神经系统 PNS 是由多种肿瘤引发的远隔神经系统损害的一组异质性疾病，发病率约 4.37/100 000[1]；80% 的患者在肿瘤发现前出现神经系统受累症状，常见于小细胞肺癌、生殖系统以及血液系统肿瘤等。

神经系统 PNS 可以累及从大脑皮质到神经肌

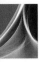

肉接头及肌肉的任何部位，可损害单一区域（如浦肯野细胞、胆碱能神经突触前膜）或多个区域（如神经系统多个功能区细胞）。根据受累部位，PNS可分为中枢神经系统、周围神经系统、神经肌肉接头和肌肉疾病[2]。根据国际神经科专家组建议，PNS可分为经典神经系统PNS（经典综合征）和非经典神经系统PNS（非经典综合征）（表11-2-1）。经典综合征有典型的临床表现，而且与特定的某些肿瘤相关；非经典综合征部分患者可合并恶性肿瘤，但与经典综合征患者相比，其发生肿瘤的风险较低，常由其他原因而致病。

表 11-2-1　神经系统副肿瘤综合征分类

累及部位	经典综合征	非经典综合征
中枢神经系统	脑脊髓炎 边缘叶脑炎 亚急性小脑变性 眼阵挛-肌阵挛-共济失调综合征	脑干脑炎 视神经炎 僵人综合征 坏死性脊髓病 癌性视网膜病 黑色素瘤相关性视网膜病 运动神经元病
周围神经系统	亚急性感觉性神经元病 自主神经病（慢性胃肠道假性梗阻）	急性感觉运动神经元病（吉兰-巴雷综合征、臂神经炎）、亚急性/慢性感觉运动神经病、单克隆蛋白血症相关神经病、血管炎性神经病、自主神经病（急性全自主神经病）
神经肌肉接头和肌肉	兰伯特-伊顿（Lambert-Eaton）肌无力综合征 皮肌炎	重症肌无力 获得性神经性肌强直 急性坏死性肌病

一般认为，神经系统副肿瘤综合征是由免疫介导的神经损伤所致。肿瘤异位表达抗原（正常情况下仅由神经系统表达[2-3]或极少数情况下由神经系统和睾丸共同表达的抗原[4]）作为始动抗原，诱发机体免疫系统对这些抗原发起免疫攻击，在杀伤肿瘤细胞的同时也损害了神经系统。

根据抗原的位置，神经系统副肿瘤综合征相关抗体可分为两类。一类是针对神经元胞内蛋白的抗体，即特征性副肿瘤抗体或肿瘤神经元抗体

（表11-2-2）；此类抗体与神经系统症状及肿瘤类型有明显相关性[5-6]，例如，多种肿瘤都可导致副肿瘤性边缘叶脑炎（PLE），其中抗Hu或CV2抗体阳性的PLE多合并小细胞肺癌，而抗Ta抗体阳性的PLE则主要见于睾丸生殖细胞肿瘤[7]，故这些抗体可作为识别PNS原发肿瘤的生物标志物，有助于诊断特定类型的肿瘤；此类抗体大多无直接致病作用，其相关神经损害一般认为是由细胞毒性T细胞介导所致[8]，对此类抗体阳性的患者进行神经病理检查，在受累神经元周围往往可以发现大量细胞毒性T淋巴细胞浸润[9-10]。另一类是针对神经元细胞表面抗原或突触蛋白的抗体（表11-2-3）；此类抗体通常有直接致病作用，可与肿瘤有关或无关，与肿瘤的关联度因抗体不同而异[10-11]。

表 11-2-2　肿瘤神经元抗体、神经系统疾病及相关肿瘤

抗体	神经系统疾病	相关肿瘤
抗 Hu/ANNA-1	脑脊髓炎、边缘叶脑炎、脑干脑炎、亚急性小脑变性、感觉神经病和（或）自主神经功能障碍	小细胞肺癌
抗 Yo/PCA-1	亚急性小脑变性	妇科肿瘤、乳腺癌
抗 Ri/ANNA-2	亚急性小脑变性、脑干脑炎、眼阵挛-肌阵挛综合征	乳腺癌、妇科肿瘤、小细胞肺癌
抗 CV2/CRMP5	脑脊髓炎、边缘叶脑炎、脑干脑炎、亚急性小脑变性、舞蹈病、周围神经病	小细胞肺癌、胸腺瘤等
抗 Ta/Ma2	边缘叶脑炎、下丘脑脑炎、脑干脑炎、亚急性小脑变性（罕见）	睾丸生殖细胞肿瘤、肺癌、其他实体肿瘤
抗 PCA-2/MAP1B	多种神经综合征	小细胞肺癌

抗 Hu/ANNA-1：抗神经元核抗体1型；抗 Yo/PCA-1：抗浦肯野细胞胞质抗体1型；抗 Ri/ANNA-2：抗神经元核抗体2型；抗 CV2/CRMP5：抗脑衰蛋白反应调节蛋白5；抗 Ta/Ma2：抗 Ma2蛋白；抗 PCA-2/MAP1B：抗浦肯野细胞胞质抗体2型

神经系统副肿瘤综合征的治疗一般包括肿瘤治疗和免疫治疗（免疫调节、免疫抑制），治疗有效性在不同神经综合征中有差异，疗效预测因素尚不明确。

表 11-2-3 神经元细胞表面抗原或突触蛋白抗体、神经系统疾病、肿瘤发生率及相关肿瘤

靶抗原	神经系统疾病	肿瘤发生率	相关肿瘤
NMDAR	抗 NMDAR 脑炎	40%	畸胎瘤
AMPAR	边缘叶脑炎	65%	胸腺瘤、小细胞肺癌
LGI 1	边缘叶脑炎	5%～10%	胸腺瘤
mGluR1	亚急性小脑变性	个案报道	霍奇金淋巴瘤
Amphiphysin	僵人综合征、脑脊髓炎	＞90%	乳腺癌、小细胞肺癌
P/Q-type VGCC	亚急性小脑变性、兰伯特-伊顿（Lambert-Eaton）肌无力综合征	＞90%（亚急性小脑变性）、50%～60%（Lambert-Eaton 肌无力综合征）	小细胞肺癌
Tr/DNER	亚急性小脑变性	＞90%	霍奇金淋巴瘤
CASPR2	边缘叶脑炎、自身免疫性帕金森综合征、Isaacs 综合征、Morvan 综合征	20%	胸腺瘤
GABA$_A$R	脑炎伴难治性癫痫、癫痫持续状态	25%	胸腺瘤
GABA$_B$R	边缘叶脑炎	50%	小细胞肺癌
mGluR5	脑炎	个案报道	霍奇金淋巴瘤

　　NMDAR：N- 甲基 -D- 天冬氨酸受体；AMPAR：α- 氨基 -3-羟基 -5- 甲基 -4- 异噁唑丙酸受体；LGI 1：富亮氨酸胶质瘤失活蛋白 1；mGluR1：代谢型谷氨酸受体 1；Amphiphysin：双载蛋白；P/Q-type VGCC：P/Q 型电压门控钙通道；Tr/DNER：Delta/Notch 样表皮生长因子相关受体；CASPR2：接触蛋白相关蛋白 2；GABA$_A$R：γ- 氨基丁酸 A 受体；GABA$_B$R：γ- 氨基丁酸 B 受体；mGluR5：代谢型谷氨酸受体 5

（赵靖　付占立）

参考文献

［1］ Vogrig A，Gigli GL，Segatti S，et al. Epidemiology of paraneoplastic neurological syndromes：a population-based study. J Neurol，2020，267（1）：26-35.

［2］ Dalmau J，Furneaux HM，Cordon-Cardo C，et al. The expression of the Hu（paraneoplastic encephalomyelitis/sensory neuronopathy）antigen in human normal and tumor tissues. Am J Pathol，1992，141（4）：881-886.

［3］ Dalmau J，Gultekin HS，Posner JB. Paraneoplastic neurologic syndromes：pathogenesis and physiopathology. Brain Pathol，1999，9（2）：275-284.

［4］ Rosenfeld MR，Eichen JG，Wade DF，et al. Molecular and clinical diversity in paraneoplastic immunity to Ma proteins. Ann Neurol，2001，50（3）：339-348.

［5］ Graus F，Delattre JY，Antoine JC，et al. Recommended diagnostic criteria for paraneoplastic neurological syndromes. J Neurol Neurosurg Psychiatry，2004，75（8）：1135-1140.

［6］ Lancaster E. Paraneoplastic disorders. Continuum（Minneap Minn），2015，21（2 Neuro-oncology）：452-475.

［7］ Gultekin SH，Rosenfeld MR，Voltz R，et al. Paraneoplastic limbic encephalitis：neurological symptoms，immunological findings and tumour association in 50 patients. Brain，2000，123（Pt 7）：1481-1494.

［8］ Tanaka M，Tanaka K，Idezuka J，et al. Failure to detect cytotoxic T cell activity against recombinant Yo protein using autologous dendritic cells as the target in a patient with paraneoplastic cerebellar degeneration and anti-Yo antibody. Exp Neurol，1998，150（2）：337-338.

［9］ Bien CG，Vincent A，Barnett MH，et al. Immunopathology of autoantibody-associated encephalitides：clues for pathogenesis. Brain，2012，135（Pt 5）：1622-1638.

［10］ Dalmau J，Geis C，Graus F. Autoantibodies to Synaptic Receptors and Neuronal Cell Surface Proteins in Autoimmune Diseases of the Central Nervous System. Physiol Rev，2017，97（2）：839-887.

［11］ Mueller SH，Färber A，Prüss H，et al. German Network for Research on Autoimmune Encephalitis（GENERATE）. Genetic predisposition in anti-LGI1 and anti-NMDA receptor encephalitis. Ann Neurol，2018，83（4）：863-869.

二、副肿瘤性边缘叶脑炎

病例1

【简要病史】　男，54 岁，发作性意识丧失伴四肢抽搐 2 周；上述症状反复发作，并出现记忆力减退、语言混乱及幻觉。

【相关检查】　脑脊液抗 Hu 抗体（＋＋＋）。视频脑电图示右颞棘慢波，发作期右颞叶起源可能性大。头颅 MRI 及 MRA 未见明显异常。

【影像所见】　^{18}F-FDG PET/CT（图 11-2-1）示右肺下叶近肺门处代谢增高灶，左颞叶内侧皮质局

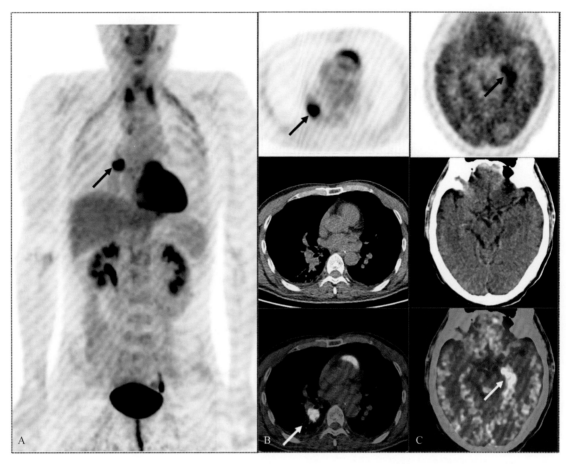

图 11-2-1 ^{18}F-FDG PET/CT。躯干 MIP（**A**）及胸部横断层（**B**）图像示右肺下叶近肺门处代谢增高灶（箭号）；头颅横断层图像（**C**）示左颞叶内侧皮质局灶性代谢增高

灶性代谢增高。

【病理结果及临床诊断】 支气管镜活检病理：（右肺）小细胞肺癌。临床诊断：小细胞肺癌，副肿瘤性边缘叶脑炎。

病例2

【简要病史】 男，82岁，发作性四肢抽搐、意识丧失10天，伴困倦、头晕，走路不稳，言语不利；近日间断出现精神症状，表现为不认识家人，和去世的朋友对话，视幻觉等。

【相关检查】 血清 CEA 16.09 ng/ml（参考值＜5.0 ng/ml），ProGRP 910.20 pg/ml（参考值＜50.0 pg/ml），CA24-2 23.03 U/ml（参考值＜10.0 U/ml），AFP、CA19-9、CA72-4、PSA、SCC、CYFRA21-1 及 NSE 均正常。脑脊液常规及生化：无色透明，细胞总数 38/mm³（参考值＜5/mm³），有核细胞 8/mm³（参考值＜5/mm³），单个核细胞 7/mm³，多个核细胞 1/mm³；蛋白 0.46 g/L（参考值 0.15～0.45 g/L），氯 129.50 mmol/L（参考值 111～128 mmol/L）。血及脑脊液抗 CV2 抗体

（+++）。

【影像所见】 头颅 MRI（图 11-2-2）示双侧颞叶内侧皮质肿胀（右侧为著），增强扫描未见强化。^{18}F-FDG PET/CT（图 11-2-3）示右肺上叶尖段软组织密度结节，代谢增高；右锁骨上及纵隔多发淋巴结肿大，代谢增高；双侧颞叶内侧皮质代谢增高（右侧为著），相应右侧部位脑实质密度略减低。

【病理结果及临床诊断】 （右锁骨上）淋巴结活检病理：小细胞癌。临床诊断：（右肺）小细胞肺癌，伴右锁骨上及纵隔淋巴结转移；副肿瘤性边缘叶脑炎。

【讨论】 副肿瘤性边缘叶脑炎（paraneoplastic limbic encephalopathy，PLE）是一种罕见的神经系统副肿瘤综合征，由 Corsellis 及其同事在 1968 年首次提出[1]。PLE 通常累及颞叶内侧和边缘区内侧皮质结构（扣带回、眶额皮质和乳头体等）[2]，组织病理学表现为边缘系统（特别是海马区、杏仁核以及颞叶内侧）神经元严重缺失伴反应性神经胶质增生，血管周围单核细胞浸润，并有小胶质细胞结节形成[3-4]。

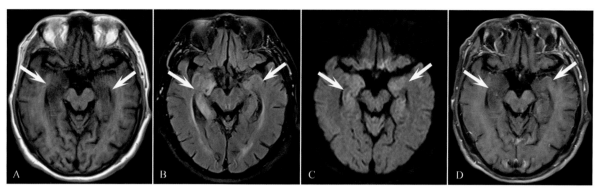

图 11-2-2 头颅 MRI（**A**，T1WI；**B**，FS T2WI FLAIR；**C**，DWI；**D**，增强）示双侧颞叶内侧皮质肿胀（右侧为著），呈 T1WI 低信号，FS T2WI FLAIR 及 DWI 稍高信号，增强扫描未见强化（箭号）

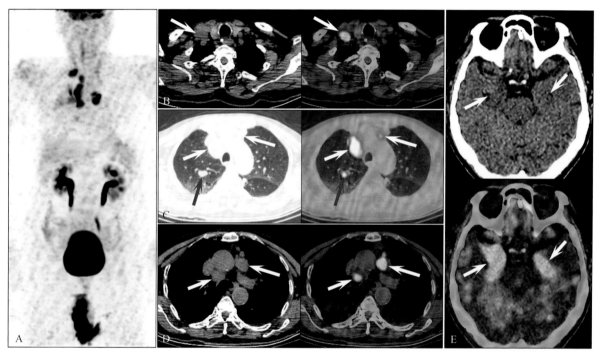

图 11-2-3 ^{18}F-FDG PET/CT。体部 MIP（**A**）及横断层（**B～D**）图像示右锁骨上（**B**）及纵隔（**C、D**）多发淋巴结肿大，代谢增高（白箭号）；右肺上叶尖段软组织密度结节（**C**），代谢增高（红箭号）；头部横断层图像（**E**）示双侧颞叶内侧皮质代谢增高（右侧为著），相应右侧部位脑实质密度略减低（箭号）

约半数 PLE 与肺癌有关，其中 80% 以上是小细胞肺癌[3, 5]，肺腺癌、鳞癌、类癌较少见[2]。其他相关肿瘤还有睾丸生殖细胞肿瘤、乳腺癌、胸腺瘤、卵巢畸胎瘤和霍奇金淋巴瘤、肾癌、结肠癌等[3]。

PLE 多见于中老年人，男性多见[3-4]，神经系统症状多在发现肿瘤之前数周或数月出现[2-3]。PLE 可单独发病，也可作为副肿瘤性脑脊髓炎的部分症状出现[4]，多呈急性或亚急性病程，通常在数日到数周内进展到高峰，少数可在数月内缓慢进展[3]。

PLE 神经系统表现为典型的边缘叶脑炎症状，包括认知功能障碍（如失用、失语、计算力及抽象思维障碍、视觉空间缺陷与混乱、视觉识别障碍、意志缺失等）、不同程度的短期记忆力减退或丧失、癫痫（源于颞叶的复杂部分性癫痫）和不同程度的精神异常（如烦躁、易激惹、定向力丧失、抑郁、焦虑、幻觉、人格改变等）[2-3]。部分患者伴有下丘脑功能障碍，表现为高热、嗜睡和内分泌异常（如尿崩症、性欲减退、甲状腺功能减退等）[3]。部分患者还可出现其他神经系统部位受累症状，如弥漫性大脑和脑干受累症状，小脑性共济失调，周围神经病变，或自主神经功能障碍[2-3]。

PLE 相关自身抗体因肿瘤病理类型而异。大

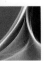

多数小细胞肺癌患者的血清和脑脊液中有抗 Hu/ANNA-1（抗神经元核抗体 1 型）或抗 CV2/CRMP5（抗脑衰蛋白反应调节蛋白 5）抗体，此类抗体相关 PLE 更易合并其他神经系统区域功能障碍（如副肿瘤性脑脊髓炎）[2-4]。抗 Ta/Ma2（抗 Ma2 蛋白）抗体主要见于睾丸生殖细胞肿瘤患者，发病年龄相对较轻，病变多局限于边缘系统和脑干，且多伴有严重的下丘脑功能障碍[3]。其他较少见的自身抗体还包括抗 PCA-2（抗浦肯野细胞胞质抗体 2 型）、抗 ANNA-3、P/Q 型钙通道抗体、N 型钙通道抗体等[2]。

脑脊液检查多呈炎性改变，可表现为淋巴细胞稍增多、蛋白轻度增高，鞘内 IgG 合成指数增高或出现寡克隆区带；部分患者脑脊液检查可正常[2-3]。脑电图可表现为局灶性或广泛性慢波或癫痫样活动，以颞区最为明显[2]。

头颅 CT 多无异常[4]，偶可见轻度脑室扩大[6]。MRI 典型表现为单侧或双侧颞叶内侧及前部（包括海马区及杏仁核）T2WI 高信号，并可累及周边结构（如岛叶、扣带回、钩回、额叶眶回及下丘脑等）；T1WI 颞叶-边缘区呈低信号或萎缩；增强扫描病灶多无强化，少数病灶可见轻度部分强化[2-3]。当发展为副肿瘤性脑脊髓炎时，还可见大脑半球多灶性或弥漫性皮质和皮质下异常信号[2, 7]。

^{18}F-FDG PET/CT 多表现为一侧或双侧颞叶内侧代谢增高，可能与癫痫发作或者炎症活动有关[8]；此外 ^{18}F-FDG PET/CT 还能显示脑干、大脑皮质或小脑的异常，并能预示严重并发症的发生：如，脑干 ^{18}F-FDG 摄取增高提示可能会因脑干功能障碍而出现中枢通气不足；小脑 ^{18}F-FDG 摄取增高预示可能会出现共济失调[7]。在病程后期，随着临床症状的好转及脑脊液炎性改变的控制，病灶可显示为低代谢[7]。

早期免疫抑制治疗和积极的抗肿瘤治疗可改善神经系统症状，但多数 PLE 患者治疗效果及预后不佳，抗 Hu 抗体阳性患者的预后更差[3-4, 9-10]。

（赵靖　崔瑞雪　陈国钱　付占立）

参考文献

［1］Corsellis JA, Goldberg GJ, Norton AR. "Limbic encephalitis" and its association with carcinoma. Brain, 1968, 91（3）: 481-496.

［2］Lawn ND, Westmoreland BF, Kiely MJ, et al. Clinical, magnetic resonance imaging, and electroencephalographic findings in paraneoplastic limbic encephalitis. Mayo Clin Proc, 2003, 78（11）: 1363-1368.

［3］Gultekin SH, Rosenfeld MR, Voltz R, et al. Paraneoplastic limbic encephalitis: neurological symptoms, immunological findings and tumour association in 50 patients. Brain, 2000, 123（Pt 7）: 1481-1494.

［4］Alamowitch S, Graus F, Uchuya M, et al. Limbic encephalitis and small cell lung cancer. Clinical and immunological features. Brain, 1997, 120（Pt 6）: 923-928.

［5］Gozzard P, Woodhall M, Chapman C, et al. Paraneoplastic neurologic disorders in small cell lung carcinoma: A prospective study. Neurology, 2015, 85（3）: 235-239.

［6］Lacomis D, Khoshbin S, Schick RM. MR imaging of paraneoplastic limbic encephalitis. J Comput Assist Tomogr, 1990, 14（1）: 115-117.

［7］Ances BM, Vitaliani R, Taylor RA, et al. Treatment-responsive limbic encephalitis identified by neuropil antibodies: MRI and PET correlates. Brain, 2005, 128（Pt 8）: 1764-1777.

［8］Basu S, Alavi A. Role of FDG-PET in the clinical management of paraneoplastic neurological syndrome: detection of the underlying malignancy and the brain PET-MRI correlates. Mol Imaging Biol, 2008, 10（3）: 131-137.

［9］李波, 闫佳兰, 朱艳霞, 等. 副肿瘤性边缘叶脑炎临床特征分析. 临床误诊误治, 2016, 29（9）: 55-57.

［10］秦应之, 陈野野, 邰钟兴, 等. 肺癌相关副肿瘤性边缘叶脑炎临床分析. 中华外科杂志, 2013, 51（10）: 900-903.

三、副肿瘤性小脑变性

【简要病史】　女，51 岁，进行性走路不稳伴言语不利 1 月余。1 月余前无明显诱因出现走路不稳、摇摆、步态宽，伴言语不利（语速慢、音调高低不定），饮水偶有呛咳。

【相关检查】　查体：左乳外下象限触及直径约 3 cm 肿物，左腋窝多发淋巴结肿大。神清，爆发性语言，情绪略欣快，计算力、理解力稍差；双眼向右或左侧侧视时均可见旋转性眼震（右视时明显），下颌反射活跃，噘嘴反射（＋），余脑神经查体（－）；深、浅感觉查体未见异常；双上下肢远近端肌力 Ⅴ 级，肌张力减低，双侧指鼻试验不准，双手意向性震颤，双侧跟膝胫试验不稳准，Romberg 试验睁闭眼均不稳，向后倒；宽基底步态。双膝腱反射呈钟摆样摆动。双上肢 Rossolimo 征（＋），双侧 Babinski 征（－）；脑膜刺激征（－）；自主神经查体未见异常。脑脊液寡克隆区带：阳性（Ⅲ型）；血脑屏障通透性 6.74×10^{-3}（参考值 $<5.0\times10^{-3}$），脑脊液 IgG 鞘内合成率 34.83 mg/24 h（参考值 <7.0 mg/24 h），血清髓鞘碱性蛋白 2.52 μg/L（参考值 <2.5 μg/L），脑脊液 NSE 19.38 μg/L（参考值 <11.0 μg/L）；血清抗 Yo 抗体：阳性（++）、脑脊液抗 Yo 抗体：阳性（+++）。头颅 MRI：未见明显异常。

【影像所见】 躯干部 ^{18}F-FDG PET/CT（图 11-2-4）示左乳外下象限高代谢肿物，左侧腋窝淋巴结肿大伴代谢增高，双侧肾上腺代谢轻度增高。脑 ^{18}F-FDG PET/CT（图 11-2-5）示双侧额叶、左顶叶、左颞叶大脑皮质及右侧小脑代谢减低，上述部位 CT 密度及结构未见异常。

【手术病理结果】 （左）乳腺改良根治切除标本：乳腺外下象限浸润性癌，非特殊型，Ⅲ级，8 分；（腋窝）淋巴结：13/29 可见癌转移。

【临床诊断】 （左）乳腺癌；副肿瘤性小脑变性。

【讨论】 副肿瘤性小脑变性（paraneoplastic cerebellar degeneration，PCD）是最常见的神经系统 PNS，占 6% ～ 37%，可并发于多种恶性肿瘤[1]，常见肿瘤有肺癌（尤其是小细胞肺癌）、妇科肿瘤、乳腺癌以及淋巴瘤（尤其是霍奇金淋巴瘤）[2-3]。

PCD 组织病理学特征为小脑皮质弥漫性变性，浦肯野细胞大量减少，胶质细胞增生，神经纤维脱髓鞘，血管周围淋巴细胞浸润，而脑实质炎性细胞浸润不明显[3]。多种副肿瘤性抗体与 PCD 有关，其中主要有 3 种：抗 Yo/PCA-1 抗体（抗浦肯野细胞胞质抗体 1 型）、抗 Tr/DNER（Delta/Notch 样表皮生长因子相关受体）抗体和抗 mGluR1（代谢型谷氨酸受体 1）抗体。抗 Yo 抗体主要出现在乳腺癌或卵巢、子宫内膜和输卵管肿瘤的 PCD 患者中[4]，其靶抗原是小脑浦肯野细胞以及肿瘤共同表达的小脑变性相关蛋白 2（CDR2）[5]。肿瘤中 CDR2 的异常表达可能触发了 PCD 患者的自身免疫反应，导致患者体内产生抗 Yo 抗体，后者作用于患者小脑浦肯野细胞，导致其变性及死亡[6]。抗 Tr 和抗 mGluR1 抗体多见于霍奇金淋巴瘤相关的 PCD 患者[7-8]。抗 Tr 抗体的靶抗原是 Delta/Notch 样表皮生长因子相关受体（DNER），故又称抗 DNER 抗体[7]。DNER 由小脑浦肯野神经元表达，是 Notch 受体的中枢神经系统特异性配体，对浦肯野神经元和博格曼胶质细胞（表达 1 个或多个 Notch 受体）的正常发育至关重要，二者通过细胞间的相互作用控制彼此的生长与分化[9]。抗 Tr 抗

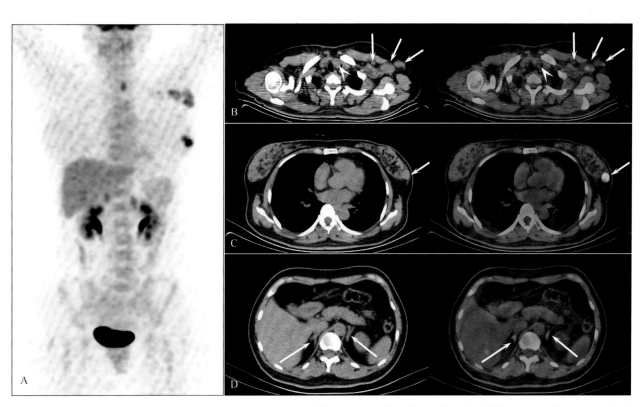

图 11-2-4　躯干部 ^{18}F-FDG PET/CT（**A**，MIP；**B ～ D**，横断层）示左侧腋窝淋巴结肿大伴代谢增高（**B**，箭号）；左乳外下象限高代谢肿物（**C**，箭号）；双侧肾上腺形态、大小、结构未见异常，代谢轻度增高（**D**，箭号）

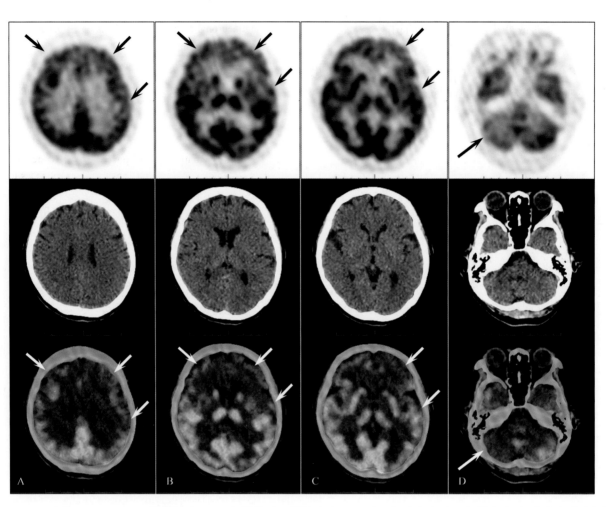

图 11-2-5 脑 ^{18}F-FDG PET/CT 横断层（**A** ~ **D**）图像示双侧额叶（**A** ~ **C**）、左顶叶（**A**）、左颞叶（**C**）大脑皮质及右侧小脑（**D**）代谢减低（箭号），上述部位 CT 密度及结构未见异常

体可能通过破坏浦肯野神经元和博格曼胶质细胞之间的 DNER-Notch 信号通路而影响小脑功能，但具体致病机制尚不明晰[7]。mGluR1 是一种细胞表面受体，大量存在于小脑浦肯野细胞树突棘的突触内，与平行纤维或攀缘纤维形成兴奋性突触[10]，mGluR 激活可诱发浦肯野细胞由内向外的缓慢电流以及兴奋性突触后电流的抑制，是小脑内突触长时程压抑（LTD）发生以及小脑运动协调的必要条件[11]。抗 mGluR1 自身抗体可能通过阻断小脑中 mGluR 的激活而导致共济失调[8]。除了上述抗体介导的免疫反应，细胞毒性 T 细胞反应在 PCD 神经元变性的发展中也发挥重要作用[5]。

PCD 多见于成年人，女性多于男性，急性或亚急性起病，进行性加重，可在数小时、数日或数周内达到高峰[12]；主要表现为躯干和四肢的共济失调、构音障碍、眼震、幻视、复视、头晕、恶心呕吐，可伴有智力障碍、精神症状、眼睑下垂、耳聋、吞咽困难、肌无力与肌萎缩、腱反射消

失等[13-14]；严重者可出现不能行走甚至没有支持不能保持坐位、不能书写或自行进食，以及因构音障碍而导致的语言交流障碍。

PCD 实验室检查包括脑脊液及血清相关抗体、肿瘤标志物等。脑脊液检查可有轻度脑脊液细胞增多（10 ~ 50/μl）和轻度蛋白增高，多见于疾病早期阶段[4]。血清及脑脊液抗 Yo 抗体阳性率可达 60% ~ 100%[4, 14]，多与妇科肿瘤、乳腺癌相关。抗 Tr 和抗 mGluR1 抗体在 PCD 患者中阳性率分别为 20%、1% 左右，几乎仅见于霍奇金淋巴瘤相关的 PCD 患者[14]。

PCD 患者头颅 MRI 缺乏特异性表现，疾病早期大多数表现正常，病程后期可出现弥漫性小脑萎缩[4]。急性期由于小脑炎性改变，^{18}F-FDG PET/CT 可表现为小脑部位代谢增高，疾病后期随着浦肯野细胞的减少、消失以及炎症消退，则表现为代谢减低[15]。此外，由于小脑皮质浦肯野细胞大量破坏，导致小脑传出神经投射到间脑和前脑区域的

缺失，可间接改变小脑外神经元的功能，从而引起大脑多个皮质区域出现代谢减低[16]。

PCD患者的神经系统预后通常较差，多数患者（75%～80%）最终无法行走[14]。

（赵靖　陈国钱　付占立）

参考文献

[1] 贾建平. 神经病学. 6版. 北京：人民卫生出版社，2008：430-431.

[2] Dalmau J，Rosenfeld MR. Paraneoplastic syndromes of the CNS. Lancet Neurol，2008，7（4）：327-340.

[3] 张博，代艳伟，李凯振. 副肿瘤性小脑变性临床分析. 中华全科医学，2012，10（11）：1727-1728.

[4] Peterson K，Rosenblum MK，Kotanides H，et al. Paraneoplastic cerebellar degeneration. I. A clinical analysis of 55 anti-Yo antibody-positive patients. Neurology，1992，42（10）：1931-1937.

[5] Albert ML，Darnell JC，Bender A，et al. Tumor-specific killer cells in paraneoplastic cerebellar degeneration. Nat Med，1998，4（11）：1321-1324.

[6] Raspotnig M，Haugen M，Thorsteinsdottir M，et al. Cerebellar degeneration-related proteins 2 and 2-like are present in ovarian cancer in patients with and without Yo antibodies. Cancer Immunol Immunother，2017，66（11）：1463-1471.

[7] Greene M，Lai Y，Baella N，et al. Antibodies to Delta/notch-like epidermal growth factor-related receptor in patients with anti-Tr，paraneoplastic cerebellar degeneration，and Hodgkin lymphoma. JAMA Neurol，2014，71（8）：1003-1008.

[8] Sillevis Smitt P，Kinoshita A. Paraneoplastic cerebellar ataxia due to autoantibodies against a glutamate receptor. N Engl J Med，2000，342（1）：21-27.

[9] Eiraku M，Tohgo A，Ono K，et al. DNER acts as a neuron-specific Notch ligand during Bergmann glial development. Nat Neurosci，2005，8（7）：873-880.

[10] Marignier R，Chenevier F，Rogemond V，et al. Metabotropic glutamate receptor type 1 autoantibody-associated cerebellitis：a primary autoimmune disease？Arch Neurol，2010，67（5）：627-630.

[11] Conquet F，Bashir ZI，Davies CH，et al. Motor deficit and impairment of synaptic plasticity in mice lacking mGluR1. Nature，1994，372（6503）：237-243.

[12] 吴江. 神经病学. 2版. 北京：人民卫生出版社，2010，421.

[13] 邝贺龄. 内科疾病鉴别诊断学. 4版. 北京：人民卫生出版社，2009：1089-1090.

[14] Shams'ili S，Grefkens J，de Leeuw B，et al. Paraneoplastic cerebellar degeneration associated with antineuronal antibodies：analysis of 50 patients. Brain，2003，126（Pt 6）：1409-1418.

[15] Choi KD，Kim JS，Park SH，et al. Cerebellar hypermetabolism in paraneoplastic cerebellar degeneration. J Neurol Neurosurg Psychiatry，2006，77（4）：525-528.

[16] Anderson NE，Posner JB，Sidtis JJ，et al. The metabolic anatomy of paraneoplastic cerebellar degeneration. Ann Neurol，1988，23（6）：533-540.

四、眼阵挛-肌阵挛综合征与神经母细胞性肿瘤

【简要病史】　女，1岁，出现眼球震颤、肌肉抽动3个月，目前不会行走；当地医院诊断为"自身免疫性脑炎"，给予丙种球蛋白及糖皮质激素治疗，疗效不佳。

【相关检查】　查体：浅表淋巴结无肿大，心、肺、腹未见异常。脑神经无异常；眼球阵挛，上肢抖动，持物震颤；四肢肌力、肌张力正常；生理反射存在，病理反射均未引出。血清NSE 68.4 ng/ml（参考值＜16.3 ng/ml），血常规、生化、病毒抗体未见明显异常；脑电图、头颅MRI未见明显异常。

【影像所见】　^{18}F-FDG PET/CT（图11-2-6）示右侧腹膜后不规则软组织密度肿物伴钙化，代谢轻度增高；肿物下方多发肿大淋巴结伴钙化，代谢增高。

【病理结果及临床诊断】　术后病理：（腹膜后）节细胞性神经母细胞瘤（混合型）伴多发淋巴结转移。临床诊断：节细胞性神经母细胞瘤，眼阵挛-肌阵挛综合征。

【讨论】

1. 眼阵挛-肌阵挛综合征（opsoclonus-myoclonus syndrome，OMS）

OMS又称眼阵挛-肌阵挛-共济失调综合征、舞眼综合征，是一种极为罕见的神经系统疾病，年发病率约为（0.03～0.18）/100万[1-3]。

OMS发病机制可能与自身免疫有关。OMS患儿血清中可检测到针对中枢神经系统抗原的多种自身抗体，它们可与小脑浦肯野细胞胞质和外周神经轴突中的高分子量神经丝蛋白亚基结合而影响其功能[4]；此外，在部分患儿血清中还可检出针对小脑颗粒神经元表面抗原的抗体以及抗Hu抗体[5]。在成人OMS患者中也发现了抗Ri或抗Hu抗体[6]。但上述抗体均缺乏OMS特异性。同时，在部分OMS患者的脑脊液中检测到T细胞或B细胞显著

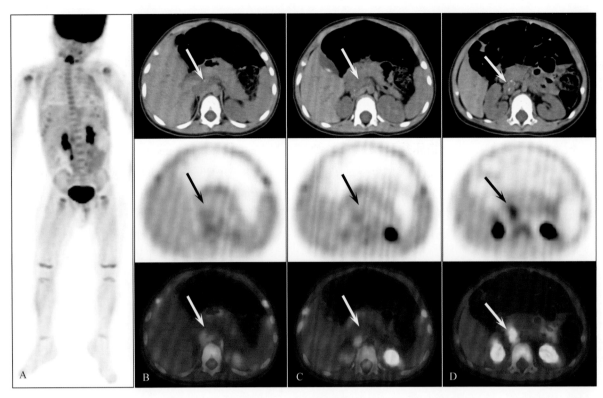

图 11-2-6 ^{18}F-FDG PET/CT（**A**，MIP；**B**～**D**，横断层）示右侧腹膜后不规则软组织密度肿物（**B**、**C**，箭号），内可见点状钙化，大小 2.6 cm×1.2 cm×3.4 cm，CT 值约 40 Hu，代谢轻度增高（SUV$_{max}$ 1.6）；肿物下方（右肾蒂周围）多发肿大淋巴结伴钙化（**D**，箭号），代谢增高（SUV$_{max}$ 2.4）

增加，提示异常活化的 T 或 B 淋巴细胞可能也参与了免疫损伤过程[7]。

OMS 可分为副肿瘤性和非副肿瘤性（特发性）两种类型[2, 7-8]。儿童副肿瘤性 OMS 通常与神经母细胞性肿瘤有关，其中以神经母细胞瘤（40%～80%）最为常见[3, 8-10]，约 2%～3% 的神经母细胞瘤患儿存在 OMS[1, 11]。在成人中，40%～60% 的 OMS 患者存在肿瘤，以小细胞肺癌最常见，其次为乳腺癌、非小细胞肺癌、卵巢畸胎瘤、胃腺癌和肾癌等[7, 12]。非副肿瘤性 OMS 可能与病毒感染[10]（包括轮状病毒[1]、丙型肝炎病毒、人类免疫缺陷病毒[12]等）、代谢性疾病（如多发性羧化酶缺乏症、高渗性非酮症昏迷）[10]、颅内出血、过量使用某些药物（如盐酸阿米替林、氟哌利多、锂盐）以及接触某些有毒物质（氯酮）[13]有关。

OMS 主要累及幼儿，平均患病年龄为 1.5～2岁[1-3]，女性多见[3, 8]。成人 OMS 通常 30 岁以后发病，女性多见[10]，通常非副肿瘤性 OMS 发病年龄早于副肿瘤性 OMS[12]。

OMS 通常为急性或亚急性起病[12]，典型的临床表现包括：①眼阵挛，即自发性、不自主、无节律、大幅度、持续性、联合性、杂乱无规则的眼球运动，发生于各个注视方向且无扫视间隔，注视或跟随物体时明显，闭眼和睡眠时异常运动减少但依然存在[10, 14]。②肌阵挛，包括颜面部、头颈部、躯干和四肢等全身多组肌阵挛，可为剧烈发作，也可仅表现为轻微痉挛或癫痫样抽搐，可为自发性，也可被动作、噪声、光线、视觉威胁和针刺等刺激诱发[10]。部分患儿浅睡期可观察到四肢游走性肌阵挛，深睡眠后消失[14]。眼阵挛和肌阵挛发作没有明显相关性，二者出现先后不定，可各自单独出现[10]。③共济失调，包括走路不稳、频繁跌倒、宽基底步态、躯干摇晃、不能独坐、精细动作不能完成、言语不清（构音障碍）和肌张力低下[14]。共济失调可比眼阵挛或肌阵挛更早出现，也是成人 OMS 最常见的表现[12]，易被误诊为急性小脑性共济失调[8]。④睡眠障碍，表现为入睡困难、睡眠间断、睡眠时间减少、梦魇、说梦话和打鼾[2, 14]。⑤前驱症状，包括行为改变、上呼吸道症状（咳嗽、打喷嚏）、耳部感染、发热、嗜睡、胃肠道症状（呕吐和腹泻）等[2, 8]。50%～60% 的患儿在 OMS 发作前会出现行为改变，主要表现为易怒或易激惹，通常伴有哭泣、尖叫，难以安抚；其次为发热和上呼吸道感染症状。

实验室检查主要有脑脊液检查和血清肿瘤标志物检测。OMS 患者脑脊液可正常，或者出现淋巴细胞增多[1, 7]。评估是否伴有神经母细胞瘤时，可测定尿香草扁桃酸（VMA）和高香草酸（HVA）。

成人副肿瘤性 OMS 患者由于基础肿瘤（特别是小细胞肺癌）进展较快，临床病程多较重，经免疫治疗后缓解率较低，部分患者可演变为严重脑病和昏迷而在几周内死亡[7]。成人非副肿瘤性（特发性）OMS 预后具有年龄依赖性，通常发病年龄越小，免疫治疗疗效及临床预后越好，一般要优于成人副肿瘤性 OMS 以及儿童 OMS 患者[7, 9]；年龄较大的成人 OMS 患者通常临床症状改善较慢，易复发和造成永久性神经功能障碍（如步态共济失调）[7, 15]。

儿童副肿瘤性 OMS 的远期预后，包括认知及语言障碍、行为异常、注意力缺陷和学习困难等后期神经功能缺陷常见[14]，且大部分患儿的神经缺陷并不会因肿瘤去除而改善[2, 8, 14]。非副肿瘤性与副肿瘤性 OMS 患儿的疾病复发和神经后遗症发生率无明显差异[2]。

2. 神经母细胞性肿瘤（neuroblastic tumors，NTs）

NTs 起源于原始交感神经节细胞，在发生部位、组织病理学表现和生物学特点等方面都具有异质性，临床表现多样。NTs 的发病机制与多种分子和细胞遗传学因素有关，如染色体缺失（尤其是 1 号染色体短臂的缺失）、癌基因 MYCN 扩增等[16-17]。根据肿瘤内神经型细胞（神经母细胞和神经节细胞）与施万细胞基质构成比例，NTs 可分为神经母细胞瘤（neuroblastoma，NB）、节细胞神经母细胞瘤（ganglioneuroblastoma，GNB）和节细胞神经瘤（ganglioneuroma，GN）[18]。

NB 最多见（占 NTs 的 80% 以上），几乎全部由神经母细胞构成，施万细胞基质极少，是 NTs 中分化程度最低、侵袭性最强的肿瘤[18]。NB 几乎只见于儿童，97% 的病例在 10 岁前诊断，中位年龄 22 个月[19]，年发病率约 8/ 百万，男性稍高于女性[20]。NB 在 12 个月以内的婴儿中发病率约是白血病的两倍，近半数（49%）患儿在出生后的前 4 个月内确诊，是婴儿期最常见的恶性肿瘤，也是儿童期最常见的颅外实体肿瘤[21]，占所有儿童恶性肿瘤的 8% ～ 10%[22]。在所有儿科肿瘤死亡病例中，NB 约占 15%[22]。

GNB 由神经母细胞和神经节细胞构成，同时施万细胞基质所占比例增高，约占 NTs 的 10%[18]。GNB 为中度恶性潜能，介于 NB 和 GN 之间。

GN 主要由施万细胞基质构成，可有成熟的神经节细胞散布其中，但不含神经母细胞[18]。GN 发病率约为 NB 的 1/6 ～ 1/10[23-24]，多发生于年龄较大的儿童（5 ～ 7 岁），无明显性别差异。GN 一般为良性，偶可发生转移[25]。

NTs 来源于未分化的交感神经节细胞，故凡有胚胎性交感神经节细胞的部位，均可发生此类肿瘤。肾上腺是 NB 和 GNB 最常见的原发部位，其次是腹部与胸部交感神经节，颈部和盆腔交感神经节相对少见[26]。GN 最常见于胸腔，其次为腹膜后（非肾上腺部位）、肾上腺[25]。1% ～ 2% 的 NB 和 GNB 可自发性消退，最常发生于 4S 期患儿（年龄 < 12 月，肿瘤局限于原发器官，肿瘤扩散局限于肝脏、皮肤或骨髓），具体机制尚不清楚[22]。

局限性肿瘤患者可无症状，肿瘤晚期患儿在就诊时一般状况差，通常有全身症状。①一般全身症状[27-28]：不规则发热、乏力、消瘦、纳差、贫血、骨痛、头痛、恶心、呕吐、腹泻等。②肿瘤压迫症状[18, 27-28]：腹部肿瘤可表现为腹部疼痛或胀满感，腹部肿物，甚至肠梗阻、便秘、排尿困难等；胸部肿瘤可表现咳嗽、喘憋、呼吸困难等；颈部肿瘤可出现霍纳（Horner）综合征（病灶同侧上睑下垂、瞳孔缩小和无汗症）、一侧上肢疼痛、活动及感觉异常等；椎旁肿瘤经神经孔侵犯椎管，引起硬膜外脊髓压迫从而出现疼痛、运动或感觉障碍、大便失禁和（或）尿潴留等。③转移瘤表现：NB 主要经淋巴和血行途径转移，可转移至淋巴结、骨、硬脑膜、眼眶、肝和皮肤，少数情况下也会转移至肺部和颅内[29]。肿瘤转移至骨可表现为肢体疼痛、跛行；肿瘤浸润眶周骨可引起特征性的眶周瘀斑（"浣熊眼"）、眼球突出；肿瘤扩散至皮肤表现为可触及的无痛性皮下结节[19]。④血儿茶酚胺增高症状[27-28]：发作性多汗、兴奋、心悸、面部潮红、苍白、头痛、高血压及心动过速等。⑤其他原因不能解释的分泌性腹泻[27-28]：部分肿瘤可自主分泌血管活性肠肽而出现水样泻（watery diarrhea）、低血钾（hypokalemia）和胃酸缺乏（achlorhydria），即 WDHA 综合征。⑥副肿瘤性眼阵挛－肌阵挛综合征（OMS）。

实验室检查主要包括儿茶酚胺及其代谢产物检测。与副神经节瘤及嗜铬细胞瘤一样，NTs 也能合成与分泌儿茶酚胺，儿茶酚胺代谢降解后生成香草扁桃酸（VMA）和高香草酸（HVA）。绝大多数（90%～95%）的 NB 和 GNB 分泌儿茶酚胺[22]，约37% 的 GN 患者可出现 VMA 或 HVA 水平升高[25]。血清 NSE 也是 NTs 的重要标志物，但缺乏特异性。

CT 和 MRI 是评估 NTs 最常用的影像学检查，能准确显示肿瘤的位置、周围组织受累程度以及肿瘤转移情况。① NB 和 GNB：CT 平扫肿物呈不均匀稍低或等密度，常合并出血、坏死、囊变及钙化，边界不清，边缘毛糙，形态不规则，可见明显分叶，多无包膜；大约 80%～90% 的 NB 在 CT 扫描时可见到粗大、无定型钙化[30-31]。增强扫描多表现为不均匀中度或明显强化[32]，可包绕或推移周围血管；肝转移时可表现为弥漫性浸润或者局灶性低强化灶[31]。MRI 肿物通常呈不均匀 T1WI 低信号，T2WI 高信号，增强扫描有不同程度的强化[32]；出血区在 T1WI 表现为高信号，囊变坏死区在 T2WI 表现为明显高信号。对于椎旁肿瘤，MRI 在评价椎管各间隙的浸润范围以及脊髓和神经根的受累情况方面具有明显的优越性。MRI 在检测骨髓转移病灶方面也较具优势。② GN：一般 CT 表现为边界清楚的椭圆形或分叶状肿块，边缘光滑锐利，包膜完整，密度较均匀；42%～60% 的 GN 可见细小、离散的斑点状钙化[33]（图 11-2-7），而出血、坏死、囊变较罕见（即使肿瘤体积较大时）[34]。平扫呈低密度，CT 值常小于 40 Hu，有时甚至可接近水样密度；增强扫描时肿物多无明

显强化，部分可呈轻-中度渐进性延迟强化[34]。肿瘤可沿周围间隙蔓延，呈嵌入式或钻孔样生长；肿瘤较大时可包绕、推移周围血管，但一般不侵蚀血管，血管形态基本正常[35]。GN 在 MRI 上 T1WI 呈等或低信号，T2WI 呈不均匀明显高信号，增强扫描呈渐进性强化而早期无明显强化[30]。

由于 NTs 及其转移灶可表达去甲肾上腺素转运体，故对 123I-MIBG 具有很高的亲和力（图 11-2-8）。由于正常骨组织对 123I-MIBG 无摄取，故 123I-MIBG 扫描在评估 NB 和 GNB 骨转移方面优于全身骨显像[22]。尽管 90%～95% 的 NB 和 GNB 可表达分泌儿茶酚胺，但仍有 30% 左右的 NB 和 GNB 在 123I-MIBG 显像时为阴性[22]。某些原发肿瘤摄取 123I-MIBG，但其转移灶可以不摄取，而某些原发肿瘤不摄取 123I-MIBG，其转移灶可以摄取 123I-MIBG；此外，有些 123I-MIBG 显像阳性的 NB 在接受化疗后可能会失去 123I-MIBG 亲和力，但仍保持恶性潜能[36]。约 57% 的 GN 可以浓聚 123I-MIBG，且大多数 123I-MIBG 显像阳性的 GN 会产生较多的儿茶酚胺[22, 25]。

大多数 NB 及其转移灶在 PET/CT 上可浓聚 18F-FDG，一般呈中-高度摄取[37]，但与 123I-MIBG 显像相比，18F-FDG PET/CT 对 NB 的诊断特异性较低[36]。由于 123I-MIBG 显像阴性病灶在 18F-FDG PET/CT 可表现为高代谢，故两种检查结合可提高病灶检测的敏感性[36]。

（赵靖　杨吉刚　王巍　陈国钱　付占立）

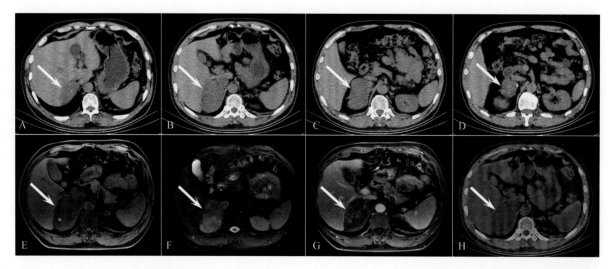

图 11-2-7　（右肾上腺）节细胞神经瘤（男，51 岁）。平扫 CT（A～D）示右肾上腺区软组织密度肿物（箭号），伴细小、离散的斑点状钙化；MRI（E，T1WI；F，FS T2WI；G，增强）示右侧肾上腺区肿物（箭号），边界清晰，T1WI 呈等信号，FS T2WI 呈不均匀高信号，动态增强扫描可见渐进性强化；18F-FDG PET/CT 融合图像（H）右肾上腺肿物代谢未见增高（箭号）

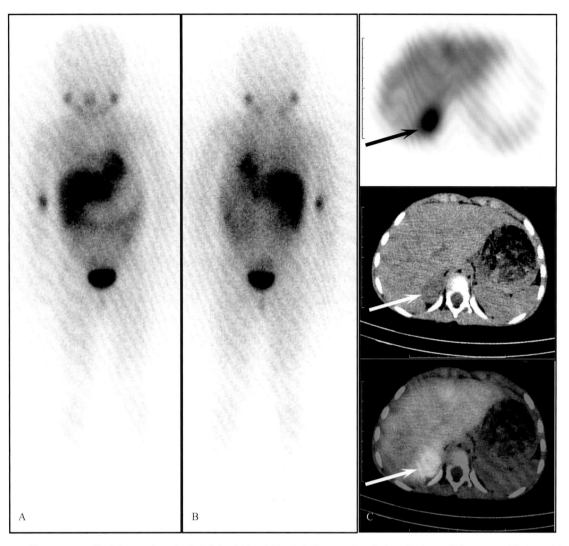

图 11-2-8 ^{123}I-MIBG 显像（女，2 岁，腹膜后节细胞神经母细胞瘤伴 OMS）。全身显像（**A**，前位；**B**，后位）及腹部断层显像（**C**）示右侧肾上腺区软组织密度肿物（**C**，箭号），大小 2.2 cm×3.8 cm×3.9 cm，边界清楚，密度较均匀，CT 值约 33 Hu，放射性摄取明显增高

参考文献

［1］ Pang KK，de Sousa C，Lang B，et al. A prospective study of the presentation and management of dancing eye syndrome/opsoclonus-myoclonus syndrome in the United Kingdom. Eur J Paediatr Neurol，2010，14（2）：156-161.

［2］ Tate ED，Allison TJ，Pranzatelli MR，et al. Neuroepidemiologic trends in 105 US cases of pediatric opsoclonus-myoclonus syndrome. J Pediatr Oncol Nurs，2005，22（1）：8-19.

［3］ Hasegawa S，Matsushige T，Kajimoto M，et al. A nationwide survey of opsoclonus-myoclonus syndrome in Japanese children. Brain Dev，2015，37（7）：656-660.

［4］ Connolly AM，Pestronk A，Mehta S，et al. Serum autoantibodies in childhood opsoclonus-myoclonus syndrome：an analysis of antigenic targets in neural tissues. J Pediatr，1997，130（6）：878-884.

［5］ Korfei M，Fühlhuber V，Schmidt-Wöll T，et al. Functional characterisation of autoantibodies from patients with pediatric opsoclonus-myoclonus-syndrome. J Neuroimmunol，2005，170（1-2）：150-157.

［6］ Bataller L，Graus F，Saiz A，et al. Clinical outcome in adult onset idiopathic or paraneoplastic opsoclonus-myoclonus. Brain，2001，124（Pt 2）：437-443.

［7］. Pranzatelli MR，Travelstead AL，Tate ED，et al. B- and T-cell markers in opsoclonus-myoclonus syndrome：immunophenotyping of CSF lymphocytes. Neurology，2004，62（9）：1526-1532.

［8］ Pranzatelli MR，Tate ED，McGee NR. Demographic，Clinical，and Immunologic Features of 389 Children with Opsoclonus-Myoclonus Syndrome：A Cross-sectional Study. Front Neurol，2017，8：468-480.

［9］ Matthay KK，Blaes F，Hero B，et al. Opsoclonus myoclonus syndrome in neuroblastoma a report from a

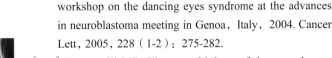

workshop on the dancing eyes syndrome at the advances in neuroblastoma meeting in Genoa, Italy, 2004. Cancer Lett, 2005, 228（1-2）: 275-282.

［10］Pranzatelli MR. The neurobiology of the opsoclonus-myoclonus syndrome. Clin Neuropharmacol, 1992, 15（3）: 186-228.

［11］Rudnick E, Khakoo Y, Antunes NL, et al. Opsoclonus-myoclonus-ataxia syndrome in neuroblastoma: clinical outcome and antineuronal antibodies-a report from the Children's Cancer Group Study. Med Pediatr Oncol, 2001, 36（6）: 612-622.

［12］Armangué T, Sabater L, Torres-Vega E, et al. Clinical and Immunological Features of Opsoclonus-Myoclonus Syndrome in the Era of Neuronal Cell Surface Antibodies. JAMA Neurol, 2016, 73（4）: 417-424.

［13］Digre KB. Opsoclonus in adults. Report of three cases and review of the literature. Arch Neurol, 1986, 43（11）: 1165-1175.

［14］熊晖, 彭镜, 张月华, 等. 眼球阵挛-肌阵挛综合征的临床诊治分析. 中华儿科杂志, 2008, 46（008）: 570-573.

［15］Wong A. An update on opsoclonus. Curr Opin Neurol, 2007, 20（1）: 25-31.

［16］Maris JM, Weiss MJ, Guo C, et al. Loss of heterozygosity at 1p36 independently predicts for disease progression but not decreased overall survival probability in neuroblastoma patients: a Children's Cancer Group study. J Clin Oncol, 2000, 18（9）: 1888-1899.

［17］Komuro H, Valentine MB, Rowe ST, et al. Fluorescence in situ hybridization analysis of chromosome 1p36 deletions in human MYCN amplified neuroblastoma. J Pediatr Surg, 1998, 33（11）: 1695-1698.

［18］Shimada H, Ambros IM, Dehner LP, et al. The International Neuroblastoma Pathology Classification(the Shimada system). Cancer, 1999, 86（2）: 364-372.

［19］Brossard J, Bernstein ML, Lemieux B. Neuroblastoma: an enigmatic disease. Br Med Bull, 1996, 52（4）: 787-801.

［20］Gurney JG, Severson RK, Davis S, et al. Incidence of cancer in children in the United States. Sex-, race-, and 1-year age-specific rates by histologic type. Cancer, 1995, 75（8）: 2186-2195.

［21］Gurney JG, Ross JA, Wall DA, et al. Infant cancer in the U.S.: histology-specific incidence and trends, 1973 to 1992. J Pediatr Hematol Oncol, 1997, 19（5）: 428-432.

［22］Lonergan GJ, Schwab CM, Suarez ES, et al. Neuroblastoma, ganglioneuroblastoma, and ganglioneuroma: radiologic-pathologic correlation. Radiographics, 2002, 22（4）: 911-934.

［23］Clerico A, Jenkner A, Castello MA, et al. Functionally active ganglioneuroma with increased plasma and urinary catecholamines and positive iodine 131-meta-iodobenzylguanidine scintigraphy. Med Pediatr Oncol, 1991, 19（4）: 329-333.

［24］Hamilton JP, Koop CE. Ganglioneuromas in children. Surg Gynecol Obstet, 1965, 121（4）: 803-812.

［25］Geoerger B, Hero B, Harms D, et al. Metabolic activity and clinical features of primary ganglioneuromas. Cancer, 2001, 91（10）: 1905-1913.

［26］Morris JA, Shcochat SJ, Smith EI, et al. Biological variables in thoracic neuroblastoma: a Pediatric Oncology Group study. J Pediatr Surg, 1995, 30（2）: 296-302; discussion 302-303.

［27］Golden CB, Feusner JH. Malignant abdominal masses in children: quick guide to evaluation and diagnosis. Pediatr Clin North Am, 2002, 49（6）: 1369-1392.

［28］Angstman KB, Miser JS, Franz WB 3rd. Neuroblastoma. Am Fam Physician, 1990, 41（1）: 238-244.

［29］DuBois SG, Kalika Y, Lukens JN, et al. Metastatic sites in stage IV and IVS neuroblastoma correlate with age, tumor biology, and survival. J Pediatr Hematol Oncol, 1999, 21（3）: 181-189.

［30］Stark DD, Moss AA, Brasch RC, et al. Neuroblastoma: diagnostic imaging and staging. Radiology, 1983, 148（1）: 101-105.

［31］Abramson SJ. Adrenal neoplasms in children. Radiol Clin North Am, 1997, 35（6）: 1415-1453.

［32］莫利军. 肾上腺节细胞神经瘤的病理、临床及影像学表现. 世界最新医学信息文摘, 2015, 15（44）: 42-43.

［33］Ichikawa T, Ohtomo K, Araki T, et al. Ganglioneuroma: computed tomography and magnetic resonance features. Br J Radiol, 1996, 69（818）: 114-121.

［34］殷薇薇, 李建策, 吴恩福, 等. 肾上腺节细胞神经瘤的螺旋CT诊断价值. 放射学实践, 2008, 23（12）: 1344-1346.

［35］胡茂清, 龙晚生, 罗学毛, 等. 节细胞神经瘤的CT表现及病理分析. 实用医学影像杂志, 2011, 12（1）: 22-25.

［36］Bar-Sever Z, Biassoni L, Shulkin B, et al. Guidelines on nuclear medicine imaging in neuroblastoma. Eur J Nucl Med Mol Imaging, 2018, 45（11）: 2009-2024.

［37］Sharp SE, Shulkin BL, Gelfand MJ, et al. ^{123}I-MIBG scintigraphy and ^{18}F-FDG PET in neuroblastoma. J Nucl Med, 2009, 50（8）: 1237-1243.

五、副肿瘤性视神经病/视神经炎

【简要病史】 女, 59岁, 左眼视力下降10余天。10余天前无诱因出现左眼进行性视力下降, 伴眼胀及间断左额、颞部疼痛; 5天前出现左眼鼻侧视物遮挡, 为一黑点。

【相关检查】　左眼眼前指数 1.5 m，左眼相对性瞳孔传入障碍（＋）。动态视野检查：左眼下半视野缺损，外下象限为著。血清 ProGRP 106.3 pg/ml（参考值 0 ～ 100 pg/ml），NSE 1.6 ng/ml（0 ～ 1.5 ng/ml）。血清抗 CV2 抗体（＋＋）；脑脊液抗 CV2 抗体（＋＋＋）。脑脊液：潘氏试验阳性，细胞总数 36×10⁶/L（参考值 0 ～ 8×10⁶/L），白细胞（单个核细胞）24×10⁶/L；总蛋白 67.6 mg/dl（参考值 15 ～ 45 mg/dl），白蛋白 38.30 mg/dl（参考值 13.9 ～ 24.5 mg/dl），IgG 14.8 mg/dl（参考值 0.48 ～ 5.86 mg/dl），氯、葡萄糖正常；普通培养、厌氧菌培养及真菌培养均（－）；脑脊液合成率

（计算）45.50 mg/d（参考值－ 30 ～ 0.7 mg/d）。眼底照相：左侧视盘充血、水肿，边界不清，盘沿出血。图形及闪光视觉诱发电位：左侧各波 P100 潜伏期均中度延长，波幅未见异常；右侧各波 P100 潜伏期、波幅未见异常。

【影像所见】　头颅 MRI（图 11-2-9）示视交叉左侧 T2WI 点状高信号，增强扫描未见明显强化。¹⁸F-FDG PET/CT（图 11-2-10）示左肺下叶外基底段小结节，代谢轻度增高，左肺门多发高代谢淋巴结。

【病理结果及临床诊断】　（左肺全切术后）病理：左肺小细胞癌（结节状，最大径 0.5 cm），左肺门及支气管周围（4/5）淋巴结转移。临床诊断：

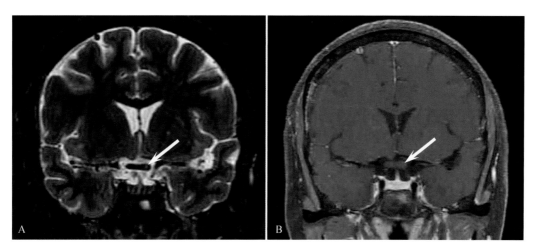

图 11-2-9　头颅 MRI 冠状断层图像示视交叉左侧 T2WI 点状高信号（**A**，箭号），增强扫描未见明显强化（**B**，箭号）

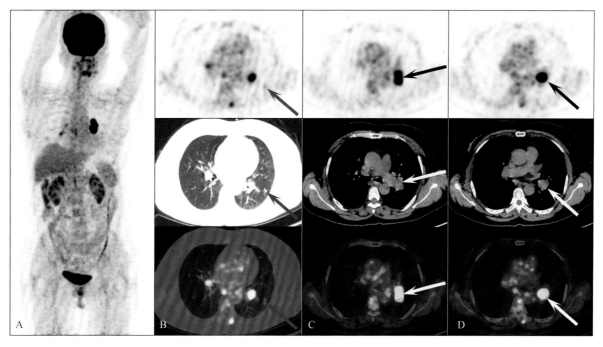

图 11-2-10　¹⁸F-FDG PET/CT（**A**，MIP；**B ～ D**，横断层）示左肺下叶外基底段小结节，代谢轻度增高（**B**，箭号），左肺门多发高代谢淋巴结（**C、D**，箭号）

小细胞肺癌，副肿瘤性视神经炎。

【讨论】 副肿瘤性视神经病/视神经炎（paraneoplastic optic neuropathy/neuritis，PON）由 Pillay 等在 1984 年首次报道[1]，是一种罕见的异质性疾病[2]，在恶性肿瘤患者中发病率仅 0.01% 左右[3]。

PON 最常见的副肿瘤性抗体是抗脑衰蛋白反应调节蛋白 5（CRMP5）抗体[4]。CRMP5 又称 CV2，分子量为 62 kDa，存在于正常人视网膜、视神经及中枢与外周神经元中[5]。肿瘤细胞中 CRMP5 的异常表达可能会引起宿主的自身免疫反应，在体内产生大量相应抗体，后者可作用于相应抗原，从而导致 PON 及其他眼内外的临床表现[6]。其他 PON 相关抗体还有抗 AQP-4 抗体、抗 Hu 抗体、抗 Tr 抗体和抗 Yo 抗体等[5-6]。

PON 在临床上常表现为副肿瘤性脑干或小脑综合征的一部分，也可单独出现。PON 多见于中老年人，无明显性别差异[7]，多表现为亚急性、无痛性的视力下降，双眼可先后发病或受累严重程度不同，病程从数天到数周，呈进行性进展[8-9]。双眼视盘可正常或肿胀，部分呈扇形或弥漫性萎缩，视网膜可有出血[4, 6]。视野缺损表现多样，包括生理性盲点扩大，弓形和垂直的视野缺损，旁中心暗点，周边视野缺损或者广泛的视野缺损[4]。荧光素眼底血管造影可见视盘荧光渗漏，伴或不伴外周视网膜荧光渗漏。视觉诱发电位潜伏期延迟，波幅低平，甚至没有波形[10]。视网膜电图可表现为视杆、视锥细胞 30 Hz 反应延迟[4]。脑脊液检查常见淋巴细胞及蛋白的升高，以及出现高寡克隆区带[11]。

MRI 平扫 T2WI 及 T1WI 可无异常信号，部分 T2WI 信号增高，FS T2WI 可见视神经鞘增宽，增强扫描可显示受累的视盘及视神经相对强化[7, 12-13]。

PON 的视觉症状常在恶性肿瘤确诊之前出现，最常见于小细胞肺癌[14]，其他肿瘤还包括 B 细胞淋巴瘤、神经母细胞瘤、胰高血糖素瘤、子宫肉瘤、乳腺癌、前列腺癌、鼻咽癌、肾细胞癌、胸腺瘤等[5, 11, 14]。

PON 患者视力预后较差，积极治疗原发肿瘤可以提高或稳定视力，改善视觉症状[5]。

（赵靖　李眉　陈国钱　付占立）

参考文献

[1] Pillay N, Gilbert JJ, Ebers GC, et al. Internuclear ophthalmoplegia and "optic neuritis": paraneoplastic effects of bronchial carcinoma. Neurology, 1984, 34（6）: 788-791.

[2] Bataller L, Dalmau J. Neuro-ophthalmology and paraneoplastic syndromes. Curr Opin Neurol, 2004, 17（1）: 3-8.

[3] Darnell RB, Posner JB. Paraneoplastic syndromes involving the nervous system. N Engl J Med, 2003, 349（16）: 1543-1554.

[4] Cross SA, Salomao DR, Parisi JE, et al. Paraneoplastic autoimmune optic neuritis with retinitis defined by CRMP-5-IgG. Ann Neurol, 2003, 54（1）: 38-50.

[5] Chan JW. Paraneoplastic retinopathies and optic neuropathies. Surv Ophthalmol, 2003, 48（1）: 12-38.

[6] 王均清，徐全刚，魏世辉. 副肿瘤综合征相关性视神经病变的研究进展. 中国中医眼科杂志, 2017, 27（1）: 62-65.

[7] Xu Q, Du W, Zhou H, et al. Distinct clinical characteristics of paraneoplastic optic neuropathy. Br J Ophthalmol, 2019, 103（6）: 797-801.

[8] Finger ML, Thirkill CE, Borruat FX. Unusual paraneoplastic cause of vision loss: combined paraneoplastic cone dystrophy and optic neuropathy. Arch Ophthalmol, 2012, 130（5）: 660-662.

[9] Schoenberger SD, Kim SJ, Lavin P. Paraneoplastic optic neuropathy from cutaneous melanoma detected by positron emission tomographic and computed tomographic scanning. Arch Ophthalmol, 2012, 130（9）: 1223-1225.

[10] 黄厚斌，魏世辉，阴正勤，等. 副肿瘤性视网膜视神经病变诊疗进展. 中华眼底病杂志, 2013, 29（6）: 644-648.

[11] Ling CP, Pavesio C. Paraneoplastic syndromes associated with visual loss. Curr Opin Ophthalmol, 2003, 14（6）: 426-432.

[12] Nakajima M, Uchibori A, Ogawa Y, et al. CV2/CRMP5-antibody-related Paraneoplastic Optic Neuropathy Associated with Small-cell Lung Cancer. Intern Med, 2018, 57（11）: 1645-1649.

[13] Sheorajpanday R, Slabbynck H, Van De Sompel W, et al. Small cell lung carcinoma presenting as collapsin response-mediating protein（CRMP）-5 paraneoplastic optic neuropathy. J Neuroophthalmol, 2006, 26（3）: 168-172.

[14] Rahimy E, Sarraf D. Paraneoplastic and non-paraneoplastic retinopathy and optic neuropathy: evaluation and management. Surv Ophthalmol, 2013, 58（5）: 430-458.

六、副肿瘤性感觉神经病

病例 1

【简要病史】 男，71 岁，全身瘙痒 6 周，四肢麻木、疼痛 3 周，乏力 2 周。6 周前无明显诱因出现躯干及大腿根部瘙痒，后逐渐累及四肢；4 周前出现双侧大腿根酸痛；3周前出现双侧腕部以下及足部麻木、针刺样持续性疼痛、发冷感，伴双足踩棉感，上述症状逐渐加重并波及双侧前臂及小腿，出现吞咽困难；2周前出现四肢乏力并逐渐加重，蹲下可勉强站起，需在家人搀扶下行走。

【相关检查】 神经系统查体：神清语利，高级皮质功能正常；脑神经查体未见异常；双侧肘部以下及双侧膝部以下呈"长手套、长袜套"样痛、触觉减退；双上肢音叉振动觉对称存在，双下肢膝部以下音叉振动觉显著减退；蹒跚步态；四肢近端肌力Ⅴ级，远端Ⅳ级；四肢肌张力对称适中；闭眼状态下双侧共济运动差；腓肠肌无压痛；未见肌肉萎缩及不自主运动；Romberg征（＋）；四肢腱反射对称性减退，双下肢为著；病理征（－），脑膜刺激征（－）；自主神经功能未见异常。血清NSE 25.63 ng/ml（参考值＜16.3 ng/ml）；血及脑脊液抗Hu抗体（＋＋＋）。肌电图：双正中神经、双尺神经、双桡神经、双腓肠神经，双腓浅神经、双胫后神经感觉神经传导诱发电位均未引出；双正中神经运动传导速度正常；双胫神经运动神经传导速度均减慢；右尺神经F波传导速度减慢；左胫神经H反射潜伏期延长；提示广泛重度周围神经损害。躯体感觉诱发电位：（双正中神经刺激，Erb点、颈7及左、右头部中央'记录）N9、N11均未引出，P14、N20、P25潜伏期均延长；（双胫后神经刺激，腘窝及左、右头部中央'记录）各波均未引出。

【影像所见】 ^{18}F-FDG PET/CT（图11-2-11）示左锁骨上、纵隔及左肺门多发高代谢淋巴结，部分肿大；左肺上叶下舌段胸膜结节，代谢增高。

【病理结果】（左锁骨上）淋巴结穿刺活检：穿刺淋巴组织中，肿瘤细胞呈巢片状浸润，细胞分化低，核质深染，核分裂象易见（＞20/HP），胞质少；IHC：Syn（＋＋＋），CgA（＋＋＋）；病理诊断：低分化神经内分泌癌。（右）腓肠神经活检：急性活动性轴索性周围神经病理改变。

【临床诊断】 低分化神经内分泌癌；副肿瘤性感觉神经病。

病例2

【简要病史】 男，67岁，进行性双手麻木4月

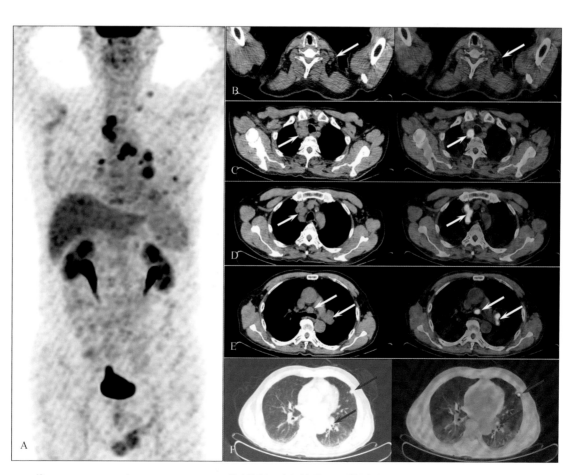

图 11-2-11 ^{18}F-FDG PET/CT（**A**，MIP；**B～F**，横断层）示左锁骨上、纵隔（**C～E**）及左肺门（**E**、**F**）多发高代谢淋巴结（箭号），部分肿大；左肺上叶下舌段胸膜小结节，代谢增高（**F**，箭号）

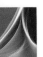
余，双足麻木 3 月余。4 月余前无明显诱因出现双手麻木、发紧，以双侧小指起病，双侧对称，后逐渐发展至拇指，左侧拇指麻木感更重，不能感受温度；3 月余前逐渐出现双足麻木、发紧，症状同双手，左侧重于右侧，伴有脚踩棉花样感、穿鞋上床睡觉感等症状；之后四肢麻木逐渐加重，双下肢感觉异常进展至双膝关节。

【相关检查】 神经系统查体：右上肢腕关节以远针刺觉过敏、振动觉减退，左上肢前臂下 1/3 以远针刺觉过敏、振动觉减退，双上肢位置觉正常对称；双下肢自胫骨下 1/3 以远针刺觉过敏，音叉振动觉、关节位置觉减退。四肢肌力 V 级，无肌肉压痛、萎缩，Romberg 征（＋），双侧肱二头肌、肱三头肌、桡骨膜、尺骨膜反射及双侧膝腱反射、跟腱反射未引出。血清 CYFRA21-1 3.69 ng/ml（参考值＜ 3.3 ng/ml），NSE 16.56 ng/ml（参考值＜ 16.3 ng/ml），TPA 130.10 U/L（参考值＜ 120.0 U/L），AFP、CEA、CA19-9、PSA、SCC、CA72-4、ProGRP、CA24-2 均正常。血及脑脊液副肿瘤抗体（抗 Amphiphysin、CV2、MA2、Ri、Yo、Hu 抗体）均（－）。肌电图：广泛重度周围神经损害。躯体感觉诱发电位：（双正中神经刺激，Erb 点及左、右中央'记录）各波潜伏期及波幅均正常；（左胫后神经刺激，腘窝及右头部中央'记录）N9 未引出，P30、P38 各波潜伏期延长；（右胫后神经刺激，腘窝及左头部中央'记录）N9、P30、P38 各波潜伏期均延长。

【影像所见】 ^{18}F-FDG PET/CT（图 11-2-12）示纵隔及右肺门多发淋巴结肿大伴代谢增高。

【病理结果】 行超声内镜引导下经支气管针吸活检术（EBUS-TBNA），病理：（4R 区针吸组织）血性背景中散在巢团状分布的异型细胞，高度疑为鳞状细胞癌。（右）腓肠神经活检：急性活动性轴索性周围神经病理改变。

【临床诊断】 鳞状细胞癌；副肿瘤性感觉神经病。

【讨论】 副肿瘤性感觉神经病（paraneoplastic sensory neuronopathy，PSN）是一种罕见的周围神经疾病，其病变主要位于脊髓后根神经节，组织病理学表现为背根神经节神经细胞的严重丢失、后索变性、血管周围大量单个核细胞浸润，伴卫星细胞增殖（Nageotte 结节），也可伴有不同程度的背侧及腹侧神经根受累[1]。腓肠神经活检可见有髓神经纤维密度下降、轴突变性、髓鞘崩解及纤维化[2-3]。

PSN 多见于老年人，女性多见，以亚急性或慢性起病；2/3 以上患者与小细胞肺癌有关，少数可见于女性肿瘤（乳腺癌、卵巢癌、子宫肉瘤等）、前列腺癌、胃癌、食管癌、睾丸癌、支气管鳞癌、胸腺癌、霍奇金淋巴瘤、黏液腺癌等[2, 4-5]。PSN 可单独发病，也可同时累及运动神经、外周自主神经系统或大脑的不同区域，从而进展为副肿瘤性脑脊髓炎[6]。

PSN 最常见的相关抗体为抗 Hu 抗体[7-8]，少部分患者血清中可存在针对周围神经抗原的抗 CV2

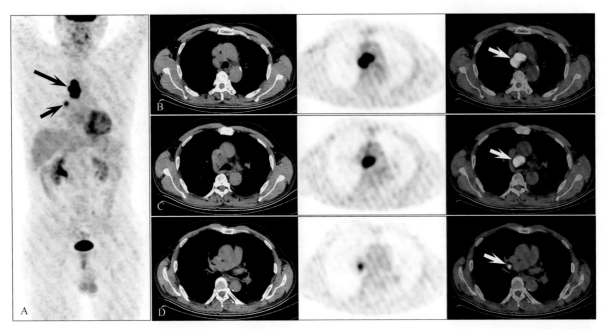

图 11-2-12 ^{18}F-FDG PET/CT（**A**，MIP；**B ～ D**，横断层）示纵隔 4R 区（**B**、**C**）及右肺门（**D**）多发淋巴结肿大伴代谢增高（箭号）

抗体[9]。

PSN 主要临床特点为深感觉障碍引起的感觉性共济失调、浅感觉障碍、腱反射减弱或消失[1-2, 4]。患者多表现为由四肢远端向近端发展的单侧或双侧感觉异常和过敏，如疼痛、麻木、"针刺样"或"电击样"感觉；症状最初可只累及单个肢体，通常在数周或数月内进展至其他肢体、面部、腹部或躯干[1-2]；超过一半的患者在发病时只有上肢受累，超过 1/3 患者早期症状明显不对称[2]，如可仅表现为一只手或面部一个皮节分布区的麻木。深感觉缺陷经常导致显著的共济失调，初时可表现为步态不稳、蹒跚或行走时踩棉花感，后可逐渐进展为步态严重共济失调，完全不能单独行走或站立；上述症状可因闭目而加重，可伴有手指及肢体的假性手足徐动样动作[1, 4]。部分患者仅以痛觉过敏或自发性疼痛为主要症状，而几乎没有感觉性共济失调表现[3]。PSN 病变还可累及脊髓前角或周围神经的运动神经，导致患者同时出现肌力下降[10]。大多数患者腱反射减弱或消失[2-4]。其他神经系统表现还包括感音神经性聋、味觉减退等[1]。

神经电生理学检查通常显示感觉传导电位波幅普遍减弱或消失，潜伏期延长，H 反射缺如，感觉传导速度减慢，而运动神经动作电位波幅和传导速度多正常或处于临界水平[2, 5]。脑脊液检查可见轻中度细胞数与蛋白含量增加、IgG 鞘内合成和寡克隆带[2]。PSN 患者 MRI 有时可见脊髓后索 T2WI 呈高信号，尤其当脊髓后柱弥漫变性时表现较为明显，该高信号可以纵向延伸至整个胸、腰段脊髓，但增强扫描病变多无强化[11]。

PSN 患者预后很差，抗肿瘤治疗后，患者神经功能多无明显改善，部分患者神经病变停止进展但遗留明显的残疾[2]。

（赵靖 陈国钱 付占立）

参考文献

[1] Denny-Brown D. Primary sensory neuropathy with muscular changes associated with carcinoma. J Neurol Neurosurg Psychiatry, 1948, 11（2）: 73-87.

[2] Chalk CH, Windebank AJ, Kimmel DW, et al. The distinctive clinical features of paraneoplastic sensory neuronopathy. Can J Neurol Sci, 1992, 19（3）: 346-351.

[3] Oki Y, Koike H, Iijima M, et al. Ataxic vs painful form of paraneoplastic neuropathy. Neurology, 2007, 69（6）: 564-572.

[4] Dalmau J, Graus F, Rosenblum MK, et al. Anti-Hu-associated paraneoplastic encephalomyelitis/sensory neuronopathy. A clinical study of 71 patients. Medicine（Baltimore）, 1992, 71（2）: 59-72.

[5] 苑斌, 许丽, 闫红霞. 副肿瘤性感觉神经元神经病 1 例报告. 中风与神经疾病杂志, 2003, 20（3）: 275-275.

[6] Graus F, Delattre JY, Antoine JC, et al. Recommended diagnostic criteria for paraneoplastic neurological syndromes. J Neurol Neurosurg Psychiatry, 2004, 75（8）: 1135-1140.

[7] Viau M, Renaud MC, Grégoire J, et al. Paraneoplastic syndromes associated with gynecological cancers: A systematic review. Gynecol Oncol, 2017, 146（3）: 661-671.

[8] Plonquet A, Gherardi RK, Créange A, et al. Oligoclonal T-cells in blood and target tissues of patients with anti-Hu syndrome. J Neuroimmunol, 2002, 122（1-2）: 100-105.

[9] Antoine JC, Honnorat J, Camdessanché JP, et al. Paraneoplastic anti-CV2 antibodies react with peripheral nerve and are associated with a mixed axonal and demyelinating peripheral neuropathy. Ann Neurol, 2001, 49（2）: 214-221.

[10] Graus F, Delattre JY, Antoine JC, et al. Recommended diagnostic criteria for paraneoplastic neurological syndromes. J Neurol Neurosurg Psychiatry, 2004, 75（8）: 1135-1140..

[11] Sghirlanzoni A, Pareyson D, Lauria G. Sensory neuron diseases. Lancet Neurol, 2005, 4（6）: 349-361.

七、POEMS 综合征

▬ 病例 1

【简要病史】 男, 54 岁, 双下肢感觉异常、力弱 4 月余。患者 4 月余前无明显诱因出现双脚掌针扎样感觉异常, 3.5 个月前出现双下肢力弱, 表现为上下楼梯费力, 症状逐渐加重, 2.5 个月前出现走平路费力, 2 个月前加重至无法穿拖鞋、步态不稳、身体前倾; 自觉发病以来皮肤逐渐变黑。

【相关检查】 体格检查: 肤色黑, 前胸、后颈部及面部见直径 3 mm 左右粉红色丘疹, 压之可褪色。神经系统查体: 双上肢掌指关节以远, 双下肢踝部以下触觉减退, 双上肢掌指关节以远痛觉减退; 双下肢膝关节以远肌肉萎缩; 双上肢肌力 5 级, 双下肢屈髋 5 级, 伸屈膝 4 级, 足部背屈 3 级, 跖屈 2 级; 双侧肱二头肌腱反射、肱三头肌腱反射、尺骨膜反射、桡骨膜反射均未引出; 双侧膝腱反射、跟腱反射未引出, 髌阵挛、踝阵挛未引出。血清 IFE: IgA λ（＋）。性激素: 雌二醇 65.00 pg/

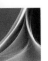
ml（0～47 pg/ml），血清睾酮1.74 ng/ml（1.75～7.81 pg/ml），催乳素20.07 ng/ml（2.64～13.13 pg/ml）。血VEGF＞800 pg/ml（参考值0～142 pg/ml）。肌电图：广泛周围神经损害，神经根损害。

【影像所见】 ^{18}F-FDG PET/CT（图11-2-13）示肋骨、髂骨、坐骨多发局灶性成骨病变，代谢不同程度增高。

【病理结果及临床诊断】 左侧腓肠肌活检示轴索脱髓鞘病变。临床诊断：POEMS综合征。

病例2

【简要病史】 男，39岁，腹胀、双下肢水肿1月余。1月余无明显诱因出现腹胀，伴双下肢水肿，程度逐渐加重，饭量减少约3/4，伴双下肢、双足麻木，皮肤色素沉着；近1个月体重减轻约10 kg。

【相关检查】 体格检查：腰背部皮肤粗糙伴色素沉着，双下肢凹陷性水肿（图11-2-14）；肝、脾肿大，移动性浊音阳性。血清CA125 1096.8 U/ml（参考值＜35 U/ml），CYFRA21-1 3.58 ng/ml（参考值＜3.3 ng/ml），SCC正常范围。促肾上腺皮质激素（ACTH）6.0 pg/ml（参考值7.2～63.4 pg/ml）。睾酮0.59 ng/ml（参考值1.75～7.81 ng/ml）。甲状腺功能：游离三碘甲状腺原氨酸（FT3）2.01 pg/ml（参考值2.14～4.21 pg/ml），促甲状腺素（TSH）

7.68 μIU/ml（参考值0.56～5.91 μIU/ml）。血清IFE：IgAλ（＋）。血清VEGF 726.93 pg/ml（参考值0～142 pg/ml）。肌电图：上、下肢周围神经源性损害（远近段感觉、运动纤维均受累，下肢明显）。腹部超声示肝、脾肿大伴腹、盆腔积液。

【影像所见】 ^{18}F-FDG PET/CT（图11-2-15）示颈7椎体弥漫性骨质硬化，代谢增高；双侧腋窝淋巴结肿大，代谢增高；肝、脾肿大，脾代谢轻度增高；胸、腹腔积液。

【病理结果及临床诊断】 左侧腋窝淋巴结穿刺活检，病理：慢性炎症。临床诊断：POEMS综合征。

病例3

【简要病史】 女，43岁，双侧眼睑水肿3个月，乏力2个月，伴有面部色素沉着及右前臂间断麻木。

【相关检查】 查体：脸部双颧骨处色素沉着，双下肢皮肤粗糙，双侧膝关节处少量毛发生长，右手无名指指间关节处见一高出皮面黄豆大小红色结节，质硬，活动度差。双侧腋窝可触及多个肿大淋巴结，最大约蚕豆大小，质硬，移动度小，无压痛，表面皮肤无红肿、瘢痕、瘘管。尿常规：蛋

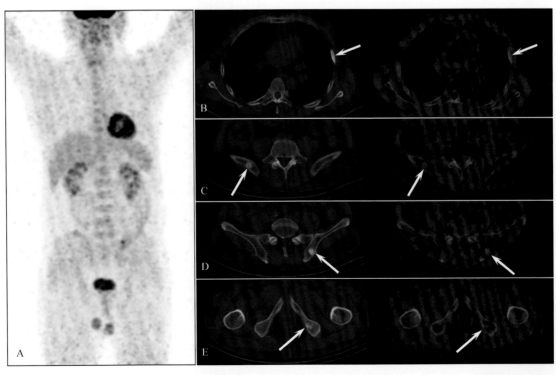

图11-2-13 ^{18}F-FDG PET/CT（**A**，MIP；**B**～**E**，横断层）示左侧第4肋（**B**）、右侧（**C**）及左侧（**D**）髂骨、左侧坐骨（**E**）多发局灶性成骨病变，代谢不同程度增高（箭号）

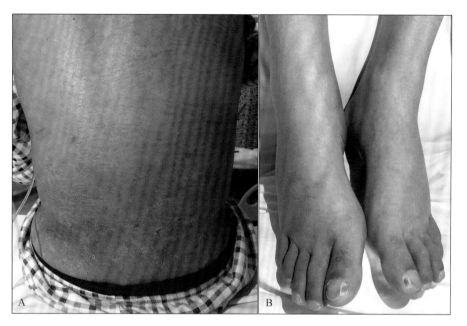

图 11-2-14 腰背部皮肤粗糙伴色素沉着（**A**），双下肢水肿（**B**）

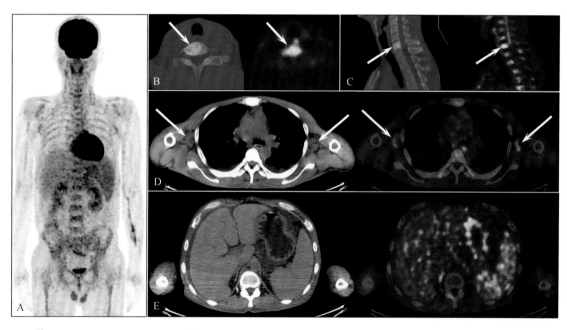

图 11-2-15 ^{18}F-FDG PET/CT。MIP（**A**）、横断层（**B**）及矢状断层（**C**）图像示颈 7 椎体弥漫性骨质硬化，代谢增高（**B**、**C**，箭号）；双侧腋窝淋巴结肿大，代谢增高（**D**，箭号），双侧少量胸腔积液；肝、脾肿大，脾代谢轻度增高（**E**），腹腔积液

白质（＋），隐血或红细胞（＋），ESR 42 mm/h（参考值 0 ～ 20 mm/h）。血生化：TP 67.3 g/L（参考值 65 ～ 85 g/L），Alb 31.7 g/L（参考值 40 ～ 55 g/L），肌酐 273.50 μmol/L（参考值 44 ～ 133 μmol/L），尿素 16.62 mmol/L（参考值 1.8 ～ 7.1 mmol/L）。甲状腺功能：三碘甲状腺原氨酸（T3）0.55 nmol/L（1.01 ～ 2.48 nmol/L），FT3 3.08 pmol/L（3.28 ～ 6.47 pmol/L），四碘甲状腺原氨酸（T4）、游离四碘甲状腺原氨酸（FT4）及 TSH 均在正常范围。血清 IL-6 11.65 pg/ml（参考值＜ 6.4 pg/ml），VEGF

1611.97 pg/ml（参考值 0 ～ 142 pg/ml）。血清 IFE：IgG λ（＋）。HHV-8 DNA 定量正常。肌电图：广泛周围神经损害。

【影像所见】 ^{18}F-FDG PET/CT（图 11-2-16）示双侧腋窝淋巴结肿大，代谢轻度增高；胸、腹腔及心包积液；左侧髂骨局部骨质硬化，代谢轻度增高。

【病理结果及临床诊断】 右手红色结节局部组织活检：毛细血管瘤。右侧腋窝淋巴结活检：Castleman 病，透明血管型。肾穿刺活检病

理：内皮细胞病型血栓性微血管病。临床诊断：POEMS 综合征；多中心性 Castleman 病，透明血管型。

【讨论】 POEMS 综合征是一组以多发性神经病变（polyneuropathy）、脏器肿大（organomegaly）、内分泌病（endocrinopathy）、M 蛋白血症（monoclonal proteinemia）及皮肤改变（skin changes）等为主要特征的克隆性浆细胞病，其他临床特征还包括骨硬化性病变、Castleman 病、血管内皮生长因子（VEGF）水平升高、血管外容量超负荷、肺动脉高压、血小板增多症等。

POEMS 综合征是与克隆性浆细胞病相关的一种罕见副肿瘤综合征，好发于 40～60 岁人群，男性多见，患病率约 0.3/10 万[1-2]。POEMS 综合征的发病机制尚不清楚，目前研究发现 VEGF 及促炎症因子如 IL-6、IL-1β 等的升高是该病的主要特征，其中 VEGF 水平升高与疾病的活动性明显相关。VEGF 主要来源于成骨细胞、巨噬细胞、浆细胞、巨核细胞或血小板的表达，IL-1β 及 IL-6 均可刺激 VEGF 的生成[1, 3]；VEGF 主要作用于血管内皮细胞，诱导血管通透性增加和新生血管形成。

目前通常采用 2007 年美国梅奥诊所提出的 POEMS 综合征诊断标准（表 11-2-4）[1]。

表 11-2-4　POEMS 综合征诊断标准

必要标准（mandatory major criteria）	1. 多发性神经病变（典型脱髓鞘性病变） 2. 单克隆浆细胞病（几乎均为 λ 轻链型）
其他主要标准（other major criteria）	3. Castleman 病 4. 骨硬化性病变 5. VEGF 水平升高
次要标准（minor criteria）	6. 脏器肿大（脾大、肝大或淋巴结肿大） 7. 水肿（外周性水肿、胸腔积液或腹水） 8. 内分泌异常（肾上腺、甲状腺、垂体、性腺、甲状旁腺或胰腺异常） 9. 皮肤改变（色素沉着、多毛症、血管瘤、多血症、白甲等） 10. 视乳头水肿 11. 血小板增多/红细胞增多
其他症状及体征（other symptoms and signs）	杵状指、体重下降、多汗、肺动脉高压/限制性肺疾病、血栓形成倾向、腹泻、维生素 B_{12} 水平降低

诊断需满足 **2 条必要标准＋1 条其他主要标准＋1 条次要标准**

多发性周围神经病是诊断 POEMS 综合征的必要条件，通常也是最主要的临床表现或首发症状，其神经病理基础主要为弥漫性外周神经脱髓鞘病变

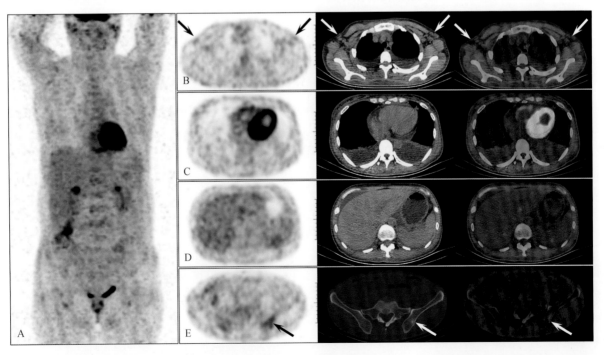

图 11-2-16　^{18}F-FDG PET/CT（**A**，MIP；**B～E**，横断层）示双侧腋窝淋巴结肿大，代谢轻度增高（**B**，箭号）；胸腔及心包积液（**C**），腹水（**D**）；左侧髂骨局部骨质硬化，代谢轻度增高（**E**，箭号）

及轴索损害，通常以下肢（双足）起病且下肢重于上肢，以感觉神经症状为主，后期可出现运动神经症状。POEMS 综合征一般不伴有自主神经受损。除视乳头水肿外，脑神经一般不受累。POEMS 综合征的神经病变需与慢性炎症性脱髓鞘性多发性神经根神经病（CIDP；又称"慢性吉兰–巴雷综合征"）相鉴别，后者是临床较常见的慢性周围神经病，二者均可出现脑脊液蛋白水平的升高，但 CIDP 的脱髓鞘性神经病变并非均匀一致和以远端为主，除周围神经病变外，常出现自主神经受累症状[4-5]。

POEMS 综合征的中枢神经系统受累表现仅见于个案报道及小样本研究，如 POEMS 综合征患者脑 MRI 影像可见脑室周围、皮质下白质区域及丘脑的 T2WI 高信号[6]，有时还可观察到弥漫、均匀的硬脑膜增厚，而这一征象或可作为与 CIDP 相区别的鉴别点之一[7]。

POEMS 综合征诊断还需要有单克隆性浆细胞增生的证据，且超过 95% 的患者 M 蛋白为 λ 轻链型[1]。约 11%～25% 的 POEMS 综合征患者存在 Castleman 病或 Castleman 样疾病，病理上以透明血管型多见[8-9]。临床中另有一类患者，没有单克隆性浆细胞增生的证据，没有或少有外周神经病表现，但有明确 Castleman 病证据，并具有 POEMS 综合征诊断标准中的其他一些表现，这类患者被称为 Castleman 病变异型 POEMS 综合征，其与 POEMS 综合征的关系仍存在争议，但与经典 POEMS 综合征患者相比，预后一般较差[1, 10]。

骨硬化性病变也是 POEMS 综合征常见的临床表现之一，其发生率可高达 97%[11]；在这些患者中，多数患者仅表现为硬化性病变，部分患者可同时存在硬化性及溶骨性病变，仅有少部分患者只存在溶骨性病变。多数骨病灶表现为直径 1 cm 以下的多灶性骨硬化病变[12]，骨盆、脊柱、锁骨、肩胛骨、胸骨及肋骨为最常受累的部位[13]。

在国外 POEMS 综合征患者统计数据中，性腺功能减退为最常见的内分泌功能异常，其次为甲状腺功能减退、糖代谢异常及肾上腺功能减退[14]，多数患者存在一种以上的内分泌功能异常。国内则以甲状腺功能减退或泌乳素水平升高最为多见[8, 15]。由于糖尿病及甲状腺功能减退在非 POEMS 综合征人群中的患病率较高，因此，单独上述一项内分泌功能异常不足以作为 POEMS 综合征的次要诊断标准。

^{18}F-FDG PET/CT 可一站式、多系统地评估 POEMS 综合征患者的受累范围及代谢活性，如骨病变、淋巴结肿大、脏器肿大及浆膜腔积液等，尤其在淋巴结及骨病变的代谢活性评估、活检部位指导及疗效监测中具有重要意义[9, 16-17]。在 ^{18}F-FDG PET/CT 上，溶骨性或混合性骨病变常表现为 ^{18}F-FDG 摄取增加，而硬化性病变可无或轻度摄取 ^{18}F-FDG；对于单纯的骨硬化性病变，^{99m}Tc-MDP 骨显像及 ^{18}F-NaF PET/CT 或可发挥更大的评估价值[18]。

（陈雪祺　安彩霞　欧晋平　付占立）

参考文献

[1] Dispenzieri A. POEMS Syndrome：2019 Update on diagnosis, risk-stratification, and management. Am J Hematol, 2019, 94（7）：812-827.

[2] Nasu S, Misawa S, Sekiguchi Y, et al. Different neurological and physiological profiles in POEMS syndrome and chronic inflammatory demyelinating polyneuropathy. J Neurol Neurosurg Psychiatry, 2012, 83（5）：476-479.

[3] D'Souza A, Hayman SR, Buadi F, et al. The utility of plasma vascular endothelial growth factor levels in the diagnosis and follow-up of patients with POEMS syndrome. Blood, 2011, 118（17）：4663-4665.

[4] 葛义俊，戴映，高建国. POEMS 综合征的临床特征及诊疗分析. 临床神经病学杂志, 2018, 31（2）：107-110.

[5] 唐蕾. POEMS 综合征的临床及神经电生理特点. 山东大学, 2017：1-63.

[6] Güneş HN, Bilecenoğlu NT, Şener U, et al. POEMS syndrome with peripheral and central nervous system demyelination：case report. Neurologist, 2015, 19（4）：101-103.

[7] Ziff OJ, Hoskote C, Keddie S, et al. Frequent central nervous system, pachymeningeal and plexus MRI changes in POEMS syndrome. J Neurol, 2019, 266（5）：1067-1072.

[8] Li J, Zhou DB, Huang Z, et al. Clinical characteristics and long-term outcome of patients with POEMS syndrome in China. Ann Hematol, 2011, 90（7）：819-826.

[9] Pan Q, Li J, Li F, et al. Characterizing POEMS Syndrome with ^{18}F-FDG PET/CT. J Nucl Med, 2015, 56（9）：1334-1337.

[10] 周爽，李玥. Castleman 病变异型 POEMS 综合征一例. 协和医学杂志, 2019, 11（2）：202-206.

[11] Clark MS, Howe BM, Glazebrook KN, et al. Osteolytic-variant POEMS syndrome：an uncommon

presentation of "osteosclerotic" myeloma. Skeletal Radiol, 2017, 46（6）：817-823.

［12］Glazebrook K，Guerra Bonilla FL，Johnson A，et al. Computed tomography assessment of bone lesions in patients with POEMS syndrome. Eur Radiol, 2015, 25（2）：497-504.

［13］Wang F，Huang X，Zhang Y，et al. Bone lesions in Chinese POEMS syndrome patients：imaging characteristics and clinical implications. PeerJ, 2016, 4：e2294.

［14］Gandhi GY，Basu R，Dispenzieri A，et al. Endocrinopathy in POEMS syndrome：the Mayo Clinic experience. Mayo Clin Proc, 2007, 82（7）：836-842.

［15］胡萍，罗樱樱，吴静，等 . 23 例 POEMS 综合征临床特点分析. 北京大学学报：医学版, 2017, 49（6）：985-989.

［16］Albertí MA，Martinez-Yélamos S，Fernandez A，et al. 18F-FDG PET/CT in the evaluation of POEMS syndrome. Eur J Radiol, 2010, 76（2）：180-182.

［17］姜阳，董楚宁，吕鑫，等 . 18F-FDG PET/CT 在 POEMS 综合征中的应用价值. 临床放射学杂志, 2019, 353（12）：153-158.

［18］Marafi FAR，Rasheed R，Usmani S，et al. Significance of 18F-sodium Fluoride Positron Emission Tomography in Characterization of POEMS Osteosclerotic Lesions Better Than 18F-fluorodeoxyglucose Positron Emission Tomography. Indian J Nucl Med, 2018, 33（1）：76-78.

八、兰伯特-伊顿肌无力综合征

【简要病史】 男，56 岁，步态不稳、乏力伴头晕 4 个月。

【相关检查】 查体：右侧腹股沟可触及鸡蛋大小包块，质韧，边界清晰，无压痛；颈屈、双上肢及下肢近端肌力下降，腱反射减退，双下肢音叉振动觉减退。血清 CYFRA21-1 4.52 ng/ml（参考值 < 1.5 ng/ml），NSE 16.55 ng/ml（参考值 < 16.3 ng/ml），ProGRP 769.50 pg/ml（参考值 < 50 pg/ml）。血清抗 P/Q 型电压门控钙通道（VGCC）抗体（＋）。肌电图重频试验：右面神经、右副神经低频刺激可见波幅递减现象，右尺神经高频刺激可见波幅递增现象。

【影像所见】 18F-FDG PET/CT（图 11-2-17）示右侧腹股沟区软组织密度肿物，代谢明显增高。

【病理结果】（右侧腹股沟）穿刺纤维组织内见异型细胞呈巢片状，细胞小-中等大，少量胞质，核染色质细腻，富于核分裂，伴坏死，可见脉管癌栓。IHC：CKpan（＋＋＋），Syn（＋＋＋），CgA（＋＋），Ki-67 80%，WT1、S-100、CK5/6（－），

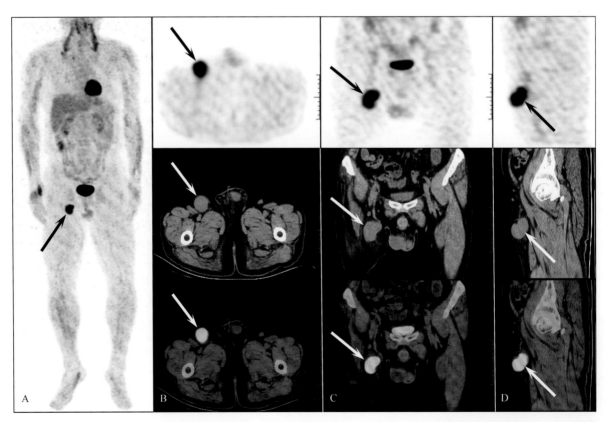

图 11-2-17 18F-FDG PET/CT（**A**，MIP；**B**，横断层；**C**，冠状断层；**D**，矢状断层）示右侧腹股沟区直径约 4 cm 软组织密度肿物，代谢明显增高（SUV_max 9.0）（箭号）

P63、GATA3、Vimentin 均（－）。低分化癌，结合IHC，符合高级别神经内分泌癌，倾向小细胞癌。

【临床诊断】（右侧腹股沟）小细胞癌；兰伯特－伊顿肌无力综合征。

【讨论】 兰伯特－伊顿肌无力综合征（Lambert-Eaton myasthenic syndrome，LEMS）是一种罕见的自身免疫性神经肌肉接头传递功能障碍性疾病，由Lambert 与 Eaton 等于 1957 年最先报道[1]。它是由于机体产生了针对电压门控钙通道（VGCC）的自身抗体，该抗体能阻断神经肌肉接头突触前膜Ca^{2+}内流，减少突触前神经末梢乙酰胆碱（ACh）的量子释放，从而影响终板电位的产生与肌肉的收缩；该抗体还能作用于自主神经突触而导致其功能障碍[2]。P/Q 型 VGCC 占神经肌肉接头处功能性受体的 95% 以上，可能是 LEMS 的主要免疫学靶点[3-4]。LEMS 患者突触前 ACh 囊泡数量、浓度以及突触后 ACh 受体均正常，但诱发终板电位波幅显著降低，提示突触前神经末梢 ACh 释放明显减少[5-6]。

LEMS 可分为副肿瘤性和非副肿瘤性两类[7]。副肿瘤性 LEMS，可能与肿瘤细胞表达类 VGCC抗原，从而诱导机体产生致病性抗 VGCC 自身抗体有关[8]。副肿瘤性 LEMS 约占 40%～60%，以小细胞肺癌（SCLC）最为常见[9]；在 SCLC 患者中，LEMS 发病率和患病率均约为 3%[10-11]。肺外小细胞癌（extrapulmonary small-cell carcinoma，EPSCC）非常罕见，仅占所有小细胞癌的 2.5%～4%[12-13]，可发生在头颈部、食管、胃、结直肠、胰腺、胆囊、子宫颈、肾、膀胱和前列腺等不同部位，其中以胃肠道和泌尿生殖道相对多见[14]，而与 EPSCC相关的 LEMS 更为罕见[15]。其他与 LEMS 相关的恶性肿瘤还包括淋巴瘤[16]，以及除鳞状细胞癌以外的其他恶性肿瘤，如肺腺癌、前列腺癌、移行细胞癌等[17-19]。肿瘤可发生于肌无力症状之前，亦可在肌无力症状出现后数年才发现肿瘤。非副肿瘤性 LEMS 诱导产生 VGCC 抗体的具体触发因素尚不清楚，但这类患者通常合并其他自身免疫性疾病，包括自身免疫性甲状腺疾病、糖尿病、类风湿关节炎和系统性红斑狼疮等[7]。

LEMS 罕见，年发病率约 0.5/ 百万，患病率小于 3/ 百万[20]，多发生在 40 岁以后，男性多于女性，且非副肿瘤性 LEMS 发病年龄通常早于副肿瘤性 LEMS[21]。副肿瘤性和非副肿瘤性 LEMS 具有相似的临床表现，但副肿瘤性 LEMS 神经系统症状多较非副肿瘤性 LEMS 进展快[21-22]。

LEMS 临床特征如下：①缓慢进展性近端肌无力[9]，最常表现为不伴明显肌肉萎缩的对称性近端肢体肌无力，远端肢体功能一般相对正常，下肢重于上肢，通常在晨起较严重，活动后减轻，腱反射减弱或消失，但无感觉异常；肌肉易疲劳或痛性痉挛常见，尤其在长时间运动后。②运动后易化，表现为相关肌肉最大等长收缩 10～15 s，可使原先减弱或消失的腱反射暂时复现，并使肌无力暂时改善[2]。③自主神经功能障碍，80%～90% 的LEMS 患者最终会累及自主神经系统[2]，以唾液腺分泌减少所致口干最为常见[23]，其次为便秘、对称性瞳孔对光反射迟钝和男性勃起功能障碍等[24]。④上睑下垂和脑神经受累，少数 LEMS 患者可有脑神经受累，以眼部表现最为常见，如上睑下垂和复视[25]，持续向上凝视后可能出现眼睑过度或反常抬高[26]；偶有构音障碍、吞咽困难及咀嚼困难等口咽部症状[27]。

LEMS 典型肌电图表现有：①神经传导检查，患者静息状态复合肌肉动作电位（CMAP）基线波幅一般显著降低，通常小于正常下限的 50%[2, 28]。②重复神经电刺激和运动试验，低频（2～5 Hz）重复神经电刺激下 CMAP 波幅递减，而高频（20～50 Hz）重复神经电刺激或者短暂（10～15 s）最大等长肌肉收缩之后，则通常会出现 CMAP 波幅显著增加，多超过基线 CMAP 波幅的 100%[2]。上述现象是由于在低频刺激时，ACh 释放会随着突触前存储的耗尽而逐渐下降，在一系列刺激后，ACh 释放在第 4 或第 5 次电刺激时达到最低点；由于 ACh在健康的个体中会过量释放，通常不会影响肌纤维去极化及动作电位的产生，而 LEMS 患者由于可释放的 ACh 的量进一步减少，可导致肌纤维去极化失败，当多个肌纤维无法实现去极化时，将导致低频重复神经电刺激下 CMAP 波幅递减，这也是导致患者肌无力和病态疲劳的原因。在高频刺激或短暂最大等长肌肉收缩后，随着突触前神经末梢细胞内 Ca^{2+} 的累积，会使 ACh 释放增加，从而克服了神经肌肉传递障碍，进而导致高频刺激或最大等长肌肉收缩后 CMAP 波幅增加，这也是导致运动后易化现象的原因[2]。

LEMS 的特异性血清学标志物为抗 VGCC 抗体，85%～95% 的 LEMS 患者抗 P/Q 型 VGCC 抗体阳性，且滴度多较高[29]。

副肿瘤性 LEMS 患者由于基础肿瘤（特别是

SCLC）进展较快，通常生存期较短，预后差；但相对于不伴 LEMS 的 SCLC 患者，SCLC 伴 LEMS 预后相对较好，生存期有所延长[10]。非副肿瘤性 LEMS 预后尚好，虽然通常需要终身治疗，但大多数患者对治疗反应良好，期望寿命正常或接近正常，但有相当一部分患者可能会出现失能[30]。

（赵靖 陈国钱 付占立）

参考文献

[1] Eaton LM, Lambert EH. Electromyography and electric stimulation of nerves in diseases of motor unit; observations on myasthenic syndrome associated with malignant tumors. J Am Med Assoc, 1957, 163（13）: 1117-1124.

[2] Nicolle MW. Myasthenia Gravis and Lambert-Eaton Myasthenic Syndrome. Continuum（Minneap Minn）, 2016, 22（6, Muscle and Neuromuscular Junction Disorders）: 1978-2005.

[3] Lang B, Pinto A, Giovannini F, et al. Pathogenic autoantibodies in the lambert-eaton myasthenic syndrome. Ann N Y Acad Sci, 2003, 998（1）: 187-195.

[4] Pinto A, Gillard S, Moss F, et al. Human autoantibodies specific for the alpha1A calcium channel subunit reduce both P-type and Q-type calcium currents in cerebellar neurons. Proc Natl Acad Sci U S A, 1998, 95（14）: 8328-8333.

[5] Lambert EH, Elmqvist D. Quantal components of end-plate potentials in the myasthenic syndrome. Ann N Y Acad Sci, 1971, 183（1）: 183-199.

[6] Elmqvist D, Lambert EH. Detailed analysis of neuromuscular transmission in a patient with the myasthenic syndrome sometimes associated with bronchogenic carcinoma. Mayo Clin Proc, 1968, 43（10）: 689-713.

[7] Wirtz PW, Bradshaw J, Wintzen AR, et al. Associated autoimmune diseases in patients with the Lambert-Eaton myasthenic syndrome and their families. J Neurol, 2004, 251（10）: 1255-1259.

[8] Benatar M, Blaes F, Johnston I, et al. Presynaptic neuronal antigens expressed by a small cell lung carcinoma cell line. J Neuroimmunol, 2001, 113（1）: 153-162.

[9] O'Neill JH, Murray NM, Newsom-Davis J. The Lambert-Eaton myasthenic syndrome. A review of 50 cases. Brain, 1988, 111（Pt 3）: 577-596.

[10] Wirtz PW, Lang B, Graus F, et al. P/Q-type calcium channel antibodies, Lambert-Eaton myasthenic syndrome and survival in small cell lung cancer. J Neuroimmunol, 2005, 164（1-2）: 161-165.

[11] Payne M, Bradbury P, Lang B, et al. Prospective study into the incidence of Lambert Eaton myasthenic syndrome in small cell lung cancer. J Thorac Oncol, 2010, 5（1）: 34-38.

[12] Kim JH, Lee SH, Park J, et al. Extrapulmonary small-cell carcinoma: a single-institution experience. Jpn J Clin Oncol, 2004, 34（5）: 250-254.

[13] Remick SC, Ruckdeschel JC. Extrapulmonary and pulmonary small-cell carcinoma: tumor biology, therapy, and outcome. Med Pediatr Oncol, 1992, 20（2）: 89-99.

[14] Brennan SM, Gregory DL, Stillie A, et al. Should extrapulmonary small cell cancer be managed like small cell lung cancer？ Cancer, 2010, 116（4）: 888-895.

[15] Chen G, Fu Z, Chen X, et al. Lambert-Eaton Myasthenic Syndrome Associated With Extrapulmonary Small Cell Cancer Detected by ^{18}F-FDG PET/CT. Clin Nucl Med, 2018, 43（9）: 697-698.

[16] Argov Z, Shapira Y, Averbuch-Heller L, et al. Lambert-Eaton myasthenic syndrome（LEMS）in association with lymphoproliferative disorders. Muscle Nerve, 1995, 18（7）: 715-719.

[17] Ramos-Yeo YL, Reyes CV. Myasthenic syndrome（Eaton-Lambert syndrome）associated with pulmonary adenocarcinoma. J Surg Oncol, 1987, 34（4）: 239-242.

[18] Delahunt B, Abernethy DA, Johnson CA, et al. Prostate carcinoma and the Lambert-Eaton myasthenic syndrome. J Urol, 2003, 169（1）: 278-279.

[19] Collins DR, Connolly S, Burns M, et al. Lambert-Eaton myasthenic syndrome in association with transitional cell carcinoma: a previously unrecognized association. Urology, 1999, 54（1）: 162-163.

[20] Wirtz PW, Nijnuis MG, Sotodeh M, et al. The epidemiology of myasthenia gravis, Lambert-Eaton myasthenic syndrome and their associated tumours in the northern part of the province of South Holland. J Neurol, 2003, 250（6）: 698-701.

[21] Wirtz PW, Smallegange TM, Wintzen AR, et al. Differences in clinical features between the Lambert-Eaton myasthenic syndrome with and without cancer: an analysis of 227 published cases. Clin Neurol Neurosurg, 2002, 104（4）: 359-363.

[22] Titulaer MJ, Wirtz PW, Kuks JB, et al. The Lambert-Eaton myasthenic syndrome 1988-2008: a clinical picture in 97 patients. J Neuroimmunol, 2008, 201-202: 153-158

[23] Clark CV, Newsom-Davis J, Sanders MD. Ocular autonomic nerve function in Lambert-Eaton myasthenic syndrome. Eye（Lond）, 1990, 4（Pt 3）: 473-481.

[24] Titulaer MJ，Lang B，Verschuuren JJ. Lambert-Eaton myasthenic syndrome：from clinical characteristics to therapeutic strategies. Lancet Neurol，2011，10（12）：1098-1107.

[25] Young JD，Leavitt JA. Lambert-Eaton Myasthenic Syndrome：Ocular Signs and Symptoms. J Neuroophthalmol，2016，36（1）：20-22.

[26] Breen LA，Gutmann L，Brick JF，et al. Paradoxical lid elevation with sustained upgaze：a sign of Lambert-Eaton syndrome. Muscle Nerve，1991，14（9）：863-866.

[27] Wirtz PW，Sotodeh M，Nijnuis M，et al. Difference in distribution of muscle weakness between myasthenia gravis and the Lambert-Eaton myasthenic syndrome. J

Neurol Neurosurg Psychiatry，2002，73（6）：766-768.

[28] Oh SJ，Kim DE，Kuruoglu R，et al. Electrophysiological and clinical correlations in the Lambert-Eaton myasthenic syndrome. Muscle Nerve，1996，19（7）：903-906.

[29] Lennon VA，Kryzer TJ，Griesmann GE，et al. Calcium-channel antibodies in the Lambert-Eaton syndrome and other paraneoplastic syndromes. N Engl J Med，1995，332（22）：1467-1474.

[30] Maddison P，Lang B，Mills K，et al. Long term outcome in Lambert-Eaton myasthenic syndrome without lung cancer. J Neurol Neurosurg Psychiatry，2001，70（2）：212-217.

第三节　副肿瘤内分泌综合征

一、多发性内分泌腺瘤病

▬ 病例1

【简要病史】　男，40岁，间断心悸、乏力、大汗2年；上述症状发作无明显规律，清晨、午后均有发作，严重时出现谵妄，给予补充葡萄糖后症状好转，曾随机测血糖2.0 mmol/L。既往10年前行"胸腺类癌切除术"，2年前行"垂体泌乳素瘤切除术"。

【相关检查】　血清钙2.54 mmol/L（参考值2.11～2.52 mmol/L），磷正常，碱性磷酸酶197.4 IU/

L（参考值45～125 IU/L），PTH 7.96 pmol/L（参考值1.9～6.9 pmol/L）；空腹血糖2.34 mmol/L（参考值3.61～6.11 mmol/L），空腹胰岛素55.29 μU/ml（参考值2.6～24.9 μU/ml），空腹C肽5.06 ng/ml（参考值1.1～4.4 ng/ml）。

【影像所见】　腹部MRI（图11-3-1）示胰尾及肝内占位，增强扫描动脉期可见明显强化。^{18}F-FDG PET/CT（图11-3-2）示胰尾及肝内占位伴代谢增高。

【手术病理结果】（胰尾）神经内分泌肿瘤（G2），核分裂象6/HP；IHC：CKpan（＋），Syn

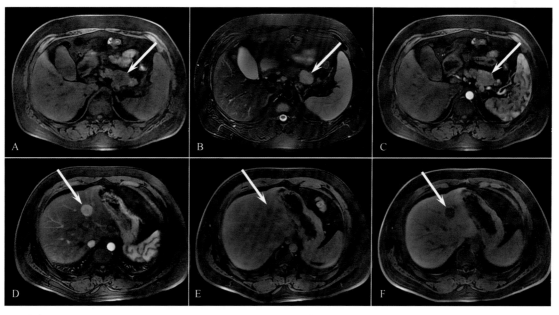

图 11-3-1　腹部MRI。T1WI（A）、FS T2WI（B）及增强（C）图像示胰尾占位（箭号），增强扫描动脉期可见明显强化；肝动态增强图像（D～F）示肝内占位，动脉期可见明显强化（箭号）

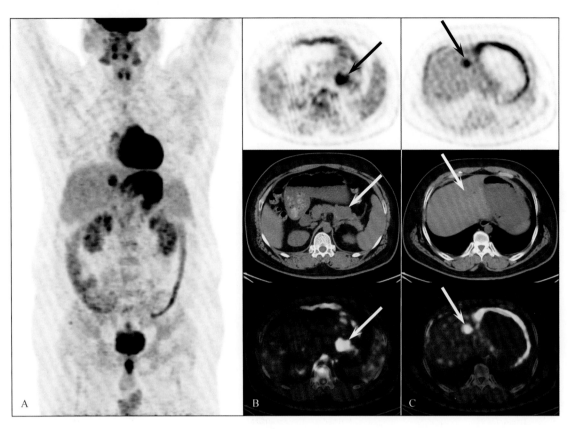

图 11-3-2 ^{18}F-FDG PET/CT（**A**，MIP；**B**、**C**，横断层）示胰尾（**B**）及肝内（**C**）占位，代谢增高（箭号）

（＋），CgA（＋），CD56（部分＋），生长抑素受体 2（SSTR2）（部分＋），胃泌素（Gastrin）（－），胰岛素（Insulin）（部分细胞＋），Ki-67 约 8%。（肝）神经内分泌肿瘤（G2），核分裂象 4/HP；IHC：CKpan（＋），Syn（＋），CgA（＋），CD56（＋），Gastrin（－），Insulin（－）。

【临床诊断】 多发性内分泌腺瘤病，1 型（甲状旁腺功能亢进症，胰腺神经内分泌肿瘤，胸腺类癌，垂体泌乳素瘤）。

病例 2

【简要病史】 女，25 岁，心悸、头痛 10 年，加重 20 余天入院；患者母亲曾有肾上腺肿物切除史。

【相关检查】 血清 CEA 13.6 ng/ml（参考值 0～4.7 ng/ml），PTH 446.4 pg/ml（参考值 15.0～65.0 pg/ml），钙 2.6 mmol/L（参考值 2.11～2.52 mmol/L），磷正常。（心悸发作时）血儿茶酚胺：去甲肾上腺素 293.495 pg/ml（参考值 0～600 pg/ml），肾上腺素 196.677 pg/ml（参考值 0～100 pg/ml），多巴胺 51.595 pg/ml（参考值 0～100 pg/ml）。超声示右叶甲状腺背侧实性肿物，左叶甲状腺实性结节。CT 示双侧肾上腺占位。

【影像所见】 ^{99m}Tc-MIBI 甲状旁腺显像（图

11-3-3）示右叶甲状腺背侧肿物伴异常放射性浓聚；左叶甲状腺低密度灶，未见异常放射性浓聚。^{131}I-MIBG 肾上腺髓质显像（图 11-3-4）示双侧肾上腺占位伴异常放射性浓聚；左叶甲状腺低密度灶伴轻度异常放射性浓聚；右叶甲状腺背侧肿物，未见异常放射性浓聚。

【病理结果】 （右叶甲状腺背侧）甲状旁腺腺瘤；（左叶）甲状腺髓样癌；（双肾上腺）嗜铬细胞瘤。

【临床诊断】 多发性内分泌腺瘤病，2A 型（甲状旁腺腺瘤，甲状腺髓样癌，嗜铬细胞瘤）。

【讨论】 多发性内分泌腺瘤病（multiple endocrine neoplasia，MEN）是一类以累及多个内分泌腺体为特点的常染色体显性遗传病。根据突变基因及临床表现的不同，可进一步分为 MEN1、MEN2 及 MEN4。

MEN1 是最常见的 MEN 类型，突变基因为 *MEN1*，其典型临床表现包括原发性甲状旁腺功能亢进症（甲旁亢）、胰十二指肠神经内分泌肿瘤（NET）及垂体腺瘤，此外还可并发多种内分泌及非内分泌肿瘤，如肾上腺皮质来源肿瘤及胸腺 / 支气管 / 肺来源的 NET，室管膜瘤等。满足以下两条

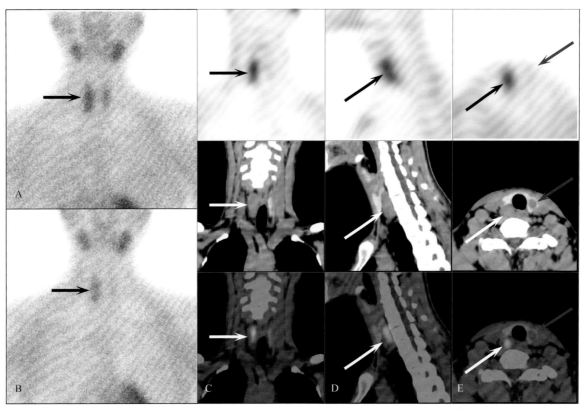

图 11-3-3 ^{99m}Tc-MIBI 甲状旁腺显像。平面显像（前位：**A**，20 min；**B**，2 h）示右叶甲状腺区异常放射性浓聚灶（箭头）；冠状断层（**C**）、矢状断层（**D**）及横断层（**E**）图像示右叶甲状腺背侧肿物伴异常放射性浓聚（黑白箭号）；左叶甲状腺低密度灶，未见异常放射性浓聚（**E**，红箭号）

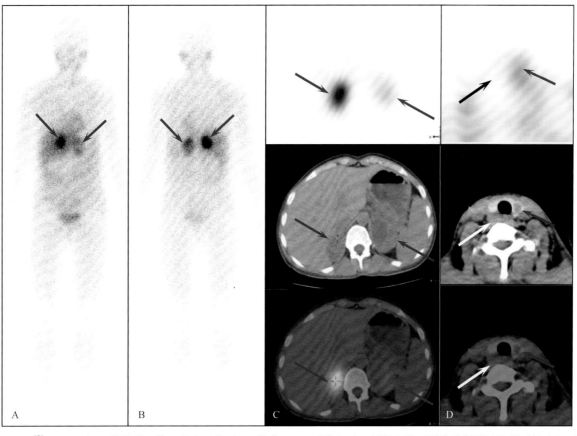

图 11-3-4 ^{131}I-MIBG 肾上腺髓质显像。全身显像（**A**，前位；**B**，后位）示双侧肾上腺区异常放射性浓聚影（箭头）。横断层（**C**、**D**）图像示双侧肾上腺占位伴异常放射性浓聚（**C**，箭号）；左叶甲状腺低密度灶伴轻度异常放射性浓聚（**D**，红箭号）；右叶甲状腺背侧肿物，未见异常放射性浓聚（**D**，黑白箭号）

之一即可临床诊断 MEN1：①有两条或两条以上的 MEN1 典型表现，包括原发甲旁亢、胰十二指肠 NET 及垂体腺瘤；②在有一级亲属明确诊断 MEN1 的情况下，出现 1 条上述 MEN1 典型表现。存在 *MEN1* 基因突变可确诊 MEN1[1]。

原发性甲旁亢是 MEN1 最常见的临床表现，发生率超过 93%[2]。MEN1 相关甲旁亢与散发型甲旁亢有许多不同之处，包括发病更早（提前 20 年）、性别分布不同（MEN1 相关甲旁亢男 / 女比例均等，而散发型甲旁亢男 / 女比例 1：3）、PTH 相对较低，并且易发生多腺体病变[3]。在散发型甲旁亢中，一般为单腺体病变，若出现多腺体病变，要关注是否存在能导致继发性 / 三发性甲旁亢的原因（如低钙血症、肾脏病变等）。核医学显像在甲旁亢的定位诊断上有重要作用，临床最常用的 99mTc-MIBI 显像可以准确定位功能亢进的甲状旁腺组织，检测阳性率约为 88%[4]。对于 99mTc-MIBI 或甲状旁腺 B 超阴性的患者，以胆碱为基础的 PET 示踪剂（包括 18F- 胆碱、11C- 胆碱）可以进一步提供定位诊断信息[5]。

胰十二指肠 NET 是 MEN1 另一常见临床表现，发生率约 55% ～ 70%[6]，包括功能性及无功能性 NET，其中胃泌素瘤及胰岛素瘤是最常见的功能性 NET。与散发 NET 不同，MEN1 相关 NET 的特点是多发小病灶，即可在胰十二指肠区域同时见多个 NET 病灶。功能性 NET 多因其分泌激素引起的临床症状而被发现，如胃泌素瘤相关的卓－艾（Zollinger-Ellison）综合征及胰岛素瘤相关的低血糖症（Whipple 三联征），而无功能性 NET 早期多无明显症状，多是由肿瘤增长所致占位效应或查体所发现。影像学检查在 NET 病灶的定位中具有至关重要的作用，其中以生长抑素受体为靶点的核医学功能影像尤为重要。NET，特别是分化程度较高的 NET（G1/2），肿瘤细胞表面多高表达生长抑素受体（SSTR），利用放射性核素标记的生长抑素类似物（SSA），即可以达到靶向显示神经内分泌肿瘤的目的。目前最常用的 SSA 类显像剂包括 68Ga 标记的 DOTATATE、DOTATOC、DOTANOC 等，Meta 分析显示其灵敏度 93%，特异性 91%[7]。胰岛细胞瘤，特别是良性胰岛细胞瘤，表达生长抑素受体的概率较低，68Ga-DOTA-SSA PET/CT 易出现假阴性，但其多高表达胰高血糖素样肽 1，因此使用蛙皮素类显像剂，如 68Ga-exendin-4，可以有效定位该肿瘤（图 11-3-5），灵敏度约 94%[8]。对于分化差的 NET，如神经内分泌癌，肿瘤细胞 SSTR 不表达或弱表达，基于 SSTR 为靶点的示踪剂效果多不佳，但这类肿瘤生长速度较快，糖代谢活跃，使用 18F-FDG PET/CT 可达到较理想的显

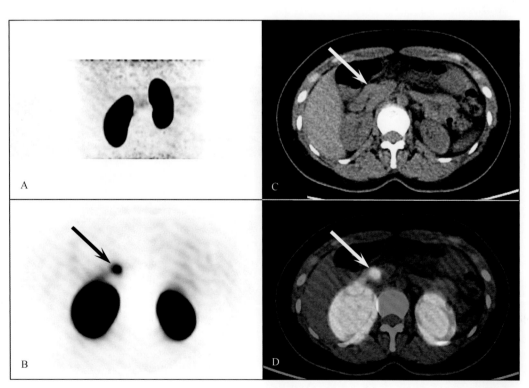

图 11-3-5 胰岛素瘤（G1）（女，45 岁，增强 CT 及 MRI 未见明显异常）。68Ga-exendin-4 PET/CT 显像，MIP（**A**）、横断层 PET（**B**）、CT（**C**）及 PET/CT 融合（**D**）图像示胰头部异常放射性浓聚灶（箭号），CT 未见明显异常

像效果。

MEN2 相对较少见，突变基因为 *RET*，其典型临床表现主要包括甲状腺髓样癌和嗜铬细胞瘤，根据是否合并原发性甲旁亢可进一步分为 MEN2A（合并甲旁亢）及 MEN2B（不合并甲旁亢，但可合并类马凡样表征等其他临床表现）。

甲状腺髓样癌是 MEN2 最常见的临床表现（100% 受累）。虽然甲状腺髓样癌分泌降钙素可引起相关症状，但患者多因颈部肿物起病，甲状腺 B 超检查即可简单有效地发现局部病变。

嗜铬细胞瘤来源于肾上腺髓质，其典型临床表现包括阵发性高血压、心悸、大汗、头痛等。与散发型嗜铬细胞瘤比较，MEN2 相关嗜铬细胞瘤更容易出现双侧受累。^{123}I/^{131}I-MIBG 显像是嗜铬细胞瘤评估的有效手段之一，早期数据显示基于病例的灵敏度 94%，特异性 92%[9]，但是基于病灶的检出率仅 38%。近年来随着 ^{68}Ga-DOTA-SSA PET/CT 在嗜铬细胞瘤中的逐渐应用，其作用逐渐被认可，基于病灶的检出率可达 93%[10]。

MEN4 非常罕见，临床表现谱与 MEN1 相近，但其致病基因不是 *MEN1*，而是 *CDKN1B*。与 MEN1 相比，MEN4 的胰十二指肠 NET 发病率较低（仅 25%），且目前仅有胃泌素瘤和无功能性 NET 的报道，尚无胰岛素瘤、血管活性肠肽瘤、胰高血糖素瘤及异位 ACTH 综合征的报道。

（朱文佳　罗亚平　边艳珠　付占立）

参考文献

[1] Thakker RV, Newey PJ, Walls GV, et al. Clinical Practice Guidelines for Multiple Endocrine Neoplasia Type 1 (MEN1). J Clin Endocrinol Metab, 2012, 97 (9): 2990-3011.

[2] Goudet P, Bonithon C, Costa A, et al. A Multiple endocrine neoplasia type-1 observatory in a French-speaking area. A tool from the Endocrine Tumor study Group (GTE). Ann Endocrinol (Paris), 2007, 68 (2-3): 154-159.

[3] Al-Salameh A, Cadiot G, Calender A, et al. Clinical aspects of multiple endocrine neoplasia type 1. Nat Rev Endocrinol, 2021, 17 (4): 207-224.

[4] Treglia G, Sadeghi R, Schalin-Jäntti C, et al. Detection rate of (99m) Tc-MIBI single photon emission computed tomography (SPECT)/CT in preoperative planning for patients with primary hyperparathyroidism: A meta-analysis. Head Neck, 2016, 38 Suppl 1: E2159-2172.

[5] Liu Y, Dang Y, Huo L, et al. Preoperative Localization of Adenomas in Primary Hyperparathyroidism: The Value of ^{11}C-Choline PET/CT in Patients with Negative or Discordant Findings on Ultrasonography and ^{99m}Tc-Sestamibi SPECT/CT. J Nucl Med, 2020, 61 (4): 584-589.

[6] Donegan D, Singh Ospina N, Rodriguez-Gutierrez R, et al. Long-term outcomes in patients with multiple endocrine neoplasia type 1 and pancreaticoduodenal neuroendocrine tumours. Clin Endocrinol (Oxf), 2017, 86 (2): 199-206.

[7] Sanli Y, Garg I, Kandathil A, et al. Neuroendocrine Tumor Diagnosis and Management: ^{68}Ga-DOTATATE PET/CT. AJR Am J Roentgenol, 2018, 211 (2): 267-277.

[8] Shah R, Garg R, Majmundar M, et al. Exendin-4-based imaging in insulinoma localization: Systematic review and meta-analysis. Clin Endocrinol (Oxf). 2021 Jan 1. doi: 10.1111/cen.14406. Online ahead of print.

[9] Jacobson AF, Deng H, Lombard J, et al. ^{123}I-meta-iodobenzylguanidine scintigraphy for the detection of neuroblastoma and pheochromocytoma: results of a meta-analysis. J Clin Endocrinol Metab, 2010, 95 (6): 2596-2606.

[10] Han S, Suh CH, Woo S, et al. Performance of ^{68}Ga-DOTA-Conjugated Somatostatin Receptor-Targeting Peptide PET in Detection of Pheochromocytoma and Paraganglioma: A Systematic Review and Metaanalysis. J Nucl Med, 2019, 60 (3): 369-376.

二、抗利尿激素分泌失调综合征

【简要病史】　男，63 岁，恶心、呕吐 2 个月，伴头晕、视物模糊、上腹部隐痛、纳差。

【相关检查】　血钠 114.5 mmol/L（参考值 137 ～ 147 mmol/L），血氯 83.3 mmol/L（参考值 99 ～ 110 mmol/L）。尿钠 307 mmol/24 h（参考值 130 ～ 260 mmol/24 h）。血清 ProGRP 103.7 pg/ml（参考值＜ 50 pg/ml）。

【影像所见】　^{18}F-FDG PET/CT（图 11-3-6）示右肺下叶高代谢肿物，伴纵隔及双肺门多发高代谢淋巴结。

【病理结果及临床诊断】（右下叶前基底段新生物）活检病理：小细胞癌；IHC：CKpan（＋），CD56（NK-1）（＋），CgA（＋），Ki-67 60%，PAX8（－），蛋白基因产物 9.5（PGP9.5）（＋），Syn（＋），TTF-1（＋）。临床诊断：（右肺下叶）小细胞肺癌伴肺门及纵隔淋巴结转移；抗利尿激素分泌失调综合征。

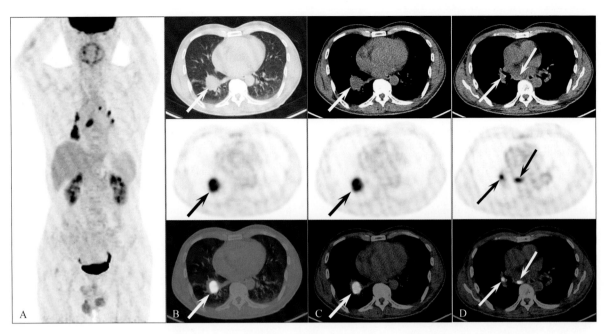

图 11-3-6　^{18}F-FDG PET/CT（**A**，MIP；**B ～ D**，横断层）示右肺下叶肿物（**B**、**C**，箭号），代谢异常增高（SUV$_{max}$ 8.8）；纵隔及双肺门多发高代谢淋巴结（**D**，箭号）（SUV$_{max}$ 7.5）

【讨论】　抗利尿激素分泌失调综合征（syndrome of inappropriate secretion of antidiuretic hormone，SIADH）是由于抗利尿激素（ADH）分泌过量或活性增强而导致的体内水潴留、稀释性低钠血症、尿钠和尿渗透压升高的一组临床综合征，由 Schwartz 等于 1957 年在支气管肺癌患者中首先发现[1]。由于部分病例是因为 ADH 受体突变活化，而无 ADH 异常分泌[2]，故建议将 SIADH 命名为抗利尿不适当综合征（syndrome of inappropriate antidiuresis，SIAD）。

ADH 又称精氨酸加压素，由下丘脑分泌，经神经垂体释放。生理情况下，血浆渗透压增高、血容量降低可导致 ADH 释放增多；此外，应激、恶心、运动等也可导致 ADH 分泌增加[3]。

导致 SIADH 的常见原发疾病可分为五类[4]：①肿瘤，是最常见的病因，主要见于小细胞肺癌与头颈部肿瘤，是由于肿瘤分泌 ADH 或类 ADH 物质所致。②中枢神经系统疾病，如颅脑外伤、脑血管疾病、脑炎等，可直接刺激 ADH 分泌或引起下丘脑-垂体功能紊乱，使 ADH 释放增多。③肺部良性疾病，如肺炎、肺结核等，其可能机制为肺部疾病引起肺小血管收缩，回心血量减少，导致 ADH 释放增多；此外，感染的肺组织也可合成、释放类 ADH 物质。④药物，包括抗抑郁药、抗肿瘤药、降糖药、非甾体抗炎药、利尿药等，可直接或间接刺激下丘脑-垂体 ADH 的分泌，或提高肾对 ADH 的敏感性而引起 SIADH。⑤其他，如特发性 SIADH，疼痛、应激等。

SIADH 临床表现与低钠血症的严重程度和起病速度有关。早期常无明显临床症状，当血钠 < 120 mmol/L 时，可出现乏力、恶心、呕吐等；血钠 < 110 mmol/L 时，可出现嗜睡、抽搐、反射抑制，甚至昏迷、死亡。以 48 h 为阈值可分为急性与慢性低钠血症，其中急性低钠血症发生脑水肿的概率更高。

SIADH 主要诊断标准如下[5]：①血钠 < 135 mmol/L，有效血浆渗透压 < 275 mOsm/（kg·H$_2$O）；②尿渗透压 > 100 mOsm/（kg·H$_2$O）；③正常水钠摄入，尿钠 > 30 mmol/L；④临床上无脱水和水肿；⑤正常肾上腺、甲状腺、垂体及肾功能；⑥近期未使用利尿剂。

SIADH 治疗包括原发病治疗和对症治疗。对症治疗的一线方案为限水治疗，广泛适用于轻、中度以及慢性低钠血症，其他治疗包括抗利尿激素受体拮抗剂、尿素、袢利尿剂＋口服氯化钠、地美环素等。美国低钠血症专家共识认为抗利尿激素受体拮抗剂有望替代限水治疗成为一线治疗方案[6]。此外，对于急性严重低钠血症伴有中枢神经系统症状患者，可给予 3% 高渗盐水输注，可有效减轻脑水肿[7]。

低钠血症与住院患者死亡率增加明显相关[8]。SIADH 患者长期存活率主要取决于原发疾病而非低钠血症的严重程度，恶性肿瘤相关 SIADH 预后较差[9]。

（张晶洁　罗亚平　付占立）

参考文献

[1] Schwartz WB，Bennett W，Curelop S，et al. A syndrome of renal sodium loss and hyponatremia probably resulting from inappropriate secretion of antidiuretic hormone. Am J Med，1957，23（4）：529-542.

[2] Feldman BJ，Rosenthal SM，Vargas GA，et al. Nephrogenic syndrome of inappropriate antidiuresis. N Engl J Med，2005，352（18）：1884-1890.

[3] Esposito P，Piotti G，Bianzina S，et al. The syndrome of inappropriate antidiuresis：pathophysiology，clinical management and new therapeutic options. Nephron Clin Pract，2011，119（1）：c62-c73.

[4] Spasovski G，Vanholder R，Allolio B，et al. Clinical practice guideline on diagnosis and treatment of hyponatraemia. Eur J Endocrinol，2014，170（3）：G1-47.

[5] Bartter FC，Schwartz WB. The syndrome of inappropriate secretion of antidiuretic hormone. Am J Med，1967，42（5）：790-806.

[6] Verbalis JG，Goldsmith SR，Greenberg A，et al. Diagnosis，evaluation，and treatment of hyponatremia：expert panel recommendations. Am J Med，2013，126（10 Suppl 1）：S1-42.

[7] Sterns RH，Nigwekar SU，Hix JK. The treatment of hyponatremia. Semin Nephrol，2009，29（3）：282-299.

[8] Selmer C，Madsen JC，Torp-Pedersen C，et al. Hyponatremia，all-cause mortality，and risk of cancer diagnoses in the primary care setting：A large population study. Eur J Intern Med，2016，36：36-43.

[9] Shepshelovich D，Leibovitch C，Klein A，et al. The syndrome of inappropriate antidiuretic hormone secretion：Distribution and characterization according to etiologies. Eur J Intern Med，2015，26（10）：819-824.

三、异位促肾上腺皮质激素（ACTH）综合征

【简要病史】　女，57 岁，腰痛、乏力、水肿伴血压升高 1 个月。

【相关检查】　血压 200/100 mmHg。血钾 2.5 mmol/L（参考值 3.5 ~ 5.5 mmol/L）。血皮质醇（8am、4 pm、0am）均 > 63.44 μg/dl（参考值 4.4 ~ 19.9 μg/dl）；ACTH 493.10 pg/ml（参考值 7.2 ~ 63.3 pg/ml）；尿游离皮质醇 16112 μg/24 h（参考值 100 ~ 379 μg/24 h）。小剂量及大剂量地塞米松抑制试验：血、尿皮质醇及血 ACTH 均未受抑制。血清 CEA 14.07 ng/ml（参考值 < 5.0 ng/ml），CA19-9 555.60 U/ml（参考值 < 37.0 U/ml），CA125 46.58 U/ml（参考值 < 35.0 U/ml），SCC 10.30 U/ml（参考值 < 1.5 U/ml），CYFRA21-1 22.20 ng/ml（参考值 < 3.3 ng/ml），NSE 46.87 ng/ml（参考值 < 16.3 ng/ml），ProGRP 4048.00 pg/ml（参考值 < 69.2 pg/ml），TPA 919.00 U/L（参考值 < 120.0 U/L），CA24-2 > 150.00 U/L（参考值 < 20.0 U/L）。支气管镜检查：左固有上叶支气管黏膜肿胀，管腔闭塞。

【影像所见】　胸部增强 CT（图 11-3-7）示纵隔及左肺门多发肿大淋巴结，部分融合，伴强化。¹⁸F-FDG PET/CT（图 11-3-8）示右颈部、纵隔及左肺门淋巴结肿大，代谢增高；双侧肾上腺增生，代谢增高。

【病理结果】　支气管镜活检：（左固有上叶）

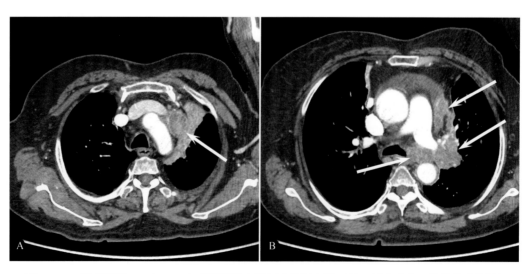

图 11-3-7　胸部增强 CT（**A**、**B**）示纵隔及左肺门多发肿大淋巴结，部分融合，伴强化（箭号）

穿刺肺组织,于纤维组织内见小蓝细胞浸润,细胞形态一致,核质细腻,胞质少,未见明确核分裂象;IHC:CKpan(++),TTF-1(+),Napsin A(-),Syn(++),CgA(+++),CD56(+++),Ki-67 40%,CK7、P40、CK5/6、P63、Vimentin、LCA 及促肾上腺皮质激素(ACTH)均(-),综上并结合临床,考虑为小细胞肺癌。右颈部淋巴结活检(图 11-3-9):高级别神经内分泌癌,细胞形态具有小细胞癌及大细胞神经内分泌癌的双重特点,倾向为复合性小细胞癌;IHC:CKpan(+++),CD56(+++),TTF-1(++),Syn(+++),CgA(+++),ACTH(+++),P53 强阳性细胞小于 60%,Ki-67 50%,Vimentin、Napsin A 及 P40 均(-)。

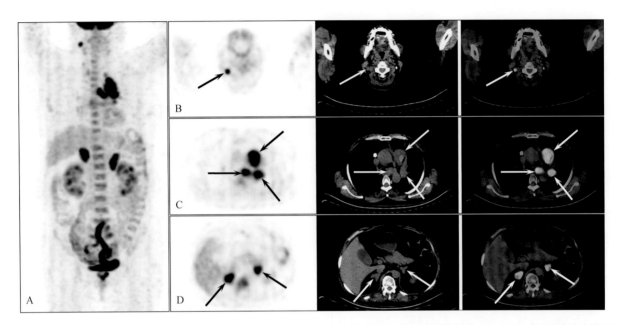

图 11-3-8 ^{18}F-FDG PET/CT(**A**,MIP;**B ~ D**,横断层)示右颈部、纵隔及左肺门淋巴结肿大(**B**、**C**),代谢增高(箭号);双侧肾上腺增生(**D**),代谢增高(箭号)

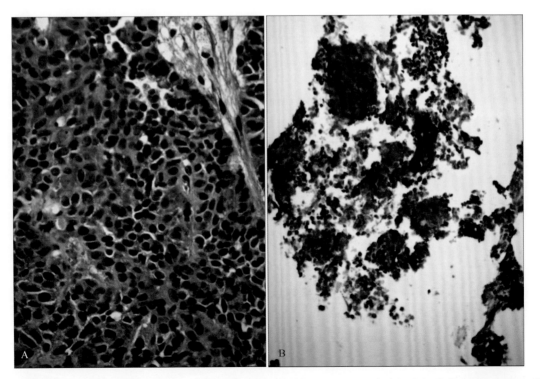

图 11-3-9 右颈部淋巴结活检病理(**A**,HE,×400;**B**,ACTH 染色,×200)示复合性小细胞癌(**A**);ACTH 染色:强阳性(**B**)

【临床诊断】　复合性小细胞肺癌，异位 ACTH 综合征，皮质醇增多症。

【讨论】　皮质醇增多症，又称库欣综合征（Cushing's syndrome，CS），是指临床上应用外源性糖皮质激素或各种原因所致体内肾上腺皮质分泌过多皮质醇而引起的一系列如向心性肥胖、高血压、低血钾、骨质疏松等症状和体征的综合征，前者称为医源性 / 外源性 CS，是目前临床 CS 最常见的原因，后者称为内源性 CS[1-2]。

内源性 CS 可根据是否依赖促肾上腺皮质激素（ACTH）分为 ACTH 依赖性 CS 及 ACTH 非依赖性 CS，分别约占内源性 CS 病例的 70%～80% 及 20%～30%[1-2]。ACTH 非依赖性 CS 主要指肾上腺本身疾病引起的皮质醇分泌过多，如肾上腺皮质增生、肾上腺皮质腺瘤及肾上腺皮质腺癌等，其分泌不受 ACTH 的调控，血 ACTH 水平通常降低[3-4]。ACTH 依赖性 CS 又称为库欣病，最常见的病因为垂体肿瘤（多为垂体微腺瘤）分泌过多 ACTH，约占所有内源性 CS 病例的 65%～70%；异位 ACTH 综合征（ectopic ACTH syndrome，EAS）是导致内源性 CS 的第二大病因，约占所有内源性 CS 病例的 10%～15%[2, 5-6]。

EAS 是指非垂体肿瘤导致的 ACTH 异位分泌，刺激肾上腺皮质增生从而分泌过多皮质醇，属于副肿瘤性内分泌综合征。肺部肿瘤是引起 EAS 的最常见肿瘤，约占所有 EAS 相关肿瘤的一半，主要为支气管-肺类癌及小细胞肺癌，其他可引起 EAS 的肿瘤还包括胸腺类癌、胃肠胰神经内分泌肿瘤、甲状腺髓样癌及嗜铬细胞瘤等[6-9]。支气管-肺类癌起源于支气管黏膜上皮及腺体中的嗜银细胞，属于原发于肺神经内分泌细胞的低度恶性肿瘤，一般体积较小、生长缓慢，与其他肿瘤所致 EAS 相比预后较好[8, 10]。小细胞肺癌为引起 EAS 肿瘤中恶性程度较高、侵袭性较强的一类肿瘤。复合性小细胞肺癌（combined small cell lung cancer，C-SCLC）是由小细胞肺癌与非小细胞肺癌共同构成的混合型肺癌，属于小细胞肺癌中的一种亚型，约占小细胞肺癌的 2%～28%[11]；C-SCLC 中的非小细胞成分通常是腺癌、鳞状细胞癌、大细胞癌、大细胞神经内分泌癌，或者是更为少见的梭形细胞癌及巨细胞癌等，其非小细胞肺癌成分也可包括两种以上的肿瘤细胞[11-13]；与单纯小细胞肺癌相比，C-SCLC 对化疗的敏感性可能较差，但相对更可能从手术治疗中获益[13-14]。

EAS 引起的临床症状及体征可与其他原因所致 CS 类似，但小细胞肺癌等恶性程度较高的肿瘤生长速度快、分泌 ACTH 量大，病程相对较短，可无典型的满月脸、水牛背等 CS 表现，而肌肉无力、体重下降、低钾血症等表现往往更为明显和普遍，血 ACTH 及血、尿皮质醇升高程度通常也更为显著[2, 15-16]。

EAS 患者的实验室检查可见血清皮质醇水平升高伴节律紊乱，尿皮质醇水平升高，血 ACTH 水平多明显升高；小剂量及大剂量地塞米松抑制试验一般均不被抑制。但由于极少数 EAS 患者的大剂量地塞米松试验可被抑制，而极少数库欣病患者的大剂量地塞米松试验也可能不被抑制，因此有学者建议将岩静脉窦插管检测外周及中心 ACTH 浓度的方法作为鉴别二者的"金指标"[2, 8, 17]。确诊 EAS 则需要病理证据，即垂体外的肿瘤组织中 ACTH 染色呈阳性。

由于引起 EAS 的肿瘤中约半数位于胸部，因此胸部 CT 是首选的影像学检查手段；对于胸部 CT 阴性的患者，腹部 CT 及 MRI 也有助于 EAS 相关肿瘤的筛查。^{18}F-FDG PET/CT 检查可助于 EAS 相关肿瘤的筛查、肿瘤分期、疗效评价及预后评估，尤其是在分化较差、增殖活跃的神经内分泌肿瘤中[18-21]。由于血高水平 ACTH 的刺激，PET/CT 显像中可见到双侧肾上腺反应性增生伴 ^{18}F-FDG 摄取增高[18, 20-21]。此外，由于神经内分泌肿瘤大多表达生长抑素受体（SSTR），因此应用单光子或正电子核素标记生长抑素类似物（SSA）进行的 SSTR 显像在 EAS 肿瘤筛查及评估中具有其独特的优势[22-24]；亦有 ^{18}F-多巴（^{18}F-DOPA）、^{11}C-5-羟基色氨酸（^{11}C-5-HTP）及 ^{18}F-胆碱（^{18}F-Choline）等多种正电子显像剂用于 EAS 相关肿瘤的报道[25-27]。

（陈雪祺　付占立）

参考文献

[1] Lacroix A，Feelders RA，Stratakis CA，et al. Cushing's syndrome. Lancet，2015，386（9996）：913-927.

[2] Paleń-Tytko JE，Przybylik-Mazurek EM，Rzepka EJ，et al. Ectopic ACTH syndrome of different origin-Diagnostic approach and clinical outcome. Experience of one Clinical Centre. PLoS One，2020，15（11）：e0242679.

[3] Steffensen C，Bak AM，Rubeck KZ，et al. Epidemiology of Cushing's syndrome. Neuroendocrinology，2010，92 Suppl 1：1-5.

[4] Ross NS. Epidemiology of Cushing's syndrome and subclinical disease. Endocrinol Metab Clin North Am，

1994, 23（3）：539-546.

［5］Carpenter PC. Diagnostic evaluation of Cushing's syndrome. Endocrinol Metab Clin North Am, 1988, 17（3）：445-472.

［6］Ilias I, Torpy DJ, Pacak K, et al. Cushing's syndrome due to ectopic corticotropin secretion：twenty years' experience at the National Institutes of Health. J Clin Endocrinol Metab, 2005, 90（8）：4955-4962.

［7］马明磊, 余洁, 刘艺文, 等. 支气管类癌导致青少年异位促肾上腺皮质激素综合征一例. 中华内科杂志, 2020, 59（8）：638-641.

［8］王学斌, 刘磊, 王桂阁, 等. 20例支气管肺类癌致异位促肾上腺皮质激素综合征的临床回顾性研究. 中国胸心血管外科临床杂志, 2018, 25（11）：942-948.

［9］Findling JW, Raff H. Cushing's Syndrome：important issues in diagnosis and management. J Clin Endocrinol Metab, 2006, 91（10）：3746-3753.

［10］方玉林, 王志国. 非典型肺类癌一例. 中华肺部疾病杂志（电子版）, 2016, 9（2）：227-228.

［11］Qin J, Lu H. Combined small-cell lung carcinoma. Onco Targets Ther, 2018, 11：3505-3511.

［12］Zhao X, McCutcheon JN, Kallakury B, et al. Combined Small Cell Carcinoma of the Lung：Is It a Single Entity？. J Thorac Oncol, 2018, 13（2）：237-245.

［13］李涛, 张娟, 胡毅. 复合型小细胞肺癌研究进展. 解放军医学杂志, 2018, 43（9）：799-805.

［14］Babakoohi S, Fu P, Yang M, et al. Combined SCLC clinical and pathologic characteristics. Clin Lung Cancer, 2013, 14（2）：113-119.

［15］Espinosa-de-Los-Monteros AL, Ramírez-Rentería C, Mercado M. Clinical Heterogeneity of Ectopic ACTH Syndrome：A Long-Term Follow-Up Study. Endocr Pract, 2020, 26（12）：1435-1441.

［16］Vieira-Corrêa M, Moroto D, Carpentieri G, et al. The 4Ds of ectopic ACTH syndrome：diagnostic dilemmas of a difficult disease. Arch Endocrinol Metab, 2019, 63（2）：175-181.

［17］卢琳, 金征宇, 任祖渊, 等. 岩下窦静脉取血在疑难ACTH依赖性库欣综合征诊断中的应用. 中华神经外科杂志, 2009, 25（12）：1110-1113.

［18］程欣, 马艳茹, 刘轶敏, 等. 18FDG PET/CT在肺癌致异位ACTH综合征诊断中的应用. 吉林大学学报（医学版）, 2015, 41（6）：1275-1278.

［19］张敏, 徐昊平, 李彪. 18F-FDG PET/CT定位诊断异位分泌促肾上腺皮质激素肿瘤的价值. 中华核医学与分子影像杂志, 2010, 30（5）：329-332.

［20］Xu H, Zhang M, Zhai G, et al. The role of integrated 18F-FDG PET/CT in identification of ectopic ACTH secretion tumors. Endocrine, 2009, 36（3）：385-391.

［21］Pruthi A, Basu S, Ramani SK, et al. Bilateral symmetrical adrenal hypermetabolism on FDG PET in paraneoplastic Cushing syndrome in breast carcinoma：correlation with contrast-enhanced computed tomography. Clin Nucl Med, 2010, 35（12）：960-961.

［22］Davi' MV, Salgarello M, Francia G. Positive 68Ga-DOTATOC-PET/CT after cortisol level control during ketoconazole treatment in a patient with liver metastases from a pancreatic neuroendocrine tumor and ectopic Cushing syndrome. Endocrine, 2015, 49（2）：566-567.

［23］Veit JA, Boehm B, Luster M, et al. Detection of paranasal ectopic adrenocorticotropic hormone-secreting pituitary adenoma by Ga-68-DOTANOC positron-emission tomography-computed tomography. Laryngoscope, 2013, 123（5）：1132-1135.

［24］Därr R, Zöphel K, Eisenhofer G, et al. Combined use of 68Ga-DOTATATE and 18F-FDG PET/CT to localize a bronchial carcinoid associated with ectopic ACTH syndrome. J Clin Endocrinol Metab, 2012, 97（7）：2207-2208.

［25］Acevedo-Báez I, Tirado-Hospital JL, Muñiz-Grijalvo O, et al. 18F-DOPA vs. 18F-FDG PET/CT in the ectopic ACTH syndrome due to pulmonary carcinoid tumor. Endocrinol Nutr, 2015, 62（4）：202-204.

［26］Nikolaou A, Thomas D, Kampanellou C, et al. The value of 11C-5-hydroxy-tryptophan positron emission tomography in neuroendocrine tumor diagnosis and management：experience from one center. J Endocrinol Invest, 2010, 33（11）：794-799.

［27］Sindoni A, Bodanza V, Tatta R, et al. Ectopic Adrenocorticotropic Hormone-Secreting Pituitary Adenoma Localized by 18F-Choline PET/CT. Clin Nucl Med, 2018, 43（1）：e25-e26.

四、肿瘤源性骨软化症

【简要病史】 女, 41岁, 进行性下肢活动困难、骨痛4年余。患者4年余前逐渐出现双下肢乏力, 爬楼梯困难, 下蹲后需缓慢站起, 走路不稳, 上述症状逐渐加重并出现肋骨疼痛; 1年前因怀疑"神经肌肉疾病", 行肌电图检查及下肢肌肉活检均未见异常。

【相关检查】 血磷0.49 mmol/L（参考值0.85～1.51 mmol/L）, ALP 230 U/L（参考值45～125 U/L）, 钙、肌酐正常; 25-羟维生素D 14.7 ng/ml（参考值≥20 ng/ml）, PTH 67.3 pg/ml（参考值15.0～65.0 pg/ml）。骨密度示骨质疏松（Z值-4.2）。

【影像所见】 全身骨显像（图11-3-10）示肋骨及骨盆多发骨代谢增高灶。18F-FDG PET/CT（图11-3-11）示寰椎骨质破坏伴软组织密度影, 代

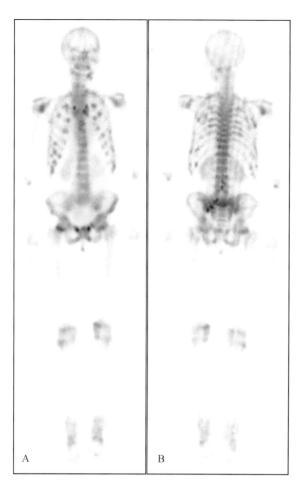

图 11-3-10 全身骨显像（**A**，前位；**B**，后位）示肋骨及骨盆多发骨代谢增高灶

谢增高；双侧耻骨、左侧肋骨多发骨折，代谢未见明显增高。

【病理结果及临床诊断】 行寰椎占位切除术。病理：梭形细胞间叶性肿瘤，局灶富于破骨细胞；IHC：成纤维生长因子23（FGF-23）（＋／－），SSTR2(＋)；综上，符合磷酸盐尿性间叶源性肿瘤。临床诊断：磷酸盐尿性间叶源性肿瘤，肿瘤源性骨软化症。

【讨论】 肿瘤源性骨软化症（tumor-induced osteomalacia，TIO）是一种由分泌成纤维生长因子23（fibroblast growth factor 23，FGF-23）的肿瘤引起的副肿瘤综合征[1]，其中以磷酸尿间质肿瘤（phosphaturic mesenchymal tumour，PMT）最为常见[2]。PMT是一种良性肿瘤，可发生于身体的任何部位，多为单发病灶，几乎不转移，偶有多灶性或转移性PMT的报道[3-5]。其他可导致TIO的肿瘤还有鼻窦血管外皮瘤、骨肉瘤、腱鞘巨细胞瘤等[2, 6-7]。此外，某些非肿瘤性病变（骨纤维异常增生症、神经纤维瘤病、线状皮脂腺痣综合征）也可导致TIO[7-9]。

FGF-23与甲状旁腺素、1,25-二羟维生素D是人体内主要血磷调节激素，它们通过肠道、肾、骨骼这些靶器官进行血钙、磷的调节[10]。PMT等

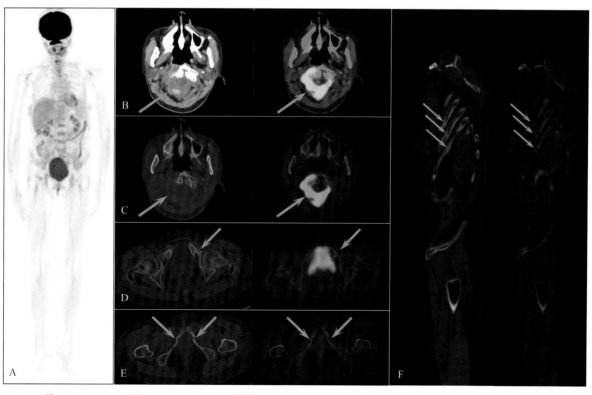

图 11-3-11 ^18^F-FDG PET/CT（**A**，MIP；**B ～ E**，横断层；**F**，矢状断层）示寰椎骨质破坏伴软组织密度影，代谢增高（**B**、**C**，箭号）；双侧耻骨（**D**、**E**）、左侧肋骨（**F**）多发骨折（箭号），代谢未见明显增高

肿瘤分泌的 FGF-23 会导致肾小管磷重吸收减少，从而引起低磷血症及高尿磷症；长期未控制的低磷血症会使骨矿化速度减慢，导致骨矿化不足，并最终引起骨软化症（成人）或佝偻病（儿童）。

由于 PMT 病灶通常较小，而且生长缓慢，其临床表现很少是由肿瘤病灶本身的占位效应引起的，而通常与其分泌 FGF-23 所致的低磷血症和 TIO 有关，如因低磷血症导致的乏力[11]，以及因 TIO 所致功能不全性骨折而引起的骨痛以及行动困难等。TIO 在骨扫描上可出现一些特征性的影像学表现，如多发功能不全性骨折、骨骺代谢增高、"O"型腿，部分患者还可以出现"超级骨显像"[12]。

TIO 在整个诊疗过程中有两个难点：一是从患者相对非特异性的临床症状中发现低磷血症的线索，并根据临床表现、家族史、血 FGF-23 及其他相关内分泌激素测定结果来确诊 TIO；二是在确诊 TIO 后寻找 PMT 病灶。由于 PMT 病灶通常较小，且没有明显好发部位，因此常规影像学检查的灵敏度及特异性均较差。

PMT 是一种高表达 SSTR2A 受体的肿瘤，可以通过靶向 SSTR2A 受体的显像剂对其进行定位诊断[13]（图 11-3-12）。研究表明，68Ga- 生长抑素类似物（SSA）（DOTATATE、DOTATOC、DOTANOC）PET/CT 显像检出 PMT 病灶的灵敏

度为 87.6%（53% ~ 100%）[14]。但 SSTR2A 并非 PMT 的独有靶点，其在神经内分泌肿瘤及活化炎症细胞中均可有不同程度的表达，因此 68Ga-SSA PET/CT 显像时，在 TIO 患者骨折部位经常见到不同程度的显像剂摄取，此时需结合病灶摄取的形态（结节状 / 片状）、程度以及其他的影像学检查（尤其是 MRI）与 PMT 病灶相鉴别。18F-FDG PET/CT 虽然整体检出 PMT 病灶的能力不及 68Ga-SSA PET/CT，但有报道在部分 68Ga-SSA PET 阴性的患者中，18F-FDG PET 可能会有阳性发现，从而达到互补作用[15]。

（朱文佳　胡桂兰　张卫方　付占立）

参考文献

[1] Minisola S, Peacock M, Fukumoto S, et al. Tumour-induced osteomalacia. Nat Rev Dis Primers, 2017, 3：17044.

[2] Folpe AL, Fanburg-Smith JC, Billings SD, et al. Most osteomalacia-associated mesenchymal tumors are a single histopathologic entity：an analysis of 32 cases and a comprehensive review of the literature. Am J Surg Pathol, 2004, 28（1）：1-30.

[3] Sahoo J, Balachandran K, Kamalanathan S, et al. Tumor(s) induced osteomalacia--a curious case of double trouble. J Clin Endocrinol Metab, 2014, 99（2）：395-398.

[4] Higley M, Beckett B, Schmahmann S, et al. Locally

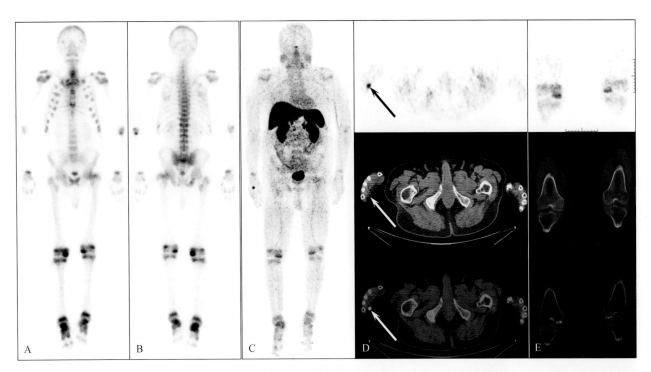

图 11-3-12 （右手掌皮下）PMT，TIO（男，57 岁）。全身骨显像（**A**，前位；**B**，后位）示肋骨、双膝、踝关节周围多发骨代谢增高灶（功能不全性骨折）。68Ga-DOTATATE PET/CT（**C**，MIP；**D**，横断层；**E**，冠状断层）示右手掌皮下小结节伴 SSTR 高表达（箭号）；股骨远端与胫骨近端轻度显像剂浓聚，骨质未见明显异常

aggressive and multifocal phosphaturic mesenchymal tumors: two unusual cases of tumor-induced osteomalacia. Skeletal Radiol, 2015, 44（12）: 1825-1831.

［5］Chong WH, Molinolo AA, Chen CC, et al. Tumor-induced osteomalacia. Endocr Relat Cancer, 2011, 18（2）: R53-77.

［6］Jia C, Shao F, Yang M, et al. Giant Cell Tumor of Tendon Sheath Revealed on 68Ga-DOTA-TATE PET/CT in a Patient With Suspicious Tumor-Induced Osteomalacia. Clin Nucl Med, 2019, 44（6）: 496-498.

［7］Ovejero D, Lim YH, Boyce AM, et al. Cutaneous skeletal hypophosphatemia syndrome: clinical spectrum, natural history, and treatment. Osteoporos Int, 2016, 27（12）: 3615-3626.

［8］Obo T, Koriyama N, Tokito A, et al. Neurofibromatosis type 1 associated with hypophosphatemic osteomalacia due to hypersecretion of fibroblast growth factor 23: a case report. J Med Case Rep, 2020, 14（1）: 56.

［9］Collins MT, Chebli C, Jones J, et al. Renal Phosphate Wasting in Fibrous Dysplasia of Bone Is Part of a Generalized Renal Tubular Dysfunction Similar to That Seen in Tumor-Induced Osteomalacia. J Bone Miner Res, 2001, 16（5）: 806-813.

［10］Blau JE, Collins MT. The PTH-Vitamin D-FGF23 axis. Rev Endocr Metab Disord, 2015, 16（2）: 165-174.

［11］Pesta DH, Tsirigotis DN, Befroy DE, et al. Hypophosphatemia promotes lower rates of muscle ATP synthesis. FASEB J, 2016, 30（10）: 3378-3387.

［12］Chakraborty PP, Bhattacharjee R, Mukhopadhyay S, et al. 'Rachitic rosary sign' and 'tie sign' of the sternum in tumour-induced osteomalacia. BMJ Case Rep, 2016, 2016: bcr2016214766.

［13］Houang M, Clarkson A, Sioson L, et al. Phosphaturic mesenchymal tumors show positive staining for somatostatin receptor 2A（SSTR2A）. Hum Pathol, 2013, 44（12）: 2711-2718.

［14］Meyer M, Nicod Lalonde M, Testart N, et al. Detection Rate of Culprit Tumors Causing Osteomalacia Using Somatostatin Receptor PET/CT: Systematic Review and Meta-Analysis. Diagnostics（Basel）, 2019, 10（1）: 2.

［15］Chong WH, Andreopoulou P, Chen CC, et al. Tumor localization and biochemical response to cure in tumor-induced osteomalacia. J Bone Miner Res, 2013, 28（6）: 1386-1398.

第四节　副肿瘤血液综合征

一、副肿瘤性类白血病反应

【简要病史】　男，71 岁，活动后气短半年余，刺激性干咳伴乏力 1 月余。

【相关检查】　WBC 67.5×10⁹/L，中性粒细胞 94.3%，RBC 2.68×10¹²/L，Hb 75 g/L，PLT 461×10⁹/L。血清 NSE 22.86 ng/ml（参考值＜16.3 ng/ml），CYFRA21-1 6.85 ng/ml（参考值＜1.3 ng/ml），CEA 及 SCC 正常。骨髓穿刺：骨髓增生明显活跃，粒/红比值 13.8∶1，其中粒系占 88.4%，早幼粒细胞比值偏高；红系增生减低，以中幼红细胞增生为主，形态未见明显异常；淋巴细胞占 2.4%，形态大致正常；全片见巨核细胞 87 个，其中产板巨核细胞 1 个，PLT 散在可见。

【影像所见】　¹⁸F-FDG PET/CT（图 11-4-1）示右胸壁多发高代谢软组织密度肿物；视野内骨骼弥漫性代谢增高，相应骨质未见异常。

【病理结果及临床诊断】　（右胸壁）穿刺活检病理：恶性间皮瘤。临床诊断：（右）胸膜恶性间皮瘤，副肿瘤性类白血病反应。

【讨论】　类白血病反应是指某些因素强烈刺激机体造血组织，导致外周血中 WBC 明显增多（＞40×10⁹/L 或＞50×10⁹/L），多伴有核左移，类似白血病的表现[1]；其诱因包括严重感染、中毒、严重出血、急性溶血和恶性肿瘤等[2]。

副肿瘤性类白血病反应（paraneoplastic leukemoid reaction，PLR）是由恶性肿瘤引发的类白血病反应，多为中性粒细胞增多型，偶有嗜酸性粒细胞增多型、中性粒细胞-嗜酸性粒细胞增多型 PLR 报道[3]。PLR 多见于实体肿瘤，常见病理类型为腺癌（25%）、鳞状细胞癌（20%）、肉瘤样癌（16%）和未分化癌（11%），而间皮瘤（4%）、肉瘤（3%）和黑色素瘤（1%）相对比较少见；常见的发病部位为食管、胆囊、肺和肝[4]。PLR 也可见于血液系统恶性肿瘤，如多发性骨髓瘤[5-7]。

PLR 的发生多与原发肿瘤所分泌的细胞因子有关，如粒细胞集落刺激因子（G-CSF）、粒-巨噬细胞集落刺激因子（GM-CSF）、白细胞介素（IL）及肿瘤坏死因子（TNF）等，其中以分泌 G-CSF 最为常见[8-9]。G-CSF 正常由血管内皮细胞、成纤维细胞、单核细胞和巨噬细胞产生，可刺激骨髓中的祖细胞增殖，并分化为成熟的中性粒细胞。某些

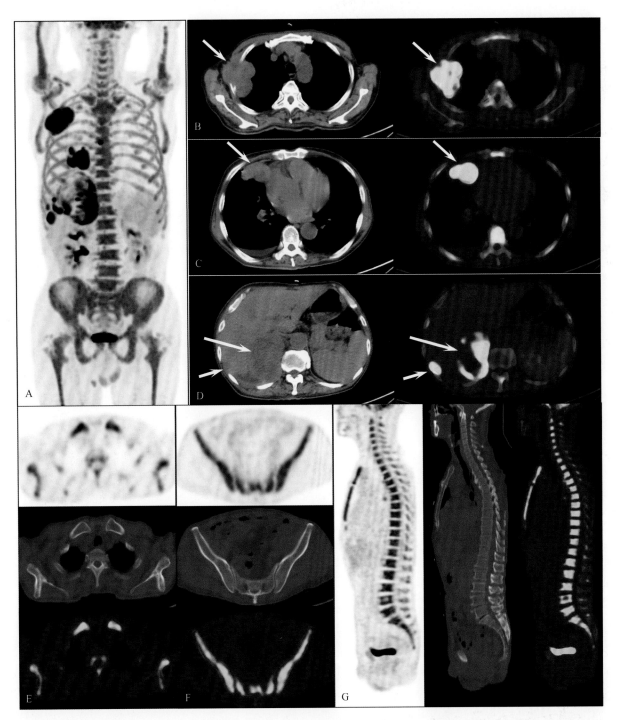

图 11-4-1 ¹⁸F-FDG PET/CT。MIP（**A**）图像示右胸部多发高代谢肿物，视野内骨骼弥漫性代谢增高；横断层（**B～D**）图像示右胸壁多发软组织密度肿物，代谢不同程度增高（箭号）；横断层（**E**、**F**）及矢状断层（**G**）图像示骨骼弥漫性代谢增高，相应骨质未见异常

具有 G-CSF 分泌功能的肿瘤，可同时分泌甲状旁腺激素相关蛋白（PTHrP），在引起 PLR 的同时伴有高钙血症[10]。

临床上，PLR 可与相关原发肿瘤同时被发现，也可发生在肿瘤治疗过程中出现明显组织学进展时，还可在原发肿瘤被发现前数年出现[11]。极少数情况下，某些不产生 G-CSF 的原发肿瘤，其转移灶可具有分泌 G-CSF 的功能[12]。G-CSF 分泌性肿瘤较罕见，但侵袭性多较强，外周血中白细胞计数与总生存率呈负相关。治疗 G-CSF 分泌相关恶性肿瘤是 PLR 唯一有效的治疗方法，因此外周血中白细胞计数或 G-CSF 水平可作为 G-CSF 分泌恶性肿瘤疗效观察的有效指标[13]。

临床上，PLR 应与白血病等骨髓增殖性疾病相鉴别[14]。PLR 患者的外周血涂片多表现为反应性粒细胞增多的特征，如出现中毒颗粒、杜勒小体、碱性磷酸酶积分增高等[15]；骨髓象中表现为粒细胞增生，而无异常的骨髓增殖分化[4]。

^{18}F-FDG PET/CT 上，PLR 相关肿瘤多具有典型的高代谢活性，因此可以快速、有效地检出上述肿瘤[4]；此外，PLR 患者骨髓可表现为弥漫性 ^{18}F-FDG 摄取增高，尤其是中轴骨[8, 16]，可呈"超级骨影像"[6]。

（李萌　陈月洁　欧晋平　付占立）

参考文献

［1］Chakraborty S，Keenportz B，Woodward S，et al. Paraneoplastic leukemoid reaction in solid tumors. Am J Clin Oncol，2015，38（3）：326-330.

［2］Sakka V，Tsiodras S，Giamarellos-Bourboulis EJ，et al. An update on the etiology and diagnostic evaluation of a leukemoid reaction. Eur J Intern Med，2006，17（6）：394-398.

［3］Lammel V，Stoeckle C，Padberg B，et al. Hypereosinophilia driven by GM-CSF in large-cell carcinoma of the lung. Lung Cancer，2012，76（3）：493-495.

［4］Abukhiran I，Mott SL，Bellizzi AM，et al. Paraneoplastic leukemoid reaction：Case report and review of the literature. Pathol Res Pract，2021，217：153295.

［5］Bain BJ，Ahmad S. Chronic neutrophilic leukaemia and plasma cell-related neutrophilic leukaemoid reactions. Br J Haematol，2015，171（3）：400-410.

［6］An C，Zhai L，Geng H，et al. ^{18}F-FDG PET/CT Findings in a Patient With Neutrophilic Leukemoid Reaction Associated With Multiple Myeloma. Clin Nucl Med，2020，45（5）：405-406.

［7］Milojkovic D，Hunter A，Barton L，et al. Neutrophilic leukemoid reaction in multiple myeloma. Am J Hematol，2015，90（11）：1090.

［8］Suzumura K，Iimuro Y，Hirano T，et al. Granulocyte colony-stimulating factor-producing cholangiocellular carcinoma. Int Surg，2015，100（1）：123-127.

［9］Kitamura H，Kodama F，Odagiri S，et al. Granulocytosis associated with malignant neoplasms：a clinicopathologic study and demonstration of colony-stimulating activity in tumor extracts. Hum Pathol，1989，20（9）：878-885.

［10］Kaneko N，Kawano S，Matsubara R，et al. Tongue squamous cell carcinoma producing both parathyroid hormone-related protein and granulocyte colony-stimulating factor：a case report and literature review. World J Surg Oncol，2016，14（1）：161.

［11］Kojima K，Nakashima F，Boku A，et al. Clinicopathological study of involvement of granulocyte colony stimulating factor and granulocyte-macrophage colony stimulating factor in non-lymphohematopoietic malignant tumors accompanied by leukocytosis. Histol Histopathol，2002，17（4）：1005-1016.

［12］Yamano T，Morii E，Ikeda J，et al. Granulocyte colony-stimulating factor production and rapid progression of gastric cancer after histological change in the tumor. Jpn J Clin Oncol，2007，37（10）：793-796.

［13］McCoach CE，Rogers JG，Dwyre DM，et al. Paraneoplastic Leukemoid Reaction as a Marker of Tumor Progression in Non-Small Cell Lung Cancer. Cancer Treat Commun，2015，4：15-18.

［14］Abukhiran IA，Jasser J，Syrbu S. Paraneoplastic leukemoid reactions induced by cytokine-secreting tumours. J Clin Pathol，2020，73（6）：310-313.

［15］Qasrawi A，Tolentino A，Abu Ghanimeh M，et al. BRAF V600Q-mutated lung adenocarcinoma with duodenal metastasis and extreme leukocytosis. World J Clin Oncol，2017，8（4）：360-365.

［16］Kawaguchi M，Asada Y，Terada T，et al. Aggressive recurrence of gastric cancer as a granulocyte-colony-stimulating factor-producing tumor. Int J Clin Oncol，2010，15（2）：191-195.

二、Good 综合征

【简要病史】 女，56 岁，腹泻 3 年。3 年前无明显诱因出现腹泻，3～5 次 / 日，每次 50～200 ml，为稀水样便，排便前伴腹痛、腹鸣，排便后缓解，腹泻与进食相关，进食后腹泻加重，伴乏力、纳差、下肢水肿；曾服用整肠生、蒙脱石散（思密达）及中药等治疗，起初疗效尚可，之后效果逐渐减弱；曾行 3 次结肠镜、1 次小肠镜检查，均未见明显异常。10 个月前发现"胸腺瘤"，行胸腔镜下胸腺瘤切除术，同时发现免疫球蛋白明显减低，并多次输注丙种球蛋白，术后腹泻无好转，监测免疫球蛋白仍偏低。

【相关检查】 WBC $8.90×10^9$/L，RBC $3.38×10^{12}$/L，Hb 111 g/L，淋巴细胞 $1.00×10^9$/L（参考值 1.1～$3.2×10^9$/L）。CRP 34.10 mg/L（参考值＜8 mg/L）。血清总蛋白 48.8 g/L（65～85 g/L），Alb 32.5 g/L（40～55 g/L），钙 1.90 mmol/L（2.12～2.75 mmol/L），磷 0.70 mmol/L（0.96～1.62 mmol/L），镁 0.61 mmol/L（0.8～1.2 mmol/L），钾 2.74 mmol/L（3.5～5.3 mmol/L），LDH 282 IU/L（100～240 IU/L）。血 PTH 208.80 pg/ml（15～65 pg/ml），25- 羟维生素 D 22.38 nmol/L（参考值

75 ～ 250 nmol/L）。血清蛋白电泳：Alb 64.5%（参考值 60.3% ～ 71.4%），α₁ 球蛋白 4.6%（1.4% ～ 2.9%），α₂ 球蛋白 15.2%（7.2% ～ 11.3%），β 球蛋白 11.4%（8.1% ～ 12.7%），γ 球蛋白 4.3%（8.7% ～ 16%）。免疫球蛋白：IgG1.84 g/L（参考值 7.23 ～ 16.85 g/L），IgA ＜ 0.07 g/L（参考值 0.69 ～ 3.82 g/L），IgM ＜ 0.04 g/L（参考值 0.63 ～ 2.77 g/L）。总 T 淋巴细胞绝对值 866.19/μl（参考值 723.0 ～ 2737.0/μl），T 辅助 / 调节淋巴细胞百分比 25.39%（参考值 34.0 ～ 70.0%），T 抑制 / 细胞毒淋巴细胞百分比 66.04%（14.0 ～ 41.0%），$CD4^+/CD8^+$ 比值 0.38（参考值 0.7 ～ 3.1）；总 B 淋巴细胞绝对值 0.37/μl（参考值 80 ～ 616/μl）；总 NK 淋巴细胞绝对值 45.40/μl（参考值 84 ～ 724/μl）。

【影像所见】 胸部 CT（图 11-4-2）示支气管扩张伴双肺多发斑片影。¹⁸F-FDG PET/CT（图 11-4-3）示双侧上颌窦炎；右肺多发斑片影伴代谢增高；左侧第 10 肋及左侧耻骨下支骨折，代谢增高；部分小肠肠腔扩张、积液，代谢弥漫性增高。

【临床诊断】 Good 综合征；电解质紊乱，骨软化症；肠道菌群失调。

【讨论】 Good 综合征（Good's syndrome，GS）是一种好发于成年人的罕见原发性免疫缺陷病[1]，在胸腺瘤患者中的发生率为 6% ～ 11%[2]。1954 年 Robert Good 首次发现胸腺瘤和免疫缺陷之间的联系[1]，B、T 淋巴细胞联合免疫缺陷与胸腺瘤同时存在是该病的主要特征。免疫缺陷出现时间可先于胸腺瘤，也可出现于其后，两者之间的确切内在关系以及 GS 发病机制尚不清楚[3]。

目前常用诊断标准为[4-5]：胸腺瘤合并 B、T 淋巴细胞联合免疫缺陷，后者包括低丙种球蛋白血症（IgG、IgA、IgM 均降低）、外周血 B 淋巴细胞减少或缺如、$CD4^+$ 淋巴细胞减少、$CD4^+/CD8^+$ 比例倒置。胸腺瘤诊断依据胸部影像学检查或术后病理诊断；免疫缺陷诊断依据血清免疫球蛋白测定及淋巴细胞亚群分型检测。

由于该病发病率极低，文献多以病例报道为主[6-8]。Kelesidis 等于 2010 年对全球共 152 例 GS 患者进行分析发现：男 / 女发病率相近（73：79），平均发病年龄为 59.1 岁，其发病高峰为 40 ～ 50 岁[4]。

GS 主要临床表现有：①胸腺瘤，42.4% 患者发现胸腺瘤早于其他临床症状，19.7% 先出现低球蛋白血症、感染而后发现胸腺瘤，余 37.9% 的患者几乎同时诊断[4]；胸腺瘤病理以 A 型和 AB

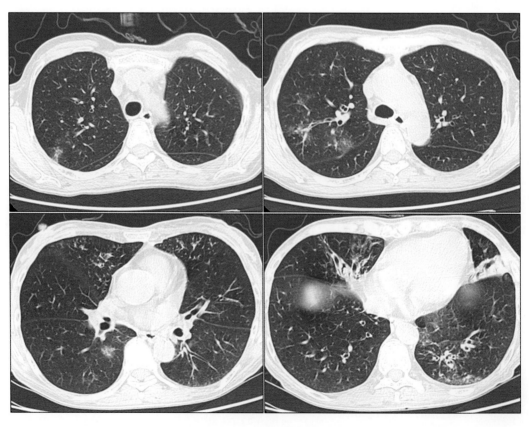

图 11-4-2 胸部 CT 示右肺中叶及左肺下叶支气管扩张，双肺多发斑片影

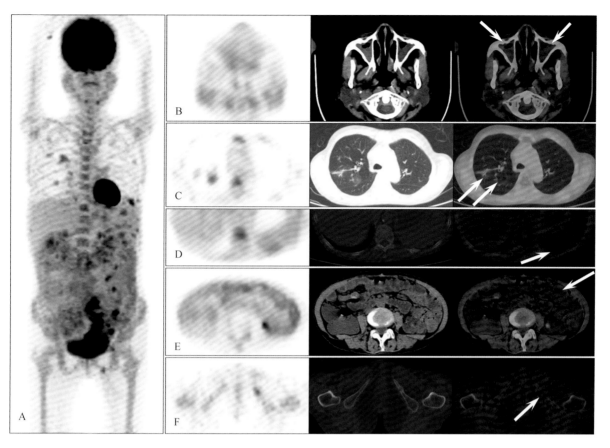

图 11-4-3 ¹⁸F-FDG PET/CT。MIP（**A**）及横断层（**B～F**）图像示双侧上颌窦炎（**B**）、右肺多发斑片影（**C**），代谢增高（箭号）；左侧第 10 肋（**D**）及左侧耻骨下支（**F**）骨折，局部代谢增高（箭号）；部分小肠肠腔扩张、积液（**E**），代谢弥漫性增高

型为主^[4-5]，恶性胸腺瘤占比不到 10%^[4-5，9]。②感染，是 GS 最常见的临床症状，83.3% 的患者有感染，常见累及部位依次是肺部（肺炎）、胃肠道（腹泻）、泌尿系统（尿路感染）、皮肤（疖、痈）、肌肉及骨关节（多关节肿痛、肌痛、肌无力）^[4]。③腹泻，发生率为 31.8%～36%^[4，9]，感染是其中病因之一，但并非主要原因，仅有少部分患者可以检测到细菌、贾第鞭毛虫、巨细胞病毒，大部分患者长期反复慢性腹泻未查及病原体，腹泻机制尚不清楚，有人认为可能与黏膜病变、绒毛萎缩引起的吸收不良有关^[9]。④自身免疫性疾病，约 36%～58.6% 的患者伴发自身免疫异常^[4，9]，发生率依次为纯红细胞再生障碍性贫血、重症肌无力、扁平苔藓、再生障碍性贫血、大红细胞性贫血、自身免疫性溶血性贫血、骨髓增生异常综合征、皮肌炎、白斑病等。因此，临床上同时出现胸腺瘤、免疫缺陷、多系统受累应高度怀疑 GS 可能。

GS 尚无明确治疗方案，目前主要治疗包括^[4-5，9]：①胸腺瘤切除术，可以防止局部侵袭性胸腺瘤的生长和转移，对重症肌无力和纯红细胞再生障碍性贫血有积极作用，但并不能从根本上改变患者的免疫缺陷。②免疫球蛋白替代疗法，是目前 GS 最有效的治疗方法，定期静脉输注丙种球蛋白可提高患者对感染的抵抗力、减少抗生素的使用和住院时间，降低患者病死率。

GS 患者在症状出现后 5 年生存率为 70%，10 年生存率为 33%，感染是最常见的死亡原因，其次为自身免疫性疾病和血液系统并发症^[10]。

（宋娟娟　欧晋平　张建华　付占立）

参考文献

［1］Good RA. Agammaglobulinemia：A provocative experiment of nature. Bull Univ Minn Hosp, 1954, 26：1-19.

［2］Kelleher P, Misbah SA. What is Good's syndrome？Immunological abnormalities in patients with thymoma. J Clin Pathol, 2003, 56（1）：12-16.

［3］Tarr PE, Lucey DR. Infectious Complications of Immunodeficiency with Thymoma（ICIT）Investigators. Good's syndrome：the association of thymoma with immunodeficiency. Clin Infect Dis, 2001, 33（4）：585-586.

［4］Kelesidis T，Yang O. Good's syndrome remains a mystery after 55 years：A systematic review of the scientific evidence. Clin Immunol，2010，135（3）：347-363.

［5］王艳侠，田新平，张煊，等. Good综合征10例临床分析. 中华医学杂志，2011，91（21）：1490-1492.

［6］Cucchiara BL，Forman MS，McGarvey ML，et al. Fatal subacute cytomegalovirus encephalitis associated with hypogammaglobulinemia and thymoma. Mayo Clin Proc，2003，78（2）：223-227.

［7］Tavakol M，Mahdaviani SA，Ghaemi MR，et al. Good's Syndrome-Association of the Late Onset Combined Immunodeficiency with Thymoma：Review of Literature and Case Report. Iran J Allergy Asthma Immunol，2018，17（1）：85-93.

［8］Tamburello A，Castelnovo L，Faggioli P，et al. Good's syndrome，a rare form of acquired immunodeficiency associated with thymomas. Clin Pract，2019，9（2）：1112.

［9］Dong JP，Gao W，Teng GG，et al. Characteristics of Good's Syndrome in China：A Systematic Review. Chin Med J（Engl），2017，130（13）：1604-1609.

［10］Hermaszewski RA，Webster AD. Primary hypogammaglobulinaemia：a survey of clinical manifestations and complications. Q J Med，1993，86（1）：31-42.

第五节　副肿瘤皮肤肌肉综合征

一、肿瘤相关性皮肌炎

【简要病史】　男，60岁，皮疹2月余，双上肢肿胀伴四肢肌痛、肌无力1月余。皮疹分布于前额、耳周、双上睑、双手掌指关节及近端指间关节伸侧，伴瘙痒；肌痛及肌无力以四肢近端肌肉为著。查血清肌酸激酶（CK）显著增高（2476 U/L），当地医院诊断为"皮肌炎"并给予糖皮质激素治疗，双上肢肿胀及皮疹消退、瘙痒缓解，肌痛及肌力无明显改善。

【相关检查】　血清CK 527 U/L（参考值25～170 U/L），NSE 38 ng/ml（参考值＜16.3 ng/ml）。

【影像所见】　全身骨显像（图11-5-1）示全身软组织弥漫性显像剂摄取增高。增强CT（图11-5-2A～C）示肝左叶低强化结节；^{18}F-FDG PET/CT（图11-5-2D～F）示肝左叶及右锁骨上淋巴结代谢增高灶，全身肌肉弥漫性代谢增高。

【病理结果及临床诊断】　行B超引导下肝左叶病灶穿刺活检术。病理：小细胞神经内分泌肿瘤。临床诊断：（肝左叶及右锁骨上淋巴结）小细胞神经内分泌肿瘤；肿瘤相关性皮肌炎。

【讨论】　肿瘤相关性皮肌炎（dermatomyositis，DM）/多发肌炎（polymyositis，PM）是一组与恶性肿瘤相关的炎性肌病亚型，以皮肤及横纹肌受累为主，还可累及肺、消化道、心脏、肾脏等多个器官系统。DM表现为皮肤和肌肉的弥漫性炎症，可出现特征性皮疹，如向阳疹、Gottron征，肌肉表现为无力、疼痛及肿胀，主要累及四肢近端肌群；PM与DM相似，但无皮肤损害。

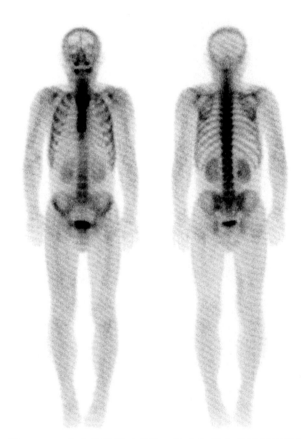

图11-5-1　全身骨显像（前位、后位）示全身软组织弥漫性显像剂摄取增高，四肢骨显影不清

肿瘤相关性DM/PM伴发的恶性肿瘤主要有肺癌、乳腺癌、卵巢癌（图11-5-3）、鼻咽癌、胰腺癌、食管癌、胃肠癌、前列腺癌、膀胱癌、胸腺瘤等[1-2]。肿瘤相关性DM/PM的确切机制不明，主要有隐性抗原表位形成和副肿瘤综合征两种假说。前者推测为抑癌基因p53突变等原因导致分子内部

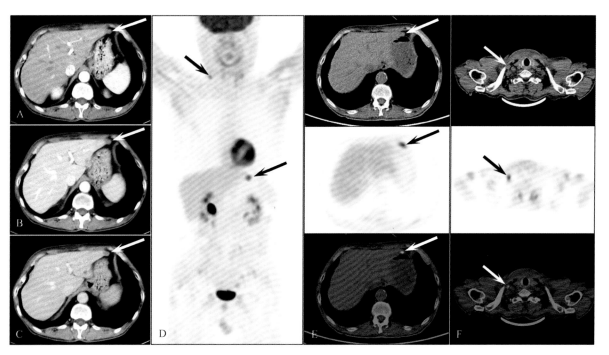

图 11-5-2 增强 CT（**A**，动脉期；**B**，门脉期；**C**，静脉期）示肝左叶低强化结节（箭号）。^{18}F-FDG PET/CT（**D**，MIP；**E**、**F**，横断层）示肝左叶及右锁骨上淋巴结代谢增高灶（箭头）；全身肌肉弥漫性代谢增高

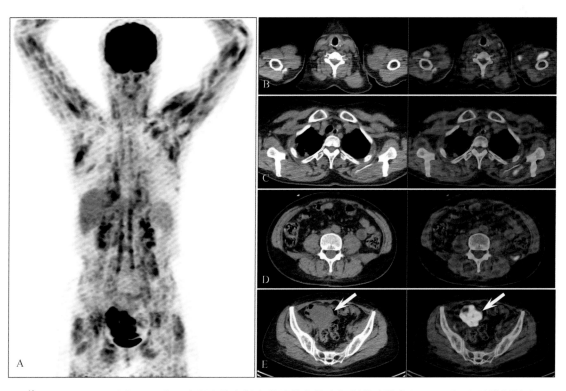

图 11-5-3 ^{18}F-FDG PET/CT（女，56 岁，皮肌炎伴右侧卵巢及输卵管高级别浆液性癌）。MIP（**A**）及横断层（**B ~ E**）图像示全身肌肉弥漫性代谢增高；右侧附件区肿物，代谢不均匀增高（**E**，箭号）

隐藏抗原表位暴露，机体视其为外来抗原，从而触发免疫应答，产生针对 p53 的自身抗体，使其失去正常抑癌功能，可能是老年 DM/PM 患者伴发恶性肿瘤的机制[3]；后者认为，如同其他副肿瘤综合征一样，肿瘤相关性 DM/PM 是肿瘤触发免疫并介

导产生相应抗体，与肌肉、皮肤组织中相似的抗原成分发生交叉免疫反应，从而导致肌肉及皮肤组织非化脓性炎症，本质是以补体在微血管沉积和抗体介导的毛细血管破坏为特征的微血管病变[4-5]。

恶性肿瘤可发现于肿瘤相关性 DM/PM 确诊的

同时、之前或之后，但以确诊 1 年内风险最高，少数 5 年内仍可发现恶性肿瘤。DM 患恶性肿瘤风险较 PM 更高，成人尤其年龄大于 45 岁的 DM 患者中约 20% 可合并恶性肿瘤，而青少年 DM 合并恶性肿瘤较少见[6]。

肿瘤相关性 DM/PM 的诊断主要依据临床症状、体征、实验室检查（如血清 CK、肌炎特异性自身抗体）、肌电图、影像学及活检病理学检查。血清 CK 对 DM/PM 诊断有一定价值，但特异性欠佳。一些肌炎特异性自身抗体被认为与特发性炎性肌病的临床亚型和治疗效果相关，可作为肌炎诊断、分型和预后的标志物[7]。近年来，多种新型肌炎特异性自身抗体陆续被发现，其中抗转录中介因子 1γ（TIF-1γ）抗体、抗核基质蛋白 2（NXP-2）抗体、抗小泛素样修饰活化酶（SAE）抗体与 DM/PM 伴发恶性肿瘤密切相关[3]。肌电图可早期发现 DM/PM 患者肌源性损害，但特异性欠佳。肌肉活检病理学检查是确诊 DM/PM 的重要手段，但为有创性，而且并不能完全反映 DM/PM 患者全身疾病活动性和严重程度[8]。

^{18}F-FDG PET/CT 作为无创性诊断手段，不仅能评估 DM/PM 患者肌肉炎性病变及伴发的间质性肺炎的病变范围、严重程度和疗效，还可了解有无伴发恶性肿瘤，并对肿瘤进行临床分期和确定最佳活检部位等。DM/PM 患者 ^{18}F-FDG PET/CT 典型表现为全身肌肉弥漫性 ^{18}F-FDG 摄取增高，呈对称分布，也可为局部肌肉 ^{18}F-FDG 摄取增高，主要为近肢带肌群的肩背部和臀部肌肉，与风湿性多肌痛和脊柱关节炎多表现为肌肉骨骼附着点和关节滑膜附近 ^{18}F-FDG 摄取增高表现不同[9-10]。同时也可根据 ^{18}F-FDG PET/CT 对 ^{18}F-FDG 高摄取区域肌肉进行活检，以提高病理诊断的准确性。由于肌肉 SUV_{max} 与血清 CK、肌力评估及肌肉活检炎症细胞的浸润呈明显相关性[9, 11]，因此 ^{18}F-FDG PET/CT 可用来评估 DM/PM 肌肉炎性病变的活动度和严重程度，而且在反映肌肉炎症活动程度方面要优于 MRI[12]。^{18}F-FDG PET/CT 对 DM/PM 患者的疗效预测亦有一定价值[13]，但尚需得到更多研究证实。间质性肺炎是肿瘤相关性 DM/PM 患者除了恶性肿瘤外最常见的死亡原因，可导致肺功能异常、肺动脉高压，甚至呼吸衰竭等严重并发症。^{18}F-FDG PET/CT 肺部炎症病灶的 SUV_{max} 也可反映 DM/PM 伴发间质性肺炎的活动度、严重程度及预后[9, 14]。

综上，^{18}F-FDG PET/CT 对肿瘤相关性 DM/PM 患者

的诊治与管理具有多重价值，不仅能早期发现伴发的恶性肿瘤，还能更加全面评估肌肉炎症的范围及严重程度，以及伴发的间质性肺炎。

（周建明　罗亚平　辛军　潘青青　赵娟
付占立）

参考文献

[1] Fu Z, Chen G, Chen X, et al. ^{18}F-FDG PET/CT in a Patient With Thymoma-Associated Paraneoplastic Polymyositis. Clin Nucl Med, 2020, 45（2）: 148-150.

[2] Pozharashka J, Dourmishev L, Rusinov D, et al. Paraneoplastic Dermatomyositis in a Patient with Metastatic Gastric Carcinoma. Acta Dermatovenerol Croat, 2020, 28（2）: 120-122.

[3] 王露露. 皮肌炎伴发肿瘤相关性研究进展. 国际神经病学神经外科学杂志, 2019, 46（3）: 345-349.

[4] Merry E, Smrke A, Halai K, et al. Paraneoplastic dermatomyositis associated with metastatic leiomyosarcoma of unknown primary. Clin Sarcoma Res, 2020, 25（10）: 15.

[5] Kristensen SB, Hess S, Petersen H, et al. Clinical value of FDG-PET/CT in suspected paraneoplastic syndromes: a retrospective analysis of 137 patients. Eur J Nucl Med Mol Imaging, 2015, 42（13）: 2056-2063.

[6] Qiang JK, Kim WB, Baibergenova A, et al. Risk of malignancy in dermatomyositis and polymyositis. J Cutan Med Surg, 2017, 21（2）: 131-136.

[7] 李柳冰, 吴婵媛, 王迁, 等. 肌炎特异性自身抗体研究进展. 中华内科杂志, 2017, 56（12）: 958-961.

[8] Arai-Okuda H, Norikane T, Yamamoto Y, et al. ^{18}F-FDG PET/CT in patients with polymyositis/dermatomyositis: correlation with serum muscle enzymes. Eur J Hybrid Imaging, 2020, 4（1）: 344-347.

[9] 王冬艳, 吴敏, 王跃涛, 等. ^{18}F-FDG PET/CT 对皮肌炎肌肉炎性病变的评估价值. 中华核医学与分子影像杂志, 2018, 38（8）: 532-536.

[10] Rehak Z, Sprlakova-Pukova A, Bortlicek Z, et al. PET/CT imaging in polymyalgia rheumatica: praepubic ^{18}F-FDG uptake correlates with pectineus and adductor longus muscles enthesitis and with tenosynovitis. Radiol Oncol, 2017, 51（1）: 8-14.

[11] Tanaka S, Ikeda K, Uchiyama K, et al. [^{18}F] FDG uptake in proximal muscles assessed by PET/CT reflects both global and local muscular inflammation and provides useful information in the management of patients with polymyositis/dermatomyositis. Rheumatology（Oxford）, 2013, 52（7）: 1271-1278.

[12] Tateyama M, Fujihara K, MisuClinical T, et al. values of FDG PET in polymyositis and dermatomyositis

syndromes：imaging of skeletal muscle inflammation. BMJ Open, 2015, 5（1）：e006763.

[13] 裴蕾, 关志伟, 冀肖健, 等. ^{18}F 脱氧葡萄糖 -PET-CT 在皮肌炎诊疗中的应用价值. 中华内科杂志, 2016, 55（7）：525-530.

[14] Li Y, Zhou Y, Wang Q. Multiple values of ^{18}F-FDG PET/CT in idiopathic inflammatory myopathy. Clin Rheumatol, 2017, 36（10）：2297-2305.

二、副肿瘤天疱疮

【简要病史】 女, 53 岁, 皮肤、黏膜疱疹 3 个月, 发现腹膜后占位 1 个月。

【相关检查】 皮科检查（图 11-5-4）示口腔内黏膜多发糜烂面; 双唇糜烂、部分结血痂; 眼周、躯干、四肢可见多发水疱、大疱, 疱内有液体, 伴疱周红晕、结痂, 部分有融合; 腋窝等易摩擦部位可见水疱破溃, 露出红色糜烂面。血清桥粒芯蛋白 1（Dsg1）抗体 112.35 U/ml（参考值＜14 U/ml）, 桥粒芯蛋白 3（Dsg3）抗体 81.14 U/ml（参考值＜7 U/ml）, BP180 抗体 13.56 U/ml（参考值＜9 U/ml）; 间接免疫荧光（IgG）鼠膀胱：阳性（1∶320 棘细胞间）。

【影像所见】 腹部 CT（图 11-5-5）示肝尾叶旁软组织密度肿物, 增强扫描可见明显强化。^{18}F-FDG PET/CT（图 11-5-6）示上述肿物代谢不均匀增高, 口腔黏膜代谢增高。

【病理结果及临床诊断】（腹膜后肿物切除术后）病理：Castleman 病, 透明血管型伴间质细胞高度增生。临床诊断：Castleman 病, 副肿瘤天疱疮。

【讨论】 副肿瘤天疱疮（paraneoplastic pemphigus, PNP）是一种罕见的累及皮肤黏膜的自身免疫大疱性疾病, 常伴发肿瘤。PNP 最早由 Anhalt 等于 1990 年命名[1], 2000 年国内首次报道该病[2]。

PNP 具体发病机制不详, 近年来逐渐证实是一种由体液免疫及细胞免疫共同参与的异源性自身免疫综合征, 其发病可能与以下机制相关[3]：①细胞因子学说, 肿瘤导致细胞因子分泌失调, 从而引发对经典天疱疮抗原（如 Dsg1 或 Dsg3）的自身免疫反应, 随后继发对棘层松解过程中所暴露的表皮细胞质内桥斑蛋白的自身免疫反应; ②表位扩散学说, 初次免疫应答或炎性过程导致组织损伤, 使一些隐蔽抗原暴露于免疫系统, 从而激发继发性免疫应答; ③交叉反应学说, 体内产生针对抗肿瘤组织抗原的抗体, 该抗体与皮肤中的抗原交叉反应而致

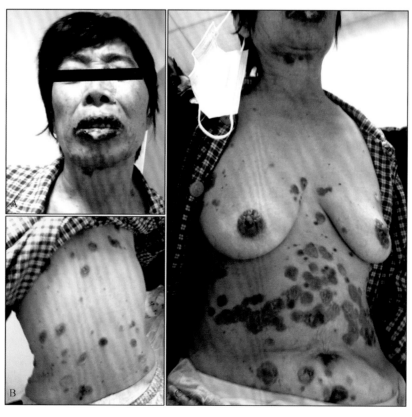

图 11-5-4 皮肤病变照片（A ～ C）示双唇糜烂, 部分结血痂; 眼周、颈、胸腹部、双侧胁肋、后背可见多发水疱、大疱, 疱周红晕、结痂, 部分有融合

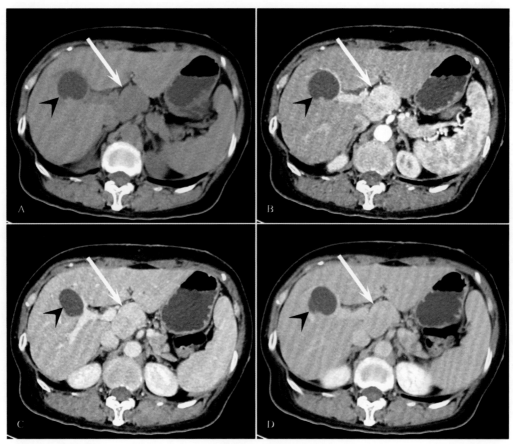

图 11-5-5 腹部 CT（**A**，平扫；**B**，动脉期；**C**，门脉期；**D**，静脉期）示肝尾叶旁类圆形软组织密度肿物（箭号），大小 3.6 cm×3.6 cm×4.2 cm，增强扫描可见明显强化；肝右叶囊肿（箭头）

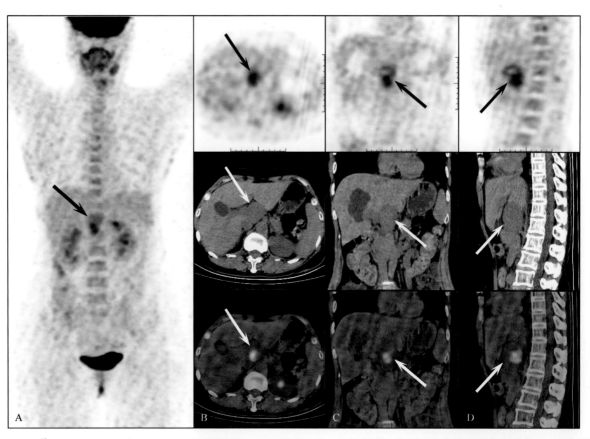

图 11-5-6 ¹⁸F-FDG PET/CT（**A**，MIP；**B**，横断层；**C**，冠状断；**D**，矢状断层）示肝尾叶旁软组织密度肿物，代谢不均匀增高（箭号）；肝右叶囊肿（**B**、**C**）；口腔黏膜代谢增高（**A**）

病；④细胞免疫学说，由抗肿瘤免疫应答所启动的直接细胞毒和抗体依赖细胞毒作用介导表皮细胞损伤，前者以苔藓样皮损占主导地位，后者则主要表现为天疱疮样皮损。

PNP组织病理表现主要取决于活检部位的病损类型，可以表现为：①界面性皮炎，包括基底细胞空泡变性和苔藓样浸润；②表皮内棘层松解；③表皮内散在角质细胞凋亡[4]。

PNP好发于中青年，男女均可罹患。临床表现为严重的黏膜糜烂（特别是口腔黏膜的糜烂）和多形性皮肤损害（包括天疱疮、类天疱疮、多形性红斑、移植物抗宿主病及扁平苔藓样皮损）[5]。约20%～40%的患者合并闭塞性细支气管炎（BO），表现为进行性呼吸困难或Ⅱ型呼吸衰竭，是PNP致死的主要原因。部分患者可伴有脱发（如斑秃）和白癜风。

实验室检查，患者血清中可检出抗Dsg1和抗Dsg3抗体。直接免疫荧光检查，患者皮损中可检出IgG、C3在表皮细胞间沉积；以大鼠膀胱为底物的间接免疫荧光检查可见鼠膀胱上皮棘细胞间荧光。

PNP原发肿瘤主要为淋巴细胞增生性肿瘤，少数可见上皮起源和间质来源的肉瘤[3]。欧美国家常见的原发肿瘤为非霍奇金淋巴瘤（NHL）（主要为B细胞性NHL），其次为Castleman病（CD）和胸腺瘤；国内及东南亚最常见的肿瘤为CD（约80%），其次为淋巴滤泡树突细胞肉瘤（FDCS）、B细胞性NHL及炎性肌纤维母细胞瘤（IMT）等。

PNP的治疗主要包括两个方面：对潜在肿瘤的治疗（包括手术、化疗等）和对自身免疫反应的治疗（包括静脉注射丙种球蛋白、血浆置换、糖皮质激素及免疫抑制剂治疗等）。PNP患者预后差（尤其是合并BO的患者），早期诊断及切除肿瘤并辅以针对自身免疫反应的治疗是改善预后的关键[3]。

^{18}F-FDG PET/CT在PNP中的主要价值在于发现其潜在的原发肿瘤、评估肿瘤累及范围及术后随诊[6-7]；此外PNP的皮肤黏膜损害及BO在^{18}F-FDG PET/CT也有相应表现。

（付占立　汪旸）

参考文献

[1] Anhalt GJ, Kim SC, Stanley JR, et al. Paraneoplastic pemphigus. An autoimmune mucocutaneous disease associated with neoplasia. N Engl J Med, 1990, 323 (25): 1729-1735.

[2] 王爱平, 朱学骏, 涂平. 副肿瘤性天疱疮二例. 中华皮肤科杂志, 2000, 33 (6): 392.

[3] 李静, 朱学骏. 副肿瘤性天疱疮的基础与临床研究. 中国医学科学院学报, 2009, 31 (5): 654-658.

[4] 吴悠, 范媛. 副肿瘤性天疱疮的研究进展. 口腔医学, 2016, 36 (7): 645-648.

[5] Nguyen VT, Ndoye A, Bassler KD, et al. Classification, clinical manifestations, and immunopathological mechanisms of the epithelial variant of paraneoplastic autoimmune multiorgan syndrome: a reappraisal of paraneoplastic pemphigus. Arch Dermatol, 2001, 137 (2): 193-206.

[6] Fu Z, Liu M, Chen X, et al. Paraneoplastic Pemphigus Associated With Castleman Disease Detected by ^{18}F-FDG PET/CT. Clin Nucl Med, 2018, 43 (6): 464-465.

[7] Chen X, Fu Z, Yang X, et al. ^{18}F-FDG PET/CT in Follicular Dendritic Cell Sarcoma With Paraneoplastic Pemphigus as the First Manifestation. Clin Nucl Med, 2020, 45 (7): 572-574.

第六节　^{18}F-FDG PET/CT在副肿瘤综合征中的应用

副肿瘤综合征（PNS）的症状和体征可能会通过治疗潜在肿瘤而消退，因此针对原发性肿瘤的治疗是最有效手段，并有助于改善患者的预后[1-2]。由于PNS临床表现复杂多样，且常先于肿瘤数月甚至数年表现出症状，或部分PNS患者即使已发生肿瘤，但由于肿瘤体积小或只有淋巴结转移[1]，因此在及时识别PNS临床表现、发现或排除潜在相关肿瘤方面通常存在困难。

传统影像学手段（如CT、B超、MRI等）一般是对身体局部进行检查，在检测潜在肿瘤方面灵敏度不高[1, 3]。PET/CT可作为及时诊断PNS相关隐匿性肿瘤的重要辅助手段，以指导肿瘤的针对性治疗并监测疗效[4]。有研究者建议对疑似PNS患者先进行传统影像学检查，若结果阴性，则行^{18}F-FDG PET/CT检查；若PET/CT结果阴性，则应进行规律性的复查[3]。亦有学者建议对高度怀疑

PNS 患者直接进行 ^{18}F-FDG PET/CT 评估，以减少常规 CT 检查带来的辐射暴露和经济负担[5]。还有研究者认为对临床可疑神经系统 PNS 的患者应尽早进行 ^{18}F-FDG PET/CT 检查，无论其是否存在明确的副肿瘤抗体[6]。

Kristensen SB 等[2]回顾性总结了 137 例疑似 PNS 患者，研究 ^{18}F-FDG PET/CT 在诊断或排除恶性肿瘤方面的价值，结果显示：该队列中确诊恶性肿瘤患病率为 8.8%（12/137），其中 9 例真阳性（7%）、22 例假阳性（16%）、103 例真阴性（75%）与 3 例假阴性（2%）；诊断敏感性 75%、特异性 82%、准确性 82%、阳性预测值 29%、阴性预测值 97%。该研究认为 ^{18}F-FDG PET/CT 对可疑 PNS 患者有很高的阴性预测值，故对排除 PNS 有一定价值，可作为疑似 PNS 患者的重要检查手段。Sheikhbahaei S 等[1]开展的一项 ^{18}F-FDG PET/CT 对疑似 PNS 患者潜在恶性肿瘤诊断效能的 meta 分析，共纳入 21 项研究（1293 例患者），结果显示：^{18}F-FDG PET/CT 对潜在恶性肿瘤的诊断敏感性为 81%（95% CI 0.76～0.86），特异性为 88%（95% CI 0.86～0.90）。

通常 ^{18}F-FDG PET/CT 诊断 PNS 潜在肿瘤的假阴性率较低，但当肿瘤体积较小或 ^{18}F-FDG 摄取不高时则容易漏诊，因此 ^{18}F-FDG PET/CT 阴性者也不能完全排除恶性肿瘤的存在，对这些患者应予以密切随访，必要时复查 ^{18}F-FDG PET/CT 或进行其他影像学检查进行排查[7]。关于随访方案，欧洲神经学会联合会特别工作组（EFNSTF）建议在初次评估为阴性后，可在 3～6 个月内重复筛查，如果相关检测仍没有异常发现，则每 6 个月进行一次全面筛查，连续 4 年[1]。相对于假阴性率，^{18}F-FDG PET/CT 诊断的假阳性率更高，且多发生在 ^{18}F-FDG 生理性摄取较高区域（如胃肠道、鼻咽腔和肾上腺等）或非肿瘤性代谢活跃病灶（如发生在淋巴结、头颈区、双肺内的炎性病灶等）[7]，因此对于上述区域或部位病变应予以慎重鉴别。

尽管 ^{18}F-FDG PET/CT 在 PNS 患者中的应用已获得一定的认可，但是目前关于该方面研究还有以下局限性[1-3]：①多为回顾性、小样本量、单中心研究，存在固有的选择性偏倚。此外，由于 PNS 较罕见，研究中仅有小比例患者检测到潜在的恶性肿瘤，故只进行描述性分析，无法评估统计学意义。②由于 PNS 发病时间和潜在恶性肿瘤发现之间有时要经过数年，而在已有研究的患者队列中，

没有能够进行长期、纵向的 ^{18}F-FDG PET/CT 随访以获取更有意义的分析结果。③meta 分析具有局限性，特别是在患者纳排标准、统计分析方法等存在差异时。

^{18}F-FDG PET/CT 在 PNS 患者中应用的进一步深入研究方向包括：①设置前瞻性、多中心研究，从而使患者纳排标准、随访方案、统计方法等更加标准化[1]。②开展新型分子探针研究，目前已有 ^{11}C-胆碱 PET/CT 诊断前列腺癌[8]、^{123}I-MIBG 与 ^{68}Ga-DOTANOC PET/CT 诊断神经母细胞性肿瘤[9] 等 PNS 相关肿瘤的个案报道。③建立临床风险评分标准，筛选那些可能受益于 ^{18}F-FDG PET/CT 的疑似 PNS 患者，尤其是神经系统 PNS 患者可考虑纳入临床表现、副肿瘤抗体等指标。④在 ^{18}F-FDG PET/CT 阴性但仍怀疑 PNS 的情况下，重复筛查的最佳频率、持续时间和方式尚不清楚。尽管 EFNSTF 已做出工作建议，但是证据并不充分[10]，故在疑似 PNS 患者中建立和评估随访方案也是一个重要研究方向。

（刘萌　付占立）

参考文献

[1] Sheikhbahaei S，Marcus CV，Roberto S Fragomeni RS，et al. Whole-body ^{18}F-FDG PET and ^{18}F-FDG PET/CT in patients with suspected paraneoplastic syndrome：a systematic review and meta-analysis of diagnostic accuracy. J Nucl Med，2017，58（7）：1031-1036.

[2] Kristensen SB，Hess S，Petersen H，et al. Clinical value of FDG-PET/CT in suspected paraneoplastic syndromes：a retrospective analysis of 137 patients. Eur J Nucl Med Mol Imaging，2015，42（13）：2056-2063.

[3] Schramm N，Rominger A，Schmidt C，et al. Detection of underlying malignancy in patients with paraneoplastic neurological syndromes：comparison of ^{18}F-FDG PET/CT and contrast-enhanced CT. Eur J Nucl Med Mol Imaging，2013，40（7）：1014-1024.

[4] Sioka C，Fotopoulos A，Kyritsis AP. Paraneoplastic neurological syndromes and the role of PET imaging. Oncology，2010，78（2）：150-156.

[5] Pardo FJP，Vicente AMG，Amo-Salas M，et al. Utility of ^{18}F-FDG-PET/CT in patients suspected of paraneoplastic neurological syndrome：importance of risk classification. Clin Transl Oncol，2017，19（1）：111-118.

[6] Matsuhisa A，Toriihara A，Kubota K，et al. Utility of F-18 FDG PET/CT in screening for paraneoplastic neurological syndromes. Clin Nucl Med，2012，37（1）：39-43.

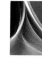

［7］Sundermann B，Schröder JB，Warnecke T，et al. Imaging workup of suspected classical paraneoplastic neurological syndromes：a systematic review and retrospective analysis of ^{18}F-FDG-PET-CT. Acad Radiol，2017，24（10）：1195-1202.

［8］Jiménez-Bonilla J，Quirce R，Banzo I，et al. ^{11}C-choline and ^{18}F-FDG PET/CT in the detection of occult prostate cancer in the context of a paraneoplastic syndrome. Clin Nucl Med，2015，40（8）：695-696.

［9］Kumar R，Vankadari K，Rai Mittal BR，et al. Diagnostic values of ^{68}Ga-labelled DOTANOC PET/CT imaging in pediatric patients presenting with paraneoplastic opsoclonus myoclonus ataxia syndrome. Eur Radiol，2021，doi：10.1007/s00330-020-07587-x. Epub ahead of print.

［10］Harlos C，Metser U，Poon R，et al. ^{18}F-Fluorodeoxyglucose positron-emission tomography for the investigation of malignancy in patients with suspected paraneoplastic neurologic syndromes and negative or indeterminate conventional imaging：a retrospective analysis of the Ontario PET Access Program，with systematic review and meta-analysis. Curr Oncol，2019，26（4）：e458-e465.

第十一章　副肿瘤综合征